Towards Practical Brain-Computer Interfaces：

Bridging the Gap from Research to Real-World Applications

面向实用的脑-机接口
——缩小研究与实际应用之间的差距

〔奥地利〕B. Z. 艾利森（Brendan Z. Allison）

〔西班牙〕S. 邓恩（Stephen Dunne）

〔瑞士〕R. 莱布（Robert Leeb）　　　　　著

〔瑞士〕J. D. R. 米连（José Del R. Millán）

〔荷兰〕A. 奈霍特（Anton Nijholt）

伏云发　龚安民　陈　超　南文雅　译

科学出版社

北京

图字：01-2018-4305 号

内 容 简 介

本书是脑-机接口（BCI）的经典著作，旨在缩小 BCI 研究与实际应用之间的差距，推动 BCI 技术走出实验室，走向实际应用。主要介绍和论述实用化 BCI 传感器及其信号处理，实用化 BCI 的设备、应用及用户群体，BCI 实际应用接口和环境，实用化 BCI 基础设施建设中新出现的问题。

鉴于 BCI 研发和应用的跨学科性质，本书不仅可供从事 BCI 研发的人员参考，也可供受认知与神经科学启发的人工智能（包括类脑计算、脑机智能融合等方向）的研发人员参考；本书还可作为高等院校及科研院所 BCI 课程的参考书，以供高年级本科生、硕士和博士研究生学习和参考。

图书在版编目（CIP）数据

面向实用的脑-机接口——缩小研究与实际应用之间的差距 /（奥）布伦丹 Z・艾利森（Brendan Z. Allison）等著；伏云发等译. —北京：科学出版社，2022.8

书名原文：Towards Practical Brain-Computer Interfaces: Bridging the Gap from Research to Real-World Applications

ISBN 978-7-03-072621-6

Ⅰ. ①面… Ⅱ. ①布… ②伏… Ⅲ. ①脑科学—人-机系统—研究 Ⅳ. ①R338.2 ②TP11

中国版本图书馆 CIP 数据核字（2022）第 106640 号

责任编辑：董素芹 任 静 / 责任校对：任苗苗
责任印制：吴兆东 / 封面设计：迷底书装

科学出版社 出版
北京东黄城根北街 16 号
邮政编码：100717
http://www.sciencep.com

北京中石油彩色印刷有限责任公司 印刷
科学出版社发行 各地新华书店经销
*
2022 年 8 月第 一 版 开本：720×1000 1/16
2022 年 8 月第一次印刷 印张：24 3/4 插页：4
字数：499 000

定价：248.00 元
（如有印装质量问题，我社负责调换）

译 者 简 介

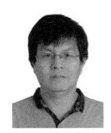

伏云发，教授，博士生导师。博士毕业于中国科学院大学研究生院、中国科学院沈阳自动化研究所机器人学国家重点实验室。昆明理工大学信息工程与自动化学院自动化系任教。昆明理工大学脑认知与脑机智能融合创新团队负责人、昆明理工大学脑信息处理与脑-机交互控制学科方向团队负责人、云南省神经科学学会理事和副秘书。研究兴趣为脑-计算机智能融合（即脑-机智能融合）、神经反馈及应用。

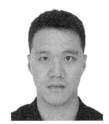

龚安民，博士毕业于中国人民武装警察部队工程大学信息工程学院，现任中国人民武装警察部队工程大学信息工程学院副教授。研究兴趣为脑-机接口与神经工程、神经信息处理、神经反馈与运动表现提升。

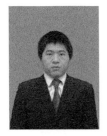

陈超，东京工业大学博士，天津大学博士后，现为天津理工大学电气电子工程学院教授，中国康复医学会神经电生理与康复学组委员。研究兴趣为脑-机接口、脑信息处理及智能机器人与临床的应用。

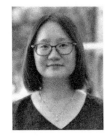

南文雅，博士毕业于澳门大学电机及电子工程系。现任上海师范大学教育学院心理系副教授。研究兴趣为脑-机接口、神经反馈、认知和行为的机制与调控。

译 者 序

本书根据脑-计算机接口简称脑-机接口（brain-computer interface，BCI）领域的经典著作 *Towards Practical Brain-Computer Interfaces：Bridging the Gap from Research to Real-World Applications* 翻译而成。原书作者为奥地利格拉茨技术大学知识发现研究所 BCI 实验室的布伦丹·艾利森（Brendan Z. Allison）、西班牙巴塞罗那星际实验室（StarLab）的斯蒂芬·邓恩（Stephen Dunne）、瑞士洛桑联邦理工学院无创 BCI 实验室的罗伯特·莱布（Robert Leeb）和若泽·德尔·米连（José Del R. Millán）、荷兰特文特大学人-媒体交互领域的安东·奈霍特（Anton Nijholt），他们联合国际上著名的 BCI 领域专家撰写了相关的章节，从而创作了这部经典著作。

这部力作重点针对实用的 BCI，旨在缩小 BCI 研究与实际应用之间的差距，推动 BCI 技术走出实验室，走向实际应用，这也是 BCI 技术造福人类的最终目标。本书集中介绍和论述了实用化 BCI 传感器及其信号处理，实用化 BCI 的设备、应用及用户群体，BCI 实际应用接口和环境，实用化 BCI 基础设施建设中新出现的问题。这些内容很重要，可概括为以下四个方面。

第一个重要方面：面向实用的 BCI 关键技术之一，能够采集到高质量脑信号且受用户欢迎的可穿戴传感器及其脑信号解码算法。

BCI 的控制信号源是脑信号，无法采集到高质量的脑信号是制约 BCI 发展的瓶颈。因此，实用的 BCI 不仅拥有更加精巧的脑信号解码算法，更为重要的是能够采集到高质量脑信号的传感器一定是用户喜欢穿戴的传感器，否则 BCI 很难被用户接受，其后的解码算法也不能发挥重要作用。

为此，本书第 2 章至第 5 章着重介绍混合光-电 BCI、BCI 中的组合分类技术、采用独立成分分析提升 BCI 性能以及面向长时间 BCI 应用的皮层脑电电极。

（1）混合光-电 BCI，包括脑电（electroencephalography，EEG）信号和功能近红外光谱（functional near-infrared spectroscopy，fNIRS）信号的基本生理起源、信号模型以及在实际运动和运动想象期间同步记录处理的 EEG-fNIRS 信号。

（2）BCI 中的组合分类技术，包括模式识别和融合算法的思想以及优势、组合和融合的层次（包括特征级联、分类级联和融合、决策融合）、组合的类型（包括分类器组合、堆叠式组合、多导联组合、多模态组合）、重采样策略（包括数据集划分、特征空间划分、信号分割）、融合算子（包括基于样本的融合、时域融合算子）。

（3）采用独立成分分析（independent component analysis，ICA）提升 BCI 性能，包括 ICA 在脑电信号处理中的应用、在 BCI 系统中的应用（伪迹剔除、提高任务相关脑电信号的信噪比、选择电极）、基于 ICA 的零训练 BCI。

（4）皮层脑电电极在 BCI 应用中的长期使用，包括从术前诊断到运动解码、ECoG 电极的方法和技术、用于 BCI 的 ECoG 信号、用于 BCI 的多通道 ECoG 阵列、可长期植入的无线系统。

以上这些探讨了实用 BCI 的信号采集传感器、信号类型及其处理算法。

第二个重要方面：面向实用的 BCI 还需要组合或集成的重要技术、以用户为中心的 BCI 设计和研发——设备、应用以及用户的关系。

除了高质量脑信号采集、便于用户穿戴的传感器以及脑信号解码算法外，面向实用化的 BCI 究竟还需要集成哪些重要的技术？能否结合基于共享控制的技术、虚拟现实技术、深度学习等不断出现的新技术来开拓新的应用并提高 BCI 性能？只顾精心设计和验证各种算法的有效性，在 BCI 研发中却不以用户为中心，这种做法有什么不足？设备、应用和用户之间的关系是什么？

为回答以上问题，本书的第 6 章至第 10 章着重阐述基于共享控制技术的实用 BCI、BCI 用于手部运动功能的康复、以用户为中心的 BCI 设计思想、超越比特率的未来 BCI、与虚拟现实相结合的 BCI。

（1）基于共享控制技术的实用 BCI，包括当前和新兴的用户群体、BCI 设备和应用场景（如通信和控制、抓取功能的恢复或替代、娱乐和游戏、运动康复与运动恢复、心理状态监测、混合 BCI）、基于共享控制技术的实用 BCI 用于控制移动性、利用 EEG 错误电位实现手势识别系统的自适应。

（2）BCI 用于手部运动功能的康复，包括脑控神经假肢用于脊髓损伤患者的手部运动功能的康复（如上肢的功能性电刺激、BCI 与 FES 技术结合）、基于 BCI 的附加干预用于脑卒中后手部运动功能的康复。

（3）将以用户为中心的设计用于 BCI 研发，包括基于技术的残疾人辅助解决方案、以用户为中心的 BCI 研发方案（以用户为中心的设计原则、在 BCI 研究中与最终用户合作）、BCI 支持或替换现有辅助技术解决方案。

（4）设计超越比特率的未来 BCI，包括 BCI 的控制特性（BCI 范式的特定问题、克服 BCI 局限性的方法）；BCI 从可用性研究到神经工效学优化（如事件相关电位的决定因素，美学、交互隐喻、可用性和性能）；共享控制；创建有效的应用结构包括三级任务（低层级：BCI 控制信号；中间层级：应用；高层级：用户）；吸引终端用户和期望的作用；研究交互，包括原型和仿真（用逼真度较低的原型设计展示用户需求、用高保真模拟进行设计和开发）。

（5）BCI 与虚拟现实（virtual reality，VR）相结合以开拓新的应用并提高 BCI 的性能，包括 VR 和 BCI 控制的基本原理（VR 的定义、基于 BCI 的 VR 应用的总体架构)、BCI 控制的 VR 应用综述(运动想象控制的 VR 环境、基于 SSVEP 的 VR/AR 环境、基于 P300 的 VR 控制)、VR 对 BCI 的影响。

以上这些启发了面向实用的 BCI 还需要组合或集成的重要技术,树立了以用户为中心的 BCI 设计思想和研发原则。

第三个重要方面:面向实用的 BCI 应考虑应用接口和环境。

以用户为中心的 BCI 设计思想和研发原则使 BCI 的用户体验评价结果成为 BCI 实用化的关键指标,而不再只关注 BCI 的信息传输速率问题。多模态交互与多任务环境更符合实际应用,但在这种环境下,需要什么样的 BCI 框架?传统的人机交互能否引入感知觉或高级认知活动相关的脑电信号作为驱动,从而创造一种新型的人机交互系统?干电极能否成为实现 BCI 实用化的重要方向?

为回答以上问题,本书的第 11 章至第 15 章着重论述 BCI 和用户体验评价,多模态交互与多任务环境下的 BCI 框架,由脑电激活的人机交互,探测视觉诱发电位的相位,干电极能否改善基于感觉运动节律(sensorimotor rhythm,SMR)、P300 和 SSVEP BCI 的可用性。

(1)BCI 和用户体验评价,包括 BCI 用户体验评价的现状(用户体验影响 BCI、BCI 影响用户体验)、将人机交互(human-computer interaction,HCI)用户体验评估应用于 BCI(观测分析、神经生理测量、访谈和问卷调查等方法)、案例研究。

(2)多模态交互和多任务环境下的 BCI 框架,包括在双重任务环境中使用 BCI 面临的挑战(双重任务情境和应对冲突的心理模型)、组合 BCI、在多模态用户接口中集成 BCI 的相关问题。

(3)脑电激活的人机交互及应用,包括脑状态识别算法和系统(如医疗应用的神经反馈系统、神经反馈系统的信号处理算法、神经反馈系统用于增强效能、情感识别算法)、时空分形方法(用于可视化分析的脑电三维映射、基于分形的方法、实时脑状态识别、特征提取)、实时脑电激活的应用(神经反馈训练系统、基于实时脑电的情感监测与识别)。

(4)视觉诱发电位的相位检测用于 BCI,包括信号处理和模式识别方法(空间滤波、相位同步分析)、实验证据(最佳刺激频率、BCI 操作的标定、BCI 操作和信息传输速率)。

(5)干电极脑电能够提高基于 SMR、P300 和 SSVEP BCI 的可用性吗?包括 BCI 研究的动机,g. SAHARA 干电极传感器的思想,对基于 MI、P300 和 SSVEP 的 BCI 可用性的改善作用。

以上这些内容提倡在实用化 BCI 的开发中考虑应用的接口和环境,论述这些方面技术的重要价值。

第四个重要方面:面向实用的 BCI 基础设施建设中新出现的问题。

对于面向实用的 BCI,除了 BCI 相关的硬件外,BCI 的软件平台建设也具有非常重要的意义。此外，为满足未来用户的多样化需求，在销售一套 BCI 系统时，不仅需要能够灵活配置几种较成熟的单模态 BCI，也需要能够集成几种混合 BCI 的方案，为用户定制满足需求的系统。现有的 BCI 主要还是基于视觉的，除了传统的视觉（如 SSVEP 和 P300）和听觉单一感官以及运动想象 BCI 外，非视觉和多感觉 BCI 系统的现状和未来趋势如何？如何用 BioGauges 表征 BCI 的控制？

为回答以上问题，本书的第 16 章至第 20 章着重论述 BCI 软件平台建设的现状和存在的问题、报告 BCI 性能的准则、混合 BCI 的原理、非视觉和多感觉 BCI 系统的现状和未来趋势以及采用 BioGauges 表征 BCI 的控制。

（1）介绍了几种 BCI 软件平台，包括 BCI2000、OpenViBE、TOBI、BCILAB、BCI＋＋、xBCI、BF＋＋、Pyff。

（2）讨论了报告 BCI 性能的准则，包括性能指标（混淆矩阵、正确率和错误率、Cohen's Kappa、敏感性和特异性、F-测量、相关系数）、分类的重要性（随机分类的理论水平和置信区间）、包含时间的性能指标、评估离线数据的性能指标（数据集操作和注意事项）、假设检验（学生氏 t 检验与方差分析、重复测量、多重比较、报告结果）。

（3）混合 BCI 的原理，包括基于两种 EEG BCI 的混合 BCI（hybrid brian-computer interface，hBCI）（基于 ERD 和诱发电位的 BCI、基于运动想象和 SSVEP 相结合的 BCI 控制 2 自由度人工上肢）、基于 EEG BCI 和非 EEG BCI 的 hBCI、基于 EEG BCI 和其他生物信号的 hBCI（心率变化和通/断 SSVEP-BCI 电源相结合、大脑活动与肌肉活动的融合）、基于 EEG BCI 和 EEG 监测的 hBCI（同时使用运动想象和错误电位）、基于 EEG BCI 和其他信号的 hBCI（基于 EEG BCI 和操纵杆相结合）、展望基于 EEG BCI、EEG 监测和其他生物信号的 hBCI。

（4）非视觉和多感觉 BCI 系统：现状和未来，包括基于 P300 的 BCI 系统（P300 矩阵拼写器、超越"矩阵"布局范式：其他新奇（Oddball）范式、基于触觉 P300 的 BCI）、基于稳态诱发响应的 BCI（听觉稳态响应、触觉稳态响应）、用皮层慢电位控制 BCI、感觉运动节律和不同的心理任务（运动想象的可听化、运动想象的体感反馈、基于音乐和节奏想象的 BCI、基于语音的 BCI、概念性 BCI）、多感觉 BCI 研究的新方向（视觉 P300 BCI 与其他模态相结合、视觉 SSVEP-BCI 与其他模态相结合、视觉反馈和其他模态相结合、心理任务和多感觉反馈）。

（5）用 BioGauges 工具集表征 BCI 的控制，包括 BCI 使用的关键因素、表征 BCI 系统的特征（BioGauges 与可控性、转换器分类、BioGauges 实验系统、分析方法和验证）。

BCI 是一种变革性的人机交互技术，在过去的几十年里，BCI 研究界已经对 BCI 的原理进行了系统、全面和深入的研究，也开展了大量的实践。目前，BCI 的发展已经到了迫切需要推动该技术实用化的阶段，除了该方向研究界和企业界的努力外，也需要其他相关各方面的力量共同参与努力。

本书旨在推动实用化的 BCI 发展，是一本难得的 BCI 经典著作，一方面可供与 BCI 相关的商品制造商或销售公司作为研发参考和培训的资料，另一方面可供 BCI 技术的医学应用和非医学应用的相关人员参考。此外，基于 BCI 研发和应用的跨学科性质，本书不仅可供从事 BCI 的研究人员学习和参考，也可供神经科学、认知科学、心理科学、生物医学工程、信息工程与控制工程（包括现代传感器技术、现代信号处理、模式识别、机器学习和智能机器人控制等）相关科研工作者借鉴，特别是可供受认知与神经科学启发的人工智能（包括类脑计算、脑机智能融合等方向）的研究人员参考。最后，本书也可作为大学和科研院所 BCI 课程的参考书，供相关大学高年级本科生、硕士和博士研究生学习和参考。期望本书的出版为国内 BCI 技术的转化起到推动作用。

本书的完成首先要感谢国家自然科学基金委员会批准的国家自然科学基金项目（81771926、81470084、61763022、61463024、62006246）、中央军委科学技术委员会国防科技创新特区主题项目（18-163-12-ZT-001-039-02）的资助。在本书立项翻译时，得到了清华大学医学院生物医学工程系高小榕教授、国防科技大学机电工程与自动化学院自动控制系胡德文教授、北京师范大学认知神经科学与学习国家重点实验室李小俚教授、华南理工大学脑机接口与脑信息处理研究中心李远清教授、电子科技大学神经信息教育部重点实验室尧德中教授、天津大学精密仪器与光电子工程学院生物医学工程系明东教授、中国科学院沈阳自动化研究所机器人学国家重点实验室刘连庆和李洪谊研究员、昆明理工大学信息工程与自动化学院自动化系余正涛教授的推荐和大力支持，译者深表感谢。

本书的翻译也得到了昆明理工大学的支持，在翻译过程中，昆明理工大学脑信息处理与脑-机交互控制学科方向团队、脑认知与脑机智能融合创新团队的熊馨博士、苏磊博士、钱谦博士、陈壮飞博士和张磊博士，以及研究生陈健、刘琳琳、许丽、陈睿、王文乐、李昭阳、周洲洲、李玉和马艺昕对译文提出了宝贵意见。同时，本书的翻译和出版也得到了云南省高校模式识别与智能计算重点实验室、昆明理工大学智能信息处理创新团队老师的支持。

由于译者水平有限，本书不妥之处在所难免，恳请读者指正。

译 者

2020 年 2 月

前　言

BCI 研究进展迅速。过去几年，期刊、学术研讨会、书籍、针对健康和残疾用户的新产品、不同来源的研究资金以及媒体关注度都有了显著的增长。媒体关注包括 BCI-fi（基于 BCI 的科幻小说）和主流杂志及电视新闻节目中的故事。

尽管有了这些进步和关注，但大多数人仍然还未使用过 BCI 设备，甚至不知道它们是什么。虽然本书的作者可以使用最好的 BCI 设备，但书中的章节仍然是用老式的方式编写的，即用键盘和鼠标而不是 BCI。这可能令人惊讶，因为 BCI 在大众媒体中的报道通常不准确，不恰当的炒作和草率的报道常常造成期望与现实之间的差距。

本书的目的是通过教授读者有关 BCI 的技术来弥合这一差距，重点是使 BCI 在现实世界中切实可行（实用）。BCI 研究专家普遍认为，该领域的主要挑战之一是将 BCI 从一些健康用户使用的实验室小设备转移到在现场环境中对任何需要的人都可靠、易用和有用的工具。本书中许多专家从四个部分讨论了技术现状和主要挑战，包括：传感器、信号和信号处理，设备、应用和用户，应用接口和环境，最后一部分总结了与完整的 BCI 系统有关的其他挑战。

BCI 研究本质上是跨学科的，需要神经科学、心理学、医学、人机交互、工程的许多方面以及其他学科的贡献。类似地，许多部门都参与了 BCI 研究，包括学术界、小型和大型企业、政府、医疗机构和不同类型的非营利机构。本书的作者代表了这些学科和部门的协同组合，这种广泛的贡献者提供了不同的视角，使本书与各种各样的读者相关。

虽然本书可能对 BCI 领域的不同专家有参考价值，但是我们也做了很大努力，使书中的章节内容具有实用性，并且对那些没有做过 BCI 研究或没有任何相关学科背景的人而言，也具有良好的可读性。本书章节是用纯英语写的，省略了不必要的技术细节，而缩略语在本书章节内和缩略语表中有定义。书中提供了大量的参考文献，方便读者获取更多所需的信息。因此，BCI 领域外的许多读者可能会因为不同的原因喜欢本书。护士、医生、治疗师、看护人员和辅助技术从业者可能希望了解更多关于真实世界中的 BCI 能够（或不能够）做什么的内容，这可能有助于他们判断 BCI 作为辅助技术是否可行。其他读者可能会对用于其他用户群体（包括健康用户群体）的 BCI 感到好奇。学生可以通过本书来学习 BCI，老师也可以在相关课程中采用本书的相关章节。商业专家和政策制定者可能想进一步了解 BCI 是否有足够的希望通过商业投资或拨款获得额外资金。记者、作家或其他对文章、纪录片或其他节目感兴趣的人可能会在这里找到有用的背景信息或灵感。最后，我们希望本书能吸引那些对一项长久以来抓住了人类想象力的技术感到好奇的人，并能彻底改变人们之间及与他们的环境之间的交互。

作者感谢以下书中章节内容评论者的帮助：Tom Carlson，Günter Edlinger，Jan van Erp，Shangkai Gao，Gary Garcia Molina，Gangadhar Garipelli，Cuntai Guan，David Ibañez，Andrea Kübler，Bram van de Laar，Fabien Lotte，Massimiliano Malavasi，Behnam Molaee，Roderick Murray-Smith，Tim Mullen，Femke Nijboer，Dani Perez Marcos，Mannes Poel，Aureli Soria-Frisch，Olga Sourina，Michael Tangermann，Aleksander Väljamäe，Yijun Wang，Tomas Ward 和 Thorsten Zander。他们广泛而谨慎的评论有助于作者改进本书的章节。作者还要感谢本书的技术编辑，来自特文特大学人-机接口研究组的 Hendri Hondorp，他改进了本书的统一性、一致性和完整性。最后，本书许多章节的编写得益于欧洲联盟第七框架计划（FP7/2007-2013）的资助。作者特别感谢未来 BNCI 项目（ICT-248320）的支持。

Brendan Z. Allison
（奥地利格拉茨技术大学）

Stephen Dunne
（西班牙巴塞罗那星际实验室（StarLab））

Robert Leeb
（瑞士洛桑联邦理工学院）

José Del R. Millán
（瑞士洛桑联邦理工学院）

Anton Nijholt
（荷兰特文特大学）

本书贡献者

Brendan Z. Allison，奥地利，格拉茨，格拉茨技术大学，知识发现研究所，脑-机接口实验室。

Giuseppe Andreoni，意大利，米兰，米兰理工大学，时尚与艺术设计系。

Günther Bauernfeind，奥地利，格拉茨，格拉茨技术大学，知识发现研究所，脑-机接口实验室。

Lugi Bianchi，意大利，罗马，罗马托尔维加塔大学，神经科学系。

Martin Billinger，奥地利，格拉茨，格拉茨技术大学，知识发现研究所，脑-机接口实验室。

Benjamin Blankertz，德国，柏林，柏林工业大学，机器学习实验室。

Christian Breitwieser，奥地利，格拉茨，格拉茨技术大学，知识发现研究所，脑-机接口实验室。

Anne-Marie Brouwer，荷兰，苏斯特贝赫，荷兰应用科学研究机构（TNO）。

Clemens Brunner，奥地利，格拉茨，格拉茨技术大学，知识发现研究所，脑-机接口实验室；美国，加利福尼亚州，洛杉矶，加州大学圣迭戈分校，斯沃茨计算神经科学中心。

Ian Daly，奥地利，格拉茨，格拉茨技术大学，知识发现研究所，脑-机接口实验室。

Lorenzo Desideri，意大利，博洛尼亚，奥西里奥特卡辅助技术中心，博洛尼亚 AIAS。

Stephen Dunne，西班牙，巴塞罗那，星际实验室（StarLab）。

Günter Edlinger，奥地利，斯希德伯格，g.tec 医疗工程有限公司；奥地利，格拉茨，Guger 科技公司。

Jan B.F. van Erp，荷兰，苏斯特贝赫，荷兰应用科学研究机构（TNO）。

Josef Faller，奥地利，格拉茨，格拉茨技术大学，知识发现研究所，脑-机接口实验室。

Gary Garcia-Molina，荷兰，艾恩德霍芬，飞利浦欧洲研究中心。

Christoph Guger，奥地利，斯希德伯格，g.tec 医疗工程有限公司；奥地利，格拉茨，Guger 科技公司。

Hayrettin Gürkök，荷兰，恩斯赫德，特文特大学，人-媒体交互实验室。

Christian Henle，德国，弗赖堡，弗赖堡大学，微系统工程系-IMTEK，生物医学微技术实验室；德国，弗赖堡，科特克有限公司。

Johannes Höhne，德国，柏林，柏林技术学院，机器学习系，柏林脑-机接口（BBCI）研究组。

Elisa Holz，德国，维尔茨堡，维尔茨堡大学，心理学Ⅰ系。

Evert-Jan Hoogerwerf，意大利，博洛尼亚，奥西里奥特卡辅助技术中心，博洛尼亚 AIAS。

Petar Horki，奥地利，格拉茨，格拉茨科技大学，知识发现研究所，脑-机接口实验室。

Jing Jin，中国，上海，华东理工大学，化工过程先进控制和优化技术教育部重点实验室。

Tzyy-Ping Jung，美国，加利福尼亚州，洛杉矶，加州大学圣迭戈分校，神经计算研究所和医学工程研究所，斯沃茨计算神经科学中心。

Vera Kaiser，奥地利，格拉茨，格拉茨技术大学，知识发现研究所，脑-机接口实验室。

Shin'ichiro Kanoh，日本，仙台市，东北工业大学，电子与智能系统系。

Tobias Kaufmann，德国，维尔茨堡，维尔茨堡大学，心理学Ⅰ系。

Christian A. Kothe，美国，加利福尼亚州，洛杉矶，加州大学圣迭戈分校，神经计算研究所，斯沃茨计算神经科学中心。

Alex Kreilinger Graz，奥地利，格拉茨，格拉茨技术大学，知识发现研究所，脑-机接口实验室。

Andrea Kübler，德国，维尔茨堡，维尔茨堡大学，心理学Ⅰ系。

Bram van de Laar，荷兰，恩斯赫德，特文特大学，人-媒体交互实验室。

Anatole Lécuyer，法国，雷恩塞德克斯，博略大学，法国国家信息与自动化研究所，雷恩布列塔尼亚特兰蒂斯研究中心。

Robert Leeb，瑞士，洛桑，洛桑联邦理工学院，无创脑-机接口实验室。

Yisi Liu，新加坡，南洋大道，南洋理工大学。

Fabien Lotte，法国，塔朗斯，波尔多西南部，法国国家信息与自动化研究所（INRIA）。

ScottMakeig，美国，加利福尼亚州，洛杉矶，加州大学圣迭戈分校，神经计算研究所，斯沃茨计算神经科学中心。

Massimiliano Malavasi，意大利，博洛尼亚，奥西里奥特卡辅助技术中心，博洛尼亚 AIAS。

Steven G. Mason，加拿大，不列颠哥伦比亚省，温哥华市，左海岸生物测定有限公司。

Donatella Mattia，意大利，罗马，IRCCS，圣卢西亚基金会，神经电成像和 BCI 实验室，临床神经生理学系。

Jürgen Mellinger，德国，蒂宾根，蒂宾根大学，医学心理学与行为神经生物学研究所。

José Del R. Millán，瑞士，洛桑，洛桑联邦理工学院，无创脑-机接口实验室。

MarcoMolinari，意大利，罗马，IRCC，圣卢西亚基金会，脊髓损伤科。

Melody M. Moore Jackson，美国，佐治亚州，亚特兰大西北，佐治亚理工学院，计算学院。

Gernot R. Müller-Putz，奥地利，格拉茨，格拉茨技术大学，知识发现研究所，脑-机接口实验室。

Roderick Murray-Smith，苏格兰，格拉斯哥，格拉斯哥大学，计算科学学院。

Minh Khoa Nguyen，新加坡，南洋大道，南洋理工大学。

Femke Nijboer，荷兰，恩斯赫德，特文特大学，人-媒体交互实验室。

Anton Nijholt，荷兰，恩斯赫德，特文特大学，人-媒体交互实验室。

Paolo Perego，意大利，米兰，米兰理工大学，INDACO。

Gert Pfurtscheller，奥地利，格拉茨，格拉茨技术大学，知识发现研究所，脑-机接口实验室。

Floriana Pichiorri，意大利，罗马，IRCCS，圣卢西亚基金会，神经电成像和 BCI 实验室。

Danny Plass-Oude Bos，荷兰，恩斯赫德，特文特大学，人-媒体交互实验室。

Melissa Quek，苏格兰，格拉斯哥，格拉斯哥大学，计算科学学院。

Adriane B. Randolph，美国，佐治亚州，肯纳索，肯纳索州立大学，信息系统。

Yann Renard，法国，雷恩，独立脑-机接口和 OpenViBE 顾问。

Jörn Rickert Bernstein，德国，弗赖堡，科特克有限公司；德国，弗赖堡，弗赖堡大学，弗赖堡伯恩斯坦中心。

Rüdiger Rupp，德国，海德堡，海德堡大学医院，脊髓损伤中心。

Gerwin Schalk，美国，纽约州，奥尔巴尼市，纽约州卫生署，沃兹沃思中心，遗传疾病科，神经系统疾病实验室。

Reinhold Scherer，奥地利，格拉茨，格拉茨技术大学，知识发现研究所，脑-机接口实验室。

Martin Schuettler，德国，弗赖堡，科特克有限公司；德国，弗赖堡，弗赖堡大学，微系统工程系-IMTEK，生物医学微技术实验室。

Aureli Soria-Frisch，西班牙，巴塞罗那，巴塞罗那 SL StarLab。

Olga Sourina，新加坡，南洋大道，南洋理工大学。

Thomas Stieglitz，德国，弗赖堡，科特克有限公司；德国，弗赖堡，弗赖堡大学，弗赖堡伯恩斯坦中心；德国，弗赖堡，弗赖堡大学，微系统工程系-IMTEK，生物医学微技术实验室。

I. Putu Susila，印度尼西亚，唐格朗塞拉坦，印度尼西亚国家原子能机构（BATAN），核设备工程中心。

Michael Tangermann，德国，柏林，柏林工业大学，机器学习系，柏林脑-机接口（BBCI）研究组。

Marieke E. Thurlings，荷兰，苏斯特贝赫，荷兰应用科学研究机构（TNO）。

Aleksander Väljamäe，奥地利，格拉茨，格拉茨技术大学，知识发现研究所，脑-机接口实验室。

Bastian Venthur，德国，柏林，柏林工业大学，机器学习实验室。

Isabella C. Wagner，荷兰，奈梅亨，奈梅亨雷德布大学，认知神经影像中心，Donders 大脑、认知和行为研究所。

Qiang Wang，新加坡，南洋大道，南洋理工大学。

Yijun Wang，美国，加利福尼亚州，洛杉矶，加州大学圣迭戈分校，神经计算研究所，斯沃茨计算神经科学中心。

Tomas E. Ward，爱尔兰，基尔代尔郡，梅努斯，爱尔兰国立大学梅努斯分校，电子工程系。

Peter J. Werkhoven，荷兰，苏斯特贝赫，荷兰应用科学研究机构（TNO）。

Danhua Zhu，中国，杭州，浙江大学，生物医学工程与仪器科学学院。

缩　略　语

AD（assistive device）　　　　　　　　　　　　　　　辅助装置
ANFIS（adaptive neuro-fuzzy inference system）　　　自适应神经模糊推理
　　　　　　　　　　　　　　　　　　　　　　　　系统

ANOVA（analysis of variance）　　　　　　　　　　　方差分析
AR（augmented reality）　　　　　　　　　　　　　　增强现实
ASSR（auditory steady-state response）　　　　　　　听觉稳态响应
AT（assistive technology）　　　　　　　　　　　　　辅助技术
BCI（brain-computer interface）　　　　　　　　　　脑-机接口
BMI（brain-machine interface）　　　　　　　　　　脑-机接口
BNCI（brain/neuronal computer interface）　　　　　脑/神经计算机接口
BSS（blind source separation）　　　　　　　　　　　盲源分离
CAD（computer aided design）　　　　　　　　　　　计算机辅助设计
CLIS（complete locked-in syndrome）　　　　　　　　完全闭锁综合征
CSP（common spatial pattern）　　　　　　　　　　　共空间模式
ECG（electrocardiogram）　　　　　　　　　　　　　心电
ECoG（electrocorticogram）　　　　　　　　　　　　皮层脑电
EDA（electrodermal activity）　　　　　　　　　　　皮肤电活动
EEG（electroencephalography）　　　　　　　　　　脑电
EM（expectation maximization）　　　　　　　　　　期望最大化
EMG（electromyogram）　　　　　　　　　　　　　肌电
EOG（electrooculography）　　　　　　　　　　　　眼电
ERD（event related desynchronization）　　　　　　事件相关去同步
ERP（event-related potential）　　　　　　　　　　事件相关电位
ERS（event related synchronization）　　　　　　　事件相关同步
FES（functional electrical stimulation）　　　　　　功能性电刺激
fNIRS（functional near-infrared spectroscopy）　　　功能近红外光谱
GMM（Gaussian mixture model）　　　　　　　　　高斯混合模型
GSR（galvanic skin response）　　　　　　　　　　　皮肤电反应
hBCI（hybrid BCI）　　　　　　　　　　　　　　　混合 BCI

HMM（hidden Markov model）　　　　　　　　隐马尔可夫模型
HR（heart rate）　　　　　　　　　　　　　　心率
ICA（independent component analysis）　　　　独立成分分析
ITR（information transfer rate）　　　　　　　信息传输速率
KNN（K-nearest neighbor）　　　　　　　　　K-最近邻
LDA（linear discriminant analysis）　　　　　线性判别分析
LED（light emitting diode）　　　　　　　　　发光二极管
LiS（locked-in syndrome）　　　　　　　　　闭锁综合征
LVQ（linear vector quantization）　　　　　　线性矢量量化
MEG（magnetoencephalogram）　　　　　　　脑磁
ME（motor execution）　　　　　　　　　　　运动执行
MI（motor imagery）　　　　　　　　　　　　运动想象
MLP（multilayer perceptron）　　　　　　　　多层感知器
NIRS（near infrared spectroscopy）　　　　　近红外光谱
NN（neural network）　　　　　　　　　　　　神经网络
PCA（principal component analysis）　　　　　主成分分析
RESE（random electrode selection ensemble）　随机电极选择组合
RLDA（regularized linear discriminant analysis）正则化线性判别分析
SCI（spinal cord injury）　　　　　　　　　　脊髓损伤
SFFS（sequential floating forward search）　　顺序浮动前向搜索
SSSEP（steady-state somatosensory evoked potential）稳态体感诱发电位
SSVEP（steady-state visual evoked potential）稳态视觉诱发电位
SVM（support vector machine）　　　　　　　支持向量机
UCD（user-centered design）　　　　　　　　以用户为中心的设计
VE（virtual environment）　　　　　　　　　虚拟环境
VR（virtual reality）　　　　　　　　　　　　虚拟现实

目 录

第 1 部分　传感器、信号和信号处理

第 2 部分　设备、应用和用户

第 3 部分 应用接口和环境

第 4 部分　实用的 BCI 基础设施：新出现的问题

第 1 章　BCI 现状及进展：概述、分析和建议

1.1　引　　言

脑-机接口（brain-computer interface，BCI）是一种不依赖于外周肌肉活动就可以与外界进行信息交流的装置。其最初的研发目的是为行动不便的患者，如类似肌肉萎缩症患者提供一种通信工具。随着近年来实用电极、可用和自适应软件等方面取得的进步以及制作成本降低，BCI 也在吸引着越来越多的新用户群体。例如，因为过去的 BCI 往往比较烦琐，技术要求也更高，原来轻度至中度残疾的患者更倾向于选择其他的专门为残疾人设计的通信辅助设备，而现在他们可能更愿意选择 BCI 并受益于它。简单便宜的 BCI 设备迎来了更广阔的、面向健康人群的市场。

目前，健康用户使用 BCI 一般只是为了娱乐。但从长远的角度来看，下一代 BCI 则主要是让用户觉得有更好的实用性，因此这些类型的 BCI 将会获得更广泛的应用。这些 BCI 系统能够在传统手段（如键盘和游戏手柄）不可用或不足时提供一种新的有用的通信方式。未来的 BCI 系统将会以不同的方式超越现在单一的通信功能，例如，通过监测失误、警觉、挫折或其他认知和情绪状态来促进人机交互（human-computer interaction，HCI）。BCI 提供的硬件、软件以及功能将能更有效地与用户其他的穿戴设备进行整合或集成。BCI 有助于康复或功能改善，可以进一步突破目前单一的通信功能，使 BCI 吸引更多的用户，如脑卒中患者、自闭症或注意力障碍患者。未来 5 年[①]BCI 将有希望在以上领域中解决相应问题。

BCI 领域面临着越来越多的挑战，因为 BCI 并不是一般人都熟知的概念，许多潜在用户或非用户可能会对其抱有不切实际的期望或莫名的恐惧。研究组可能还在研究前人已研究过的东西，或错过来自其他学科或研究项目的机会。除了进一步发展和共享关于 BCI 的知识，我们也需要澄清一些实际的基础设施问题，如专业术语、定义、标准、伦理和报告指南。BCI 这个品牌的吸引力也可能会被过分吹嘘或夸大，例如，媒体或科学文献可能在撰写报告时不择手段，报告一些不安全或无效的产品，甚至做出一些不道德的行为。BCI 这个词汇已经比 5 年前用

---

① 本书中出现的时间是相对于原书撰写时而言的，后文提到时含义相同。

得更加广泛，如用来指代向大脑写入信息（"写入大脑"）或逐字读取大脑信息（"读心术"）的设备[8, 23]。

另外，还应该关注一些关键的进展。随着技术的发展，BCI 设备的灵活性和可靠性可以得到进一步改善。可能出现的新应用、采用黄金和复合材料取代传统凝胶的干电极技术、实用的软件技术以及越来越多的公众需求都意味着我们可能正在迎来 BCI 研究的黄金时代。销售额、成本和对支持的依赖性这些关键性能指标，反映了未来 5 年的实质性重大进展。虽然当前 BCI 正处于快速发展阶段，行业内充满了强烈和狂热的合作期望，但预计 5 年后，BCI 在许多方面的热度都会减退，趋于理性。BCI 的发明者 Jacques Vidal 预料到了未来 BCI 行业的热度减退，可能会进入低谷，在退休很多年之后，他于 2011 年 9 月在本章作者在奥地利格拉茨举办的一个研讨会上发表演讲："虽然感觉还像昨天一样，但实际已大不相同。"

1.2 本 书 概 述

本书分为四个部分，这些部分都围绕着 BCI 的四个组成部分（图 1.1）精心组织，使之形成体系。有关 BCI 的文章通常描述了其四个组成部分，它们分别负责以下功能。

（1）直接测量大脑活动。

（2）从这些活动中识别有用的信息。

（3）通过设备或应用来实现信息或指令。

（4）提供应用接口或操作环境。

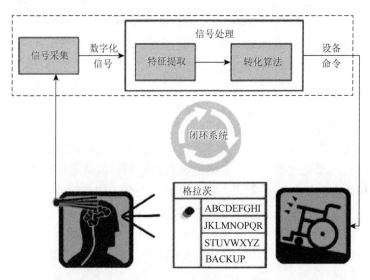

图 1.1　BCI 系统的组成[2]。本书的不同章节均是围绕这些不同的组成部分
精心组织而形成体系的

本书第 1 部分讨论 BCI 系统的传感器、信号和信号处理，第 2 部分讨论实现用户指令的设备和应用，第 3 部分讨论 BCI 的接口和环境，第 4 部分讨论包含整个 BCI 组成部分的实际问题。

1.2.1　第 1 部分概述

本书的第 1 部分讨论信号、用于采集信号的传感器，以及用于提取信息的信号处理技术。最近大多数 BCI 研究和开发，尤其是欧洲和亚洲的 BCI 研究，都是基于脑电（electroencephalography，EEG）活动，即采用带有导电凝胶的电阻电极记录 EEG 信号。这是 BCI 系统的标准，它符合多种需求目标。然而，许多研究人员，包括参与编写本书的作者，认为如果我们超越或跳出这个标准平台，可以在可用性（usability）、鲁棒性或健壮性（robustness）以及性能方面做更多的工作。

正如本书第 18 章和最近的一些文章中所述，研究者以各种方式使用了混合 BCI 这个术语[3, 21]。第 2 章讨论混合传感器系统，这种系统整合了不同的大脑活动测量技术。在这里，我们能看到一个混合光-电传感器系统的例子，它提供了在单个系统中功能近红外光谱（functional near-infrared spectroscopy，fNIRS）和 EEG 的联合采集。由此得到的"复合"信号同时提供了同一脑区的神经电活动和血流动力学活动信息。根据采用方法的不同，有许多可能的混合系统，但是想要让 BCI 系统走向实用或有用，就必须符合日常生活，必须考虑到便携性和设备成本，符合这些要求的系统才能表现出应用潜力。

这种混合系统（如 EEG-fNIRS 系统）的结果是需要某种类型的数据融合，以连贯的方式理解这些复合信号。在第 3 章中，我们对分类器组合及其在 BCI 中的应用进行了重要的评述。这种机器学习方法非常适合于混合系统和一般的 BCI，因为对于 BCI 来说，它的信号来自中枢神经信号这种可变的数据源，而组合的机器学习方法特别适合处理这种信号。

对于许多基于 EEG 的 BCI 方法，近年来的研究重点已经转移到提升性能上。第 4 章主要讨论独立成分分析（independent component analysis，ICA）在三个重要且实用的方面的改进。该章讨论了伪迹剔除、提高信噪比和选择电极，以及如何在线实现这些技术。这些改进对于让 BCI 技术从实验室进入现实应用是必不可少的。

在最后，我们考察了侵入式传感器，对于某些应用，长期有效运行的 BCI 是非常有意义的[17]。然而，对于侵入式电极的优点、必要性以及这种方式的危险性和侵入性，人们还持有很多不同的观点。但毫无疑问，一些研究组朝着完全和长期可植入的皮层脑电（electrocorticogram，ECoG）BCI 迈出了重要的一步。第 5 章讨论这类系统的长期可能性以及它们可能的结果。

1.2.2　第 2 部分概述

采集大脑信号、应用先进的信号处理和机器学习算法对不同的大脑模式进行分类，只是在大脑和机器之间建立新的通信通道的开始。第 2 部分重点介绍如何为不同的用户提供新的设备和应用，这是一个超越简单控制任务的挑战。

这部分的第 1 章（本书第 6 章）中，Millán 等概述了当前的设备和对于不同用户群体的应用情况[18]。到目前为止，典型的 BCI 应用需要一个很好且精确的控制通道来实现与没有 BCI 的用户相当的性能。然而，现代 BCI 提供的信息吞吐量或传输速率较低，不足以灵活地控制这类复杂的应用。类似于共享控制这样的技术可以增强交互作用，产生与没有 BCI 的系统相当的性能[9, 26]。通过共享控制，用户以相当慢的速度发送高级指令（例如，轮椅的方向），系统执行快速且精确的低级交互（例如，避障）[7, 27]。第 6 章还举例说明了如何通过新型的混合 BCI 体系结构来改善这种应用的性能[3, 22]，该体系结构是 BCI 与其他剩余的输入通道的协同结合。

Mattia 及其同事在第 7 章讨论了 BCI 在神经康复、减轻运动损伤、恢复手部运动功能等方面的作用和应用。一方面，BCI 系统可以通过控制患者手臂的神经假肢来绕过受损伤的中枢神经系统，从而管理患者在周围空间的伸展和抓握功能活动[20]；另一方面，BCI 技术可以通过提供与心理练习、运动意向和其他神经元招募策略相关的大脑信号的在线反馈来促进运动训练，这有助于促进脑卒中后运动功能障碍恢复有关的神经可塑性[6]。

BCI 不仅能够让健康受试者在实验室环境中的受控条件下使用，而且能让受试者（如残疾人）在家中、实际生活环境中进行控制和应用[18]。但哪种应用对他们有用，BCI 能对采用其他通信技术开发的应用产生多大的影响呢？Holz 和其合作者在第 8 章讨论了用户可以参与到 BCI 研发的各个方面，以及用户在 BCI 驱动的辅助应用设计和开发中能够起到的作用或应该扮演的角色。他们关注的是 BCI 在通信、信息与通信技术（information and communication technology，ICT）和环境控制领域中的应用，这些是辅助技术解决方案可以在参与和排斥之间产生区别的典型领域。以用户为中心的设计（user-centered design）是 BCI 研究中一个备受关注的重要准则，本书将在第 11 章中从应用接口的角度对这些问题进行阐述。

Quek 和他的同事在第 9 章阐述了类似的问题。该章的重点是如何设计新的BCI 应用，以超越或拓展基本的 BCI 控制和单个意图检测事件。整个控制系统的设计过程包括寻找一个合适的控制类比、遵循神经人体工程学（神经工效学）原理、设计视觉上具有美感的反馈、处理系统的可学习性、创建有效的应用结构（导航），以及探索交互式 BCI 系统在社交方面的能力。设计人机系统还包括获取用户的知识、偏好、需求和优先级。为了避免最终用户过多地承担评估任务，并考虑到 BCI 特有的问题，用于获取这些任务的技术和流程必须适用基于 BCI 的应用[29]。

本部分的第 10 章重点关注一个新兴的应用领域。近年来，BCI 引起了虚拟现实（virtual reality，VR）界的兴趣，成为虚拟环境（virtual environment，VE）中很有前途的交互设备[12]。虚拟现实研究者对这些隐式交互技术有很大的兴趣。例如，用户可以想象他们的手运动来控制一只虚拟的手，或者只通过想象或注视高亮的目标就能够参观房屋或博物馆[13,16]。此外，虚拟现实技术可以为适应现实环境的程序提供一个良好的测试平台。残疾人可以在虚拟环境中学习控制自己的动作或执行特定的任务。Lotte 和其合作者提供了几项强调这些相互作用的研究。

1.2.3　第 3 部分概述

虽然术语"BCI"包括三个词，但"接口（interface）"部分并没有得到足够的重视。随着干电极变得越来越廉价、有效，检测大脑活动的传感器正在取得巨大的进步。模式分类一直是一个活跃的研究领域，也有大量的文章和数据分析算法竞赛。但是，在早期的 BCI 研究中，只有相对较少的 BCI 文章关注 BCI 的可用性改进、沉浸性和自然环境、用户体验的评估、以用户为中心的接口设计、考虑特殊用户群体的需求以及与 BCI 人机交互方面相关的其他问题[2,3,10,11,19]。

第 3 部分总结了 BCI 在应用接口和环境方面的研究进展和问题。第 11 章阐述如何评估用户体验，介绍一些具体的案例研究。第 12 章讨论多模态交互以及如何在多模态环境下无缝且有效地整合系统的各个部分，这个问题在第 17 章中做了进一步探讨。第 13 章介绍了 BCI 技术更新、更广泛的应用，以改善人机交互作用。接下来的第 14 章和第 15 章说明相位检测和干电极脑电传感器在改善性能和可用性方面发挥的作用。

在第 11 章中，van de Laar 等讨论了一些 BCI 领域的新兴问题，这些问题借鉴自更广泛的人机交互研究领域中的问题。他们指出，在是否采用新技术时，可用性是一个关键的因素，它强调评估用户体验（user experience，UE）的重要性。他们评述了表明用户体验和 BCI 两者相互影响的工作，包括用于评估用户体验的方法，如观测分析、神经生理测量、访谈和问卷调查。在识别和应用正确的用户体验评估方法时，作者使用了两个不同的案例作为练习。该章提供了有力的论据，认为应该在 BCI 研究中更广泛地使用用户体验评估。

随着在实际生活和各种高端应用中投入使用，BCI 将成为多模态、多任务环境的一个重要组成部分，这就带来了新的问题，这些问题在单任务控制环境 BCI 应用中并不普遍。在第 12 章中，我们将看到这些可能出现的新问题，并给出在多模态环境下管理这些问题的方法。这些问题也将在本书的第 4 部分进行探讨。

　　高级 BCI 应用的另一个结果是具有增强基于大脑状态的用户接口的潜力。在这种情况下，用户的当前状态为系统提供上下文信息（交互环境信息），以改善用户体验。这些状态可能包括警觉、专注度、情绪或压力。第 13 章分别介绍了基于情感识别和注意力识别在医疗和娱乐两个领域中的应用。

　　稳态视觉诱发电位（steady-state visual evoked potential，SSVEP[24]）常作为 BCI 的控制信号。然而，在高频范围（大于 30Hz），这种信号却有实际的局限性，因为只有少数频率能用于 BCI 目的。Garcia-Molina 和其合作者在第 14 章中展示了如何将相同频率、不同相位的重复视觉刺激作为控制信号。

　　第 3 部分的第 15 章讨论了一个在 BCI 研究领域中反复出现的问题，即 EEG 采集在实际环境中的应用（实用的 EEG 记录技术）。限制 BCI 得到广泛推广应用的一个因素是需要使用磨砂膏（研磨凝胶）和导电膏来粘贴电极（即在放置电极之前要在头皮上涂抹这些膏状凝胶），这是一种在经历了 20 年的缓慢发展之后最终才开始改变的技术。因此，许多研究小组正在致力于干电极的实用性研究，以完全避免使用电极凝胶。在第 15 章中，Edlinger 和其同事比较了干电极和湿电极的各方面性能。利用基于 P300、SMR 和 SSVEP 的三种 BCI 设置比较了原始 EEG 数据、功率谱、诱发电位随时间的变化过程、事件相关去同步（event-related desynchronization，ERD）/ 事件相关同步（event-related synchronization，ERS）值和 BCI 控制精度。

1.2.4　第 4 部分概述

　　前面三个部分分别讨论了 BCI 的各个组件，而第 4 部分则后退一步，主要讨论完整的 BCI 系统。哪些软件平台可用于整合不同的 BCI 组件？评价 BCI 系统的最佳方式是什么？BCI 系统与其他系统结合的最好方式是什么？是否有任何非视觉型 BCI 可用？如果不全盘地考虑所有的 BCI 组件，就不可能轻易解决这些重要的问题。

　　在 BCI 研究中，人们经常低估了开发灵活、可用、便于非专业人员使用的软件的重要性，但这恰恰是可工作的 BCI 基础设施的一个关键要素[1, 2, 10]。在第 16 章，Brunner 和许多合作者介绍了用于 BCI 研究的主要软件平台。几个业内领先的不同公共可用软件平台的主要开发人员对他们的平台进行了总结。这些总结描述了技术问题，如支持的设备和编程语言以及许可和预期的用户群体等一般性问题。作者认为，每个平台都有其独特的优势，因此，应该进一步开发能够结合不同程序特定功能的工具平台（如脑机交互工具（tools for brain computer interaction，TOBI）通用实现平台）。

　　随着 BCI 越来越受到关注，报告新纪录的压力也越来越大。仅在 2011 年，三个分别来自不同机构的期刊论文都声称自己研发了最快速度的 BCI[4, 5, 28]。同样，一些新加入的学者中也有一些人不熟悉过去的研究人员建立起来的用来衡量 BCI 性能和避免错误的方法。这两个因素（重复报告研究纪录和新学者不熟悉标准）更加反映了制定、传播和使用指南的重要性。第 17 章评述了用不同方法衡量性能、解释误差、检验显著性和假设等。Billinger 和其同事指出了需要避免的具体错误，如在数据不足情况下的正确率估计、在某些情况下使用错误的统计检验方法或在不考虑试次之间的时延的情况下报告 BCI 的速度。我们注意到，准确率和信息传输速率并不是评价 BCI 的唯一方法，作者也应该报告其他指标或因素。

和许多新出版的 BCI 刊物一样，本书也参考了许多混合 BCI 方面的研究[3, 14, 15, 21, 22, 25]。在第 18 章中，Müller-Putz 和其同事评述了不同类型的混合 BCI。混合 BCI 组合不同的信息发送方式，所以它们往往根据使用的信号组合类型来进行分类。虽然混合系统中必须有一个信号是 BCI 信号，但其他信号也可以包括 EEG（其他导联或范式的）、心率、眼球运动、键盘或操纵杆等，不同的章节讨论不同类型的 BCI，包括技术细节和相关论文实例。我们认为 BCI 可以通过各种方式来帮助人们，并且大多数 BCI 将是混合 BCI。

大多数 BCI 需要视觉。基于大脑对闪烁或振荡光源反应的 BCI 需要灯光，甚至基于运动想象的 BCI 通常还需要视觉提示，如观察机器人或光标移动。但是，如果用户有视觉问题，或者想看看其他地方怎么办呢？第 19 章讨论了可能适合视觉障碍用户使用的非视觉和多感觉 BCI。此外，对于健康用户（如驾驶员或游戏玩家），非视觉 BCI 给他们提供了可选择的其他通信通道。最后，最新的研究表明了，在 BCI 系统中，多感觉线索比单一感觉线索更具优势。Wagner 和其合作者评述了四类采用非视觉刺激的非侵入式 BCI 范式：P300 诱发电位、稳态诱发电位、慢皮层电位，以及其他的心理任务。他们在比较了视觉与非视觉 BCI 之后，对现有和未来的多感觉 BCI 的优、缺点进行了讨论。接下来，他们还描述了结合不同模态的多模态 BCI 系统。作者希望未来出现更多的多感觉 BCI 系统，因此，在混合 BCI 设计中，需要重视不同感觉提示的有效整合。

第 20 章重新回到评价 BCI 的一般问题，但是是从不同的角度出发进行的评估。Randolph 和他的同事首先回顾了选择 BCI 的主要因素。然后，他们介绍了 BioGauges 方法和工具包，这些方法和工具包经过多年的开发应用有效性得到了证明。凭借他们早期对 BCI 系统和其他辅助技术的不同方面进行分类的经验，他们以参数化方式解决了哪些因素是重要因素，以及如何通过 BioGauges 方法解决这些因素。他们阐述了如何利用这些原理来描述不同转换器的控制特性，不只是传统的 EEG BCI，也包括 fNIRS-BCI 和基于皮肤电传导的通信系统。作者的总体目标是帮助每个用户匹配合适的 BCI，BioGauges 可以使这个过程更快捷、有效。

1.3　预测和建议

BCI 的研究确实有一种神秘感。事实上，BCI 的研究与开发取决于多种因素，这些因素会使对其进行预测和建议变得困难。尽管如此，我们最近还是完成了一个技术路线图，这个路线图涵盖了我们对 BCI 研究未来 5 年的期望和建议。这个技术路线图就和本书一样，需要与 BCI 研究群体以及周边领域的其他利益相关者进行广泛合作。在两年多的时间里，我们举办了研讨会、演讲、定期会议，进行了电子邮件交流，并让人们了解下一个可能的发展方向。

这个技术路线图是随着本书的撰写同时开展的，本书的很多作者也参与了这个项目。然而，本书和技术路线图是单独的项目，涉及不同的主题和目标，并没要求两者之间必须同步。令人欣慰的是，本书作者所讨论的主要问题和我们在技术路线图中认为重要的问题大体一致。此技术路线图可从以下网站公开获取，地址是 http://www.future-bnci.org。我们对未来 5 年的预测总结了我们在 BCI 研究中确定的十大挑战。前两项挑战是关于可靠性和熟练程度的，是联合提出的，因为在我们的预测中这些问题在不久的将来会越来越多地重叠。

可靠性和熟练程度："BCI 低效者"问题在不久的将来不会完全解决，但是 BCI 的个性化匹配（为每个用户匹配合适的 BCI）将变得更容易，因为随着基础研究的发展，未来可以根据个人的情况（个性因素）或个人的神经影像数据来预测用户最适合使用哪种 BCI 方法。混合 BCI 将使用户在不同类型的输入之间更轻易地切换，这将大大提高 BCI 的可靠性并减少"BCI 低效者"。

带宽：在未来的 5 年内，非侵入式 BCI 将会有实质性的但并非突破性的改进。尽管将这些改进转化为适合用户使用的新的侵入式 BCI 还需要更多的时间，但是侵入式 BCI 依然会显示出更大的突破潜力。为每个用户匹配合适的 BCI 也将提高平均带宽。提高有效带宽的工具，如环境智能、纠错和环境感知，将取得显著进展。

方便性：BCI 将会变得更加方便。新的脑信号采集帽将会更加无缝地把传感器与其他安装在头部的设备和服饰整合起来。然而，BCI 在 5 年之内并不会成为易使用的透明装置。

支持性：人们的期望参差不齐，多方面的发展将减少对专家的依赖性。在未来的 5 年中，将会有更多的可在线或通过其他来源获得的材料来支持专家和最终用户。虽然目前不需要专家帮助的简单游戏已经出现，但另一方面，对于许多重要的应用，特别是对于使用 BCI 的患者来说，支持性仍然是一个问题。在未来的 5 年中，大多数想要使用 BCI 的最终用户，特别是要求很高的通信和控制任务的用户仍然会需要（专家的）帮助。

训练量：这方面有两个发展趋势。首先，BCI 的灵活性会得到提升，使用户可以选择不需要训练的 BCI 系统。其次，由于信号处理和实验范式的改进，原本需要训练的 BCI 训练次数将会更少。

实用性：这是一个相当不确定的领域，它将使用户在 BCI 应用和新的应用之间更加容易地切换。然而，现在说 BCI 能够用于康复，会获得牵引力并大大增强实用性还为时过早。

形象或声誉：不幸的是，很多人要么不知道 BCI，要么对它有不切实际的和过于负面的评价。BCI 在科幻小说和新闻媒体中的不准确和负面形象描述将会继续不受限制。我们担心"泡沫迟早会被戳破"，这意味着过度炒作和误传、歪曲事实可能会导致人们抵制 BCI 的研究，类似于在 20 世纪 70 年代末开始的对神经反馈的抵制，这可能不利于公共的资助、销售和研究。

标准化（规范化）：我们预期在未来 5 年内将取得一定的进展，至少将制定许多技术标准，包括报告准则，伦理准则也可能取得顺利进展。我们认为关于 BCI 确切定义的分歧只会越来越大，我们正在帮助建立一个 BCI 协会，这有助于鼓励和推广标准术语、指南、方法和活动事件。

基础设施：预计这方面将取得适度进展，许多软件工具会得到改进。在线支持的改进将为人们提供关于最佳系统的建议，并引导人们逐步设置系统以及排除系统运行中的故障。基础设施发展在很大程度度上取决于外部资金的支持。

我们除了提出未来 5 年的展望外，还为未来 5 年的发展提出了建议。这些建议主要是针对决定资助 BCI 研究和开发的决策者，如政府官员或企业高管等决策者。然而，这些建议也会影响个体开发者和团体，让他们判断在近期规划中应该把时间和精力集中在哪方面。我们的建议是：

（1）鼓励开发新型传感器，满足舒适、易于安装、提供的信号质量良好、能够在现实环境下使用、外观优美并能与其他组件整合或集成的需求。

（2）继续侵入式和非侵入式 BCI 的研究，认识到它们两者并不是竞争关系，而是两个不同的研究方向和用户选项，每种 BCI 都可能满足特定用户的需求。

（3）信号处理的研究不仅需要注重速度和精度，而且需要注重可靠性和灵活性，特别是开发自动的、不需要专家帮助的工具。

（4）不推荐使用新的 BCI 软件平台，相反，应该扩展现有的平台，强调支持不同的输入，提高灵活性、可用性和便捷性。

（5）混合 BCI 结合了不同的 BCI 和 BNCI 输入，是非常有前途的，它带来了许多新的问题和机遇。

（6）被动 BCI 系统和监测系统可以在很多方面改善人机交互时的体验，虽然有些方向（如实时的情感检测）仍然难以捕捉和实现。

（7）BCI 技术可应用于科学和诊断研究等相关领域，应大力鼓励这项技术转化，而且该技术也有可能促进治疗方法的改进。

（8）薄弱的基础设施阻碍了许多方面的 BCI 和 BNCI 研究。我们建议从多个角度改善 BCI 的基础设施，包括成立 BCI 协会。

（9）每个项目应明确地处理伦理、法律和社会问题（ethical, legal, and social

issues，ELSI），下一次集会应至少包括一个工作包（work package，WP）来探讨更广泛的问题。

（10）支持 BCI 比赛、视频、展会和其他的宣传工作，以公平和积极的方式来向患者、护理人员、公众和其他组织介绍 BCI。

（11）资助合同应包括所有预期的工作，如集会、展会和一些口头的期望。如果能够精简行政审批，那将再好不过。

（12）研究项目应该指定目标用户群，并解决他们任何特定的需求或期望，应强调在实地背景下对目标用户进行测试。

（13）需要改进与其他研究小组和领域的互动，分享数据、结果、经验、软件和人员，越快越好。

1.4　总　　结

所有的 BCI 都由不同的组件构成。本章讨论了 BCI 这些组件以及与 BCI 整体系统有关的问题。在过去的几年里，BCI 受到了很多新用户群体的关注，其中包括很多健康用户。因此，开发在现实世界中工作的实用 BCI 系统变得越来越重要。未来 5 年在 BCI 领域至少会看到 BCI 在应对各种挑战方面取得的适度进展。

BCI 研究中最流行的一个主题就是实用性。也许在十年前，让任何一个 BCI 在实验室环境下成功运行都是一个令人印象深刻的壮举。但在今天，人们更多地关注于开发实用、可靠、可用的系统，在任何环境下为每个用户提供所需的功能并尽量减少不便。尽管人们一直对 BCI 实用化感兴趣，但近年来，这个趋势（BCI 实用化）已经变得越来越普遍。

BCI 的研究和开发越来越受关注，一些新的挑战也随之而来。新的 BCI 研究者可能带来有前景的新的思想和技术，也可能会带来不同的期望和方法，这些期望和方法可能不适合 BCI 研究。新研究者的加入会拓展 BCI 的定义，可能会带来难以分析和预料的新可能。

这些因素都强调了未来 BCI 研究是有前途但却很难预测的。一些预测似乎非常保守，例如，我们认为 BCI 将更加普遍地结合其他新的系统，从而产生混合 BCI 及结合环境信息和环境智能的智能系统。我们也看好干电极和可用性的改进。另外，一些新兴的 BCI 系统，如神经调控系统（neuromodulation system），可以向许多不同的方向发展。也许最保守的预测是：在未来 5 年，BCI 将是令人兴奋和充满活力的，BCI 将在很多方面，特别是在销售、感知和使用方面产生重大的变化。

参 考 文 献

[1]　Allison, B.Z.: Toward ubiquitous BCIs. Brain-computer interfaces. The Frontiers Collection, pp. 357-387 (2010).

[2]　Allison, B.Z.: Trends in BCI research: progress today, backlash tomorrow? XRDS: Crossroads. The ACM Magazine for Students 18 (1), 18-22 (2011). doi: 10.1145/2000775.2000784.

[3]　Allison, B.Z., Leeb, R., Brunner, C., Müller-Putz, G.R., Bauernfeind, G., Kelly, J.W., and Neuper, C. (2012). Toward smarter BCIs: Extending BCIs through hybridization and intelligent control. Journal of Neural Engineering, 013001.

[4]　Bin, G., Gao, X., Wang, Y., Li, Y., Hong, B., Gao, S.: A high-speed BCI based on code modulation VEP. J. Neural Eng. 8, 025, 015, (2011). doi: 10.1088/1741-2560/8/2/025015.

[5]　Brunner, P., Ritaccio, A.L., Emrich, J.F., Bischof, H., Schalk, G.: Rapid communication with a "P300" matrix speller using electrocorticographic signals (ECoG). Front. Neurosci. 5 (2011).

[6]　Buch, E., Weber, C., Cohen, L.G., Braun, C., Dimyan, M.A., Ard, T., Mellinger, J., Caria, A., Soekadar, S., Fourkas, A., Birbaumer, N.: Think to move: a neuromagnetic brain-computer interface (BCI) system for chronic stroke. Stroke 39, 910-917 (2008).

[7]　Carlson, T., Monnard, G., Leeb, R., Millán, J.: Evaluation of Proportional and Discrete Shared Control Paradigms for Low Resolution User Inputs. Proceedings of the 2011 IEEE International Conference on Systems, Man, and Cybernetics, pp. 1044-1049 (2011).

[8]　Demetriades, A.K., Demetriades, C.K., Watts, C., Ashkan, K.: Brain-machine interface: The challenge of neuroethics. Surgeon 8, 267-269 (2010).

[9]　Flemisch, O., Adams, A., Conway, S., Goodrich, K., Palmer, M., Schutte, P.: The H-Metaphor as a Guideline for Vehicle Automation and Interaction. (NASA/TM-2003-212672) (2003).

[10]　Gürkok, H., Nijholt, A.: Brain-computer interfaces for multimodal interaction: a survey and principles. International Journal of Human-Computer Interaction, ISSN 1532-7590 (electronic) 1044-7318 (paper), Taylor & Francis, Oxford, United Kingdom (2011).

[11]　Kübler, A., Kotchoubey, B., Kaiser, J., Wolpaw, J.R., Birbaumer, N.: Brain-computer communication: unlocking thelocked in. Psychol. Bull. 127 (3), 358-375 (2001).

[12]　Lecuyer, A., Lotte, F., Reilly, R., Leeb, R., Hirose, M., Slater, M.: Brain-computer interfaces, virtual reality, and videogames. Computer 41 (10), 66-72 (2008).

[13]　Leeb, R., Keinrath, C., Friedman, D., Guger, C., Scherer, R., Neuper, C., Garau, M., Antley, A., Steed, A., Slater, M., Pfurtscheller, G.: Walking by thinking: the brainwaves are crucial, not the muscles! Presence (Camb.) 15, 500-514 (2006).

[14]　Leeb, R., Sagha, H., Chavarriaga, R., Millán, J.: A hybrid brain-computer interface based on the fusion of electroencephalographic and electromyographic activities. J. Neural Eng. 8 (2), 025, 011, (2011).doi: 10.1088/1741-2560/8/2/025011, http://dx.doi.org/10.1088/1741-2560/8/2/025011.

[15]　Long, J., Li, Y., Yu, T., Gu, Z.: Target selection with hybrid feature for BCI-based 2-D cursor control. IEEE Trans. Biomed. Eng. 59 (1), 132-140 (2012).

[16]　F. Lotte, "Brain-Computer Interfaces for 3D Games: Hype or Hope? ", Foundations of Digital Games (FDG'2011), pp. 325-327, 2011. ACM, New York, USA.

[17]　Millán, J., Carmena, J.M.: Invasive or noninvasive: understanding brain-machine interface technology. IEEE Eng.

Med. Biol. Mag. 29（1），16-22（2010）.

[18]　Millán，J.，Rupp，R.，Müller-Putz，G.，Murray-Smith，R.，Giugliemma，C.，Tangermann，M.，Vidaurre，C.，Cincotti，F.，Kübler，A.，Leeb，R.，Neuper，C.，Müller，K.，Mattia，D.：Combining brain-computer interfaces and assistive technologies：State-of-the-art and challenges. Front. Neurosci. 4，161（2010）. doi：10.3389/fnins. 2010.00161.

[19]　Moore，M.M.：Real-world applications for brain-computer interface technology. IEEE Trans. Neural Syst. Rehabil. Eng. 11（2），162-165（2003）.

[20]　Müller-Putz，G.R.，Scherer，R.，Pfurtscheller，G.，Rupp，R.：Brain-computer interfaces for control of neuroprostheses：From synchronous to asynchronous mode of operation. Biomedizinische Technik 51，57-63（2006）.

[21]　Müller-Putz，G.R.，Breitwieser，C.，Cincotti，F.，Leeb，R.，Schreuder，M.，Leotta，F.，Tavella，M.，Bianchi，L.，Kreilinger，A.，Ramsay，A.，Rohm，M.，Sagebaum，M.，Tonin，L.，Neuper，C.，Millán，J.：Tools for brain-computer interaction：A general concept for a hybrid BCI. Front. Neuroinform. 5，30（2011）.

[22]　Pfurtscheller，G.，Allison，B.，Bauernfeind，G.，Brunner，C.，Solis Escalante，T.，Scherer，R.，Zander，T.，Müller-Putz，G.，Neuper，C.，Birbaumer，N.：The hybrid BCI. Front. Neurosci. 4，42（2010）.

[23]　Racine，E.，Waldman，S.，Rosenberg，J.，Illes，J.：Contemporary neuroscience in the media. Soc. Sci. Med. 71（4），725-733（2010）.

[24]　Regan，D.：Human brain electrophysiology：evoked potentials and evoked magnetic fields in science and medicine. Elsevier，New York（1989）.

[25]　Su，Y.，Qi，Y.，Luo，J.X.，Wu，B.，Yang，F.，Li，Y.，Zhuang，Y.T.，Zheng，X.X.，Chen，W.D.：A hybrid brain-computer interface control strategy in a virtual environment. J. Zhejiang Univ. Sci. C 12，351-361，（2011）. doi：10.1631/jzus.C1000208.

[26]　Tonin，L.，Leeb，R.，Tavella，M.，Perdikis，S.，Millán，J.：The role of shared-control in BCI-based telepresence. Proceedings of 2010 IEEE International Conference on Systems，Man and Cybernetics，pp. 1462-1466（2010）.

[27]　Vanhooydonck，D.，Demeester，E.，Nuttin，M.，Van Brussel，H.：Shared control for intelligent wheelchairs：Animplicit estimation of the user intention. Proc. 1st Int. Workshop Advances in Service Robot，pp. 176-182（2003）.

[28]　Volosyak，I.：SSVEP-based Bremen-BCI interface-boosting information transfer rates. J. Neural Eng. 8，036，020（2011）. doi：10.1088/1741-2560/8/3/036020.

[29]　Williamson，J.，Murray-Smith，R.，Blankertz，B.，Krauledat，M.，Müller，K.：Designing for uncertain，asymmetric control：Interaction design for brain-computer interfaces. Int J. Hum. Comput. Stud. 67（10），827-841（2009）.

第 1 部分　传感器、信号和信号处理

第 2 章　混合光-电 BCI：实践和可能性

2.1　引　　言

本章概述了脑电-功能近红外光谱（EEG-fNIRS）测量作为 BCI 应用的大脑活动监测技术。我们之所以对这种混合神经接口技术感兴趣，是因为它可以在神经康复环境下对大脑运动皮层进行调节[15, 50]。具体而言，我们正在探索使脑卒中致肢体功能障碍的患者能够进行运动康复训练的 BCI 技术，我们希望该技术能够促进大脑中的神经可塑性过程，从而促进身体功能康复[38]（由于我们关注脑卒中后的康复，运动皮层活动的血流动力学特征（由 fNIRS 获得），再加上相应的神经元电活动的直接测量（由 EEG 获得），可能提供关于恢复脑区的丰富的新信息）。虽然大多数神经工程师比较熟悉 EEG 的概念，但对于 fNIRS，大多数人还比较陌生。因此，本章在描述 EEG-fNIRS 探测仪和早期实验之前，先介绍这种测量技术的一些基本概念，那些早期实验说明了这些概念，并强调了这种混合 BCI 方法的实用性。

2.2　EEG 与 fNIRS 的基本生理起源

本节首先介绍 EEG 和 fNIRS 测量的物理基础。虽然这两种测量方式都产生了与神经激活相关的信号，但这两种方式的神经活动与测量的响应之间的精确关系却是非常不同的[45]。

如前面所述，BCI 领域的许多研究人员都对 EEG 及其背后的神经生理起源非常熟悉，但 fNIRS 的相关背景却并不广为人知。例如，很多人认为 fNIRS 的原理是大脑中存在一种与神经激活相关的单一血管活性物质，这种物质在大脑激活时会引起血管系统扩张以增加血流量，但这其实是一种常见的误解，而且是一种被过度简化的想法。虽然目前的研究还在进行，但已经得到的实验结果揭示了真实的 fNIRS 信号事实上是一个很复杂的过程[3, 7, 23]。本节简要总结在 BCI 背景下通常测量到的 EEG 信号的起源，然后更全面地阐述驱动 fNIRS 的血流动力学响应所涉及的因素和事件。

2.2.1　脑电的起源

EEG 代表电位，通常是头皮上不同部位之间的电位差。头皮上的这种电位是由于神经活动产生的，其可以看作容积导体（头部/大脑）中存在一系列分布式的电流源。当大脑活动时，大量神经元之间的通信模式会发生改变，主要是突触状态的改变。在细胞水平上，这种突触活动会导致膜电位的局部变化，而膜电位是以突触后电位（postsynaptic potential，PSP）的形式进行电传导的。它们可能是兴奋性的（去极化），也可能是抑制性的（超极化），本质上都是改变神经膜产生动作电位的倾向[44]。通过局部容积导体作用的离子电流的变化构成了所谓的局部场电位（local field potential，LFP）。与单细胞突触活动相关的 LFP 是很小的，然而由于在大脑活动过程中，皮层中共享相似方向的大量特定的神经元群同步激活，这些 LFP 和它们聚集的容积导体相加在一起构成了一个相当大的电流源。不幸的是，不同的大脑状态产生了不同的电流源，这些电流源经过混合和过滤，最终表现为头皮上的生物电。因此，这使得重构这些源的位置和几何结构（以及神经活动的体积定位）成为一个难以确定的逆问题。但是，神经活动的时间定位并不受影响（相对于空间定位），因此 EEG 包含关于神经激活模式的准确的时间信息。

EEG 设备在概念上简单易懂，包括传感器和生物电差分放大器。传感器被称为电极，它将体内的离子电流转换为放大器电路中基于电子的电流。由于神经活动在头皮上产生的生物电位振幅通常极低（10^{-6}V），而且包含额外的噪声源，而噪声有时还具有更高数量级的能量，因此，良好的放大器和电极系统设计是产生可靠响应的关键。因此，EEG 信号采集系统的技术开发是一个活跃且重要的发展方向[51]。

2.2.2　fNIRS 响应的起源

fNIRS 是利用光学技术对神经激活产生的血流动力学响应的测量[30]。这种响应的一个方面——血氧水平依赖（blood oxygen level dependent，BOLD）信号是功能磁共振成像（functional magnetic resonance imaging，fMRI）的基础（fMRI 是一种在基础测量方面与 fNIRS 密切相关的脑成像方式）。在 fNIRS 中测量的响应通常用氧合血红蛋白浓度和脱氧血红蛋白浓度的变化来解释，这种变化比从基础的 fMRI 获得的信息更加丰富一些。与 fMRI 一样，研究者通常用神经激活来解释血流动力学响应，因为血流动力学的显著变化对应着神经激活的增加[10]。然而，实际情况中更为复杂，为了使神经工程师能够更好地掌握这种实验模式并解释数据，我们将从底层细胞甚至分子信号动力学水平上来介绍所涉及的fNIRS 原理。

与脑活动相关的血流动力学改变，或更准确地说，局部神经活动与脑血流量之间的关系称为神经血管耦合（neurovascular coupling，NVC）[18]。理解神经血管耦合对于解释在 fNIRS 期间所获得的响应是非常重要的，这可以避免对信号进行过于简单的解释，尤其是在脑损伤的情况下测量，如在脑卒中后，可能存在神经血管机制的病理条件时更应该如此理解[29]。正如对神经元解剖学和生理学的基本了解对于理解 EEG 的起源很重要一样，对神经血管系统解剖学的基本了解也有助于理解 fNIRS 响应的起源。

1. 神经血管解剖

大脑的血液供应（图 2.1（a））是通过脑外动脉、脑内动脉和小动脉共同进行的。大脑的主要供养来自两对颅动脉：颈内动脉（颈总动脉在颈部的分支）和椎动脉。颈内动脉在脑底部分支，形成两条主要的大脑动脉：大脑前动脉（anterior cerebral artery，ACA）和大脑中动脉（middle cerebral artery，MCA）。ACA 和 MCA 形成前脑供血的前循环。椎动脉由左、右分支组成，并在脑桥层汇合形成基底动脉。然后，这条动脉与颈内动脉相连，在大脑底部形成一个称为威利斯环（the circle of Willis）的动脉环。

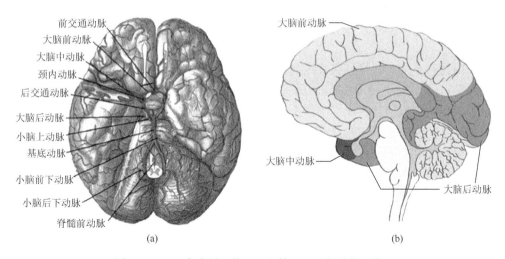

图 2.1　（a）大脑循环的主要血管；（b）相关的血管区

大脑后动脉和另外两条称为前、后交通动脉的小动脉也在这个交汇处出现。威利斯环在后部和前部脉管系统之间提供循环冗余，以防任何供血动脉阻塞。大脑后动脉、基底动脉和椎动脉共同产生后循环，以供应后皮层。它由若干动脉分支组成，其中两个分支在其血管范围特别显著，即大脑后下动脉和大脑前下动脉。这些动脉能够供应髓质和脑桥，而当脑卒中时它们的阻塞相对常见，导致躯体、感觉和运动功能的特定缺陷。与各种动脉过程相关的血管区域如图 2.1（b）所示。

后循环和前循环分支形成较小的软脑膜动脉和小动脉，这些动脉在大脑表面形成分叉。这些产生的小动脉垂直地渗透到脑实质（大脑的功能部分，即神经元和胶质细胞)。这些实质小动脉进一步细分为广泛分布的毛细血管网络,这些网络反映了底层神经元系统的代谢需求(图2.2)。

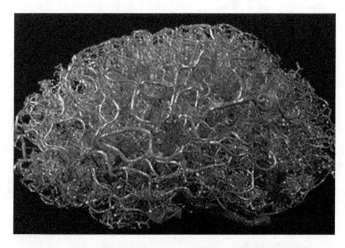

图2.2　通过乳胶注射与脑实质溶解显示的脑血管系统[53]

脑血管系统具有神经血管控制机制(neurovascular control mechanisms),该机制使脑血流(cerebral blood flow,CBF)与局部细胞能量需求相匹配。这些神经血管耦合机制根据其在血管中的位置分布且类型有差异,然而基本的调节过程是通过神经元、胶质细胞和血管细胞之间的相互作用而产生的。特别是神经元和胶质细胞产生血管扩张或收缩信号,这些信号又通过构成脑血管壁的内皮细胞、周细胞和平滑肌细胞的复杂编排动作转化为与神经激活相匹配的CBF变化。脑血管与神经/胶质过程之间密切的结构和功能关系非常重要,需要用一个独特的术语——神经血管单元(neurovascular unit,NVU)来描述。图2.3从解剖学的角度说明了NVU的具体形态。在软脑膜动脉阶段,组织由内皮层组成,内皮层由平滑肌细胞包围,而平滑肌细胞又包含在由胶原、成纤维细胞和血管周围神经组成的外层(称为外膜)中。在这个脑外阶段,血管张力的变化是通过来自颅内自主神经节的外周神经的外在神经支配来传递的。随着血管发展为实质小动脉(脑内微血管),它们逐渐变小,并且张力的改变也越来越多地通过局部中间神经元、神经胶质细胞和更集中的内在神经支配形式来传递。最后,随着血管进一步深入实质,这些血管失去了平滑肌层并分支进入脑毛细血管。这些毛细血管由内皮细胞、称为周细胞的收缩细胞和基底层组成,星形胶质细胞(最常见的神经胶质细胞类型)通过称为"足(feet)"的特殊过程附着在这些细胞上。毛细血管壁与周围组织之间的交互非常重要,因为它使血管和血管外的离子与分子浓度保持在各自区域的适当水平。在大脑中,这种交互特别紧密,称为血脑屏障。

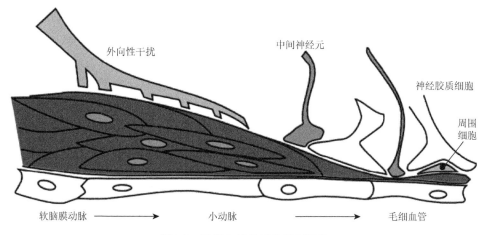

图 2.3　神经血管单元的解剖结构

2. 神经血管的生理机能

NVC 动力学引起了 fNIRS 期间测量的响应，并通过前面确定的解剖结构起作用。NVC 机制的作用是在大脑中提供自动调节和功能性充血。功能性充血是描述与组织激活相关的血流量增加的术语，在这种情况下，自动调节描述了脑血管系统在血流量变化期间维持必要的稳定血压的能力。NVC 科学[39]是一个活跃且长期[42]的研究领域，本章只能总结当前对相关解剖和生理过程的理解。众所周知的是，NVC 可以理解为一个包括传感装置和驱动装置的动态系统。在血管扩张过程中，驱动装置的作用是放松血管（在所有其他因素相同的情况下应该增加 CBF），或者在血管收缩的过程中收缩血管（减少 CBF）。这些具有竞争性和对抗性的力量负责生成所服务神经网络的最佳代谢功能所需的合适的血流条件。以 Kleinfeld 和他的同事的观点来看[23]，我们可以将这些相关的机制分成一个整体通路和两个局部通路。整体通路基本上是通过血管扩张物质乙酰胆碱（acetylcholine，ACh）和血管收缩剂 5-羟色胺（serotonin，5HT）驱动的，它们由不同皮质下核根据血氧水平、皮质状态甚至呼吸模式释放。第一个局部通路包括不同的局部中间神经元的作用，它们直接作用于血管平滑肌壁来产生扩张作用（通过产生一氧化氮或血管活性肠肽）或收缩作用（通过产生生长抑素、神经肽 Y）。对于更加复杂的情况，一些中间神经元似乎能够释放扩张和收缩血管的物质。第二个局部通路通过星形胶质细胞提供，以响应兴奋性神经元的活动[41]。所涉及的兴奋性神经递质是谷氨酸，其容积传导导致星形胶质细胞内 Ca^{2+} 水平上升[35]。在高的突触活动期，Ca^{2+} 波散播到附近的血管，这个过程对星形胶质细胞诱导的血管扩张至关重要。Ca^{2+} 水平的这些变化也可能引发花生四烯酸向血管收缩剂 20-羟基二十碳四烯酸（20-HETE）和扩张物质前列腺素 E（PGE）及环氧二十碳三烯酸（EET）的转化。这些物质水平的相对平衡是血氧分压（partial pressure of oxygen，pO_2）的函数。低 pO_2 浓度是导致血管扩张的主要条件[19]。

以上描述的是简化后的工作过程，在本书撰写过程中，也产生了许多新的观测和假设。例如，目前正在强调远程和局部血管扩张机制之间的区别[36]。作为血管阻力主要来源的软脑膜动脉必须进行扩张/收缩活动，以响应下游活动。此外，这些调节导致流向活跃脑区的血流量增加，流向附近不活跃脑区的血流量减少。尽管看起来似乎是通过平滑肌细胞和内皮细胞沿血管壁传递信号部分起作用，但驱动这些上游激活的机制仍在研究中。最后，在一定条件下，刺激诱导的血管收缩可能发生在神经活动的部位[6]。这种行为的生理意义尚未阐明。研究结果表明，双向信息流发生在血管-薄壁组织边界，这导致人们推测血管-神经元和血管-神经胶质信号传导可能对大脑中的信息加工起作用[33]。

综上所述，可以肯定的是没有单一的血管活性物质可以简单地扩散到毛细血管床上，为活跃的神经元提供营养，产生所需的功能性充血。新出现的理解是，在神经激活过程中，通过神经元和神经胶质细胞[52]释放出大量的血管活性物质，这些物质作用于不同血管水平的脑内皮细胞、周细胞和平滑肌细胞，以产生协调的血流动力学响应，从而使脑活跃区的 CBF 适量增加。因此，在这种神经激活的背景下，应该仔细考虑血流动力学响应的解释，因为所涉及的过程正显示出其本身是更加复杂和精细的。

3. fNIRS 信号

fNIRS 通过上述机制测量与神经激活作用相关的血流动力学响应。神经激活实质上导致葡萄糖和氧气消耗的增加，这些增加通过 NVC 过程导致 CBF 的增加[34]。虽然脑葡萄糖代谢率（cerebral metabolic rate of glucose，CMRGlu）的增加与 CBF 的增加相匹配，但脑氧代谢率（cerebral metabolic rate of oxygen，$CMRO_2$）的增加要少得多[14]，这导致氧合血红蛋白（HbO）浓度的净增加，同时脱氧血红蛋白（Hb）的浓度也发生了相应的变化。图 2.4 显示了血红蛋白相对状态的这种变化以及浓度变化的时间过程，这可以称为血流动力学响应（hemodynamic response，HR）。特定的内源性/外源性刺激的 HR 是用 fNIRS 测量的感兴趣的信号。fNIRS 实际上测量组织的光学特性及其在 $700\sim900nm$[21]的光谱范围内的变化，这是近红外波段。这些波长的光子可以穿透头皮、颅骨和大脑周围的脑膜，从而探测大脑皮层的浅层。这种组织构成高度散射的介质，因此可以从定位在头皮表面适当位置的检测器收集反向散射的光子，以获得关于皮层水平光学性质变化的信息。

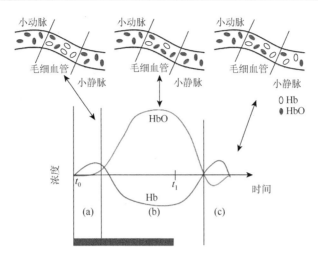

图 2.4　与神经相关的氧合血红蛋白（HbO）和脱氧血红蛋白（Hb）浓度变化。（a）早期 Hb 增加；（b）CBF 增加导致 HbO 增加，Hb 减少；（c）恢复到基础状态

在神经激活过程中发生浓度变化的主要光吸收体（称为发色团（chromophores））通常是氧合血红蛋白和脱氧血红蛋白。图 2.5 说明了各种类型的光子-组织相互作用事件，它们都是高度散射的。对于给定的光子通量 I_0，只有一小部分会到达与光源距离为 L 的探测器。在探测器上采集的光子所走路径的几何形状被称为"光学香蕉"[32]。图 2.5 显示出了这样一组光子路径，这幅图像是光子-组织相互作用的蒙特卡罗（Monte Carlo）模拟的结果，从图像中可以清楚地看出，平均路径长度为 L'，其中 $L' > L$。对于不同的组织，用不同的组织实验推导得到相应的差分路径长度因子 B，再用 B 来解释这种扩展的路径长度。因此，$L' = B \cdot L$ 用于后续依赖于平均路

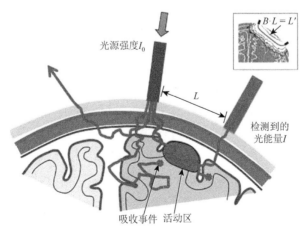

图 2.5　从佩戴在头皮上的光源和探测器非侵入性测量的头部中光子相互作用（见彩图）

径长度的光谱计算。修正的比尔-朗伯定律（modified Beer-Lambert law，MBLL）是近红外光谱中非常重要的计算方法之一。MBLL 将发色团浓度水平与光吸收值联系起来。MBLL 可以用与 fNIRS 相关的参数表示，如下：

$$A_\lambda = \lg\left(\frac{1}{T}\right) = (\alpha_{\lambda,\mathrm{Hb}} \cdot [\mathrm{Hb}] + \alpha_{\lambda,\mathrm{HbO}} \cdot [\mathrm{HbO}]) \cdot B_\lambda \cdot L + G \tag{2.1}$$

式中，T 表示入射波功率和传输（透射）功率的透射比，即

$$T = \frac{I_\lambda}{I_{0,\lambda}}$$

A_λ 称为特定波长的光密度。波长依赖性来自氧合、脱氧血红蛋白的波长特异性吸收趋势（由特定消光系数 $\alpha_{\lambda,\mathrm{Hb}}$、$\alpha_{\lambda,\mathrm{HbO}}$ 表示）。这些数值已通过实验得出，并在其他地方列成表格[9]。G 用来说明由于散射而产生的光损耗，并且假定在整个测量期间为常数。通常采用差分运算来消除散射对输出的影响：

$$\Delta A_\lambda = (\alpha_{\lambda,\mathrm{Hb}} \cdot \Delta[\mathrm{Hb}] + \alpha_{\lambda,\mathrm{HbO}} \cdot \Delta[\mathrm{HbO}]) \cdot B_\lambda \cdot L \tag{2.2}$$

因此，在 fNIRS 研究中，发色团浓度的变化是一种常见的测量方法。为了解决 $\Delta[\mathrm{Hb}]$ 和 $\Delta[\mathrm{HbO}]$ 各自的贡献，利用多个波长的光产生一组联立方程，通过求解联立方程来得到单个发色团浓度的变化。

原始光密度信号转换为 [HbO] 和 [Hb] 测量值的过程如下。在这个例子中，文献[11]描述的光学 BCI 技术是光密度测量的来源。这种基本的连续波系统使用发光二极管而不是激光器作为光源。该探测器是雪崩光电二极管（avalanche photo-diode，APD）——Hammamatsu C54 60-01，其用于许多商业系统中。本例中使用的波长分别为 760nm 和 880nm。因此，用式（2.3）表示光学变量之间的关系，如下：

$$\Delta A_{760\mathrm{nm}} / (B_{760\mathrm{nm}} \cdot L) = \alpha_{760\mathrm{nm,Hb}} \cdot \Delta[\mathrm{Hb}] + \alpha_{760\mathrm{nm,HbO}} \cdot \Delta[\mathrm{HbO}] \tag{2.3}$$

$$\Delta A_{880\mathrm{nm}} / (B_{880\mathrm{nm}} \cdot L) = \alpha_{880\mathrm{nm,Hb}} \cdot \Delta[\mathrm{Hb}] + \alpha_{880\mathrm{nm,HbO}} \cdot \Delta[\mathrm{HbO}] \tag{2.4}$$

采用矩阵形式，它们可以表示为

$$A / (BL) = \alpha C \tag{2.5}$$

式中

$$A = \begin{pmatrix} \Delta A_{760\mathrm{nm}} \\ \Delta A_{880\mathrm{nm}} \end{pmatrix}, \quad \alpha = \begin{pmatrix} \alpha_{760\mathrm{nm,Hb}} & \alpha_{760\mathrm{nm,HbO}} \\ \alpha_{880\mathrm{nm,Hb}} & \alpha_{880\mathrm{nm,HbO}} \end{pmatrix}, \quad C = (\Delta[\mathrm{Hb}] \ \Delta[\mathrm{HbO}])$$

求解式（2.5），每个时间样本的 C 提取为

$$C = \alpha^{-1} \cdot A / (B \cdot L) \tag{2.6}$$

差分路径长度因子随年龄段和波长的变化而变化，其描述如下：

$$B_{780} = 5.13 + 0.07 A_y^{0.81} \tag{2.7}$$

式中，A_y 是该受试者的年龄（以年为单位）；B_{780} 是 780nm 的差分路径长度因子[9]。其他波长的值可以通过表格中的缩放参数 B_N[9] 得到。式（2.6）可应用于每个时间

步骤以获得[HbO]和[Hb]的时间动态变化。图 2.6 显示了使用上述系统进行每次试验持续 20s 的简单手指敲击练习的计算结果。采用单个源和探测器测量 C_3 位置（采用 10～20EEG 电极放置标准）。所使用的参数值汇总在表 2.1 中。

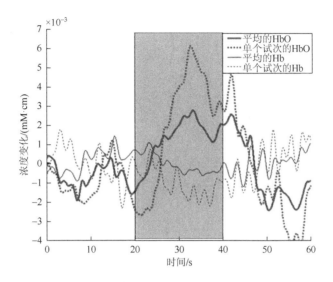

图 2.6　运动任务期间 HbO 和 Hb 浓度的变化（阴影区），显示左侧初级运动皮层的平均和单次试验的响应

表 2.1　用于计算图 2.6 中 fNIRS 响应的参数值

波长/nm	HbO 的消光系数 /(mM^{-1}·cm^{-1})	Hb 的消光系数 /(mM^{-1}·cm^{-1})	B_N
760	0.6096	1.6745	1.12
880	1.2846	0.3199	0.84

图 2.6 显示了 6 个试次的响应。对检测到的光信号进行线性去趋势化，并使用截止频率为 0.5Hz 的四阶巴特沃思滤波器进行低通滤波，以消除心脏脉动。图中的结果显示了 HbO 浓度水平的明显升高和 Hb 浓度的下降。血流动力学响应需要 6～8s，存在相当大的滞后，这当然对 BCI 的应用有一定的影响。

图 2.6 是该任务模式下的典型 fNIRS 响应示意图，该图清楚地显示了时间响应的变化情况。当在头皮上使用多个源-探测器对进行测量时，通过适当的断层扫描算法进行处理，就可以得到大脑皮层区域激活的图像[2]。这些图像提供了空间定位能力，当用作 BCI[46]或更一般的脑功能研究[1, 28]时，空间定位能力对于提高比特率很有用。然而，为了清晰和简洁起见，本章的其余部分只考虑 fNIRS 在时域方面的特征，因为只有后面要讨论的 fNIRS-EEG 系统中包含了这个方面（空间

定位）。2.3 节将给出 fNIRS 响应的时域模型，该模型有助于揭示该模式中固有的信号处理问题，并且为理解与 EEG 的响应做对比奠定基础。

2.3　信　号　模　型

一些最近出现的数据有助于更好地理解 fNIRS 数据和 EEG 之间的关系。Blankertz 特别提出，EEG 活动会导致血流动力学衰减。这一研究思路非常重要，人们希望最终能够产生将两种信号采集方式联系起来的桥接子组件，从而提供统一的 fNIRS-EEG 信号模型。但是目前这些观测结果尚未被转化为有助于改善 fNIRS-EEG 系统信号提取的模型。本节将介绍一些可能有助于开发此类面向信号模型的基本模块，重点介绍 fNIRS 系统。EEG 的信号模型高度依赖于潜在活性成分的神经生理起源，但对于许多 BCI 应用来说，EEG 可以解释为跨越一组相对较小频带的一系列同步和去同步事件。在很多情况下，基于这些频带的相位调制（甚至位移）模型是一个合适的概念模型。光学血流动力学响应更直接，大脑的激活可以简单地视为活跃的"体素"的聚集，这与 fMRI 类似。虽然信号模型可能比较简单，但对于有兴趣处理这些响应的神经工程师来说，可能具有实用价值的信号模型才刚刚开始出现。虽然目前已经发展出了完整的动力学系统来表示潜在的血流动力学响应，但是这些模型不容易使用，这里提出了一个更简单的模型，该模型捕获了信号的许多方面（的特征参数），包括外部和生理来源的所有相关成分。该模型能够说明各种参数对信号特征的影响，这是一个很有用的解释工具。该模型包括一个神经血管耦合事件的可处理生理模型以及一个分光度模型，该模型捕获传感器装置在将这些神经血管动力学转化为基于式（2.1）的光学探测器中信号大小变化时的效果，如式（2.1）所示。该模型被扩展为包括许多在实际的 fNIRS 研究中通常出现的外部噪声源，如心脏搏动、呼吸和其他血压波动，这些波动会引起血流动力学的变化。

2.3.1　血管响应建模

目前人们已经提出了几个模型来解释血容量、流量、氧合和脱氧血红蛋白浓度的变化，这些变化刻画了与神经激活相关的血流动力学信号的特征。其中，最著名和应用最广的是 Mandeville 等建立的基于 Windkessel 的模型[31]，以及 Buxton 等建立的气囊模型（balloon model）[5]。这两种生物力学模型都试图捕捉由神经刺激引起的小动脉后血管的动态变化。在这里，我们采用气囊模型，该模型假设构成脑血容量（cerebral blood volume，CBV）的血管床在一定程度上可以建模为一个可扩张的静脉室（因此也称为"球囊"）。此球囊的膨胀是由 CBF 驱动的，假设 CBF 与神经激活成正比（图 2.7）。

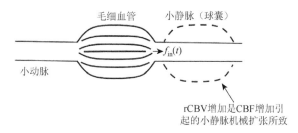

图 2.7　神经激活与脑血容量变化相关的神经血管反应的气球模型

rCBV：局部脑血容量、脑血流

该模型的一个关键部分是来自血管腔隙的流出量，它是房室容积的函数。这种血容量函数的精确形式控制着血流动力学的产生，Buxton 等在这项工作的最初论述中用许多例子展示了这种依赖关系。一般来说，该模型在表达的简单性和解释生理能力之间取得了适当的平衡。它捕捉到了许多在 fMRI 期间测量的血流动力学响应函数（hemodynamic response function，HRF）的众所周知的特征指标，如脱氧血红蛋白和氧合血红蛋白浓度的瞬时变化，以及实验测量的 BOLD 响应的初始下降和其他特性。

该模型的微分方程形式如下：

$$E(t) = 1 - (1 - E_0)^{\frac{1}{f_{\text{in}}(t)}} \tag{2.8}$$

$$\dot{q}(t) = \frac{f_{\text{in}}(t)}{\tau_0}\left[\frac{E(t)}{E_0} - \frac{q(t)}{v(t)}\right] + \frac{1}{\tau_v}\left[f_{\text{in}}(t) - v^{\frac{1}{\alpha}}\right]\frac{q(t)}{v(t)} \tag{2.9}$$

$$\dot{v}(t) = \frac{1}{\tau_v}\left[f_{\text{in}}(t) - v^{\frac{1}{\alpha}}\right] \tag{2.10}$$

$$\dot{p}(t) = \frac{1}{\tau_v}\left[f_{\text{in}}(t) - v^{\frac{1}{\alpha}}\right]\frac{p(t)}{v(t)} \tag{2.11}$$

式中，E、q、v 和 p 分别代表氧提取率、归一化[Hb]、归一化血容量和归一化总血红蛋白浓度。[HbO]是通过从 p 中减去 q 得到的。神经激活由 CBF 函数 $f_{\text{in}}(t)$ 表示，通常被建模为表示刺激输入的二进制函数。

图 2.8 给出了式（2.8）～式（2.11）的一种解，用于 f_{in} 的梯形二进制输入，这对应于二元神经激活事件。该模型的输出显示了神经激活的血流动力学响应的规范形式。上面的模型以前曾用于对特定刺激模式的 BOLD 响应进行先验估计。fNIRS 可以采用类似的方法，使用这样的模型来预测给定刺激的[HbO]和[Hb]变化[13]。

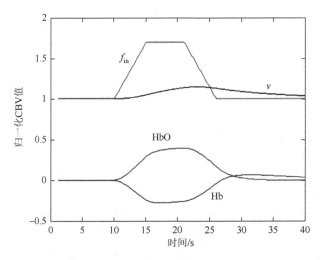

图 2.8　神经激活与 CBV 变化相关的神经血管响应气球模型。自上而下绘制的
变量是 CBF、归一化的血容量、HbO 和 Hb

2.3.2　分光光度转换

在 fMRI 中，测量的 BOLD 响应是通过已知的氧合和脱氧血红蛋白磁化率的相对贡献与在检测装置上测量的信号之间的关系，从气囊模型推导出的。相比之下，fNIRS 是一种光学测量，是在神经激活过程中组织容积的光学特性的变化引起的信号变化。因此，fNIRS 需要分光光度建模来捕获信号的这一特性。在探测器处获取的信号可以近似为多个分量的线性组合[27]。所涉及的基本方程是式（2.1）中的 MBLL，然而，必须对该方程进行修正，以考虑到其他生理来源导致的光密度变化的附加源，特别是低频血压振荡（Mayer 波）、心动周期和呼吸导致的散射和吸收变化[12]。其基本过程表示如下：

$$S(\lambda,t) = \varphi_b(\lambda,t) + \varphi_c(\lambda,t) + \varphi_m(\lambda,t) + \varphi_n(\lambda,t) \tag{2.12}$$

式中

$$\varphi_b(\lambda,t) = e^{\Delta A_\lambda} \tag{2.13}$$

$$\varphi_c(\lambda,t) = K(\lambda) \cdot f(k(t),R(t)) \tag{2.14}$$

$$\varphi_m(\lambda,t) = M(\lambda) \cdot \sin(2 \cdot \pi \cdot f_m \cdot t + \theta) \tag{2.15}$$

式（2.13）表示由式（2.2）给出的透射率，由式（2.8）～式（2.11）预测的 [HbO] 和 [Hb] 值代入得到。式（2.14）表示与心动周期相关的透射率变化，在这种情况下是分段线性心动脉冲 $k(t)$ 的波长依赖性标度，它是根据速率函数 $R(t)$ 进行时间缩放的。Mayer 波在式（2.15）中表示为频率 f_m 的正弦分量，其振幅是波长的函数。$\varphi_n(\lambda,t)$ 表示光环境噪声源，可以用正态分布的噪声信号适当表示。

2.3.3　合成信号的生成

对式（2.12）用适当调整的参数模拟可以产生真实的光信号。如 2.2.2 节所述，神经激活是通过脑血流信号整合的。图 2.9 显示了该模型的样本输出以及时域和频域中的实际 fNIRS 信号。很明显，该模型在这两个域中都能捕捉信号的许多特征。

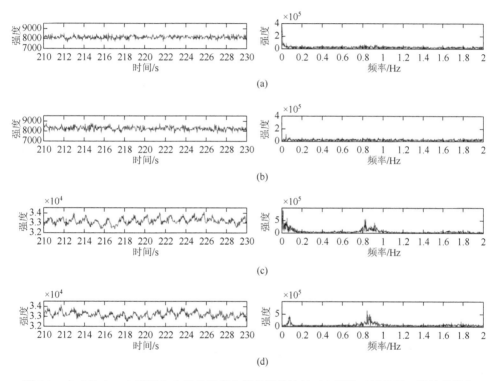

图 2.9　合成的 fNIRS 模型与实际光密度信号的视觉比较（左侧为时域信号，纵轴的强度表示电压/光强度，右侧为对应的频域信号，强度为电压/光强度的转换数值）。（a）波长为 690nm 时的实际测量；（b）波长为 690nm 时的合成输出；（c）波长为 830nm 的实际测量；（d）波长为 830nm 的合成输出

该模型的输出可以通过与实际 fNIRS 数据相同的信号处理流程，以产生如 $\Delta[Hb]$ 和 $\Delta[HbO]$ 这样的响应。图 2.10 说明了对上述合成数据的处理结果，其中 $f_{in}(t)$ 被建模为梯形函数，上升时间为 5s，平稳时间为 5s，下降时间为 5s，休息时间为 5s。在 10s 激活期内，$f_{in}(t)$ 的振幅为 1.7，随后为 10s 的静息期。然后重复这一过程，以匹配实际 fNIRS 数据的激活期和静息期的数目（在本例中有 20 个这样的周期），并对响应进行平均[27]。

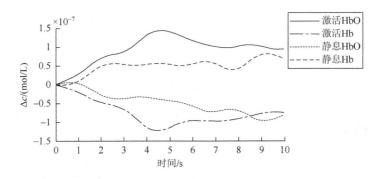

图 2.10　采用合成信号模型，导出静息时和激活时的 HbO 和 Hb 响应的平均变化（与图 2.6 相比）

　　该模型在用于合成 fNIRS 数据时，最有用的特征就是在构建数据时所提供的灵活性。所有参数都可以通过微调从而复制真实的 fNIRS 信号。这种信号模型对信号处理研究非常有用，因为它可以系统地研究各种参数对 fNIRS 信号测量的影响。例如，在模拟测量过程中，可以通过改变式（2.6）中的 L 参数来检验运动伪迹的影响。虽然 fNIRS 系统对运动的敏感性要比 fMRI 低很多，但这类伪迹还是会引起一些问题，去除运动伪迹的方法也是一个活跃的研究领域[16,47,48]。

　　前面提供了 fNIRS 信号建模（modelling the fNIRS signal）的许多实际方法示意图。这些思想可以与基本的 EEG 模型相结合，以形成包含这两种模态信号的复合模型。神经激活函数 $f_{in}(t)$ 显然是这两种模型之间的联系，新兴研究，特别是在 EEG-fMRI 领域的研究将更精确地阐明所涉及的耦合机制（神经元电活动与脑组织血氧代谢活动的耦合关系）[22,24,43]。即使在缺乏综合模型的情况下，fNIRS 和 EEG 显然都可以测量出神经激活的某些特征[25,40]，2.4 节将总结 fNIRS 与 EEG 结合用于类 BCI 应用（brain-computer interfacing-like application）所获得的一些初步研究结果。

2.4　公开（外显）的和想象（内隐）的运动任务期间 EEG-fNIRS 联合测量

　　为了验证 fNIRS 和 EEG 模式结合方法的实用性，本节将介绍两个实验。这两个实验都涉及运动皮层的监测，第一个实验任务是显式的手指实际敲击，而第二个实验只是想象手指敲击动作。EEG 处理基于标准的运动节律范式——事件相关同步/去同步（ERS/ERD），即 EEG 与某些事件发生时间相一致的，EEG 在某个选定频率范围内频带功率相对增加/减少[37]。在 ERS/ERD 分析中，将事件发生之前记录的 EEG 数据作为基线"参考"期间，然后将其与事件发生期间或事件之后记录的 EEG 数据，即"活动"期进行比较，就得到了 ERS/ERD 结果。众所周知，在运动开始时，μ 频率范围（8～12Hz）会发生 ERD 现象，而在运动发生后，β 频率范围（12～30Hz）会发生 ERS 现象。

2.4.1　fNIRS/EEG 传感器

在图 2.11 所示的传感器阵列中[26]，该采集系统设计了一种混合探头，可容纳三个 fNIRS 光源（激光二极管）、三个 fNIRS 光源探测器（APD）和 7 个 EEG 电极。系统里 7 个 fNIRS 通道对应的 EEG 电极位于每个 fNIRS 通道中心点的正上方。fNIRS 通道的中心点是皮层的探测区（图 2.5），因此，通过这种设置，我们记录了大约同一脑区皮层的电活动和血流动力学活动。另一种组合探头是将电极作为光纤外壳的一部分，然而这样的设计制造起来更为复杂[8, 49]，因此，我们有 7 个同一脑区、双模态采集位置。fNIRS 数据利用 TechEn CW6 系统（美国 TechEn Inc.生产）记录，波长分别为 690nm 和 830nm，采样率为 25Hz。EEG 数据采用 BioSemi Active-2 系统（荷兰 BioSemi 公司生产）记录，采样率为 2048Hz。

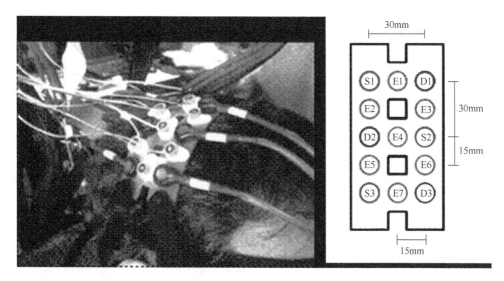

图 2.11　实验中采用的 fNIRS/EEG 探头。SX、DX 和 EX 分别表示光源、探测器和电极的位置

2.4.2　实验描述

在这个简单的概念验证实验中，采集了两名健康受试者的数据，两名受试者

都自愿参加实验。受试者 A 为男性，37 岁，左利手（自我报告）。受试者 B 为男性，26 岁，右利手（自我报告）。在第一个系列的实验中，受试者坐在一张舒适的椅子上，观看计算机屏幕上的提示。要求受试者在双手上用拇指轻敲每个手指，轻敲是自定节奏的。单个试次持续 20s，在此期间屏幕上的提示要么是"敲击"（"活动"试次），要么是"放松"（"休息"试次）。每轮实验进行 20 个试次，活动试次和休息试次交替进行，共持续 400s。采集了每个受试者两轮实验的数据，两轮实验之间包含短暂的休息期。fNIRS/EEG 记录模块的中心电极位于受试者 A（左利手）的 C3 和受试者 B（右利手）的 C4。在第二个系列的实验中，重复上述步骤，但要求受试者进行想象的运动任务，而不是实际运动任务。

2.4.3 信号处理

首先对 EEG 数据进行分析，在与过渡事件（即从静息期过渡到激活期，反之亦然）相关的 μ 频率范围和 β 频率范围内识别出 ERS 和 ERD 发生的频率，这个频率范围是通过检查两个事件期间参考期（即不进行任何活动的静息状态期）和活动期的频谱来确定的。原始 EEG 数据用六阶巴特沃思滤波器带通滤波，得到可识别的 ERS/ERD 频段范围，对信号求平方得到功率信号，然后采用六阶低通巴特沃思滤波器（截止频率为 5Hz）进行平滑。对于 ERS/ERD 分析，选择两种类型的事件发生之前 3.5～4.5s 作为参考时间窗。对于从静息试验到激活试验的转换，选择转换后 0～1s 为研究的时间窗。对于从激活到静息的转换，选择转换后的 0.5～1.5s 为研究的时间窗。选择这些时间窗是为了捕捉运动前 μ 节律 ERD 和运动后 β 节律 ERS 现象的预期时间。利用 μ 和 β 功率的这些变化作为 EEG 分类特征。对于 fNIRS，按照 2.2 节描述的技术处理测量的 690nm 和 830nm 原始光强度，将这些响应的振幅作为检测运动皮层激活的特征。

对 fNIRS 和 EEG 信号进行分类，将任务分类为"激活"和"静息"两个类别。采用线性判别分析（linear discriminant analysis，LDA）分类器，通过留一交叉验证（leave-one-out cross-validation，LOOCV）计算分类精度。留一交叉验证是指对总数为 N 的试次，将 $N-1$ 个试次用于训练分类器，剩余的一个用于测试（预测）。这个验证过程重复 N 次，每个试验都测试一次。分类精度即为正确分类的数量除以 N。

对于 EEG，提取的特征是在试验开始时从参考期到激活期的 μ 节律和 β 节律功率的变化。这就形成了二维 EEG 特征空间（图 2.12）。对于 fNIRS，用试验期间 Δ[HbO] 和 Δ[Hb] 信号振幅的平均变化来定义二维 fNIRS 特征空间。将 fNIRS 与 EEG 特征空间相结合，建立 fNIRS/EEG 四维特征空间对信号进行分类。

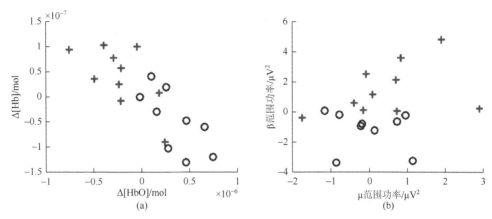

图 2.12 （a）试次 1 中受试者 A 通道 2 的二维（2D）fNIRS 特征空间。十字符号表示受试者处于静息期时的特征位置，圆圈符号表示受试者手指敲击时的特征位置；（b）试次 1 中受试者 A 通道 2 的二维 EEG 特征空间

2.4.4 结果

表 2.2 和表 2.3 为分类的结果，给出了只对 fNIRS 特征、EEG 特征和组合特征空间进行分类时分类器的分类精度。结果表明，结合 fNIRS 和 EEG 特征进行分类，分类精度得到了提高。

表 2.2 公开的/实际的运动任务的分类精度

通道	受试者 A 分类精度/%						受试者 B 分类精度/%					
	试次 1			试次 2			试次 1			试次 2		
	fNIRS	EEG	两者结合	fNIRS	EEG	两者结合	fNIRS	EEG	两者结合	fNIRS	EEG	两者结合
1	84	79	90	100	84	95	79	84	95	79	84	84
2	79	79	84	95	79	95	47	79	63	53	84	84
3	100	74	95	100	84	100	79	74	79	84	84	84
4	95	84	95	84	84	79	74	74	63	53	90	79
5	74	74	84	42	74	58	47	68	47	74	79	95
6	100	90	100	95	74	90	58	74	68	79	84	79
7	58	84	84	68	68	79	68	63	68	58	74	63
平均	84	81	90	83	78	85	65	74	69	69	83	81

表 2.3 想象的运动任务的分类精度

通道	受试者 A 分类精度/%			受试者 B 分类精度/%		
	fNIRS	EEG	两者结合	fNIRS	EEG	两者结合
1	59	51	64	64	46	62

续表

通道	受试者 A 分类精度/%			受试者 B 分类精度/%		
	fNIRS	EEG	两者结合	fNIRS	EEG	两者结合
2	56	59	67	51	54	59
3	56	54	64	61	41	56
4	69	67	72	64	59	67
5	61	51	72	41	36	46
6	56	77	64	74	59	69
7	56	59	62	15	43	49
平均	59	60	66	53	48	58

但是对于想象运动来说，分类的准确度并不是特别高，然而，对于这种想象的运动，受试者并没有进行过训练。更重要的是，上述实验的目的不是演示一种高性能的基于想象运动任务的 BCI 操作，而是为了说明组合的 fNIRS/EEG 采集如何能够产生运动皮层激活的电学和血流动力学特征，从而得到携带更多信息的复合信号。所使用的特征只是最基础的特征，并且在这个组合信号空间中很可能有关于皮层功能的重要的其他附加信息。事实上，产生的混合信号是神经血管耦合的一种度量，当对遭受脑卒中或类似的脑血管损伤的受试者进行测量时，该混合信号可能具有更高的价值。上述融合方法是下一阶段 BCI 发展的方向之一[4, 17, 20]，以获得实验室环境之外增强的、鲁棒性更好的表现性能。

2.5 结　　论

本章描述了 fNIRS-EEG 混合神经血流动力学技术，可用于基本 BCI 应用。本章的主要贡献是介绍了连接神经活动和血流动力学响应的神经血管响应，特别是对信号处理工程师来说，介绍了一种有助于更好地理解 fNIRS 信号的合成信号模型，并展示了一组实验结果，表明了组合 EEG-fNIRS 探头如何产生一种神经接口技术，该技术具有更高的能力，能够准确监测运动皮层激活。

很明显，混合测量模式在创建下一代 BCI 方面具有很大的潜力。虽然这里讨论的 fNIRS-EEG 技术只是这种联合采集模式中的一个例子，但是它可能是一种非常有成效的方法，特别是当它用于受损的大脑时，神经血管耦合测量可能具有很好的诊断能力和持续的皮层状态监测能力。组合 fNIRS-EEG 接口技术的发展才刚刚起步，我们相信随着 fNIRS 技术的改进和成本的降低，提取神经激活特征的方法将会越来越巧妙，从而产生更强大、更有用的 BCI 应用产品。

致谢　这项工作得到了爱尔兰科学基金会的支持：2009 年研究前沿项目，批准号为 09/RFP/ECE 2376。

参 考 文 献

[1]   Arenth，P.M.，Ricker，J.H.，Schultheis，M.T.：Applications of functional near-infrared spectroscopy（fNIRS）
       to Neurorehabilitation of cognitive disabilities. Clin. Neuropsychol. 21（1），38-57（2007）.

[2]   Arridge，S.R.：Optical tomography in medical imaging. Inverse Probl. 15（2），R41-R93（1999）.

[3]   Bernardinelli，Y.，Salmon，C.，Jones，E.V.，Farmer，W.T.，Stellwagen，D.，Murai，K.K.：Astrocytes display
       complex and localized calcium responses to single-neuron stimulation in the hippocampus. J. Neurosci. 31（24），
       8905-8919（2011）.

[4]   Brunner，P.，Bianchi，L.，Guger，C.，Cincotti，F.，Schalk，G.：Current trends in hardware and software for
       brain-computer interfaces（BCIs）. J. Neural Eng. 8（2），025001（2011）.

[5]   Buxton，R.B.，Wong，E.C.，Frank，L.R.：Dynamics of blood flow and oxygenation changes during brain activation：
       the balloon model. Magn. Reson. Med. 39（6），855-864（1998）.

[6]   Cauli，B.，Tong，X.K.，Rancillac，A.，Serluca，N.，Lambolez，B.，Rossier，J.，Hamel，E.：Cortical GABA
       interneurons in neurovascular coupling：relays for subcortical vasoactive pathways. J. Neurosci. 24（41），
       8940-8949（2004）.

[7]   Cloutier，M.，Bolger，F.B.，Lowry，J.P.，Wellstead，P.：An integrative dynamic model of brain energy metabolism
       using in vivo neurochemical measurements. J. Comput. Neurosci. 27（3），391-414（2009）.

[8]   Cooper，R.J.，Everdell，N.L.，Enfield，L.C.，Gibson，A.P.，Worley，A.，Hebden，J.C.：Design and evaluation
       of a probe for simultaneous EEG and near-infrared imaging of cortical activation. Phys. Med. Biol. 54（7），
       2093-2102（2009）.

[9]   Cope，M.：The application of near-infrared spectroscopy to non-invasive monitoring of cerebral oxygenation in the
       newborn infant. PhD thesis，University of London（1991）.

[10]   Coyle，S.，Ward，T.，Markham，C.，McDarby，G.：On the suitability of near-infrared（NIR）systems for
       next-generation brain-computer interfaces. Physiol. Meas. 25（4），815-822（2004）.

[11]   Coyle，S.M.，Ward，T.E.，Markham，C.M.：Brain-computer interface using a simplified functional near-infrared
       spectroscopy system. J. Neural Eng. 4（3），219-226（2007）.

[12]   Coyle，S.，Ward，T.，Markham，C.：Physiological noise in near-infrared spectroscopy：implications for optical
       brain computer interfacing. Conf. Proc. IEEE Eng. Med. Biol. Soc. 6，4540-4543（2004）.

[13]   Cui，X.，Bray，S.，Reiss，A.L.：Functional near infrared spectroscopy（NIRS）signal improvement based on
       negative correlation between oxygenated and deoxygenated hemoglobin dynamics. Neuroimage. 49（4），
       3039-3046（2010）.

[14]   Davis，T.L.，Kwong，K.K.，Weisskoff，R.M.，Rosen，B.R.：Calibrated functional MRI：mapping the dynamics
       of oxidative metabolism. Proc. Natl. Acad. Sci. USA. 95（4），1834-1939（1998）.

[15]   Dobkin，B.H.：Brain-computer interface technology as a tool to augment plasticity and outcomes for neurological
       rehabilitation. J. Physiol. 579（Pt 3），637-642（2007）.

[16]   Falk，T.H.，Guirgis，M.，Power，S.，Chau，T.T.：Taking NIRS-BCIs outside the lab：towards achieving robustness
       against environment noise. IEEE Trans. Neural Syst. Rehabil. Eng. 19（2），136-146（2011）.

[17]   Fazli，S.，Mehnert，J.，Steinbrink，J.，Curio，G.，Villringer，A.，Müller，K.R.，Blankertz，B.：Enhanced
       performance by a hybrid NIRS-EEG brain computer interface. Neuroimage. 59（1），519-529（2011）.

[18]   Filosa，J.A.：Vascular tone and neurovascular coupling：considerations toward an improved in vitro model. Front.

Neuroenergetics. 2（16），1-8（2010）.

[19]　Gordon，G.R.，Choi，H.B.，Rungta，R.L.，Ellis-Davies，G.C.，MacVicar，B.A.：Brain metabolism dictates the polarity of astrocyte control over arterioles. Nature. 456（7223），745-749（2008）.

[20]　Green，A.M.，Kalaska，J.F.：Learning to move machines with the mind. Trends Neurosci. 34（2），61-75（2011）.

[21]　Jöbsis，F.F.：Noninvasive，infrared monitoring of cerebral and myocardial oxygen sufficiency and circulatory parameters. Science 198（4323），1264-1267（1977）.

[22]　Kilner，J.M.，Mattout，J.，Henson，R.，Friston，K.J.：Hemodynamic correlates of EEG: a heuristic. Neuroimage 28（1），280-286（2005）.

[23]　Kleinfeld，D.，Blinder，P.，Drew，P.J.，Driscoll，J.D.，Muller，A.，Tsai，P.S.，Shih，A.Y.：A guide to delineate the logic of neurovascular signaling in the brain. Front. Neuroenergetics. 3，1（2011）.

[24]　Laufs，H.，Holt，J.L.，Elfont，R.，Krams，M.，Paul，J.S.，Krakow，K.，Kleinschmidt，A.：Where the BOLD signal goes when alpha EEG leaves. Neuroimage 31（4），1408-1418（2006）.

[25]　Lauritzen，M.，Gold，L.：Brain function and neurophysiological correlates of signals used in functional neuroimaging. J. Neurosci. 23（10），3972-3980（2003）.

[26]　Leamy，D.J.，Ward，T.E.：A novel co-locational and concurrent fNIRS/EEG measurement system: design and initial results. Conf. Proc. IEEE Eng. Med. Biol. Soc. 2010，4230-4233（2010）.

[27]　Leamy，D.J.，Ward，T.E.，Sweeny，K.T.：Functional near infrared spectroscopy（fNIRS）synthetic data generation. Conf. Proc. IEEE Eng. Med. Biol. Soc. 6589-6592（2011）.

[28]　Leff，D.R.，Orihuela-Espina，F.，Elwell，C.E.，Athanasiou，T.，Delpy，D.T.，Darzi，A.W.，Yang，G.Z.：Assessment of the cerebral cortex during motor task behaviours in adults: A systematic review of functional near infrared spectroscopy（fNIRS）studies. Neuroimage 54（4），2922-2936（2011）.

[29]　Lin，W.H.，Hao，Q.，Rosengarten，B.，Leung，W.H.，Wong，K.S.：Impaired neurovascular coupling in ischaemic stroke patients with large or small vessel disease. Eur. J. Neurol. 18（5），731-736（2011）.

[30]　Lloyd-Fox，S.，Blasi，A.，Elwell，C.E.：Illuminating the developing brain: the past，present and future of functional near infrared spectroscopy. Neurosci. Biobehav. Rev. 34（3），269-284（2010）.

[31]　Mandeville，J.B.，Marota，J.J.，Ayata，C.，Zaharchuk，G.，Moskowitz，M.A.，Rosen，B.R.，Weisskoff，R.M.：Evidence of a cerebrovascular postarteriole windkessel with delayed compliance. J. Cereb. Blood Flow Metab. 19（6），679-689（1999）.

[32]　Mansouri，C.，L'huillier，J.P.，Kashou，N.H.，Humeau，A.：Depth sensitivity analysis of functional near-infrared spectroscopy measurement using three-dimensional Monte Carlo modelling-based magnetic resonance imaging. Lasers Med. Sci. 25（3），431-438（2010）.

[33]　Moore，C.I.，Cao，R.：The hemo-neural hypothesis: on the role of blood flow in information processing. J. Neurophysiol. 99（5），2035-2047（2008）.

[34]　Nair，D.G.：About being BOLD. Brain Res. Rev. 50（2），229-243（2005）.

[35]　Panatier，A.，Vallee，J.，Haber，M.，Murai，K.K.，Lacaille，J.C.，Robitaille，R.：Astrocytes are endogenous regulators of Basal transmission at central synapses. Cell 146（5），785-798（2011）.

[36]　Pelligrino，D.A.，Vetri，F.，Xu，H.L.：Purinergic mechanisms in gliovascular coupling. Semin. Cell Dev. Biol. 22（2），229-236（2011）.

[37]　Pfurtscheller，G.，Lopes da Silva，F.H.：Event-related EEG/MEG synchronization and desynchronization: basic principles. Clin. Neurophysiol. 110（11），1842-1857（1999）.

[38]　Richards，L.，Hanson，C.，Wellborn，M.，Sethi，A.：Driving motor recovery after stroke. Top Stroke Rehabil.

15（5），397-411（2008）.

[39]　Riera，J.，Sumiyoshi，A.：Brain oscillations：Ideal scenery to understand the neurovascular coupling. Curr. Op. Neurobiol. 23，374-381（2010）.

[40]　Rosa，M.J.，Daunizeau，J.，Friston，K.J.：EEG-fMRI integration：A critical review of biophysical modeling and data analysis approaches. J. Integr. Neurosci. 9（4），453-476（2010）.

[41]　Rouach，N.，Koulakoff，A.，Abudara，V.，Willecke，K.，Giaume，C.：Astroglial metabolic networks sustain hippocampal synaptic transmission. Science 322（5907），1551-1555（2008）.

[42]　Roy，C.S.，Sherrington，C.S.：On the regulation of the blood supply of the brain. J. Physiol. 11，85-108（1890）.

[43]　Scheeringa，R.，Fries，P.，Petersson，K.M.，Oostenveld，R.，Grothe，I.，Norris，D.G.，Hagoort，P.，Bastiaansen，M.C.：Neuronal dynamics underlying high-and low-frequency EEG oscillations contribute independently to the human BOLD signal. Neuron 69（3），572-583（2011）.

[44]　Schomer，D.L.，Lopes da Silva，F.H.：（eds.）Niedermeyer's Electroencephalography：Basic Principles，Clinical Applications，and Related Fields. 6th Edition，Lippincott，Williams and Wilkins，Philadelphia（Penn.）（2011）.

[45]　Shibasaki，H.：Human brain mapping：hemodynamic response and electrophysiology. Clin. Neurophysiol. 119（4），731-743（2008）.

[46]　Sitaram，R.，Caria，A.，Birbaumer，N.：Hemodynamic brain-computer interfaces for communication and rehabilitation. Neural Netw. 22（9），1320-1328（2009）.

[47]　Sweeney，K.T.，Leamy，D.J.，Ward，T.E.，McLoone，S.：Intelligent artifact classification for ambulatory physiological signals. Conf. Proc. IEEE Eng. Med. Biol. Soc. 2010，6349-6352（2010）.

[48]　Sweeney，K.T.，Ayaz，H.，Ward，T.E.，Izzetoglu，M.，McLoone，S.F.，Onaral，B.：A Methodology for Validating Artifact Removal Techniques for fNIRS. Conf. Proc. IEEE Eng. Med. Biol. Soc. 4943-4946（2011）.

[49]　Wallois，F.，Patil，A.，Heberl e，C.，Grebe，R.：EEG-NIRS in epilepsy in children and neonates.Neurophysiol. Clin. 40（5-6），281-292（2010）.

[50]　Ward，T.E.，Soraghan，C.J.，Matthews，F.，Markham，C.：A concept for extending the applicability of constraint-induced movement therapy through motor cortex activity feedback using a neural prosthesis Comput. Intell. Neurosci. 51363（2007）.

[51]　Webster，J.G.（eds.）：Medical Instrumentation，Application and Design，3rd edn. Wiley，Hoboken，N.J.（1998）.

[52]　Zonta，M.，Angulo，M.C.，Gobbo，S.，Rosengarten，B.，Hossmann，K.A.，Pozzan，T.，Carmignoto，G.：Neuron-to-astrocyte signaling is central to the dynamic control of brain microcirculation. Nat. Neurosci. 6（1），43-50（2003）.

[53]　Zlokovic，B.，Apuzzo，M.：Strategies to circumvent vascular barriers of the central nervous system. Neurosurgery 43，877-878（1998）.

第 3 章　BCI 中的组合分类技术

3.1　引　言

本章将评述 BCI 中组合分类技术的最新进展。迄今为止，国际上已经发表了很多关于通用 BCI 系统和技术的不同评述和调研论文[11, 32, 54, 56]。然而，在已发表的文献中，关注分类器组合技术应用的研究还较少。因此，我们首次全面回顾了此类技术在 BCI 应用领域中的使用。

在 BCI 系统中有几种常用的分类特征[32]：EEG 信号幅度、频带功率、功率谱密度、自回归和自适应自回归参数、时频特征、空间滤波器和基于逆模型的特征等。正如文献[32]的目标所述，分类阶段目前吸引了该领域研究人员的注意。在这种背景下，不同应用领域的模式识别研究人员对组合分类器的使用兴趣日益增加[36]，这促进了组合分类方法在 BCI 研究领域中的普及，这是一个起源于机器学习领域的范例，目前已经应用到许多其他的研究领域。这类系统中，通常将一组分类器应用于同一个数据集，然后通过算子将结果组合起来。以此作为基础，本章讨论了文献中描述的几种变体的基本结构。

本章特别针对分类器组合方法进行讨论，文献[32]指出，分类器组合方法是 BCI 系统开发的最佳方案之一。虽然在 BCI 的早期研究中就已经使用了分类器组合[38]，但目前还尚未对其进行全面分析。如文献[32]和[52]所述，组合分类器方法应该得到进一步关注，最近在该领域的专题文献（如文献[11]）中没有这方面的主题也证实了这一点。

文献[32]中讨论了关于分类器的一些理论问题，包括其不同的分类法。除此之外，本章还对分类器进行了结构良好的介绍，将其分为以下几类：线性分类器（线性判别分析、支持向量机（support vector machine，SVM））、神经网络（主要关注多层感知器（multilayer perceptron，MLP））、贝叶斯（贝叶斯二次型、隐马尔可夫模型（hidden Markov model，HMM））、近邻分类器（基于马氏距离的 K-最近邻（K-nearest neighbor，KNN）分类器）以及分类器组合方法。此外，本章还分别简要介绍了每种类型的分类器，对每个分类器组合特性的分析结果非常有趣。另外，本章还讨论了模式识别研究中一个尚未解决的问题，正如"天下没有免费的午餐"定理[12]所指出的那样，无法预测一个分类器相对另一个分类器的总体优势。这就意味着，一个分类器只是在一个特定的数据集上优于另一个分类器，并且只能通过实验进行评估[12]。因此，正如文献[32]中所做的那样，观察分类器的一般特征，是先验地选择一个或另一个分类器的正确方法。然而，文献中的分析并不是基于数据集的特定特征，而是基于高级系统和应用特征，如所采用的大脑/神经元-计算机交互（brain/neuronal computer interaction，BNCI）范式、所需输出的同步/异步的质量（BCI 系统可以分为同步系统和异步系统），以及是否从技术角度对研究进行了比较。所有的这些都是建立在 BNCI 数据和应用的专业理论知识之上的。因此，我们借鉴了文献[32]中的研究成果，但主要侧重于讨论模式识别方面的问题。

一些关于分类器组合的实验研究已经发表，文献[2]对包括 4 种分类器组合方法在内的 13 个分类器的性能进行了评估，这 4 种分类器组合方法分别是 AdaBoost、Bagging、堆叠（stacking）和随机森林（random forest），所有这些方法都是基于决策树的。此外，文献[52]对比了基于 KNN、C4.5 决策树以及线性 SVM 三种不同分类器的 Boosting（AdaBoost）、Bagging 和随机森林，得出了使用组合分类器的一般准则，但肯定会受到所选方法和获得的实验结果的影响。因此，我们试图通过更一般的研究来对这些研究工作做补充，这也考虑到了理论方面的问题。

因此，我们的目的是：描述不同的设计原则，帮助新用户在开发新的基于组合方法的 BCI 系统时快速确定如何进行，对术语进行广泛审查，以方便跨学科交流，总结最佳实例和构造原则，以便用户充分利用这个强大的工具，最后总结针对不同的数据集获得的结果，作为参考。

本章结构如下，3.2 节介绍一些理论问题，然后用来组织文献评述：在多模态系统中 BCI 实施、组合和融合的模式识别方法，以及采用组合方法的理论依据。3.3 节中，采用组合和融合层次对文献中介绍的方法进行分类，然后给出其他看待组合方法的观点：不同类型的组合取决于"组合"方法的性质（见 3.4 节）；基于生成数据子集的各种划分策略，对每个组合分类器进行训练（见 3.5 节）以及在文献中使用的不同组合方法（见 3.6 节）。最后，在 3.7 节中，我们以表格的形式总结分析工作，在 3.8 节中给出一些结论。

3.2　理　论　背　景

3.2.1　模式识别方法：组合的定义和背景

模式识别系统通过发现数据中的结构特征，将任何类型的数据（待分类数据）映射到决策中。因此，在 BNCI 应用系统中，数据呈现了生理传感器获得的信号，决策涉及了用于控制设备的命令的问题。模式识别系统的典型阶段包括信号增强、信号处理、特征提取、特征选择、分类和决策，通过其中的决策阈值使分类器产生实际值输出，以生成决策标签（图3.1）。这些阶段也适用于基于模式识别的 BNCI 系统[24, 35]。

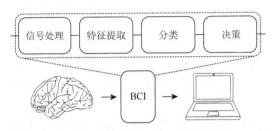

图 3.1 基于模式识别的 BCI 系统的典型处理流程（通常信号处理部分也包括信号增强，特征提取部分也包括特征选择）

图中的大脑和笔记本电脑图可以从以下网址下载：http://all-free-download. com/free-vector/vector-clip-art/brain_03_117577. html；http://all-free-download. com/free-vector/vector-clip-art/ordinateur-portable laptop. 55955. html

模式识别组合是一种方法，通过将多个模式识别阶段组合到一个特定阶段（通常是分类阶段），以实现分类过程的稳定性（图3.2）。在这里，我们采用文献[32]给出的稳定性定义，它把稳定的分类器定义为呈现高偏差和低方差的分类器。相反，不稳定的分类器则呈现出低偏差和高方差的特点，通常与训练集有关[6]。尽管通常的方法是创建分类器组合，即将不同的分类方法相结合，但值得指出的是，在某些情况下，一个阶段和另一个阶段相结合要比单一的分类阶段更好（见3.3节）。如文献[28]所述，分类器组合在其他文献中也有其他名称：多个分类器组合、分类器融合、专家混合、共识聚集、分类器投票池、分治分类器、层叠泛化等（相关工作列表见给定的参考文献），复合分类器系统[10]和集体识别方法[42]是最早提出采用分类器组合的两个著作中使用的术语[28]。

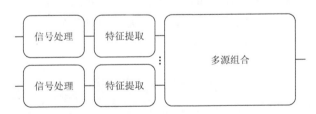

图 3.2 基于多源/多模态模式识别系统的典型阶段。多源组合通常包括几个分类和决策阶段（图3.1），其组织取决于组合的类型（图3.3）

3.2.2 融合的模式识别视角

如前所述，在创建组合过程时，会修改模式识别系统的基本结构。这是通过重复图 3.1 中所示的处理链直至特定阶段来实现的。一旦重复，这些阶段必须组合在一个独特的系统中，这是通过整合（integration）实现的（图 3.2）。这是一个经常与融合（fusion）相混淆的术语，但在本章中我们对这两个概念进行了区分[33, 50]。整合代表在更复杂的系统中将不同的信息源进行组合，而融合则代表整合的一个实例。

因此，通常传统上将多传感器组合分为三种不同的类型[33]：独立操作、提示/引导/切换和融合。我们在此还定义了一个名为级联的附加类型，这个术语取自文献[18]。这种分类法同样适用于 BNCI 应用中的组合。

1）独立操作

在这种情况下，多个信息源控制系统的不同方面（图 3.3（a））。这也适用于 BNCI 系统，其中用户可以通过运动想象来控制鼠标光标的位置，也可以通过从眼电（EOG）信号中提取的眨眼来控制光标点击。

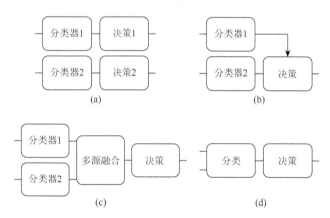

图 3.3　不同类型的多源整合，它们表示图 3.2 中相应模块的特定实现例子。（a）通过独立的操作进行整合；（b）通过引导决策进行示范性整合；（c）通过在分类水平上的融合进行整合；（d）通过特征级联进行整合

2）提示/引导/切换

在这种情况下，一个信息源可用于指导另一个信息源的应用或从中进行选择（图 3.3（b））。文献[34]中建议将其作为实施混合 BNCI 的方法，可以使用户根据自身状态（如疲劳）从一种模式切换到另一种模式。

3）融合

数据融合实现了将多个信息源提供的数据转换为一种表示形式[1]。这个过程通常是通过融合阶段实现的（图 3.3（c））。在这里，信息源的范围可以从不同的传感器到不同的分类算法，这通常是 BNCI 系统中的组合情况。我们将在 3.6 节中拓展分析这种类型的整合。

4）级联

级联意味着将多个信息源提供的数据成分分组到一个向量，以便进一步处理（图 3.3（d））。这种类型的组合特别适合 BNCI 系统，用于整合特征[9,39,46]和分类结果[14,15,18]。

一些涉及分类器组合[5,27,47]的研究工作与分类组合密切相关，仅把组合类型分为通过选择分类器进行的组合和通过分类器融合进行的组合。在我看来，"选择"对应于本章中由术语"独立操作"和"提示/引导/切换"所描述的策略，而术语"融合"在这个意义上指的是级联和融合本身。

可以根据不同处理链组合的阶段来建立组合方法的分类。已有文献将该特性表示为融合层次（fusion level）[33,50]。因此，我们可以找到具有信号、特征、分类或符号融合的组合过程，这也称为决策融合（decision fusion）。在 BNCI 系统中，最常见的融合层次是在分类和决策层，这部分内容将在 3.3 节中进一步描述。此外，采用融合实现组合系统意味着利用融合算子（fusion operator）（见 3.6 节）。因此，我们可以根据使用的算子来区分不同类型的系统。在这种情况下，值得指出的是文献[18]比较了不同整合策略（即级联与融合）在不同层次上（即特征层与分类层）以及不同融合算子下获得的结果。

3.2.3　为组合的优势打下扎实的基础

分类器组合对同步 BCI 特别有效[32]，它们能降低误差方差[16,36]，此外，文献[32]将这一主要优势扩展到 BNCI 中。分类误差是由噪声、偏差和方差三个因素造成的。由于 BNCI 系统中信号的变异性很大，即误差函数的主要成分是方差，因此降低方差具有很大的意义[32,35]。然而，能否成功改善误差方差取决于组合中包含的分类器的稳定性。因此，按照文献[12]和[32]中所描述的，组合分类器必须是不稳定的，以便成功降低误差方差。相反，如果组合方法是稳定的，即它们呈现较低的方差，则所得到的组合（分类器）可能会出现相同的误差，因为组合主要针对误差的方差。

在某些组合类型中，误差的改善甚至可以用解析的形式描述。例如，随机森林应用是一种基于随机子抽样和决策树的特定类型的组合[7]，其示例允许这样的定义。因此，可以通过给出随机森林泛化误差 PE^* 的理论上界来定量评估组合方法的改进[7,52]：

$$\text{PE}^* \leqslant \bar{\rho}(1-s^2)/s^2 \tag{3.1}$$

式中，$\bar{\rho}$ 表示单个决策树之间的平均相关性；s 表示分类器强度。分类器的强度与每个分类器的泛化误差有关。因此，s 越大，组合方法的泛化误差上限就越小。随机子空间的这种优势甚至在解析上被定义为随机电极选择集成（random electrode selection ensemble，RESE）[53]。此外，另一个参数 $\bar{\rho}$ 正式表明了集合成员之间存在多样性的重要性，正如文献[27]、[28]、[44]中所描述的那样，多样性必须丰富。

文献[27]描述了一些其他组合方法类似的分析特性。例如，AdaBoost，它构成了 Boosting 的一个特定应用，它允许为具有单个误差 $\epsilon_i < 0.5$ 的 L 分类器的集合定义训练集上的误差边界为[27]

$$\epsilon < 2^L \prod_{i=1}^{L} \sqrt{\epsilon_i(1-\epsilon_i)} \tag{3.2}$$

组合（分类器）方法的另一个积极特征是能够处理小型高维数据训练集[49,52]。众所周知，特征空间的维数越大，训练分类器需要考虑的样本数目就越多。这种所谓的维数灾难是在估计决策面（决策面是指在特征空间中通过训练分类模型以区分不同类别样本而生成的一个超平面）时，高维空间中的复杂性增加而导致的[12]。经验法则甚至建议每一类或每一个特征成分的训练样本比例为 5%～10%[21,32,43]。在 BNCI 中有丰富的高维数据，因此，这促进了组合分类器在该领域中的使用。它们的优势是把原决策面估计的复杂性划分为更简单的问题。这种划分在某些情况下甚至可以使特征空间的维数降低，例如，在基于 Bagging、特征子采样的组合分类器中。然而，其他的重采样策略，如无替换的随机子采样（random subsampling），会进一步减少训练数据集，因此，它们不适用于小型训练集。当讨论不同方法所使用的划分策略时，我们会回到这个问题上来（见 3.5 节）。

最后，如文献[52]中所描述的那样，组合分类器解决了 EEG 信号极大的时变性问题。这提倡扩展分类器的数量，以生成特定的决策面。在这种特定情况下，在时域中使用划分策略会产生特别有趣的结果。

3.3　组合和融合的层次

本节将在组合或融合层次（integration or fusion level）上讨论不同类型的组合方案[33,50]。在这种情况下，我们考虑基于级联、融合和引导的系统（见 3.2.2 节），不包括单独的操作。

3.3.1　特征级联

在 BNCI 系统中[32]，一个常用的方法是将不同类型的特征级联，如将不同位置的空间滤波器特征、自回归系数、频带功率级联放到一个唯一的特征向量中，然后将生成的特征向量通过分类器。这是该领域早期工作中采用的方法[39]：从不同的时间段提取频率特征，然后串联起来。文献[20]也采用了同样的策略，把不同时间间隔内提取的特征级联后，再利用多层感知器分类器组合。

最近的一项工作是考虑提取局部共空间模式（common spatial patterns，CSP），它的中心分布在不同的电极之间[46]。在这种情况下，由于生成的特征空间是高维的，增加了特征选择阶段。空间分布特征通过线性判别分析来进行级联和最后分类，这与文献[31]中所述的方法类似。然而，在这种情况下，也可以在应用决策阈值[31]后直接使用空间分布滤波器的输出，而前一种方法[46]是将特征级联在一起然后使用上述线性判别分类。因此，我们在决策融合方法[31]中对这种方法进行了描述（见 3.3.4 节）。

文献[9]和[18]中描述了进一步的特征组合方法。在第一种情况下，将时域、空域和频域中提取的特征按顺序组合，所得的一组时间序列作为特征输入最终分类器。有趣的是，在这种情况下，采用基于样本的分类或时间融合，两者均通过贝叶斯分类器来实现（见 3.6.2 节）。另一种情况下，文献[18]级联了通过设置基本处理链的不同配置而生成的特征，这些配置包括一系列的抽取、频域滤波、归一化、通道选择、空间滤波、频带分解和对数后处理阶段。把该特征级联方法的结果传输到最终的分类器，在此比较了 SVM 和逻辑回归分类器的性能。实际上，本章将特征级联方法与分类级联方法以及几个分类融合方法进行了比较。

值得一提的是，通过特征级联生成的特征空间的高维性鼓励采用文献[52]中所述的重采样策略（见 3.5 节）。

3.3.2　分类级联

在某些进行运动想象数据分类的案例中，在三个不同的域中实现特征提取：时域、空域和频域[13-15]。这种特征提取是在连续的阶段实现的，同时在不同的频率间隔下提取。一旦提取了特征，就将它们传送到线性判别分析分类器，每个分类器对每个波段的提取结果分类。这些单独的分类器构成了组合分类器。虽然文献[13]对结果取了平均值，但同一作者的其他工作使用了第二级分类，即 KNN、LDA、SVM、线性规划机和两种回归方法对不同分类结果的级联进行分类[14, 15]。

文献[18]中给出了由一些其他作者提供的分类级联的例子。这里使用的也是前面所述的将生成的特征分别与一个分类器对应，然后将分类结果级联起来，并传递到第二个分类阶段。

3.3.3　分类融合

高小榕及其同事将分类层次上的第一种融合方法应用于 BCI 竞赛 III 数据[58]。虽然我们没有找到任何文献描述过上述所提的组合方法，但文献[8]中已分析了其结构。在这种方法中，特征提取是通过一对多（one-versus-the-rest）的方法实现的，这是对众所周知的共空间模式的一个推广。接下来，三种不同的分类器（LDA、模糊 KNN 和 SVM）与自适应融合阶段一起用于 Bagging 过程，在自适应融合阶段，逐个样本从一组 6 个运算算子选项中选择一个算子。文献[8]提出通过提取 Morlet 小波系数和进一步的选择阶段来改变特征（提取）阶段。这是通过两个不同的过程：方差分析（analysis of variance，ANOVA）和遗传算法来实现的，这项研究工作还对它们的性能表现进行了比较。

在分类器层次上进行融合的组合，一个常见的替代方案是考虑对几种类型的特征应用一个分类器[18, 19]。如 3.3.1 节和 3.3.2 节所述，文献[18]中对相同处理链（流程）、采用不同配置得到的每个特征都应用了一个分类器。文献[18]除了与特征和分类级联方法进行比较外，还融合了分类结果，并比较了相乘投票、平均投票和多数投票的性能。结果表明，分类融合（classification fusion）在特征级联和分类级联两方面都优于已有的结果。与同一主要作者在文献[19]中提出的用于对实际运动数据进行分类的方法略有不同。在这种情况下，研究者最多使用八种不同类型的特征提取方法。在所有情况下，为每个信号通道提取以下特征：三阶自回归系数、基于滤波器组的五个频带的功率估计、伪迹去除和下采样后的脑电信号、基于 symlet 函数的下采样三级小波分解以及基于独立成分分析的三种不同特征集。然后将分类器应用于八个提取的特征集，因此，得到了八个分类器，每个特征集一个，分类结果是各个分类器的最后组合，采用平均值作为融合算子。

之前提到的一项关于心理想象的研究，采用了基于电极的初始随机划分的分类融合策略[53]。接着，该研究把同样的多级分类方法应用于所得的每个信号子集上：采用主成分分析（principal component analysis，PCA）来降维，利用 Fisher LDA 进行特征提取，使用期望最大化（expectation maximization，EM）的高斯混合模型（Gaussian mixture model，GMM）来分类。最后，通过平均算子融合分类结果。

文献[2]的主要目的是比较用于运动想象数据分类的不同方法。因此，它对 13 个分类器的性能进行了评估，包括四种不同的组合方法：Boosting、Bagging、堆叠和随机森林。这四种方法都是基于决策树的，分类器处理从三个不同的频段提取的简单统计特征。虽然 Boosting、堆叠和随机森林在分类阶段使用了融合策略，但 Alzoubi 等[2]进一步提出将决策融合用于 Bagging。

文献[23]、[41]和[45]开展了用于 P300 检测的三种不同研究，它们在分类层上采用了基于融合的类似方法，都使用了分类组合，但划分策略不同。因此，每个组合是通过使用训练数据集的特定划分来训练的，这个问题将在 3.5 节进一步分析。文献[41]把 SVM 分类器用于组合，其中每个分类器对通过精度分析选择的一组通道进行分类，并使用特定的参数集进行调整。另外，文献[45]采用了 LDA，通过计算不同类型小波的小波系数成功地提取了特征，再加上自动选择通道的阶段（采用顺序浮动前向搜索（sequential floating forward search，SFFS））。最后，文献[23]利用逐步线性判别分析（stepwise linear discriminant analysis，sLDA），结果表明组合优于相同类型的单个分类器。每种方法使用了不同的融合算子，文献[23]也比较了几种融合算子的性能。

一项关于 P300 的进一步研究是基于分类层的融合[37]，在该研究中，P300 并不是用于典型的拼写，而是检测图像中的目标。从不同的时间间隔加窗的数据中学习不同的线性判别函数，然后对这种与时间相关的分类结果进行空间加权，以便在空域中定义融合阶段。时域加窗和空间定义的融合增强了系统对信号漂移和样本波动的鲁棒性。

最后，我们评述文献[3]的分类融合工作，该研究探测五种不同的心理状态：两种运动想象状态、一个心理旋转状态、一个算术运算状态和一个放松状态。为此，从 10 个电极中选择 4 个电极，对 EEG 数据进行 δ 频段和小波系数滤波。这些特征由分类阶段处理，在此阶段比较了多层感知器和自适应神经模糊推理系统（adaptive neuro-fuzzy inference system，ANFIS）组合，在组合的输出中应用了规则系统，以进行最终决策。

3.3.4　决策融合

据我们所知，首个描述把组合分类器用于 BCI 的出版物[38]已在决策层使用了融合，该研究把不同的线性矢量量化（linear vector quantization，LVQ）分类器用于与准备电位（bereitschftspotential）相关的特征。在最后阶段，应用投票逻辑来融合每个分类器的决策。

文献[55]提出了一种稍微不同的方法，该研究把模拟的神经元放电信号（spike signals）用于 BNCI 系统，试图利用这些信号来控制机械臂。数据通过三个不同的神经解码器，把尖峰放电信号映射为运动控制信号。然后，将这三个神经解码器的结果送入决策融合阶段，该阶段由卡尔曼滤波器或多层感知器实现。可以观察到，这种方法与本章所述的其他分类器组合方法的不同之处在于所使用的信号类型和所采用的方法不同。然而，为了完整起见，我们在这里也评述了这项研究。

在文献[48]中，作者结合了不同的特征提取方法，并应用选择算法来选择最佳的提取器-分类器对（称为专家）。由于这种方法使用了多数表决的融合策略，因此融合是在决策层完成的。文献[31]还使用了多数表决算子，在这种情况下，尽管共空间模式构成了所使用的分类器，但与文献[46]（见 3.3.1 节）相反，他们没有使用这种监督特征提取方法的输出来提供额外的分类阶段，而是对其应用了决策阈值，最后对得到的决策进行融合。

3.4 组合的类型

在本节中，我们根据所用分类器组合的类型对文献中的不同方法进行分类。它们在信源的性质上互不相同，这些信源性质为其后期在总体方法中的组合提供了依据。在这种情况下，不同的信源包括不同的采集设备、不同的采集单元以及不同的方法。

3.4.1 分类器组合

分类器组合的特点是，每个组合组件均是通过相同的方法实现的。因此，文献[19]和[48]中，把相同的分类器应用于多个特征集。文献[19]和[48]中采用了多项式逻辑（logistic）回归，而在先前通过统计分析和遗传算法选择的特征子集上使用了 SVM。文献[41]和[52]中也采用了线性 SVM。在最后的工作中，将基于SVM 的分类器组合与基于 KNN 和 C4.5 决策树的组合进行了比较。

分类器组合中最常用的方法是 LDA。它有时像文献[45]中那样直接使用，或者与一些变体一起使用[23]。Salvaris 和 Sepulveda 在文献[45]中评估了组合组件的最佳数量是四个。当增加此数量时，组合性能反而会降低，因为数据集每次都会变得更小。

LDA 的另一个具体 BNCI 应用是与 CSP 和时间窗相结合[13, 14, 37]。分类器组合罕见由 LVQ[38]、决策树[2]、MLP[20]或 ANFIS[3]分类器表示。

3.4.2 堆叠式组合

文献[57]中介绍了堆叠式组合，它们还获得了多分类系统的名称[8, 28]。通过不同的分类方法形成堆叠式组合，并对其结果进行融合，以提高整个系统的泛化能力。

第一种堆叠式组合方法由高小榕和他的同事在 BCI 竞赛[58]中提出，并在文献[8]中进行了描述，由 LDA、模糊 KNN 和 SVM 构成了组合。在文献[55]中，堆叠式组合是通过应用卡尔曼滤波器、种群矢量算法和最佳线性解码器实现的。最后，将堆叠过程与文献[2]中的三个分类器组合进行比较，结果由决策树和神经网络组合而成。然后，由这个相同的神经网络实现融合阶段。

3.4.3 多导联组合

多导联组合是 BNCI 系统中非常特殊的一种组合。CSP 在文献中的广泛使用使其自然应用于选定的导联子集，文献[31]、[46]和[53]中可以找到这种组合类型的一些例子。文献[31]的结果表明，多导联组合优于单个分类器 LDA、RLDA 和 SVM，也比较了四种选择通道的策略：没有选择、基于感觉运动皮层的、启发式的以及通过交叉验证为每个受试者选择通道组合。另外，文献[53]提出了用于生成子集的通道随机选择方法。然后，将 LDA 用于实现特征提取，并将高斯混合模型用作每个子集的分类器。最后一项工作还进行了有趣的性能评估，即组合中分类器的数目。在这里，每个分析数据集的收敛性为 15～20。

3.4.4　多模态组合

我们在此表示由不同输入模式形成的多模态组合，这种组合可以由不同的 BNCI 范式生成，并且如文献[34]中所述，用于实现混合 BCI。此外，不同的传感器也可用于收集 BNCI 响应，这就是文献[30]介绍的情绪识别系统的情况。

3.5　重采样策略

重采样策略这一术语取自文献[12]，它首次出现在文献[6]中，代表一组过程或步骤，通过这些过程可以构建组合。这些过程的目标是创建不同的数据子集来训练组合中的每个成员，这是通过划分原始训练集来实现的。重采样可以表示为元学习，然而，不能将元学习和元分类器相混淆，在文献[19]中元分类器对于组合（参见 3.4.1 节）和融合阶段（参见 3.6 节）来说是难以区分的。

正如文献[12]中所描述的，重采样的最初目标是通过为数据集的不同子集生成分类器来提高分类性能。虽然重采样指的是样本分组，但这个概念还可以扩展到其他类型的数据划分，这在 BNCI 研究中已经明确证实了。因此，组合中的每个组件（成员）都将在特定的数据划分（子集）上进行训练。在更一般的情况下，目标是实现"分而治之"策略。考虑到这一点，我们可以区分最初为任何模式识别应用领域开发的过程（procedures），即 Bagging、Boosting 和随机特征划分，以及在 BNCI 应用领域内专门开发的那些过程。在这种情况下，划分的主要目的是减少由于不同类型的 BCI 可变性[32, 35]（如时间、实验节次之间（session-to-session）和受试者之间（subject-to-subject）的可变性）引起的方差误差。

值得一提的是，一些组合类型，如堆叠式组合（见 3.4.2 节）并不明确使用任何划分策略，而是在完整的训练集中训练每个组件。另外，一些划分策略被设计用于处理特定的组合类型，其中大多数使用分类器组合，如 Bagging。因此，划分策略与所应用的组合类型有着密切的关系。

在下面的各节中，我们将针对划分目标来组织不同的重采样策略。因此，我们可以区分划分特征空间、数据集或基于生理信号性质的这些不同过程。

3.5.1　数据集划分

1. Bagging

Bagging（bootstrap aggregating，引导聚集算法/装袋算法）是构建训练子集的一种更简单但仍然有效的方法。当用于训练不稳定的成员分类器时，Bagging 提高了其性能[12, 32]，它基于随机选择，用样本数低于原始训练数据集的数据子集作为训练集，见图 3.4（a）。子集的数量及其样本数均是该过程的参数。文献[2]和[52]对组合性能进行评估比较时，已考虑到 Bagging[2, 52]。

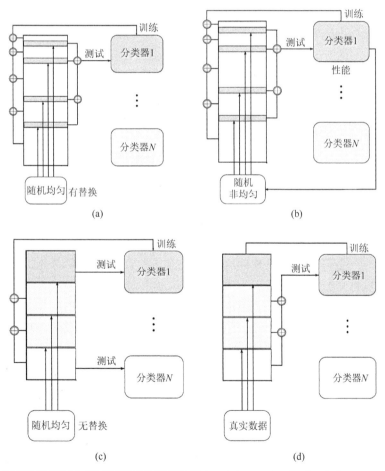

图 3.4　基于数据集划分的不同类型的重采样策略。（a）Bagging 策略；（b）Boosting 策略；（c）无替换的随机选择；（d）类别划分

当一个组合基于构成该组合分类器的不同参数化时，就实现了一种特定类型的 Bagging[27]，文献[20]中使用了这种 Bagging 方式，其中，该组合中所有 5 个 MLP 均使用完整的训练数据集进行训练，但初始的训练条件各不相同。

2. Boosting

为组合中的每个成员生成训练子集的方法称为 Boosting，这种情况下有几个顺序的、随机生成子集的阶段。然而，每个阶段选择过程的概率分布取决于前一阶段的性能评估。因此，被前一阶段错误分类的那些样本出现在后续阶段训练子集中的概率更大（图 3.4（b））。对于一个有效的 Boosting 过程，其最低要求是其中涉及的分类器是弱分类器[44]，即略好于随机预测。文献[52]中比较了 Boosting 的性能。

此外，文献[2]中采用之前描述的 AdaBoost 基本过程的一个变种，即自适应的 Boosting（adaptive boosting）。在这种情况下，训练集中样本的初始概率分布是均匀的。由于我们在组合中添加了成员（分类器），因此必须生成新的子集，根据样本在前一个阶段产生的误差，按比例修改其被选择的概率。最终通过加权求和来融合组合中成员的分类结果，其中每个分类器结果的权重取决于该误差。AdaBoost 方法的主要问题是过度拟合，这个问题可以通过减少迭代次数来缓解[44]。另一个可能出现的问题是不良分类的增加，它是由错误分配真实值造成的[22, 32]。这在基准数据集中不是一个问题，但在实际应用中它的重要性可能会增加。

3. 无替换的随机选择

在无替换的随机选择情况下，将数据集划分为不相交的子集。例如，可以根据为交叉验证生成的子集（如文献[23]中所做的）来完成这种划分（图 3.4（c））。这种方法的一个可能问题是，组合中每个成员的训练数据集均会变小。因此，像这样的数据划分策略更适用于数据集样本非常大的情况。

当采用无替换的随机选择策略时，另一个阻碍性能改进的因素是组合分类器的不稳定性，在组合中一些成员的性能接近最大水平时，此划分策略可能无效。文献[23]已报道了这种划分的效果。由于该过程类似于 Bagging，因此在组合中也需要不稳定的分类器。当组合中的大多数分类器处于最大性能范围时，很难实现此功能。

4. 类别划分

文献[3]和[41]中采用了一种过程，该过程在划分数据集时考虑了其在真实数据中编码的类别。相关的思想是训练具有相似元素组的分类器，其中相似性基于类成员（图 3.4（d）），这可以理解为每个分类器专门用于检测每个类别。CSP 的一对多[58]和其他的多类变体具有类似的策略。然而，在这种情况下，分类器被用于特征提取，但它们适用于把样本从一类和剩余类中区分开来。

值得一提的是，这种划分策略，我们还没有在一般的组合研究中发现它有确切的应用[27]。在某种程度上类似的策略是添加以前的聚类算法，即相似性是基于簇群成员的。因此，组合中的每个成员（每个分类器）均根据属于每个簇群的数据来进行训练[44]。

3.5.2　特征空间划分

特征空间划分这个策略在数据集较小时非常有用，因为它将一般分类问题划分为处理较小特征空间的其他问题。为了确保这种方法的有效性，可能首选参数较少的融合算子，这在某种程度上与文献[32]的表述相矛盾。

1. 特征集二次抽样

特征集二次抽样方法中最直接的策略是使用不同类型的特征，这些特征采用单独的分类器进行分类。通过这种方式，组合中的每个分类器（每个成员）均必须工作在维度较小的特征空间中，文献[19]和[48]中就是这样做的。文献[48]中有趣的一点是包含了进一步的选择过程，该过程选择最佳的特征分类器对（optimal feature-classifier pairs），将其表示为"专家"，分别从 SVM 基础分类器的特征集和参数集这两个集合中选择专家。

一个更标准的过程是对特征空间随机地进行二次取样，该过程用于所谓的随机森林分类器中。一些工作，如文献[27]把随机森林视为 Bagging 和决策树的推广，其中组合是通过对数据集、特征空间或分类器参数空间进行随机重采样产生的。因此，随机森林是决策树的组合。然而，组合中的每个成员是在特征维数较低的特征子集上训练的，与原始成员一样。每个决策树的特定特征成分都是随机选择的。文献[2]中的工作是 BNCI 系统特征集随机重采样方法的唯一示例，这样做是为了比较不同的方法，其中也包含了随机森林。

2. 空间分割

选择电极[31,45,46,53]是特征空间划分在脑电数据应用中的一个特例。在选择时可以考虑通道之间的空间邻域[46]。此外，文献[31]比较了三种不同的选择策略：感觉运动区的先验选择、启发式选择和通过交叉验证为每个受试者选择电极组。最后，文献[45]采用称为顺序浮动前向搜索（sequential floating forward search）的过程来选择通道。这三种方法都可以看作特征空间二次采样应用于 EEG 通道的一个特例。

另外，文献[53]中的选择是随机进行的，为每个组合选择固定数量的电极（该文献中为四个），选择以均匀分布来完成，还处理了分类器中的多样性问题，这修正了 3.2.3 节中提到的泛化误差的上限。组合的多样性取决于随机选择的概率，该方法的一个优点是其对伪迹的鲁棒性，因为如文献[53]所述，在选择过程中不考虑电极中的电信号值。如果检测到具有故障信号的电极，则在随机选择之前可以很容易地将其删除。

3.5.3　信号分割

脑电数据是以信号形式表示的，这种信号的特性允许在时域[9, 37]和频域[13, 14]中对其进行分割，以生成信号集合。虽然时间窗是时域分割的首选方法，但频率窗通过应用滤波器组，把信号分割为不同的频带来进行分析。在这两种情况下，最终是针对每个窗口/每个波段，对集合中的每个组成部分进行训练。

3.6　融　合　算　子

当通过融合实现组合或集成时，融合算子用于组合方法中，可以实现组合结果的多维空间到一维空间的映射（见 3.2.2 节）。决策分布 $\mathrm{DP}(x_i)$ [27, 29]构成表达该问题的一个良好的分析工具：

$$\mathrm{DP}(x_i) = \begin{bmatrix} d_{1,1}(x_i) \cdots d_{1,j}(x_i) \cdots d_{1,C}(x_i) \\ \vdots \\ d_{i,1}(x_i) \cdots d_{i,j}(x_i) \cdots d_{i,C}(x_i) \\ \vdots \\ d_{L,1}(x_i) \cdots d_{L,j}(x_i) \cdots d_{L,C}(x_i) \end{bmatrix} \tag{3.3}$$

式中，x_i 表示数据集的任意一点；L 表示组合中分类器的数目；C 表示类别的个数。因此，该矩阵的行表示每个类别的组合中分类器 i 的输出，列表示每个分类器组合对类别 j 的支持。这允许我们把融合操作定义为按列聚合矩阵元素，这将为每个类别 j 提供具有组合支持的向量。

在 BNCI 研究中，融合操作有不同的名称，文献[14]称它为最终门函数（final gating function），文献[19]中则使用了元（meta）分类器这个术语，但在某种程度上会让人产生混淆，因为这个术语也可以理解为重采样策略。最后，还有其他的术语，如合并（merging）[34]、组合器（combiner）或分类器生成器（classifier composer）[44]，在最后一种情况下，通过包含用于分类拼接后合并结果的算法，推广了融合算子的概念（参见 3.2.2 节）。

文献[34]已经强调了这一阶段（融合算子）在混合 BCI 中的重要性。尽管这项工作提出使用加权和，但在其他研究中，如文献[52]则说明了使用更先进的融合算子的重要性（详情见文献[4]、[44]、[50]）。这与数据融合研究领域中的一些工作是一致的[5, 51]。

考虑到一些重采样策略似乎具有相关的融合算子，例如，Bagging 和随机采样使用多数表决算子、Boosting 算子和加权求和算子，使用替代融合算子有时很难实现。然而，没有事实表明这种关联是必需的。人们可以考虑改变融合算子，并评估所获得的性能，如文献[48]中所做的那样。在这种情况下，值得提醒的是加权算子（如加权和与模糊积分）需要一个过程来确定要应用的权重。这是一个困难的过程，但正如文献[14]中所评论的那样，具有至关重要的作用。

我们可以区分应用于逐个样本基础上（sample-by-sample basis）的融合算子和应用于时域的那些融合算子，应用于时域的融合算子能通过平滑输出流来降低结果的信息传输速率。

3.6.1　基于样本的融合

研究者已经把不同的算子（运算符）用于逐个样本（sample by sample）融合组合输出。我们首先评述了简单融合算子的使用，这些算子包括求和、相乘、求最小值和最大值，从研究的早期阶段，就已对它们进行研究并用于模式识别[25]。在 BNCI 中，文献[45]采用了求和算子，文献[48]将相乘与多数表决、求平均值、求中值、模糊积分和决策模板进行了比较，文献[23]把求最大值算子的性能与加权求和、求平均值算子的性能分别进行了比较。

尽管文献[40]中建议在组合系统中使用平均算子，但在考虑该算子的两个比较研究中，其性能并不是最佳的[23, 48]。在进一步的比较中[18]，平均算子的性能只在三个数据集中的一个数据集上优于其他算子，使用该算子的其他工作有文献[13]、[14]、[19]和[53]。此外，文献[41]中提议使用双平均过程（double averaging procedure），第一个平均过程在数据层面，是 P300 分析，其常用平均值；另一个平均过程在分类层，是组合融合算子（ensemble fusion operator）。然而，文献[41]在这一阶段采用了投票表决逻辑，文献[18]、[31]、[38]和[48]也同样使用了表决逻辑。在两个融合比较研究工作中[18, 48]，表决逻辑的融合算子优于平均算子和乘积算子。

加权求和被认为是实现混合 BCI 的一个很好的可选方案[34]。文献[2]、[23]、[37]和[55]也选择了这个算子，这是一个通常用于 Boosting 的算子[2]。此外，文献[23]和[37]提议将算子中的权重和准确率联系起来。在文献[23]中，虽然这是一个依赖于受试者的过程，但该过程的性能略优于其他过程。

在 BNCI 中，一些比较少见的算子包括与 λ-模糊测度有关的 Choquet 模糊积分[17]、决策模板[26]以及卡尔曼滤波[55]，文献[48]对前两种算子进行了评估，值得指出的是卡尔曼滤波与加权求和算子之间的关系。与文献[48]中考虑的组合中较简单的过程相比，模糊积分和决策模板的性能并没有得到显著的改善。最后，文献[55]在时域中使用了额外的卡尔曼滤波。

3.6.2　时域融合算子

在一些 BNCI 应用中，需要连续的输出，可以通过对输出流的连续样本应用融合算子进行平滑得到。这种应用是以降低信息传输速率为代价的，但如果该应用允许这种传输速率的降低，那么这个方案也是可行的。

在文献[55]中，通过在时域中应用卡尔曼滤波，取得了最低误差的运动轨迹预测。卡尔曼滤波采用了一种由一些参数控制的平滑算法，这些参数遵循贝叶斯统计。虽然卡尔曼滤波对样本应用了这种平滑，但在这项工作中的神经网络（用作比较基础）却没有（应用这种平滑）。时域中的这种额外平滑可能是获得更好结果的原因。

一些其他算子也可以应用于时域融合。例如，文献[9]将贝叶斯分类器应用于多个样本上以提高性能。最后，可以使用更简单的算子（如平均算子）来实现此功能[8]。

3.7　总结组合所得的结果

表 3.1 总结了所分析的文献中不同组合的性能。值得一提的是，为了便于比较，我们只给出了具有清晰解释的结果，并使用了类似性能指标的研究。从表中可以看到，大多数研究达到的准确率在 80%~95%的范围内，这是一个很好的性能。然而，所提出的大多数方法都是为两分类任务而设计的。这源于运动想象系统中常见的例子是对更多的类（通常四类任务）进行训练，但在最终的性能描述中，选择了两个可分性最好的类。当分类的类别数增加时，系统性能似乎会下降。因此，这可能是未来值得进一步研究的课题之一。此外，性能评估中使用的数据集中受试者的数量通常很少。

表 3.1　不同数据集的性能

数据集				性能	参数				参考文献
BCI 比赛数据集	BCI 类型	受试者	类别数		组成/融合级别	组合类型	组合器	划分策略	
III3a + IV2a	运动想象	14	2	准确率82%	特征级联	—	LDA	时间	[9]
III3a	运动想象	3	4	Kappa 指数52%	分类融合	堆叠	多个	Bagging	[8]
III3a	运动想象	3	4	准确率74%	分类融合	分类器	加权和	Boosting	[2]

续表

数据集				性能	参数				参考文献
BCI 比赛数据集	BCI 类型	受试者	类别数		组成/融合级别	组合类型	组合器	划分策略	
II 3	运动想象	1	2	准确率 92%	决策融合	分类器	多数表决	特征	[48]
专有	运动想象	3	2	准确率 80%	特征级联	—	神经网络	—	[39]
专有	运动想象	3	2	准确率 88%	分类融合	分类器	平均	参数	[20]
专有	运动想象	80	2	曲线下面积 90%	特征级联	多通道	正则化 LDA	空间	[46]
专有	运动想象	3	2	准确率 83%	决策融合	多通道	多数表决	空间	[31]
专有	运动想象	83	2	损失 29%	分类级联	分类器	SVM	频率	[14]
专有	运动想象	3	2	准确率 83%	决策融合	分类器	多数表决	空间	[31]
II 4	实际运动	1	2	准确率 88%	分类融合	分类器	多数表决	特征	[18]
专有	实际运动	2	2	准确率 80%	分类融合	分类器	平均	特征	[19]
III 2	P300	2	2	准确率 96%	分类融合	分类器	平均	类别	[41]
III 2	P300	2	2	准确率 95%	分类融合	多通道	求和	空间	[45]
专有	P300	7	2	准确率 93%	分类融合	分类器	加权和	随机	[23]
专有	P300	1	2	等错误率 10%	分类融合	分类器	加权和	时间	[37]
II 1a	SCP	1	2	准确率 93%	分类融合	分类器	多数表决	特征	[18]
III 5	心理想象	3	3	准确率 57%	分类融合	多通道	平均	空间	[53]
专有	心理状态分类	1	5	准确率 89%	分类融合	分类器	规则	类别	[3]
专有	尖峰信号	未说明	回归	均方根误差 0.08	决策融合	堆叠	卡尔曼/多层感知器	随机	[55]
专有	情感识别	1	2	准确率 74%	分类融合	多模态	加权和	Boosting	[30]

　　表 3.1 分析了文献中有关多个受试者和多个类别的不同数据集的性能总结。在参考文献列中给出的文献展示了取得最佳性能的方法。使用的数据集要么是专有的（proprietary），要么来自不同的 BCI 比赛。在最后一种情况下，用拉丁数字对 BCI 比赛名称进行编码，用阿拉伯数字对该特定比赛的已用数据集进行编码，例如，III3a 代表 BCI 比赛 III 的数据集 3a。BCI 类型包括运动想象、实际运动、心理想象、P300、皮层慢电位（slow cortical potential，SCP）的自我调节、尖峰信号、情感识别和心理状态分类。报告的参数有：组合/融合级别、集合类型、采用的组合器以及采用的分割策略（partitioning）。报告了以下性能指标：准确率、曲线下面积、Kappa 指数、受试者损失中位数（注：表中未报告相关结果）、等错误率和均方根误差。

　　尽管最终类别（例如拼写矩阵中的字符）的数量通常很大，但我们遵循的标准是，用于 P300 的方法能够区分被注意的刺激和未被注意的刺激。值得指出的是，在这种特殊的 BNCI 模式中，文献[41]和[45]已在同一个数据集上取得了良好的结果，这两种方法有很大的不同。良好的性能可能与组合应用实现的降维有关，而与特定类型的应用组合无关。

组合也应用于其他 BNCI 模式，例如，皮层慢电位、心理想象（mental imagery）、尖峰信号分类、心理状态检测（mental state detection）和情绪识别（emotion recognition）。其中，我们看到了组合在情感计算领域有良好的应用潜力。

3.8　结　　论

鉴于 BNCI 采用的生理信号具有高维性和较大的变异性，使用分类器组合似乎非常适合这个应用领域。在这种情况下，有必要把这种变异性与生成组合中每个组成部分的划分策略联系起来，已经有许多文献做过这类工作。

一些研究工作将组合的性能评估比较聚焦于划分策略上[2, 52]。然而，组合的划分方法并不总是组合性能不佳的主要因素，更重要的因素是组合中嵌入的一个或多个分类器，或者是划分策略和分类器这两个因素之间的关系影响性能。例如，在文献[52]中，当使用 SVM 时，随机抽样的表现并不佳。笔者看来，这种低性能是由于使用了线性 SVM，而不是使用了随机抽样。只有当特征空间的维数大到不需要使用核函数技巧时，线性 SVM 才是正确的，即把特征空间投影到更大维数的空间中以允许线性分离。随机抽样降低了特征空间的维数，因此在这种重采样策略中，使用线性 SVM 是有问题的。又如，文献[52]进行了同样的工作，该工作指出，对于 KNN 分类器，在 Bagging 和随机抽样之前，会使 Boosting 算法产生损失。可以从以下角度来理解，文献[22]和[32]中所反映的错误标签可能会导致 Boosting 强化不良的分类。

组合应用中的另一个问题与要生成的成员（分类器）数量有关[44]，分析该参数（成员数量）变化引起的性能变化是非常重要的。因此，文献[45]在无替换的随机抽样中评估了这个问题。在这种情况下，最佳成员数量为 4，多于这个数量时系统的性能就会降低。性能下降的原因是，由于选择了重采样策略，对每个新分类器，用来训练的样本数较少（见 3.5.1 节）。另外，文献[53]提出通过随机选择通道来生成子集。在这种情况下，重采样策略是基于空间划分的（见 3.5.2 节），它降低了每个组合成员的特征空间维数。因此，该组合在性能上收敛于 15～20 个成员，似乎没有充分的理由认为组合中的分类器数越多性能就越好，如文献[18]。除了这三个例子外，在 BNCI 文献中没有其他实验研究工作考虑到这个因素。

本章对 BNCI 中组合的应用进行了概述。如果不考虑上述最后给出的建议（即组合中分类器的数量问题），比较研究所得的一些结论可能会产生误导。此外，本章通过概述迄今为止 BNCI 文献中提出的不同组合方法，实现了术语命名上的统一。未来开放性的研究问题包括不同类型的融合算子以及进一步改进划分策略。最后，对组合基数与所用重采样策略类型之间关系的分析也是值得拓展的另一个问题。

　　致谢　本章所述的研究工作由欧盟 FP7 提供部分资金，FP7 是 AsTeRICS 项目的一部分（拨款协议 247730）。

　　我要感谢我的同事 Ivan Cester、Anton Albajes-Eizagirre 和 David Ibáñez，感谢他们在 BNCI 中分类器组合的使用方面，在不同研究工作中的合作，感谢 Steve Dunne 对原稿提出的宝贵意见。

参 考 文 献

[1]　Abidi，M.A.，Gonzalez，R.C.：Data fusion in robotics and machine intelligence. Academic Press，San Diego，CA，USA（1992）. http://portal.acm.org/citation.cfm? id = 149941.

[2]　Alzoubi，O.，Koprinska，I.，Calvo，R.A.：Classification of Brain-Computer Interface Data. In: Proc. 7th Australasian Data Mining Conference，AusDM，pp. 123-132（2008）. http://citeseerx.ist.psu.edu/viewdoc/summary? doi = 10.1.1.169.4737.

[3]　Barbosa，A.，Diaz，D.，Vellasco，M.，Meggiolaro，M.，Tanscheit，R.：Mental Tasks Classification for a Noninvasive BCI Application. In: Alippi，C.，Polycarpou M.，Panayiotou，C.，Ellinas G（eds）Artificial Neural Networks-ICANN 2009，Lecture Notes in Computer Science，vol. 5769，chap. 50，pp. 495-504 Springer，Berlin/Heidelberg，Berlin，Heidelberg（2009）. DOI10.1007/978-3-642-04277-5 50，http://dx.doi.org/10.1007/ 978-3-642-04277-550.

[4]　Beliakov，G.，Pradera，A.，Calvo，T.：Aggregation Functions: A Guide for Practitioners（Studies in Fuzziness and Soft Computing），1st edn. Springer，Berlin/Heidelberg，（2008）. http://www. worldcat.org/isbn/3540737200.

[5]　Bogdanov，A.V.：Neuroinspired architecture for robust classifier fusion of multisensor imagery.IEEE Trans. Geosci. Remote Sens. 46（5），1467-1487（2008）. DOI 10.1109/TGRS.2008916214，http://dx.doi.org/.10.1109/TGRS.2008.916 214.

[6]　Breiman，L.：Arcing classifiers. Ann. Stat. 26（3），801-849（1998）. http://links.jstor.org/sici? sici = 0090% 2926%3A3% 3C833%3ADAC%3E2.0.CO%3B2-M.

[7]　Breiman，L.：Random forests. Mach. Learn. 45（1），5-32（2001）. DOI 10.1023/A：1010933404324，http://dx. doi.org/10.1023/A：1010933404324.

[8]　Cester，I.，Soria-Frisch，A.：Comparison of Feature Stages in a multi-classifier BCI. In: To be published in Proc. 5th International Brain-Computer Interface Conference，Graz（2011）.

[9]　Coyle，D.：Neural network based auto association and time-series prediction for biosignal processing in brain-computer interfaces. IEEE Comput. Intell. Mag. 4（4），47-59（2009）. DOI 10.1109/MCI.2009.934560，http://dx.doi.org/10.1109/MCI.2009.934560.

[10]　Dasarathy，B.，Sheela，B.：A composite classifier system design: Concepts and methodology. Proc. IEEE 67（5），708-713（1979）. DOI 10.1109/PROC.1979.11321.

[11]　Dornhege，G.，del，J.，Hinterberger，T.，McFarland，D.J.，Müller，K.R.（eds.）：Toward Brain-Computer Interfacing（Neural Information Processing），1st edn. MIT Press（2007）http://www. worldcat.org/isbn/0262042444.

[12]　Duda，R.O.，Hart，P.E.，Stork，D.G.：Pattern Classification（2nd Edition），2nd edn. New York：Wiley（2001）

http://www.worldcat.org/isbn/0471056693.

[13] Fazli, S., Grozea, C., Danóczy, M., Blankertz, B., Müller, K.R., Popescu, F.: Ensembles of temporal filters enhance classification performance for ERD-based BCI systems. In: Proc. 4rd International Brain-Computer Interface Workshop and Training Course, pp 247-253（2008）http://citeseerx.ist.psu.edu/viewdoc/summary? doi = 10.1.1.139.6555.

[14] Fazli, S., Grozea, C., Danóczy, M., Blankertz, B., Popescu, F., Muller, K.R.: Subject independent EEG-based BCI decoding. In: Bengio, Y., Schuurmans, D., Lafferty, J., Williams, C.K.I., Culotta. A.（eds.）Advances in Neural Information Processing Systems, vol. 22, pp. 513-521（2009a）.

[15] Fazli, S., Popescu, F., Danóczy, M., Blankertz, B., Müller, K.R., Grozea, C.: Subject-independent mental state classification in single trials. Neural Netw. 22（9）, 1305-1312（2009b）. DOI 10.1016/j.neunet. 2009.06.003, http://dx.doi.org/10.1016/j.neunet.2009.06.003.

[16] Geurts, P.: Contributions to decision tree induction: bias/variance tradeoff and time series classification. PhD thesis, University of Liege（2002）.

[17] Grabisch, M., Nguyen, H.T., Walker, E.A.: Fundamentals of Uncertainty Calculi with Applications to Fuzzy Inference（Theory and Decision Library B）, 1st edn. Kluwer Academic Publishers, Dordrecht（1994）. http://www. worldcat.org/isbn/0792331753.

[18] Hammon, P.S., de Sa, V.R.: Preprocessing and meta-classification for brain-computer interfaces. IEEE Trans. Biomed. Eng. 54（3）, 518-525（2007）. DOI 10.1109/TBME.2006.888833, http://dx.doi.org/10.1109/TBME.2006. 888833.

[19] Hammon, P.S., Makeig, S., Poizner, H., Todorov, E., de Sa, V.R.: Predicting reaching targets from human EEG. IEEE Signal Process. Mag. 25（1）, 69-77（2008）. DOI 10.1109/MSP.2008. 4408443, http://dx.doi. org/ 10.1109/MSP.2008.4408443.

[20] Haselsteiner, E., Pfurtscheller, G.: Using time-dependent neural networks for EEG classification. IEEE Trans. Rehabil. Eng. 8, 457-463（2000）. DOI 10.1109/86.895948.

[21] Jain, A., Chandrasekaran, B.: 39 Dimensionality and sample size considerations in pattern recognition practice. Handbook Stat. 2, 835-855（1982）. DOI 10.1016/S0169-7161（82）02042-2, http://dx.doi.org/10.1016/S0169-7161（82）02042-2.

[22] Jain, A.K., Duin, R.P.W., Mao, J.: Statistical pattern recognition: a review. IEEE Trans. Pattern Anal. Mach. Intell. 22（1）, 4-37（2000）. DOI 10.1109/34.824819, http://dx.doi.org/10.1109/34. 824819.

[23] Johnson, G.D., Krusienski, D.J.: Ensemble SWLDA Classifiers for the P300 Speller. In: Proc 13th International Conference on Human-Computer Interaction. Part II: Novel Interaction Methods and Techniques, pp. 551-557. Springer, Berlin, Heidelberg,（2009）.

[24] Kachenoura, A., Albera, L., Senhadji, L., Comon, P.: Ica: a potential tool for BCI systems. IEEE Signal Process. Mag. 25（1）, 57-68（2008）. DOI 10.1109/MSP.2008.4408442, http://dx. doi.org/10.1109/MSP.2008.4408442.

[25] Kittler, J., Hatef, M., Duin, R.P.W., Matas, J.: On combining classifiers. IEEE Trans. Pattern Anal. Mach. Intell. 20（3）, 226-239（1998）. DOI 10.1109/34.667881, http://dx.doi.org/10.1109/34.667881.

[26] Kuncheva, L.I.: "Fuzzy" versus "nonfuzzy" in combining classifiers designed by boosting. IEEE Trans. Fuzzy Syst. 11（6）, 729-741（2003）. DOI 10.1109/TFUZZ.2003.819842, http://dx.doi.org/10.1109/TFUZZ. 2003.819842.

[27] Kuncheva, L.I.: Combining Pattern Classifiers: Methods and Algorithms. Hoboken, New Jersey: Wiley（2004）.

[28] Kuncheva, L.I.: Classifier Ensembles: Facts, Fiction, Faults and Future. In: Proc. 19th International

Conference Pattern Recognition，ICPR'2008（Plenary lecture）（2008）http://pages.bangor.ac.uk/mas00a/ papers/icpr2008plenary.ppt.

[29]　Kuncheva，L.，Bezdek，J.C.，Duin，R.P.W.：Decision templates for multiple classifier fusion：an experimental comparison. Pattern Recogn. 34，299-314（2001）.

[30]　Kuncheva，L.I.，Christy，T.，Pierce，I.，Mansoor，S.P.：Multi-modal Biometric Emotion Recognition using Classifier Ensembles. In：Proc 24th International Conference on Industrial，Engineering & Other Applications of Applied Intelligent Systems（2011）.

[31]　Lei，X.，Yang，P.，Xu，P.，Liu，T.J.，Yao，D.Z.：Common spatial pattern ensemble classifier and its application in brain-computer interface. J. Electron. Sci. Tech. China 7（1），17-21（2009）.

[32]　Lotte，F.，Congedo，M.，Lecuyer，A.，Lamarche，F.，Arnaldi，B.：A review of classification algorithms for EEG-based brain-computer interfaces. J. Neural Eng. 4（2），R1-R13，（2007）. DOI 10.1088/1741-2560/4/2/R01，http://dx.doi.org/10.1088/1741-2560/4/2/R01.

[33]　Luo，R.C.，Kay，M.G.（eds.）：Multisensor integration and fusion for intelligent machines and systems. Ablex Publishing Corp.，Norwood，NJ，USA（1995）. http://portal.acm.org/citation. cfm？id = 212333.

[34]　Millán，J.D.，Rupp，R.，Müller-Putz，G.R.，Murray-Smith，R.，Giugliemma，C.，Tangermann，M.，Vidaurre，C.，Cincotti，F.，Kübler，A.，Leeb，R.，Neuper，C.，Müller，K.R.R.，Mattia，D.：Combining Brain-Computer Interfaces and Assistive Technologies：State-of-the-Art and Challenges. Front. Neurosci. 4：161，R1-R33，（2010）. DOI 10.3389/fnins.2010.00161，http://dx.doi.org/10.3389/fnins.2010.00161.

[35]　Müller，K.R.，Tangermann，M.，Dornhege，G.，Krauledat，M.，Curio，G.，Blankertz，B.：Machine learning for real-time single-trial EEG-analysis：From brain-computer interfacing to mental state monitoring. J. Neurosci. Methods 167（1），82-90（2008）. DOI 10.1016/j.jneumeth.2007. 09.022，http://dx.doi.org/10.1016/j.jneumeth.2007.09.022.

[36]　Oza，N.，Tumer，K.：Classifier ensembles：Select real-world applications. Inf. Fusion 9（1），4-20（2008）. DOI 10.1016/j.inffus.2007.07.002，http://dx.doi.org/10.1016/j.inffus.2007.07.002.

[37]　Parra，L.，Christoforou，C.，Gerson，A.，Dyrholm，M.，Luo，A.，Wagner，M.，Philiastides，M.，Sajda，P.：Spatiotemporal Linear Decoding of Brain State. IEEE Signal. Process. Mag. 25（1），107-115（2008）. DOI 10.1109/MSP.2008.4408447，http://dx.doi.org/10.1109/MSP. 2008.4408447.

[38]　Pfurtscheller，G.，Flotzinger，D.，Kalcher，J.：Brain-Computer Interface-a new communication device for handicapped persons. J. Microcomputer Appl. 16（3），293-299（1993）. DOI 10.1006/jmca.1993.1030，http://dx.doi.org/10.1006/jmca.1993.1030.

[39]　Pfurtscheller，G.，Neuper，C.，Flotzinger，D.，Pregenzer，M.：x EEG-based discrimination between imagination of right and left hand movement. Electroencephalogr. Clin. Neurophysiol. 103（6），642-651（1997）. DOI 10.1016/S0013-4694（97）00080-1，http://dx.doi.org/10.1016/S0013-4694（97）00080-1.

[40]　Polikar，R.：Ensemble based systems in decision making. IEEE Circuits Syst. Mag. 6（3），21-45（2006）.

[41]　Rakotomamonjy，A.，Guigue，V.：BCI competition III：dataset II-ensemble of SVMs for BCI P300 speller. IEEE Trans. Biomed. Eng. 55（3），1147-1154（2008）. DOI 10.1109/TBME.2008. 915728，http://dx.doi.org/10.1109/TBME. 2008.915728.

[42]　Rastrigin，L.A.，Erenstein，R.H.：Metod kollectivnogo raspoznavaniya（Method of Collective Recognition，in Russian）. Energiozdat，Moscow（1981）.

[43]　Raudys，S.，Jain，A.：Small sample size effects in statistical pattern recognition：recommendations for practitioners. IEEE Trans. Pattern Anal. Mach. Intell. 13（3），252-264（1991）. DOI 10.1109/34.75512.

[44]　Rokach，L.：Ensemble-based classifiers. Artif. Intell. Rev. 33（1），1-39（2010）. DOI 10.1007/s10462-009-9124-7，

http://dx.doi.org/10.1007/s10462-009-9124-7.

[45]　Salvaris，M.，Sepulveda，F.：Wavelets and ensemble of FLDs for P300 classification. In：Proc.4th International IEEE/EMBS Conference on Neural Engineering，2009. NER '09，pp. 339-342（2009）. DOI10.1109/NER.2009. 5109302，http://dx.doi.org/10.1109/NER.2009.5109302.

[46]　Sannelli，C.，Vidaurre，C.，Müller，K.R.，Blankertz，B.：CSP patches：an ensemble of optimized spatial filters. An evaluation study. J. Neural Eng. 8（2），025，012 +（2011）. DOI 10.1088/1741-2560/8/2/025012，http://dx. doi.org/ 10. 1088/1741-2560/8/2/025012.

[47]　Sharkey，A.J.（ed.）：Combining Artificial Neural Nets：Ensemble and Modular Multi-Net Systems，1st edn. Springer，New York，Inc.，Secaucus，NJ，USA（1999）.

[48]　Shoaie Shirehjini，Z.，Bagheri Shouraki，S.，Esmailee，M.：Variant Combination of Multiple Classifiers Methods for Classifying the EEG Signals in Brain-Computer Interface. In：SarbaziAzad，H.，Parhami，B.，Miremadi，S.G.，Hessabi，S.（eds.）Advances in Computer Science and Engineering，Communications in Computer and Information Science，vol. 6，chap. 59，pp. 477-484. Springer，Berlin，Heidelberg，（2009）.

[49]　Skurichina，M.，Duin，R.P.W.：Bagging，boosting and the random subspace method for linear classifiers. Pattern Anal. Appl. 5（2），121-135（2002）. DOI 10.1007/s100440200011，http://dx. doi.org/10.1007/s100440200011.

[50]　Soria-Frisch，A.：Soft Data Fusion for Computer Vision. PhD thesis，TU Berlin（2004）.

[51]　Soria-Frisch，A.，Riera，A.，Dunne，S.：Fusion operators for multi-modal biometric authentication based on physiological signals. In：Proc. 2010 IEEE International Conference on Fuzzy Systems（FUZZ），IEEE，pp. 1-7（2010）. DOI 10.1109/FUZZY.2010.5584121，http://dx.doi. org/10.1109/FUZZY.2010.5584121.

[52]　Sun，S.，Zhang，C.，Zhang，D.：An experimental evaluation of ensemble methods for EEG signal classification. Pattern Recog. Lett. 28（15），2157-2163（2007）. DOI 10.1016/j.patrec.2007.06. 018，http://dx.doi.org/10.1016/j. patrec.2007.06.018.

[53]　Sun，S.，Zhang，C.，Lu，Y.：The random electrode selection ensemble for EEG signal classification. Pattern Recogn. 41，1680-1692（2008）http://portal.acm.org/citation.cfm？ id = 1340830.

[54]　Vallabhaneni，A.，Wang，T.，He，B.：Brain-computer interface. In：He，B.，He，B.（eds.）Neural Engineering，Bioelectric Engineering，pp. 85-121. Springer，US（2005）.

[55]　White，J.R.，Levy，T.，Bishop，W.，Beaty，J.D.：Real-time decision fusion for multimodal neural prosthetic devices. PLoS ONE 5（3），e9493 +（2010）. DOI 10.1371/journal.pone.0009493，http://dx.doi.org/10.1371/journal. pone.0009493.

[56]　Wolpaw，J.R.，Birbaumer，N.，McFarland，D.J.，Pfurtscheller，G.，Vaughan，T.M.：Brain-computer interfaces for communication and control. Clin. Neurophysiol. 113（6），767-791（2002）http://view.ncbi.nlm.nih.gov/ pubmed/12048038.

[57]　Wolpert，D.H.：Stacked generalization. Neural Netw. 5，241-259（1992）. http://citeseerx.ist.psu.edu/viewdoc/summary？ doi = 10.1.1.56.15%33.

[58]　Wu，W.，Gao，X.，Gao，S.：One-Versus-the-Rest（OVR）Algorithm：An Extension of Common Spatial Patterns（CSP）Algorithm to Multi-class Case. In：Proc. 27th Annual International Conference of the Engineering in Medicine and Biology Society，IEEE，pp. 2387-2390（2005）. DOI 10.1109/IEMBS.2005.1616947，http://dx.doi.org/10.1109/ IEMBS.2005.1616947.

第4章 采用独立成分分析提升 BCI 性能

4.1 引　　言

在过去的二十年里,基于 EEG 的 BCI 在神经科学和神经工程领域备受关注[3, 23, 46]。研究人员在设计和演示用于通信和控制的可用 BCI 系统方面取得了重大进展。目前,BCI 研究界致力于把这项技术从实验室演示转化为现实生活中的产品,以帮助残障人士提高生活质量[5, 41]。尽管许多研究已经在实验室环境下实现和评估了演示系统,但在现实环境下开发实用的 BCI 系统仍然面临严峻的技术挑战。

在实际应用中,BCI 系统必须满足使用方便和稳健(鲁棒)这两个性能要求[40]。最近,研究人员提出了不同的方法来提高 BCI 系统在硬件和软件设计方面的实用性。在研发 BCI 产品时,研究人员需要注意两个主要问题:①易用性;②系统性能的稳健性/鲁棒性。当前的 BCI 研究对先进的信号处理技术提出了越来越高的要求,以提升系统的性能和易用性。在目前 BCI 系统采用的不同信号处理技术中,独立成分分析(independent component analysis,ICA)是最成功的方法之一[28]。由于其能够将头皮 EEG 信号分解为功能上独立的脑活动和其他非神经活动,因此在 BCI 系统中,ICA 已被广泛应用于提高任务相关 EEG 信号的信噪比(signal to noise ratio,SNR)。本章的重点是 ICA 在当前 BCI 系统中的应用,有两个目标:①通过回顾最新的 BCI 研究,探讨利用 ICA 提高 BCI 性能的可行性;②介绍我们最近在基于运动想象的 BCI 中开发基于 ICA 的零训练方法(zero-training method),从而推导出 EEG 空间滤波器。本章将开源 EEGLAB(一个流行的 EEG 信号处理工具箱)[7]中扩展的 infomax ICA 算法[25]应用于多导联 EEG 数据。

4.2　ICA 在 EEG 信号处理中的应用

ICA 是一种统计方法,旨在找到观测数据的线性投影,以最大限度地提高不同成分之间的相互独立性[16]。当 ICA 应用于盲源信号分离(blind source separation,BSS)时,旨在从多导联观测的由独立源混合的信号中恢复出这些独立源信号。在过去的二十年里,ICA 已成功地应用于生物医学信号处理领域,包括脑电(EEG)、心电(ECG)、脑磁(MEG)和功能磁共振成像(fMRI)信号[17]。在 EEG 信号处理中,ICA 已表现出良好的能将头皮 EEG 信号分离为功能独立源的能力,如来自于不同脑区的神经成分，以及由于眼球运动、眨眼、肌肉、心脏和工频噪声产生的伪迹成分（图 4.1）。由于 ICA 在 EEG 信号源分离方面的优势，它已成功应用于 EEG 研究，以减少 EEG 伪迹，从而提高任务相关 EEG 信号的信噪比，并促进 EEG 信号的源定位[19, 20, 30, 38]。以下是 ICA 算法的基本原理。

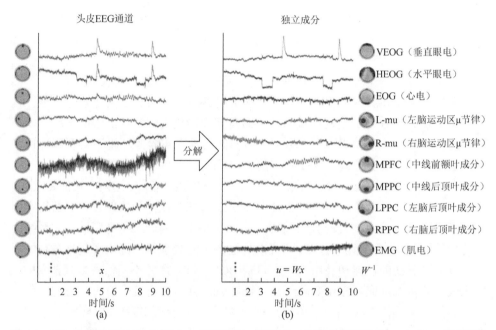

图 4.1　ICA 分解头皮 EEG 数据（x）的示意图。通过对 x 应用分解矩阵 W：$u = Wx$，得到了独立成分（u）的活动。W^{-1} 的每一列（由电极权重组成），显示为头皮地形图并称为一个独立成分的空间模式。空间模式 W^{-1} 清晰地显示了独立成分的源活动的头皮分布

　　给定一个线性混合模型，n 导联头皮 EEG 信号，$x = [x_1, x_2, \cdots, x_n]^T$ 是由 m 个独立源 $s = [s_1, s_2, \cdots, s_m]^T$ 生成的：

$$x = As \tag{4.1}$$

式中，A 是模型中 $n \times m$ 的混合矩阵。ICA 处理后，可以通过对观察到的 EEG 数据 x 应用分解矩阵 W（$m \times n$）来估计恢复的源信号 u：

$$u = Wx，\quad x = W^{-1}u \tag{4.2}$$

式中，W 的每一行是用于估计独立成分（independent component，IC）的空间滤波器；W^{-1} 的每一列由独立成分的电极权重（即空间投影）组成。

　　图 4.1 显示了将 ICA 应用于视觉引导的抵达（伸手）任务（visually guided reaching task）期间记录的 128 导联头皮 EEG 数据，该任务会引起各种运动伪迹[42]。显然，很难从头皮通道数据中读取潜在的神经活动（underlying neural activities），其中包含重叠的 EEG 信号和伪迹。例如，在额区的电极会有很强的眼动伪迹（eye-movement artifact），这严重污染了在前额叶皮层区的中线 θ（一种 EEG 中的频率成分，通常为 4～7Hz）活动。在本例中，ICA 成功地将头皮 EEG 信号分离成神经和非神经独立的源活动，根据它们的时空特征，可以很容易地理解它们。如图 4.1 所示，恢复的独立大脑活动包括在感觉运动区的左/右 μ 成分（L-mu、R-mu）、中线前额叶成分（midline prefrontal component，MPFC）和后顶叶成分（posterior parietal component，MPPC、LPPC、RPPC）。此外，ICA 还恢复了非神经源活动，包括垂直/水平眼电（vertical/horizontal electrooculogram，VEOG/HEOG）、心电、肌电（electromyogram，EMG）成分。ICA 这种将头皮 EEG 信号分解为功能独立的信号源的能力使其成为基于 EEG 的 BCI 中许多应用的潜在工具。

4.3　ICA 在 BCI 系统中的应用

为了更好地了解 BCI 研究中 ICA 的现状，本章首先对相关文献进行了评述，评述所选的文章来自 Google 学术，检索关键词为 ICA、BCI 和 EEG 的期刊和会议论文。根据应用目的，将选定的 22 项研究分为三类：①剔除伪迹[1, 12, 33, 42]；②提高任务相关 EEG 信号的信噪比[6, 9, 13-15, 24, 26, 27, 32, 34-37, 39, 43, 47]；③选择最佳电极[29, 44]。在剔除伪迹和提高信噪比的应用中，ICA 被应用于设计空间滤波器，以去除与任务无关的活动，如眨眼和运动伪迹。基于独立大脑成分的空间谱特征来选择电极方面的应用，旨在减少 BCI 系统中所需的电极数量。表 4.1 列出了这些研究的详细信息，包括它们的应用目的、参考文献信息和 BCI 设计的类型。这些研究涵盖了大多数类型的 BCI 设计，包括视觉诱发电位（visual evoked potential，VEP）、听觉诱发电位（auditory evoked potential，AEP）、P300 事件相关电位（event-related potential，ERP）、运动想象、运动规划（movement planning）、心理任务（mental task）和睡眠/睡意监测（sleepiness/drowsiness monitoring）。很明显，大多数研究都属于提高任务相关 EEG 信号的信噪比类别。下面采用示例数据详细地描述对应这三个类别的方法。

表 4.1　ICA 在 BCI 研究中的应用分类

应用目的	研究	BCI 类型
剔除伪迹	Wang 和 Jung[42]	运动规划
	Halder 等[12]	运动想象
	Ghanbari 等[1]	运动想象
	Papadelis 等[33]	睡眠监测
提高任务相关 EEG 信号的信噪比	Xu 等[47]	P300
	Serby 等[36]	P300

续表

应用目的	研究	BCI 类型
提高任务相关 EEG 信号的信噪比	Li 等[26]	P300
	Naeem 等[32]	运动想象
	Delorme 和 Makeig[6]	运动想象
	Peterson[34]	运动想象
	Hung 等[15]	运动想象
	Qin 等[35]	运动想象
	Wang 和 James[39]	运动想象
	Lee 等[24]	视觉诱发电位
	Hill 等[14]	听觉诱发电位
	Lin 等[27]	睡意监测
	Tian 等[37]	心理任务
	Erfanian 和 Erfani[9]	心理任务
	Wang 和 Makeig[43]	运动规划
	Hammon 等[13]	运动规划
选择最佳电极	Wang 等[44]	视觉诱发电位
	Lou 等[29]	运动想象

4.3.1　伪迹剔除

EEG 信号往往会受到常见伪迹（如眨眼和运动）的污染，这些伪迹可能会严重降低 BCI 的系统性能[11]。为了使 BCI 系统具有更好的鲁棒性，在提取与任务相关的 EEG 特征之前，需要剔除运动和其他伪迹。许多研究已经很好地证明了 ICA 在剔除 EEG 伪迹方面的优越性[18]。在此类应用中，ICA 的目标是从 EEG 信号中分离并剔除伪迹相关的非神经活动。

Wang 和 Jung 采用 ICA 校正运动规划任务中记录的 EEG 信号，该任务涉及大量眼球和肌肉运动[42]。在剔除眼球和肌肉活动产生的伪迹成分之后，编码运动方向的 EEG 信号可用于预测期望运动（intended movement）的方向（例如，伸手抵达和扫视）。在基于运动想象的 BCI 中，剔除 EOG/EMG 伪迹后，系统性能（如分类精度或特征的 R 平方值）得到了改善[1, 12]。在一项睡意监测研究中[33]，基于 ICA 的伪迹剔除被作为一种常规方法，用于校正驾驶任务期间记录的 EEG 信号，该任务涉及许多头部/身体运动。

图 4.2 说明了基于 ICA 的伪迹剔除过程，在本例中，（伸手）抵达/扫视规划和执行期间记录的头皮 EEG 数据被伪迹污染[42]。剔除伪迹的方法包括三个步骤：

①将 ICA 应用于头皮 EEG 数据；②识别并剔除与伪迹相关的独立成分；③将与 EEG 相关的 IC 投影到头皮电极以重建经伪迹校正后的 EEG 数据。一般来说，伪迹 IC 的识别可以利用 EEG 伪迹中时空特征的先验知识来完成。例如，与水平眼部运动相对应的 IC 在双侧前额额叶区有极性相反的双偶极子分布（图 4.1）。如图 4.2 所示，剔除包含眼电、心电、肌电等伪迹 IC 后，EEG 信号的信噪比显著提高。在实践中，这种方法的在线实现可以有效地提高在线 BCI 系统的鲁棒性。

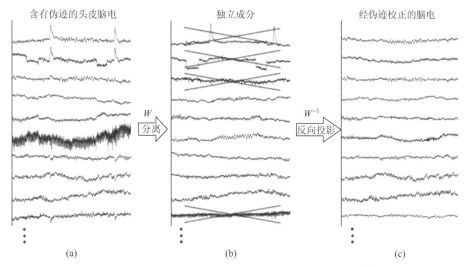

图 4.2　基于 ICA 的伪迹剔除方法说明示意图。将 ICA 应用于（a）含有伪迹的头皮 EEG 数据，获得（b）独立成分的活动。然后识别出伪迹（如眼电、心电和肌电）独立成分，并从所获得的独立成分中移除。最后只需将脑信号成分反向投影回头皮电极即可获得（c）伪迹校正后的 EEG

4.3.2　提高任务相关脑电信号的信噪比

空间滤波（spatial filtering）是采用多通道 EEG 的 BCI 中最重要的信号处理技术之一[31]。空间滤波的基本原理是通过对不同通道进行线性加权来去除与任务无关的信号，从而提高任务相关 EEG 信号的信噪比。在最近的 BCI 研究中，采用了许多多维数据处理方法，例如，共空间模式方法[4]、典型相关分析（canonical correlation analysis，CCA）[2]和 ICA，它们已分别成功应用于基于运动想象、SSVEP 和 P300 的 BCI。总的来说，基于 ICA 的空间滤波方法有两个优势：①它是一种无监督的学习方法，因此不需要标记数据；②它允许探索人类行为与 IC 空间频谱模式之间的关系，有助于理解特定的神经机制。如表 4.1 所示，基于 ICA 的空间滤波已广泛应用于大多数类型的 BCI，包括 P300[26, 36, 47]、运动想象[6, 15, 32, 34, 35, 39]、VEP[24]、AEP[14]、睡意监测[27]、心理任务[9, 37]和运动规划[13, 43]。通常，这些研究旨在通过 ICA 来提高任务相关 EEG 信号的信噪比，从而提升系统性能（如分类精度）。在实际应用中，根据独立成分识别不同任务的能力，只有少数与任务相关的 EEG 独立成分会被选择来构建空间滤波器。

　　基于 ICA 的空间滤波方法的主要步骤包括：①将 ICA 应用于训练数据；②识别与任务相关的独立成分（即本例中的 μ 节律独立成分）；③在分类过程的训练和测试步骤之前将相应的空间滤波器应用于 EEG 数据。图 4.3 展示了应用基于 ICA 的空间滤波器来增强运动想象 BCI 中运动活动的示例，通过将运动相关的空间滤波器与头皮 EEG 数据相乘，可以获得运动活动信噪比高于头皮通道数据的独立成分活动。如图 4.3 所示，空间滤波器在大脑两个半球的感觉运动区上有最大的正权重，而该区域周围的一些负权重作为线性组合起作用，以去除常见的背景活动。与 μ 节律独立成分相对应的空间模式在感觉运动区表现出非常典型的偶极分布，表明运动想象调制的 μ 节律活动的源定位。在本例中，视觉提示的右手运动想象诱发出 μ 节律的对侧（contralateral）事件相关去同步和同侧（ipsilateral）事件相关同步（如图 4.3 中的箭头所示），这些特征在独立成分活动中比在未处理的头皮 EEG 通道数据中有更清晰的显示。

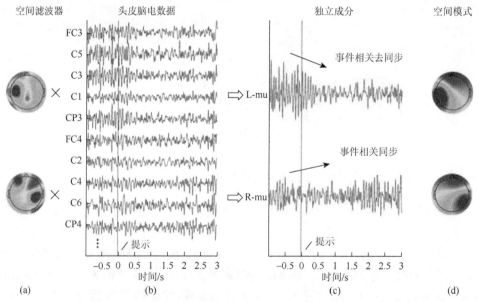

图 4.3　基于 ICA 的空间滤波用于提取运动想象期间与任务相关的脑活动。在这项试验中，要求受试者在 $t=0$ 时刻出现视觉提示后想象右手运动。经独立成分分析后，选择两个具有特征空间频谱模式的独立成分作为想象运动成分（L-mu 和 R-mu 独立成分，即左半球 μ 节律和右半球 μ 节律独立成分），μ 节律在频域上占主导地位。在分离矩阵（W）中选取相应的权重向量作为空间滤波器。箭头表示对侧的事件相关去同步和同侧的事件相关同步，其在独立成分活动中的观察比在头皮 EEG 通道数据中更清晰

4.3.3　选择电极

优化选择少量电极（减少导联数目）在面向实际应用的 BCI 系统设计中起着重要作用[40]。例如，在 SSVEP-BCI 中，电极选择的目标是采用由信号电极（signal electrode）和参考电极组成的双极 EEG 导联来实现具有高信噪比的 SSVEP[44]。在实际应用中，选择产生最强 SSVEP 的电极（通常位于枕叶）作为信号电极。根据以下准则搜索参考电极：它的 SSVEP 应较弱，且其位置应靠近信号电极，以便其噪声活动与信号电极的噪声类似。通过这种方式，双极导联可以获得高信噪比，因为相减运算后会消除大部分自发的背景活动，而 SSVEP 成分大部分被保留下来。

由于 ICA 在分解独立脑信号源方面的优势，它有助于 BCI 中电极的选择。Wang 等[44]在 SSVEP-BCI 中提出了一种基于 ICA 的电极选择方法，具体过程如下。

（1）ICA 分解。选择 Pz 和 Oz（图 4.4（a））之间的 13 导联 EEG 信号 x（13Hz 的 SSVEP）作为 ICA 分解的输入。经过 ICA，获得 13 个独立的成分作为大脑信号源 s 的估计，包括 SSVEP 成分（信号）和其他背景 EEG 成分（噪声）。

（2）信号和噪声的重构。将 SSVEP 信噪比高的独立成分（即 13Hz 的 EEG 功率与其余频谱的 EEG 功率之比）视为真实的 SSVEP 响应成分，把其余的 IC 视为背景噪声成分。通过将 SSVEP 信号源和噪声源投影回头皮电极，可以分离头皮上每个电极的 SSVEP 和噪声活动。

（3）信号电极的选择。采用功率谱密度（power spectral density，PSD）分析来计算 SSVEP 的信噪比。图 4.4（a）展示了所有 13 个头皮电极上的原始导联数据、分解的 SSVEP 和噪声活动的 PSD。选择具有最强的 SSVEP 活动（即 PO2）的电极作为信号电极。

（4）参考电极的选择。计算电极之间的 SSVEP 活动与噪声活动的相关性。选择参考电极的准则是其他电极和信号电极之间 SSVEP 相关性与噪声相关性的比率。具有高噪声相关性和低 SSVEP 相关性的电极是很好的候选参考电极。

图 4.4 给出了该方法应用于一名受试者的示例。如图 4.4（a）所示，该受试者的 SSVEP 受到自发 EEG 信号的严重污染，从原始 EEG 通道数据中很难选择一个好的双极导联。经过 ICA 分解，SSVEP 活动的分布显示，PO2 具有最显著的 SSVEP。如图 4.4（a）中的箭头所示，由于 POz 与 PO2 的 SSVEP 相关性较低且噪声相关性较高，因此选择 POz 为参考电极。图 4.4（b）表明，由于剔除了共同的噪声活动，PO2-POz 双极导联可以显著提高 SSVEP 的信噪比。

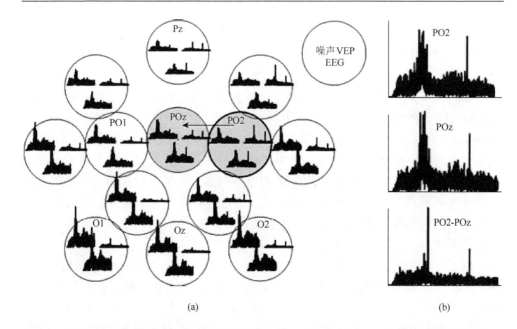

(a)　　　　　　　　　　　　　　　　　(b)

图 4.4　（a）SSVEP-BCI 中基于 ICA 的电极选择方法示意图。枕部 13 个电极用于独立成分分析，将 EEG 分解为 SSVEP 和背景噪声活动。对于每个通道，将头皮 EEG、SSVEP 和噪声活动的功率谱密度放在一起进行比较。箭头和阴影区域指示所选信号（PO2）和参考电极（POz）；（b）单极通道 PO2、POz 和 PO2-POz 双极通道的功率谱密度（经 IEEE 许可，根据文献[44]改编）

这种方法不局限于 SSVEP-BCI，还可以很容易地适用于其他 BCI 系统。例如，Lou 等[29]提出了一种类似的方法，用于优化基于运动想象 BCI 的双极电极。在他们的研究中，利用 ICA 从感觉运动 μ 节律中分离出背景 α 节律。结果证明了感觉运动区和前额叶区（如 C3-FCz 和 C4-FCz）之间的典型双极导联是提取运动想象诱发的 μ 节律功率变化的最有效方法。

4.4　基于 ICA 的零训练 BCI

如前所述，基于 EEG 的 BCI 通常采用空间滤波器来提高任务相关 EEG 活动的信噪比[31]。为了获得稳健、鲁棒的空间滤波器，在线 BCI 控制之前，需要在训练过程中收集大量的标记数据，这些数据通常昂贵且需要大量人力才能获得。最近，有几项研究已提出了采用实验节次（session）之间转化（一个节次到下一个节次，session-to-session scenario）的零训练方法（zero-training method），以缓解此问题[22]。据我们所知，将从一个状态导出的空间滤波器应用到另一个状态，这种状态到状态的转换（state-to-state translation）还少有报道。本书提出了一种状态到状态、零训练的方法来构造空间滤波器，用于提取运动想象诱发的 EEG 变化。ICA 的无监督特性使其成为一种潜在的工具，可以从任务不相关的数据中获得任务相关的空间滤波器。在这项研究中，ICA 分别应用于静息态和运动想象状态下的多导联 EEG 信号，以获得用于提取 μ 成分的空间滤波器。然后将所得的空间滤波器应用于单次试验 EEG，以区分左手和右手运动想象。

4.4.1　实验和数据记录

BCI 实验受试者包括 9 名健康的右利手志愿者（6 名男性和 3 名女性，年龄为 22～25 岁）[45]。图 4.5 展示了有视觉反馈的在线运动想象 BCI 控制，指定左手和右手运动想象用来控制屏幕上光标的垂直移动。受试者坐在舒适的扶手椅上，面对呈现视觉反馈的计算机屏幕。每个试次的持续时间为 8s，在开始的 2s 时间内，屏幕显示为空白（黑屏），受试者处于静息状态（resting state）。在这个短暂的时间之后，屏幕上立即出现视觉提示（箭头），它指示即将要执行的想象任务，向上和向下的箭头分别表示想象左手和右手运动。3s 之后，光标开始以恒定的速度从屏幕的左侧移动到右侧。光标的垂直位置由左脑和右脑（C3 和 C4 电极）之间 μ 节律的功率差来决定。8s 之后，屏幕上出现对/错的标志，表明该试次的最终结果（分类成功/失败），要求受试者这时候放松并等待下一个任务。

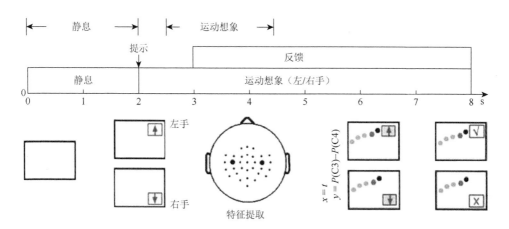

图 4.5　基于运动想象 BCI 的实验范式

该实验采用 BioSemi ActiveTwo 系统记录 32 导联 EEG 信号，参考 CMS-DRL 接地，电极根据 10-20 国际系统标准放置。信号采样率为 256Hz，通过 2～30Hz 带通滤波，以便进一步分析。对于每个受试者，实验包括 4 个组块（block），每个组块包括 60 个试次（每类 30 个试次）。两个连续的组块之间有 3～5min 的休息时间。每个受试者共记录了 240 个试次的实验（每类 120 个试次）。

4.4.2　方法

1. ICA 分解

如图 4.5 所示，在一个试次中，选择 0～2s 和 2.5～4.5s 时间段分别代表静息态和运动想象（motor imagery，MI）状态。对于每个受试者，分别对这两种状态下的数据应用 ICA 算法。对于每种状态，把所有试次的数据都串联起来，得到一个 480s（240 试次×2s）长的数据段。由于数据量非常有限（480s），为了提高 ICA 的稳健性或鲁棒性，首先采用主成分分析（principal component analysis，PCA）将 32 导联数据投影到一个 15 维子空间。然后，对于每一个受试者，ICA 产生两组 15×32 的空间滤波器（W_{rest} 和 W_{mi}）和 32×15 的空间投影（W_{rest}^{-1} 和 W_{mi}^{-1}），对应于静息态和运动想象状态。

2. 基于 ICA 的空间滤波器

在以前的研究中，ICA 在提取具有空域和频域特征的运动成分方面表现出了鲁棒性[29]。本研究采用了两个准则来识别运动成分：①空间模式，表明该成分的源位置，它应与每个大脑半球中感觉运动皮层的投影一致；②该成分的功率谱密度应与 μ/β 节律的典型功率谱形状匹配。在实际应用中，运动成分应同时符合这两个准则。在识别出两个运动独立成分之后，使用分离矩阵（W）中相应的权重矢量作为空间滤波器来增强感觉运动 μ/β 节律。

3. 静息态到运动想象状态的转化

假设静息态和运动想象状态中的两个运动成分具有很强的相似性，采用从静息态下的数据获得的空间滤波器作为运动想象状态的空间滤波器的估计是可行的。所提方法描述如下：

$$\hat{W}_{motor\_mi}^{-1} = \hat{W}_{motor\_rest}^{-1}, \quad W_{motor\_mi} = W_{motor\_rest} \tag{4.3}$$

式中，W_{motor_rest} 和 W_{motor_mi} 分别是静息态和运动想象状态的运动相关空间滤波器，$\hat{W}_{motor\_rest}$ 和 $\hat{W}_{motor\_mi}$ 分别为其估计值。图 4.6 说明了所提方法的原理。在该范式中，处于静息态（不需要受试者的注意力或动作）的数据与运动想象状态的数据完全不重叠。从静息态数据得到的空间滤波器是对运动想象数据的空间滤波器的估计。在实际应用中，静息态的 EEG 数据可以在 BCI 实验之前很容易地采集到。

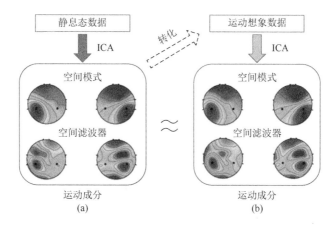

图 4.6 将空间滤波器从静息态转换到运动想象状态的示意图

4. 特征提取和分类

这项研究比较了采用四种方法提取 μ 和 β 节律的带通（8～30Hz）功率的运动想象 BCI 的分类性能：①单极 C3 和 C4 电极；②对静息态 EEG 数据使用 ICA 进行空间滤波；③对运动想象 EEG 数据使用 ICA 进行空间滤波；④基于 CSP 的空间滤波。特征提取后，采用 Fisher 判别分析（Fisher discriminant analysis，FDA）[8] 来识别左、右手运动想象。该二维特征向量表示大脑两半球运动区的 EEG 功率，将其输入 FDA 分类器以识别想象的手。最后采用 10×10 倍交叉验证来估计每个受试者的分类精度。

4.4.3 结果

图 4.7 显示了所有受试者在静息态和运动想象状态下运动成分的空间模式。所有成分均显示出典型的偶极状地形图，广泛分布于大脑左右半球的运动皮层，在 C3 和 C4 电极上显示出最大幅度。为了定量评估地形图的相似性，本节计算了每个受试者两种状态之间运动成分的空间模式的相关性。相关性是通过计算 1×32 的向量的相关系数得到的。对所有受试者来说，静息态和运动想象状态之间的空间模式（即成分向头皮的投影）都非常相似（左右独立成分的平均相关系数分别为 0.95±0.05 和 0.94±0.06）。

FDA 分类器以四种不同类型的 EEG 特征作为输入，对单个试次的运动想象进行分类。表 4.2 总结了 10×10 倍交叉验证的结果。采用受试者之间的配对 t 检验来检验不同特征提取方法之间差异的统计显著性。正如预期的那样，与单极方法相比，所有空间滤波方法均取得了更高的分类精度（87.0%、85.9% 和 86.4% 对比

80.4%，$p<0.01$）。使用运动想象数据训练的 ICA 结果略好于使用静息态数据训练的 ICA 结果（87.0%对比 85.9%），但差异无统计显著性（$p>0.1$）。使用 CSP 滤波（基于运动想象数据）的结果与使用运动想象数据训练的 ICA 结果（86.4%对比 87%，$p>0.1$）和使用静息态数据训练的 ICA 结果（86.4%对比 85.9%，$p>0.1$）具有可比性。这些结果证明了利用 ICA 将静息态空间滤波器转换为分类运动想象 EEG 数据的有效性。

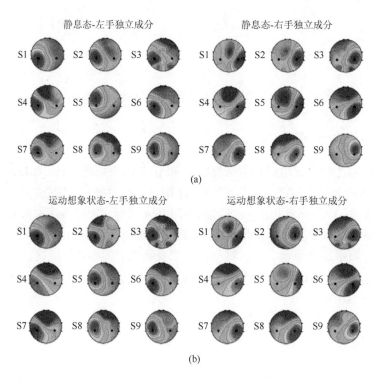

图 4.7　9 名受试者（S1～S9）左手和右手运动成分的空间模式：（a）静息态的空间模式（左面板：左脑半球左手运动独立成分，右面板：右脑半球右手运动独立成分）；（b）运动想象状态的空间模式

表 4.2　不同特征提取方法对所有受试者的分类准确率　（单位：%）

受试者	方法			
	单极导联	ICA-运动想象状态	ICA-静息态	CSP
S1	86	84	84	88
S2	66	70	70	72
S3	84	92	92	90
S4	86	94	88	93

受试者	方法			
	单极导联	ICA-运动想象状态	ICA-静息态	CSP
S5	84	90	88	88
S6	93	96	96	92
S7	87	92	93	92
S8	85	97	95	95
S9	53	67	68	69
平均	80.4±12	87.0±9	85.9±11	86.4±9

4.5　讨论和总结

本章根据 ICA 的作用把相关研究分为三类（剔除伪迹、提高任务相关 EEG 信号的信噪比以及选择电极），对 ICA 在 BCI 应用中的最新文献进行了评述。通过实测 EEG 数据的例子充分说明了这些应用背后的基本原理和方法。本章还描述了基于 ICA 的空间滤波器在运动想象 BCI 零训练方法开发中的应用扩展。总体来说，本章表明 ICA 可以为 BCI 系统的实用设计做出实质性贡献。

虽然本章已清楚地展示了在基于 EEG 的 BCI 中使用 ICA 的优势，但大多数应用仅分析和演示了离线数据。在表 4.1 中给出的所有示例中，只有三项研究实现了在线系统[12, 24, 36]。文献[12]中的研究利用 ICA 实现了 BCI 的在线自动伪迹剔除。文献[36]中开发的 P300 BCI 系统把之前离线实验中获得的基于 ICA 的滤波器调整并应用于目前的在线实验中，以提高 P300 电位。文献[24]中开发的基于 VEP 的 BCI 系统在进行 ICA 后，采用预定义的空间模板选择与 VEP 相关的独立成分。虽然这些研究表明了 ICA 在 BCI 系统中在线实现的一些功能，但这种方法的可能性和实用性还需要进一步探究。

目前，研究人员在在线 BCI 系统中真正实现 ICA 仍然面临一些技术挑战。第一，硬件和软件必须满足 ICA 的计算要求。在某些情况下，由于 EEG 的非平稳性[21]，可能需要接近实时地去执行 ICA 处理。在这种情况下，可以采用自适应算法来降低 ICA 的计算复杂度。此外，最近可移动和可穿戴 BCI 系统的需求对 ICA 的计算性能提出了更严格的要求和限制。片上系统设计（system-on-chip design）[10] 可能是解决该问题的一个实用方法。第二，需要开发自动识别任务相关独立成分的方法。在大多数研究中，是通过研究者的个人经验手动来识别独立成分的。在实时应用中，此过程将耗费大量人力和时间，因此降低了系统的实用性。通过综合考虑独立成分的时域、频域和空域特性，模式识别方法可以用来实现独立成分的自动识别。第三，基于 ICA 的空间滤波器的稳定性和鲁棒性通常依赖于训练数据的数量。在线 BCI 应用中，更多的训练数据需要更长的用户训练时间，从而降低了 BCI 系统的实用性。为了缓解这一问题，本章提出的实验节次之间的转化以及状态之间的转化方法可能是一个实用的解决方案（迁移学习的原型）。综上所述，通过使用先进的平台、信号处理和机器学习技术来解决这些技术问题，ICA 可为开发实用的在线 BCI 系统做出实质性的贡献。

致谢　这项工作得到了 Abraxis 生物科学公司捐赠基金的支持。海军研究办公室、陆军研究办公室（合同号 W911NF-09-1-0510）和陆军研究实验室（合作协议编号 W911NF-10-2-0022）也部分资助了研究。本章中包含的观点和结论均是作者本人的，并不代表陆军研究办公室、陆军研究实验室、海军研究办公室或美国政府。美国政府有权出于政府目的复制和再分发，尽管此处有版权标记。Melody Jung 非常感谢编辑的协助。

参 考 文 献

[1]　Asadi Ghanbari, A., Nazari Kousarrizi, M.R., Teshnehlab, M., Aliyari, M.: An evolutionary artifact rejection method for brain computer interface using ICA. Int. J. Elec. Comput. Sci.9, 461-466（2009）.

[2]　Bin, G., Gao, X., Yan, Z., Hong, B., Gao, S.: An online multi-channel SSVEP-based brain-computer interface using a canonical correlation analysis method. J. Neural Eng. 6, 046002（2009）.

[3]　Birbaumer, N.: Brain-computer-interface research: Coming of age. Clin. Neurophysiol. 117, 479-483（2006）.

[4]　Blankertz, B., Tomioka, R., Lemm, S., Kawanabe, M., Müller, K.R.: Optimizing spatial filters for robust EEG single-trial analysis. IEEE Signal Process. Mag. 25, 41-56（2008）.

[5]　Brunner, P., Bianci, L., Guger, C., Cincotti, F., Schalk, G.: Current trends in hardware and software for brain-computer interfaces（BCIs）. J. Neural Eng. 8, 025001（2011）.

[6]　Delorme, A., Makeig, S.: EEG changes accompanying learned regulation of 12-Hz EEG activity. IEEE Trans. Neural Syst. Rehabil. Eng. 11, 133-137（2003）.

[7]　Delorme, A., Makeig, S.: EEGLAB: an open source toolbox for analysis of single-trial EEG dynamics including independent component analysis. J. Neurosci. Meth. 134, 9-21（2004）.

[8]　Duda, R.O., Hart, P.E., Stork, D.G.: Pattern Classification, 2nd edn. Wiley, New York（2000）.

[9]　Erfanian, A., Erfani, A.: ICA-based classification scheme for EEG-based brain-computer interface: the role of mental practice and concentration skills. Proc 26th Int IEEE EMBS Conf, San Francisco, USA, 235-238（2004）.

[10]　Fang, W.C., Chen, C.K., Chua, E., Fu, C.C., Tseng, S.Y., Kang, S.: A low power biomedical signal processing system-on-chip design for portable brain-heart monitoring systems. Proc 2010 Int Conf Green Circuits and Systems（ICGCS）, Shanghai, China, pp. 18-23（2010）.

[11]　Fatourechi, M., Bashashati, A., Ward, R., Birch, G.: EMG and EOG artifacts in brain computer interface systems: A survey. Clin. Neurophysiol. 118, 480-494（2007）.

[12]　Halder, S., Bensch, M., Mellinger, J., Bogdan, M., Kubler, A., Birbaumer, N., Rosenstiel, W.Online artifact removal for brain-computer interfaces using support vector machines and blind source separation. Comput. Intell. Neurosci. 2007, 82069（2007）.

[13] Hammon, P.S., Makeig, S., Poizner, H., Todorov, E., de Sa, V.R.: Predicting reaching targets from human EEG. IEEE Signal Process. Mag. 25, 69-77（2008）.

[14] Hill, N.J., Lal, T.N., Bierig, K., Birbaumer, N., Scholkopf, B.: Attentional modulation of auditory event-related potentials in a brain-computer interface. Proc IEEE International Workshop on Biomedical Circuits and Systems, Singapore, pp. 17-19（2004）.

[15] Hung, C.I., Lee, P.L., Wu, Y.T., Chen, L.F., Yeh, T.C., Hsieh, J.C.: Recognition of motor imagery electroencephalography using independent component analysis and machine classifiers. Ann. Biomed. Eng. 33, 1053-1070（2005）.

[16] Hyvärinen, A., Oja, E.: Independent component analysis: algorithms and application. Neural Netw. 13, 411-430（2000）.

[17] James, C.J., Hesse, C.W.: Independent component analysis for biomedical signals. Physiol. Meas. 26, 15-39（2005）.

[18] Jung, T.P., Makeig, S., Humphries, C., Lee, T.W., McKeown, M.J., Iragui, V., Sejnowski, T.J.: Removing electroencephalographic artifacts by blind source separation. Psychophysiology 37, 163-278（2000）.

[19] Jung, T.P., Makeig, S., McKeown, M.J., Bell, A.J., Lee, T.W., Sejnowski, T.J.: Imaging brain dynamics using independent component analysis. Proc. IEEE 89, 1107-1122（2001）.

[20] Kachenoura, A., Albera, L., Senhadji, L., Comon, P.: ICA: a potential tool for BCI systems. IEEE Signal Process. Mag. 25, 57-68（2008）.

[21] Krauledat, M.: Analysis of nonstationarities in EEG signals for improving brain-computer interface performance. PhD thesis, Technische Universität Berlin, Fakultat IVElektrotechnik and Informatik（2008）.

[22] Krauledat, M., Tangermann, M., Blankertz, B., Müller, K.R.: Towards zero training for brain-computer interfacing. PLoS ONE 3, e2967（2008）.

[23] Lebedev, M.A., Nicolelis, M.A.L.: Brain-machine interfaces: past, present and future. Trends Neurosci. 29, 536-546（2006）.

[24] Lee, P.L., Hsieh, J.C., Wu, C.H., Shyu, K.K., Chen, S.S., Yeh, T.C., Wu, Y.T.: The brain computer interface using flash visual evoked potential and independent component analysis. Ann. Biomed. Eng. 34, 1641-1654（2006）.

[25] Lee, T.W., Girolami, M., Sejnowski, T.J.: Independent component analysis using an extended infomax algorithm for mixed subgaussian and supergaussian sources. Neural Comput. 11, 417-441（1999）.

[26] Li, K., Sankar, R., Arbel, Y., Donchin, E.: Single trial independent component analysis for P300 BCI system. Proc 31th Int IEEE EMBS Conf, Minneapolis, USA, pp. 4035-4038, 2009.

[27] Lin, C.T., Wu, R.C., Liang, S.F., Chao, W.H., Chen, Y.J., Jung, T.P.: EEG-based drowsiness estimation for safety driving using independent component analysis. IEEE Trans. Circuits Syst.I 52, 2726-2738（2005）.

[28] Lotte, F., Congedo, M., Lecuyer, A., Lamarche, F., Arnaldi, B.: A review of classification algorithms for EEG-based brain-computer interfaces. J. Neural Eng. 4, R1-R13（2007）.

[29] Lou, B., Hong, B., Gao, X., Gao, S.: Bipolar electrode selection for a motor imagery based brain-computer interface. J. Neural Eng. 5, 342-349（2008）.

[30] Makeig, S., Westerfield, M., Jung, T.P., Townsend, J., Courchesne, E., Sejnowski, T.J.: Dynamic brain sources of visual evoked responses. Science 295, 690-694（2002）.

[31] McFarland, D.J., McCane, L.M., David, S.V., Wolpaw, J.R.: Spatial filter selection for EEG-based communication. Electroenceph. Clin. Neurophysiol. 103, 386-394（1997）.

[32] Naeem, M., Brunner, C., Leeb, R., Graimann, B., Pfurtscheller, G.: Seperability of four-class motor imagery

data using independent components analysis. J. Neural Eng. 3，208-216（2006）.

[33] Papadelis，C.，Chen，X.，Kourtidou-Papadeli，C.，Bamidis，P.D.，Chouvarda，I.，Bekiaris，E.，Maglaveras，N.: Monitoring sleepiness with on-board electrophysiological recordings for preventing sleep-deprived traffic accidents. Clin. Neurophysiol. 118，1906-1922（2007）.

[34] Peterson，D.A.: Feature selection and blind source separation in an EEG-based Brain-Computer Interface. EURASIP J. Appl. Signal Process. 19，3128-3140（2005）.

[35] Qin，L.，Ding，L.，He，B.: Motor imagery classification by means of source analysis for brain-computer interface applications. J. Neural Eng. 1，135-141（2004）.

[36] Serby，H.，Yom-Tov，E.，Inbar，G.F.: An improved P300-based brain-computer interface. IEEE Trans. Neural Syst. Rehabil. Eng. 13，89-98（2005）.

[37] Tian，L.，Erdogmus，D.，Adami，A.，Pavel，M.: Feature selection by independent component analysis and mutual information maximization in EEG signal classification. Proc 2005 IEEE International Joint Conference on Neural Networks，Montreal，Canada，pp. 3011-3016（2005）.

[38] Vigario，R.，Sarela，J.，Jousmiki，V.，Hamalainen，M.，Oja，E.: Independent component approach to the analysis of EEG and MEG recordings. IEEE Trans. Biomed. Eng. 47，589-593（2000）.

[39] Wang，S.，James，C.J.: Extracting rhythmic brain activity for brain-computer interfacing through constrained independent component analysis. Comput. Intell. Neurosci. 2007，41468（2007）.

[40] Wang，Y.，Gao，X.，Hong，B.，Gao，S.: Practical designs of brain-computer interfaces based on the modulation of EEG rhythms. In: Graimann，B.，Pfurtscheller，G.（eds.）Invasive and Non-Invasive Brain-Computer Interfaces. Springer，Berlin（2010）.

[41] Wang，Y.，Gao，X.，Hong，B.，Jia，C.，Gao，S.: Brain-computer interfaces based on visual evoked potentials: feasibility of practical system designs. IEEE EMB Mag. 27，64-71（2008）.

[42] Wang，Y.，Jung，T.P.: A collaborative brain-computer interface for improving human performance. PLoS ONE 6，e20422（2011）.

[43] Wang，Y.，Makeig，S.: Predicting intended movement direction using EEG from human posterior parietal cortex. In: Schmorrow，D.D.，Estabrooke，I.V.，Grootjen，M.（eds.）Foundations of augmented cognition: Neuroergonomics and operational neuroscience（HCII 2009）pp. 437-446. Springer，Berlin（2009）.

[44] Wang，Y.，Wang，R.，Gao，X.，Hong，B.，Gao，S.: A practical VEP-based brain-computer interface. IEEE Trans. Neural Syst. Rehabil. Eng. 14，234-239（2006）.

[45] 45.Wei，Q.，Wang，Y.，Gao，X.，Gao，S.: Amplitude and phase coupling measures for feature extraction in an EEG-based brain-computer interface. J. Neural Eng. 4，120-129（2007）.

[46] Wolpaw，J.R.，Birbaumer，N.，McFarland，D.J.，Pfurtscheller，G.，Vaughan，T.M.: Brain-computer interfaces for communication and control. Clin. Neurophysiol. 113，767-791（2002）.

[47] Xu，N.，Gao，X.，Hong，B.，Miao，X.，Gao，S.，Yang，F.: BCI competition 2003-Data set IIb: enhancing P300 wave detection using ICA-based subspace projections for BCI applications.IEEE Trans. Biomed. Eng. 51，1067-1072（2004）.

第5章 皮层脑电（ECoG）电极在BCI应用中的长期使用

5.1 引言：从术前诊断到运动解码

长期以来，医生一直试图借助技术设备来恢复或替换那些因疾病或事故而丧失的身体功能。一个著名的例子是骑士冯伯利辛根（Gottfried "Götz" von Berlichingen），他在1504年的一场战斗中失去了右手，这只失去的手后来由机械假肢（即所谓的"铁手"）替代。在现代医学中，BCI在过去几年一直是人们深入研究的对象，现在必须在临床研究中证明，才能为所有患者提供经认证的医疗设备（certified medical device）。这个接口的主要想法是在大脑和外部技术系统之间建立直接的连接，该连接获得双向的数据交换（bidirectional data exchange），用于记录生物医学信号和向大脑反馈信息。在治疗过程中，大脑功能可能受到影响，在功能康复过程中，丧失的功能可能被替代。独立于技术实现，BCI将电、磁或代谢信号表示的大脑活动转化为控制命令，提供实时的应用。BCI需要采用信号处理：模拟放大和滤波、数字化和数字滤波，借助各种算法，从处理后的信号的频域中提取统计特征（statistical characteristics），以进一步检测特定的分类事件，这些事件可用于控制或驱动辅助设备进行通信或执行移动任务。

基于大脑活动诱发的磁信号的BCI系统可以通过脑磁（magnetoencephalography，MEG）来实现，这是一种价格昂贵的非侵入式方法，采用了超导量子干涉装置（superconducting quantum interference device，SQUID）[25]。此外，基于大脑代谢变化的非侵入式BCI技术是实时功能磁共振成像（real-time functional magnetic resonance imaging，rtfMRI）和功能近红外光谱[7, 42]。最近，特别是关于便携性的研究，使fNIRS成为未来有前景的BCI系统[29]。为了改善有无BCI的经颅直流电刺激（transcranial direct current stimulation，tDCS）的学习性能，已在多项研究中进行了探索[10]。

从技术和生理的角度来看，有以下三种常见的方法为BCI与大脑建立电气连接。

（1）EEG，是一种采用皮肤表面电极记录大量神经元活动的非侵入式方法。这种技术不允许直接电刺激神经组织。

（2）皮层脑电（electrocorticography，ECoG），一种采用硬膜外或硬膜下电极网格和/或条状电极来记录大脑表面，特别是皮层神经活动的侵入式方法。该方法也用于皮层电刺激标测（electrocortical stimulation mapping，ESM）。

（3）皮层内记录和/或刺激，这是一种侵入式方法，采用位于大脑内部的针式电极或针式电极阵列来记录大脑内部的活动，或刺激某些局部脑区或单个神经元。

图 5.1 概述了所有 BCI 系统中所测信号的侵入性、空间分辨率或组合密度以及频率（时间分辨率）。

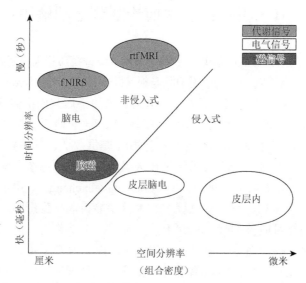

图 5.1　比较不同 BCI 方法所测信号的侵入性、空间分辨率和时间分辨率以及功能

本章侧重于介绍第二种基于大脑电信号的神经-技术接口，介绍了 ECoG 电极的不同制造技术、材料和设计，并评述了它们在 BCI 中的适用性，将不再进一步解释信号处理。

关于 ECoG 的历史，理查德·卡顿（Richard Caton）在 1874 年利用两个未极化的电极和一个灵敏电流计对兔子和猴子的皮层进行了电信号记录[4]。大约 50 年后，汉斯·伯格（Hans Berger）从一名颅骨已被钻孔的患者处获得了第一份人类大脑的 ECoG 数据[12]。他还发现了 ECoG 记录的主要应用领域：致癫痫性脑组织的定位，首次通过术中癫痫发作间期的 ECoG 指导皮层切除术，30 多年来，采用亚慢性植入式电极进行术前癫痫监测已成为一种临床标准。典型的商用 ECoG 电极如图 5.2 所示。与 EEG/MEG 或 MRI 等非侵入式方法相比，在许多患者中，使用 ECoG 电极进行术前癫痫监测是定位致痫脑组织的一种可靠技术。另外，ECoG 电极用于这些患者的皮层电刺激标测，已证明这是一种用于标测主要大脑功能（如语音和运动）的成功方法，用于指导手术过程。

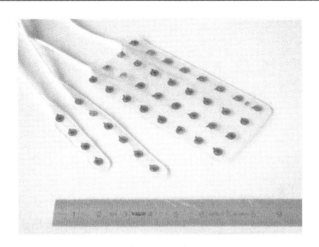

图 5.2　用于癫痫术前诊断的亚慢性植入式的商用 ECoG 电极

在过去的二十年中，计算科学和临床神经科学的进展使 BCI 技术产生了具有前景的成果[2, 3, 20, 27]。但这些研究大多集中在 EEG 或颅内信号记录上。Eric Leuthhardt 和其同事演示了一名临时植入 ECoG 电极（原本是为了定位癫痫病灶）的患者在线控制光标的过程[24]，几年之后，学界才提出了基于 ECoG 的 BCI 概念。在 5.2 节中，我们将评述 ECoG-BCI 研究的现状。

5.2　ECoG 电极的方法和技术

BCI 技术对 ECoG 电极的要求是更高的分辨率、更多的通道数、采用能长期植入的材料以及无线数据传输。根据这些需求，世界各地的商业公司和研究组开发了一些具有不同特性的 ECoG 电极（表 5.1）。

表 5.1　比较用于 BCI 的皮层上/外电极阵列特性（根据文献[43]修改）

生产厂家或参考文献	电极直径/μm	电极间距/μm	导体路径间距/μm	电极数目	阵列尺寸
Ad-Tech[49]	2000	3000	线径：70 隔离层：20	32	9mm×21mm
Craggs[50]	500	2000	聚酰亚胺绝缘 铂丝；直径：76.2	60	200mm² （直径：16mm）
Tsytsarev 等[51]	50	100	100	64	0.8mm×0.8mm
Malkin 和 Pendley[52]	50	100	100	400	10mm×10mm
Takahashi 等[53]	电极面积：80μm²	225	50	69	2mm×2mm
Molina-Luna 等[54]	100	640/750	35	72	6.1mm×4.6mm
Kitzmiller 等[55]	电极面积：200μm²	400	键合丝	16	1.4mm×1.4mm

生产厂家和参考文献	电极直径/μm	电极间距/μm	导体路径间距/μm	电极数目	阵列尺寸
Hollenberg 等[56]	150	900	100	64	6.5mm×6.5mm
Rubehn 等[57]	1000	2000/3000	30	252	35mm×60mm
Schuettler 等[38]	600	1200	100	29	8.3mm×7.0mm

　　下面我们详细描述此类电极的例子：电极制造技术、设计、尺度限制、材料和可能的应用领域。市售的 ECoG 电极大多数通过精密工程由手工制造。在临床上可用的商业化电极阵列的材料由硅橡胶作为绝缘和衬底，铂或不锈钢作为电极触点和导体路径的导电材料。关于制造技术，单个金属触点由手工定位并点焊到绝缘的微丝（微型导线，micro wires）上，并嵌入通过注塑成型的硅橡胶片中。在这种类似三明治式的夹心状系统中，只有打开的电极触点与脑组织有电气接触。通过精密工程，可以实现最大电极密度为 3mm 电极间距。图 5.3 展示了一个 5mm 电极间距的大型 ECoG 电极阵列和一个具有最大电极密度的小型阵列，这两种电极均可从 Racine AD-Tech 医疗仪器公司购买。

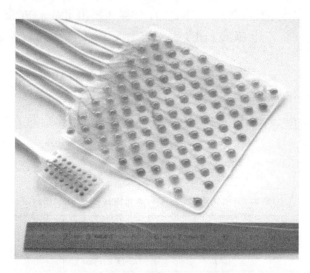

图 5.3　突破市售 ECoG 阵列的局限：提高电极密度的大型阵列以及最大电极密度的小型阵列

　　对于高分辨率的 ECoG 电极（电极间的距离小于 2mm），必须考虑其他制造技术。以硅橡胶作为基底材料为例，一种可能性是直接采用微丝作为接触电极（图 5.4（a））。微丝直径为 70μm，绝缘层厚度为 20μm。在两片硅橡胶之间，微丝作为导体路径和接触电极。在接触点处，将其弯曲至 90°并露出，去除上面的硅橡胶。将 60 根微丝触点排列在两个直径为 4mm 的常用电极触点之间 7mm×7mm 的区域内，手工制造的接触间距在 0.6～1.3mm 变化。此处使用更多金属会导致更高的机械刚度，因为与基底材料（硅橡胶）相比，金属在机械特性上占主导地位。机械刚度的增加使电极网格对皮层弯曲面的适应性变差，并且会增加皮层表面受损的可能性，通常会导致出血。

这类具有几种不同电极接触排列的电极已用于临床研究[44]。虽然高密度微丝阵列的机械刚度增加了，但与标准硬膜下电极相比，这项针对 24 名患者的初步研究显示，并发症的发生概率可以接受，并且表明使用高密度电极不会增加风险。

基于微系统技术的新制造方法满足了所有面向生产的高密度电极要求，如光刻工艺、纳米范围内金属层的物理沉积、在颗粒控制的洁净室中通过反应离子蚀刻构造等技术，允许制造厚度为 10μm 的电极阵列，包括集成导体路径和接触点。

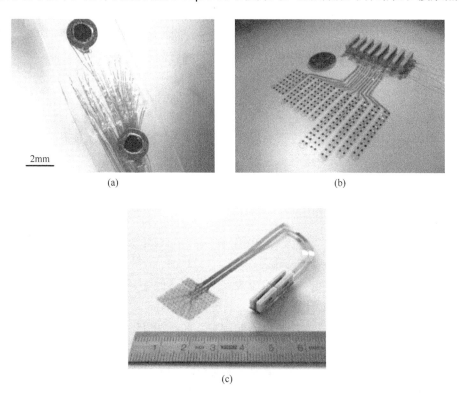

2mm

(a)　　　　　　　　　　　　　　(b)

(c)

图 5.4　目前高分辨率电极阵列的方法。（a）作为临床网格阵列附加选择的高分辨率丝线（AD-Tech 医疗仪器公司）；（b）基于聚酰亚胺的 ECoG 网格阵列[34]；（c）基于聚酰亚胺的微电极阵列（IMTEK-BMT）

图 5.4（b）显示了一个有 252 个触点的 ECoG 阵列，该阵列采用聚酰亚胺为衬底和绝缘材料，铂作为导电体和电极材料。微系统技术要求的不是直径为 1mm

的接触点，而是最大为 15μm 的导体路径宽度。厚度约为 10μm 实现的高柔韧性和指状结构使该系统对大脑具有良好的适应性。在临床前的研究中，这种电极在 4 个月内记录了稳定的 ECoG 信号[34]。

图 5.4（c）展示了另一个基于聚酰亚胺的微电极阵列例子。这个 128 通道 ECoG 阵列的接触点直径为 300μm，电极间距为 1.65mm。两个阵列被焊接并用环氧树脂固定在标准连接器上，实现了与放大器系统的互联。

参照制造需求，比较这几种方法（硅橡胶、精密机械与聚酰亚胺、微系统技术），微系统技术有几个优势，一方面，可以增加电气接触点密度，实现更薄的电极阵列；另一方面，可以在晶片上批量生产 ECoG 电极。然而，对于 BCI 系统的应用需求，没有关于长期的稳定性和生物相容性的保证，也没有临床经验。以硅橡胶为基底材料有很大的优势：有临床经验并且得到批准的长期植入材料（美国药典委员会，U. S. Pharmacopeia，USP 类Ⅵ级）。几十年来，以硅橡胶为封装材料的起搏器被植入体内。耳蜗植入物中基于硅橡胶的神经刺激器已使用 15 年了，在使用基于硅橡胶的 ECoG 电极进行术前癫痫监测方面已有 25 年的经验。

5.3　用于 BCI 的 ECoG 信号

暂时植入 ECoG 电极定位癫痫病灶的患者，为研究人类的 BCI 系统提供了一个独特的机会。当前很少进行这些植入手术，一旦有这样的手术，患者在医院内的植入时间将长达 3 周，在此期间他们通常躺在床上。如果得到患者同意，这就给了研究者时间将患者连接到 BCI 系统并进行研究，例如通过他们的 ECoG 控制计算机光标。

最近，在鼓励采用不同技术（即采用单个神经单元记录（single-unit recordings）和 EEG）来进行 BCI 研究后，这一机会才得以实现[26, 47]。2004 年，采用 ECoG 的首次在线 BCI 研究表明，通过想象或真实动作（如张开手或说一个词）诱发的皮层节律变化，可以控制计算机光标做简单的移动[24]。

与 EEG 相比，ECoG 能够从更高的频率（40～200Hz 或以上）[31]，以至少毫米量级的更高的空间分辨率进行记录[8]，并且也更不易受到伪迹的影响[1]。另外，与采用微丝电极在皮层内记录单个神经单元相比，ECoG 的空间分辨率可能较低，但出于 BCI 目的，ECoG 可能在信号稳定性方面具有优势。ECoG 不穿透脑组织，记录来自大量神经元群体的信号，这些信号在脑组织反应后似乎不会丢失，不需要重新校准[5]，这也是长期记录单个神经单元的常见做法。

然而，直到基于 ECoG 的 BCI 研究开始之前，人们还不清楚用 ECoG 电极记录的神经元群信号是否能提供关于自主运动（voluntary movements）的详细信息，正如相当长一段时间以来人们所知的单个神经单元活动（single-unit activity）那样[18]。

今天，来自世界各地的许多研究组已开始研究基于 ECoG 的 BCI，在癫痫患者的帮助下，他们发现 ECoG 编码了广泛的运动模式，包括不同手指和不同类型抓取的运动方向及运动[32]。此外，采用 ECoG 成功地解码了基于认知信号或语音的 BCI 的其他神经信号[23]。

然而，对癫痫患者进行的 BCI 研究存在一些固有的缺点：首先，仅植入患者很短的时间，在此期间，他们通常只有几天的时间进行实验，每天最多几个小时。与基于 EEG 的 BCI 研究或对猴子的单个神经单元的 BCI 研究中可用的训练时间相比，这段时间要短得多。在这段时间内，患者常常会因植入 ECoG 电极所需的开颅手术而感到筋疲力尽。此外，这种电极植入定位是为了癫痫的诊断，而不是出于 BCI 目的。最后，电极本身也同样是针对癫痫诊断进行的优化。

最近，上述的一些缺点已得到解决。例如，最近在猴子身上解决了长期记录不足的问题[5]，并且在初步试验中采用了高分辨率电极网格[21]。为了充分挖掘 ECoG-BCI 系统在未来的潜力，我们需要长期植入高分辨率电极网格，其记录随后由在线 BCI 系统（如 BCI2000，www.bci2000.org）处理，以便对假肢控制进行强化训练。关于信息内容，运动皮层的理想植入定位，最终在未来的功能性磁共振成像（fMRI）指导下确定[19]，当然也包括中央沟内的位置。对于 ECoG-BCI 来说，这是一个非常有趣但困难得多的植入定位，到目前为止关于这项研究开展得很少[48]。这种系统的最终测试必须在瘫痪患者身上进行。虽然已有针对瘫痪患者的开创性研究[28]，但如果能够开发出与无线记录系统相结合的永久植入电极，将非常有助于使这些有前景的研究具有可行性。

5.4　用于 BCI 的多通道 ECoG 阵列

目前大多数 BCI 的医学应用，无论是采用 EEG、ECoG 还是皮层内设备，都不需要许多独立的信息通道。它们利用如同开关一样的"是/否"信号，这种开关功能的信号可能来自不同的神经科学范式（neuroscientific paradigms）。这种"脑开关"（brain switch）可以通过事件相关同步/去同步（event related synchronisation/desynchronization）来实现，例如，通过运动想象从屏幕上选择字母或图标来进行通信，或者在需要移动假肢或瘫痪肢体时在程序控制的不同状态之间切换。利用所谓的轨迹控制来解码运动需要更多的通道，例如当采用皮层内针式电极时，至少需要八个通道来充分描述二维运动[11]，而如果要充分描述三维运动轨迹，则需要更多通道。基于 EEG 的 BCI 方法的记录范例表明，大量电极结合机器学习方法可以将控制 BCI 的学习时间减少到约 60min[45]。

尽管已开发了皮层外电极阵列（epicortical electrode arrays）并作为 BCI 的一个重要选择，但仍需进行大量研究工作，以研究最佳电极间距和电极直径尺寸，从信号中提取最多的信息，或根据研究范式（research paradigm）获得有用的冗余信息。具有不同间距和直径的电极阵列在感兴趣的脑区均匀或非均匀分布，这开启了大脑研究中关于皮层外大量神经元信号和局部场电位的问题，未来有可能解决这些问题。在大脑不同区域上放置大量电极对于理解不同大脑区域之间的相互作用，以及对于长期植入采集信号的鲁棒性是必要的。如果想从初级运动皮层检测手指的运动，考虑到大脑皮层到躯体映射的非均匀性，空间分辨率必须要高于下肢运动的分辨率。如果将注意力对信号影响的依赖性包括在内，则多通道电极布局排列会变得更加复杂，因为多个大脑区域必须相互连接[9]。

一个重要的技术问题是，电极的数量和间距不得显著影响植入式装置的机械特性。这是目前已建立的用于皮层外应用的市售电极阵列精密机械制造技术的一个缺点。电极尺寸，特别是电极间距影响器件的机械刚度，而不是影响基板材料的机械性能。制造精度取决于制造者的手工技能，并限制了设备的复杂性。

我们的方法试图规避传统精密机械方法的挑战和局限性。从长远角度来看（图 5.5），我们希望将来自非侵入式成像得到的患者大脑活动直接转移到包含某些设计规则的设备设计中。采用激光加工，可以将数据直接传输到电极阵列中的计算机辅助制造装置。

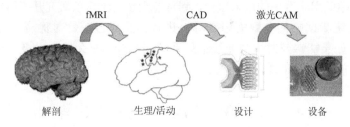

图 5.5　影像数据（fMRI）通过激光加工通道数多的 ECoG 可用于支持计算机辅助设计（computer aided design，CAD）和计算机辅助制造（computer aided manufacturing，CAM）

资料来源：http://lbc.nimh.nih.gov/images/brain.jpg

制造技术（详见 5.4.1 节）利用不会显著影响装置刚度的薄金属片，制造是模块化的，允许大型设备具有较小的特征尺寸、多层金属以及绝缘层。可根据材料和层厚度来定制设备的灵活性和拉伸性。得到的最终设备，包括可与市售设备相比的样品，具有 100 多个电极的高复杂度阵列以及在单个器件上组合大、中、小型电极的组合设备。

5.4.1　激光加工电极的制造

目前，研究者已经开发出通过激光加工（见上文）微制造电极阵列的技术[41]，该技术采用医用级材料，如硅橡胶、高纯度铂箔或镍钴基合金（MP35N）箔，这些材料已被证明在人体内具有长期的稳定性和生物相容性，并可能促进医疗审批过程。这种制造方法允许快速灵活地制造多种不同形状和尺寸的电极阵列。可以很容易地将设计从 CAD 文件转换成原型，而不需要像光刻这样典型且昂贵的洁净室技术。通过旋涂正庚烷稀释硅橡胶（spin-coatings-heptane diluted silicone rubber），可制备厚度小于 25μm 的硅橡胶层。电极和互连由夹在硅橡胶层之间的金属片制成的激光构成。通过制成弯曲形状的电极轨迹来保证足够的灵活性[40]。嵌入、医用级和激光加工的聚合物箔可以提高机械稳定性[14]。接触部位的开口可实现与脑组织的电气接触，通过激光加工移除硅酮[37]。电极阵列的完整制造过程如图 5.6 所示。目前使用波长为 1064nm 的纳秒级 Nd：YAG 激光系统，它允许中等规模的设备集成，最小特征尺寸和轨道间距为 80μm[17]。采用新的皮秒级 Nd：YVO4 激光系统（355nm 的波长）进行的研究至少允许特征尺寸缩小为原来的 1/3，并提供快 100 倍的材料处理速度[22]。

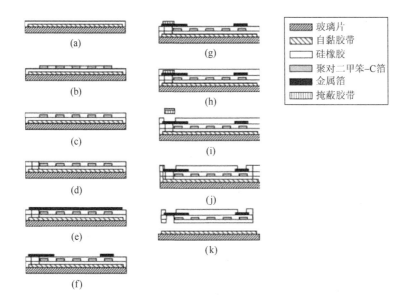

图 5.6　具有大尺寸和小尺寸电极位点的激光加工的电极（IMTEK-BMT）

（a）层压自黏胶带，旋涂第一层硅橡胶；（b）层压加工的聚合物箔；（c）旋涂第二层硅胶；（d）硅胶构造的互连接点；（e）层压金属箔；（f）激光加工的金属箔，剥落多余材料；（g）压合掩蔽胶带；（h）旋涂第三层硅橡胶；（i）在相互连接点的剥离过程；（j）激光加工的电极位置和电极边界；（k）从基板上移除

这种箔片系统与激光加工相结合，使电极阵列的机械性能几乎与电极位置的尺寸、数量和分离无关。研究者已开发了具有两种不同分辨率的电极阵列的皮层外 BCI 的设计示例（图 5.7）：一个是 64 个电极位置，电极直径为 2.4mm，电极

间距为 10mm；另一个是 24 个电极位置，电极直径为 870μm，电极间距为 1.68mm，这两个阵列都已被制造出来了。通过微点焊实现了与经皮电缆（percutaneous cables）的互连。点焊零部件随后封装在硅橡胶中，以实现隔离和增加机械稳定性。目前，人们正在研究几种连接技术的可靠性、强度、可重现性、生产速度和生物相容性[36]。另一种具有类似机械稳定性的连接方法是焊接。然而，由于锡膏的细胞毒性，这种方法还存在争议。

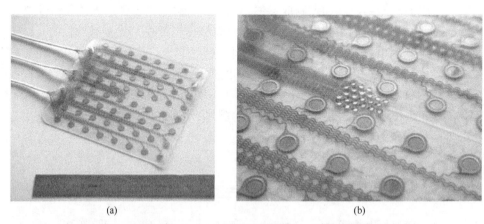

图 5.7　具有大尺寸和小尺寸电极位点的激光加工的电极（IMTEK-BMT）

　　图 5.8 显示了关于电极位置、阻抗大小以及大小触头相移的电化学特性信息。值得注意的是，小型铂触点的阻抗值低于大型 MP35N 触点。一方面是由于材料不同；另一方面是因为上述硅橡胶的激光烧蚀以两种不同的方式进行：对于大型的 MP35N 触点，只有边界由激光加工，剩余的硅树脂用镊子取出；也可以用激光完全烧蚀小型触点上的硅酮，从而使铂表面变得粗糙，并增加电化学有效表面积[35]。

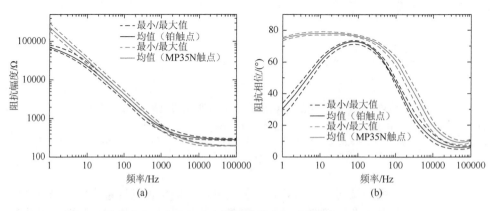

图 5.8　具有大尺寸和小尺寸电极位点激光加工的电极（IMTEK-BMT）
的阻抗幅值和相移（见彩图）

5.4.2　第一个研究的生物评价/结果

在安排首次人体临床试验之前，必须获得 FDA（Food and Drug Administration）批准或符合 CE（Conformite Europeenne）标准的法律要求。这项工作包括预期用途设备的风险评估（ISO 14971《医疗器械风险评估》）和设备制造期间的质量管理（ISO 13485），以减少植入式医疗设备新应用给患者带来的危险。在即将获得批准的道路上的一个里程碑是植入材料无毒性的证明。ISO 10993 标准系列中已描述了对植入材料毒性的评估。在进行人体临床试验之前，必须先进行体外细胞毒性试验，然后用合适的动物模型进行临床前研究。

尽管在所述 ECoG 电极的激光加工工艺中只使用硅橡胶或铂箔等既定材料，但通过激光材料加工可改变生物相容性。事实上，这些材料的激光微加工会导致材料表面的形态和化学变化[13]。对激光加工的硅橡胶和铂箔的 X 射线光电子能谱（X-ray photoelectron spectroscopy，XPS）的化学研究表明，这种加工会产生副产物，主要是成分材料的氧化物。对于硅橡胶，主要测量了二氧化硅（SiO_2），铂表面也会产生铂氧化物（PtO_x）。

一项对 L929 小鼠成纤维细胞的细胞生长抑制的细胞毒性研究表明，这些副产物对细胞生长没有显著的影响。采用 L929 成纤维细胞进行的直接接触增殖试验显示，在阳性对照、组织培养塑料（tissue cultured plastic，TCP）上细胞扩散最佳。在纯硅橡胶和纯铂箔以及电极阵列上，细胞越圆，则表明细胞与衬底材料之间的相互作用越差。没有一种单个电极材料的性能比阳性对照好，但硅橡胶和铂箔这两种几十年来医学上批准的可植入材料，其增殖率与由这些材料构建的激光加工的电极样品没有显著差异[13]。

Henle 等也获得了类似的结果。对于激光技术和不同用途的医用级金属箔，如铂、不锈钢或 MP35N 箔，在认可的实验室对小鼠成纤维细胞 L929 进行的萃取试验和直接接触试验均未导致生物毒性反应[15]。

Henle 等首次在大鼠上进行了激光制备电极的临床前体内试验（vivo trials）。该试验研究了 18 周内电极的功能，记录了电极的信号振幅和电极组织的阻抗。结果发现，信号振幅相对稳定，振幅为 90～100μV[6]。间距为 3mm 的电极间的电极-组织阻抗主要在第一周内增加，并在 1kHz 时在 70～90kΩ 范围内保持相对稳定（图 5.9）[16]。这些阻抗测量显示了长期植入的微电极的典型状态，已经观察到皮层内电极在植入后第一周阻抗发生变化，随后趋于稳定[46]。测量结果还表明，封装过程在植入后一周内完成。

植入 25 周之后，对脑组织的组织学研究显示，组织上没有明显的炎症和坏死，从而表明微电极没有细胞毒性。

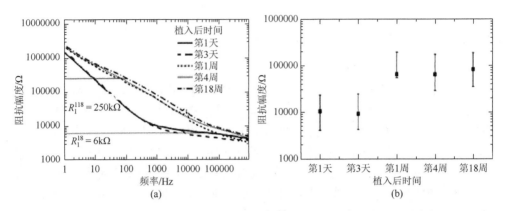

图 5.9　活体测量的阻抗图谱。每一条曲线是 5 只大鼠的平均值，每只大鼠测量 2 次。
此外，这些测量的最小值和最大值显示在 1kHz 处[16]

5.5　可长期植入的无线系统

从较长时间的实验（subchronical experiment）转化到 BCI 用于日常生活，需要我们克服经皮电缆（percutaneous cable）的问题。直接机械耦合会对患者构成风险，患者可能意外地对电缆施加拉力，导致电极阵列错位，甚至会导致组织和电极阵列受损，也存在潜在风险，即通过电极连接器释放静电收集的电荷从而导致不必要的大脑刺激。除了这些和其他方面，如实用性的缺点外，经皮电缆最显著的缺点是为微生物进入体内提供了通道，这可能会引起局部炎症或更严重的身体反应。尽管大多数问题可通过使用动物实验中常用的骨锚定经皮连接器（bone-anchored percutaneous connector）[33]来解决，并且这种方案也成功地应用于少数患者[20]，但只有当皮肤未被长期穿透时，受感染的风险才能充分降低。这一要求可通过完全植入的电子系统得以满足，该系统将从大脑记录的数据通过皮肤无线传输到位于身体外部的接收器单元。

接收器单元通常与数据处理器单元（如个人计算机）连接在一起，该数据处理单元运行算法从记录的 ECoG 信号中提取特征。它通常由电池供电，允许用户进行一些自由活动，例如，使用电动轮椅。感测、放大和传输 ECoG 的植入记录器电路可以由需要定期更换的电池供电，也可以由与植入接收器线圈（implanted receiver coil）配对的传输交变磁场的外部线圈的感应链路（inductive link）供电，或者由使用感应链路、每周充电一次的电池供电。未来的应用也可能使用生物燃料电池，然而，这种电源目前还不可用。

对于数据通信，可以使用磁场的数字或模拟调制，这是一种明显的与感应供电的植入物相结合使用的方法。然而，调制磁场近场（magnetic near field）的带宽（即数据速率）实际上受到载波频率的（通常达到兆赫级别）限制，可能不足以从具有大量电极触点的 ECoG 阵列传输数据。或者一种可选方法是，可以采用 100MHz 范围内的电磁远场（electromagnetic far field）来传输数据。然而，在这个频率传输通常会伴随着高功耗。第三种方法是利用光穿过皮肤传输并在头部外接收光线，这种方法的功耗适中，并且允许较高的数据传输速率。但将植入的电子设备集成到合适的封装中仍然是一个难点。

将无线 BCI 所需的多通道放大器和发射器等复杂电子设备暴露在恶劣的身体环境中，会迅速导致电子电路发生灾难性故障。因此，电子器件必须密封在防水的封装中，以防止任何水分从身体进入半导体。这种密封封装传统上由金属（最好是钛，有时为不锈钢）或陶瓷（如氧化铝、氧化锆）制成。将传统的密封植入封装技术应用于无线 BCI 的一个主要挑战是需要大量的电气引线。引线将植入封装包内的电子设备连接到包外的电极触点，为电流提供通路，同时不会透水。传统的密封引线由金属针构成，该金属针穿过由小的金属隔板框起来的陶瓷电绝缘玻璃突出，这个隔板被钎焊或焊接到包装壁上。大多数商业上成功的植入物（装置）都使用这种电气引线。根据应用的不同，一个封装包最多可以封装 16 个甚至更多的电气引线。然而，未来的 BCI 可能需要来自 100 个或更多电极触点的信号。目前，还没有市售的植入物封装包提供这一数量的引线，该问题的潜在技术解决方案仍在研究中，例如，基于丝网印刷和激光图案氧化铝（screen printed and laser patterned alumina）的微型植入封装中的 360 根引线，或使用高温共烧陶瓷（co-fired ceramics）的微型封装中的 232 根引线[30]。这些技术发展对未来 12 年内基于 ECoG 电极的长期植入无线 BCI 的制造和临床评估至关重要，是基础。这些 BCI 将被连接到计算机（例如，连接到智能轮椅），允许患者使用计算机通过电子邮件、短信或人工语音合成进行通信（图 5.10）。此外，还可以通过意念来控制家庭环境的辅助设备（立体声、灯光、电视机等）。在两年内，是否能安全有效地控制假肢，其灵敏度和速度是否足够，还有待研究。

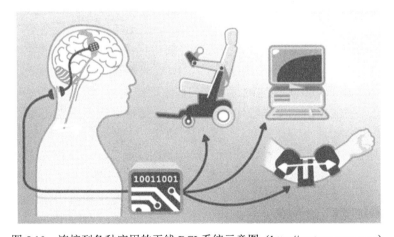

图 5.10　连接到各种应用的无线 BCI 系统示意图（http://cortecneuro.com）

　　将在未来 2～8 年内开发的新设备可能具有以下一些理想的特征：电极阵列如果面积仍然较大，那么其在机械上会符合大脑的弯曲度（曲率），或者通过所用材料的特性，或者通过把阵列设计为指状结构[34]，见图 5.4（b）。电极触点可单独作为记录或刺激部位，能够适应由神经可塑性或电极网格改变引起的变化。后者（电极网格改变）可能是由于电极破损、局部组织生长或电极网格移动造成的接触绝缘。为了获得具有良好适应性和可靠性的神经接口，电极网格应由大量电极触点（约 100 个）组成，其中只有少数触点被使用，而触点的实际选择会不断修改。有些应用可能需要将 ECoG 电极网格与穿透电极相结合，以允许从深度高达几毫米的神经元群中记录信号。如果此类 BCI 由感应充电的电池供电（如隔夜充电），则可使用桥接距离约 10m 的电气远场来实现高带宽数据通信，从而允许直接控制一些家用电器，如电灯开关、散热器、电视机、计算机游戏等。在实现该应用之前，必须解决许多关于数据安全的问题。尽管控制了环境，但医生可能会将记录的 ECoG 用于诊断目的，并可能与从植入设备中集成的其他传感器（如葡萄糖传感器、神经递质传感器、温度以及加速度传感器等）获取的信号耦合。从大脑记录信息将伴随着大脑刺激，长期脑刺激（chronic brain stimulation）有望在中风或进展性神经退行性疾病后具有一定治疗效果。选择性脑刺激（selective brain stimulation）还提供了一个通道，用于向大脑提供反馈，作为 BCI 的一部分可用于控制，如控制机器人矫形器（robotic orthoses），可将人工手假肢的压力传感器信号转换为对感觉皮层的选择性电刺激。

　　显然，基于 ECoG 的 BCI 的未来是很难预测的。新的外科手术技术可能会克服需要开颅手术植入网格电极的问题，并且一旦插入体内，可能通过（部分）伸展或展开的阵列来达到最小的侵入性。由感应充电电池、生物燃料电池或其他能量获取方式提供动力的植入电子设备与其他植入设备进行无线通信，构建由传感器和执行器组成的人体内部网络（body-internal network）。其他植入的网络设备可能是促动器件，如药物泵或神经刺激器，例如，从 BCI 接收到指令后，电激活外周神经以移动瘫痪的肢体。反之，外周神经接口记录来自自然传感器（如皮肤感受器）的信号，并将该信息传递给 BCI，BCI 将特定的电刺激模式（particular electrical stimulus pattern）传递给感觉皮层，从而实现对自然感觉的感知。

　　过去几年智能手机的发展证明，新技术——硬件（无线数据传输与多传感器技术相结合）与软件（云计算和模式识别、语音、人脸、位置）的结合——使几年前我们无法想象的新应用得以实现，在全世界引发了与伦理相关的讨论。当引入能够与其他设备进行无线通信的高度可选择性的脑-机接口时，可以想象，个人和社会都面临着具有重大影响的伦理问题。尽管由于用户数量的减少，开发更先进设备的公司面临的压力也大大减小，因此这种发展速度会慢得多，但人们始终必须考虑 BCI 的（当前）目的：减轻患者的身体残疾。

致谢　本章研究工作的一部分受到了德国联邦教育和研究部（BMBF）Go Bio（313891）和伯恩斯坦计算神经科学研究中心弗赖堡-蒂宾根"混合脑"（01GQ0830）的资助。

参 考 文 献

[1]　Ball，T.，Kern，M.，Mutschler，I.，Aertsen，A.，Schulze-Bonhage，A.: Signal quality of simultaneously recorded invasive and non-invasive EEG. Neuroimage 46（3），708-716（2009）.

[2]　Birbaumer，N.，Ghanayim，N.，Hinterberger，T.，Iversen，I.，Kotchoubey，B.，Kübler，A.Perelmouter，J. Taub，E. Flor，H.: A spelling device for the paralysed. Nature 398（6725）297-298（1999）.

[3]　Carmena，J.M.，Lebedev，M.A.，Crist，R.E.，O'Dohety，J.E.，Santucci，D.M.，Dimitrov，D.F.Patil，P.G.，Henriquez，C.S.Nicolelis，M.A.L.: Learning to control a brain-machine interface for reaching and grasping by primates. PLoS Biol. 1（2），193-208（2003）.

[4]　Caton: Brit. med. J. 2（278）（1875），Ref. Zbl Physiol 4（25）（1890）. Bechterew.:（1902）Die Energie des Lebenden Organismus，pp 102. Wiesbaden，Germany.

[5]　Chao，Z.C.，Nagasaka，Y.，Fujii，N.: Long-term asynchronous decoding of arm motion using electrocorticographic signals in monkey. Front Neuroeng. 3（3），1-10（2010）.

[6]　Cordeiro，J.，Henle，C.，Raab，M.，Meier，W.，Sieglitz，T.，Schulze-Bonhage，A.，Rickert，J.: Micromanufactured electrodes for cortical field potentials recording: in vivo study. In: IFMBE Proceedings，vol. 22，pp. 2375-2378（2008）.

[7]　Coyle，S.M.，Ward，T.E.，Markham，C.M.: Brain-computer interface using a simplified functional near-infrared spectroscopy system. J. Neural. Eng. 4（3），219-226（2007）.

[8]　Freeman，W.J.，Holmes，M.D.，Burke，B.C.，Vanhatalo，S.: Spatial spectra of scalp EEG and EMG from awake humans. Clin. Neurophysiol. 114，1053-1068（2003）.

[9]　Fries，P.，Womelsdorf，T.，Oostenveld，R.，Desimone，R.: The effects of visual stimulation and selective visual attention on rhythmic neuronal synchronization in macaque area V4. J. Neurosci. 28（18），4823-4835（2008）.

[10]　Fritsch，B.，Reis，J.，Martinowich，K.，Schambra，H.M.，Yuanyuan，J.，Cohen，L.G.，Lu，B.: Direct current stimulation promotes bdnf-dependent synaptic plasticity potential implications for motor learning. Neuron 66（2），198-204（2010）.

[11]　Georgopoulos，A.P.，Kalaska，J.F.，Massey，J.T.: Spatial trajectories and reaction times of aimed movements: effects of practice，uncertainty，and change in target location. J. Neurophysiol.46（4），725-743（1981）.

[12]　Gloor，P.: Hans Berger and the discovery of the electroencephalogram. Electroencephalogr. Clin. Neurophysiol. 28，1-36（1969）.

[13]　Green，R.A.，Ordonez，J.S.，Schuettler，M.，Poole-Warren，L.A.，Lovell，N.H.，Suaning，G.J.Cytotoxicity of implantable microelectrode arrays produced by laser micromachining. Biomaterials 31（5），886-893（2010）.

[14]　Henle，C.，Hassler，C.，Kohler，F.，Schuettler，M.: Mechanical characterization of neural electrodes based on PDMS-parylene C-PDMS sandwiched system. In: Proceedings of the 33rd Annual International Conference of the IEEE Engineering in Medicine and Biology Societypp. 640-643（2011）.

[15]　Henle，C.，Madjarow，A.，Schuettler，M.，Stieglitz，T.: Evaluation on cytotoxicity on laser-fabricated neural implants: different manufacturing processes and materials. Biomed. Tech. 55（Suppl. 1），229-231（2010）.

[16]　Henle，C.，Raab，M.，Cordeiro，J.G.，Doostkam，S.，Schulze-Bonhage，A.，Stieglitz，T.Rickert，J.: First

long-term in vivo study on subdurally implanted micro-ECoG electrodes, manufactured with a novel laser technology. Biomed. Microdevices 13（1），59-68（2011）.

[17] Henle, C., Schuettler, M., Ordonez, J.S., Stieglitz, T.: Scaling limitations of laser-fabricated nerve electrode arrays. In: Proceedings of the International Conference of the IEEE Engineering in Medicine and Biology Society, pp. 4208-4211（2008）.

[18] Hepp-Reymond, M.C.: Neurosciences, functional organization of motor cortex and its participation in voluntary movements. Comp. Prim. Biol. 4，501-624（1988）.

[19] Hermes, D., Vansteensel, M.J., Albers, A.M., Bleichner, M.G., Benedictus, M.R., Mendez Orellana, C., Aarnoutse, E.J., Ramsey, N.F.: Functional MRI-based identification of brain areas involved in motor imagery for implantable brain-computer interfaces. J. Neural. Eng. 8（2）025007（2011）.

[20] Hochberg, L.R., Serruya, M.D., Friehs, G.M., Mukand, J.A., Saleh, M., Caplan, A.H., Branner, A., Chen, D., Penn, R.D., Donoghue, J.P.: Neuronal ensemble control of prosthetic devices by a human with Tetraplegia. Nature 442（7099），164-171（2006）.

[21] Kellis, S.S., House, P.A., Thomson, K.E., Brown, R., Greger, B.: Human neocortical electrical activity recorded on nonpenetrating microwire arrays: applicability for neuroprostheses.Neurosurg. Focus 27（1），E9（2009）.

[22] Kohler, F., Schuettler, M., Ordonez, J.S., Stieglitz, T.: Laser microfabrication of neural electrode arrays: comparison of nanosecond and picosecond laser technology. In: Proceedings of the IFESS（2011）.

[23] Leuthardt, E.C., Gaona, C., Sharma, M., Szrama, N., Roland, J., Freudenberg, Z., Solis, J., Breshears, J., Schalk, G.: Using the electrocorticographic speech network to control a brain-computer interface in humans. J. Neural. Eng. 8（3），036004（2011）.

[24] Leuthardt, E.C., Schalk, G., Wolpaw, J.R., Ojemann, J.G., Moran, D.W.: A brain-computer interface using electrocorticographic signals in humans. J. Neural Eng. 1，63-71（2004）.

[25] Mellinger, J., Schalk, G., Braun, C., Preissl, H., Rosenstiel, W., Birbaumer, N., Kübler, A.: An MEG-based brain-computer interface（BCI）. Neuroimage 36（3），581-593（2007）.

[26] Moran, D.: Evolution of brain-computer interface: action potentials, local field potentials and electrocorticograms. Curr. Opin. Neurobiol. 20，741-745（2010）.

[27] Moritz, C.T., Perlmutter, S.I., Fetz, E.E.: Direct control of paralysed muscles by cortical neurons. Nature 456（7222）639-642（2008）.

[28] Murguialday, A.R., Hill, J., Bensch, M., Martens, S., Halder, S., Nijboer, F., Schoelkopf, B., Birbaumer, N., Gharabaghi, A.: Transition from the locked in to the completely locked-in state: a physiological analysis. Clin. Neurophysiol. 122（5），925-933（2011）.

[29] Nagaoka, T., Sakatani, K., Awano, T., Yokose, N., Hoshino, T., Murata, Y., Katayama, Y.Ishikawa, A., Eda, H.: Development of a new rehabilitation system based on a brain-computer interface using near-infrared spectroscopy. Adv. Exp. Med. Biol. 662，497-503（2010）.

[30] Ordonez, J., Keller, M., Schuettler, M., Stieglitz, T., Wilder, J., Guenther, T., Suaning, G.J.High-Density Hermetic Feedthroughs for Multi-Channel Implantable Electronics. Proc. Conf. Tech. Assis. Rehab.（2011）. IGEPrint Internet, ISSN 2192-161X.

[31] Pfurtscheller, G., Graimann, B., Huggins, J.E., Levine, S.P., Schuh, L.A.: Spatiotemporal patterns of beta desynchronization and gamma synchronization in corticographic data during self-paced movement. Clin. Neurophysiol. 114，1226-1236（2003）.

[32] Pistohl, T., Schulze-Bonhage, A., Aertsen, A., Mehring, C., Ball, T.: Decoding natural grasp types from

human ECoG. Neuroimage 59（1），248-260（2012）.

[33] Rousche, J., Petersen, R.S., Battiston, S., Gianotta, S., Diamond, M.E.: Examination of the Spatial and Temporal Distribution of Sensory Cortical Activity Using a 100-electrode Array. J. Neurosci. Meth. 90，57-66（1999）.

[34] Rubehn, B., Bosman, C., Oostenveld, R., Fries, P., Stieglitz, T.: A MEMS-based flexible multichannel ECoG-electrode array. J. Neural. Eng. 6（3），036003（2009）.

[35] Schuettler, M.: Electrochemical properties of platinum electrodes in vitro: comparison of six different surfaces qualities. In: Proceedings of the International Conference of the IEEE Engineering in Medicine and Biology Society, pp. 186-189（2007）.

[36] Schuettler, M., Henle, C., Ordonez, J.S., Meier, W., Guenter, T., Stieglitz, T.: Interconnection technologies for laser-patterned electrode arrays. In: Proceedings of the International Conference of the IEEE Engineering in Medicine and Biology Society, pp. 3212-3215（2008）.

[37] Schuettler, M., Henle, C., Ordonez, J.S., Suaning, G.J., Lovell, N.H., Stieglitz, T.: Patterning of silicone rubber for micro-electrode array fabrication. In: Proceedings of the IEEE Conference on Neural Engineering, pp. 53-56（2007）.

[38] Schuettler, M., Ordonez, J.S., Henle, C., Oh, D., Gilad, O., Holder, D.S.: A flexible 29 channel epicortical electrode array. In: Proceedings of the 13th Annual Conference of the International Functional Electrical Stimulation Society, pp. 232-234（2008）.

[39] Schuettler, M., Ordonez, J.S., Santisteban, T.S., Schatz, A., Wilde, J., Stieglitz, T.: Fabrication and test of a hermetic miniature implant package with 360 electrical feedthroughs. In: Proceedings of the International Conference of the IEEE Engineering in Medicine and Biology Society, vol. 578, pp. 1585-1588（2010）.

[40] Schuettler, M., Pfau, D., Ordonez, J.S., Henle, C., Woias, P., Stieglitz, T.: Stretchable tracks for laser-machined neural electrode arrays. In: Proceedings of the International Conference of the IEEE Engineering in Medicine and Biology Society, pp. 1612-1615（2009）.

[41] Schuettler, M., Stiess, S., King, B.V., Suaning, G.J.: Fabrication of implantable microelectrode arrays by laser cutting of silicone rubber and platinum foil. J. Neural. Eng. 2（1），121-128（2005）.

[42] Sitaram, R., Caria, A., Birbaumer, N.: Hemodynamic brain-computer interfaces for communication and rehabilitation. Neural Netw.（2009）22，1320-1328.

[43] Stieglitz, T., Rubehn, B., Henle, C., Kisban, S., Herwik, S., Ruther, P., Schuettler, M.: Brain-computer interfaces: An overview of the hardware to record neural signals from the cortex. In: Verhaagen, J., Hol, E.M., Huitinga, I., Wijnhold, J., Bergen, A.B., Boer, G.J., Swaab, D.F.（eds.）Neurotherapy Progress in Restorative Neuroscience and Neurology. Prog. Brain Res. 175. 297-315（2009）.

[44] Van Gompel, J.J., Stead, S.M., Giannini, C., Meyer, F.B., Marsh, W.R., Fountain, T., So, E., Cohen-Gadol, A., Lee, K.H., Worrell, G.A.: Phase I trial: safety and feasibility of intracranial electroencephalography using hybrid subdural electrodes containing macro-and microelectrode arrays. Neurosurg. Focus. 25（3），E23（2008）.

[45] Vidaurre, C., Sannelli, C., Müller, K.R., Blankertz, B.: Machine-Learning-Based Coadaptive Calibration for Brain-Computer Interfaces. Neural Comput.（2010）[Epub ahead of print].

[46] Williams, J.C., Hippensteel, J.A., Dilgen, J., Shain, J.W., Kipke, D.R.: Complex Impedance Spectroscopy for Monitoring Tissue Responses to Inserted Neural Implants. J. Neural Eng. 4（4），410-423（2007）.

[47] Wolpaw, J.R., Birbaumer, N., McFarland, D.J., Pfurtscheller, G., Vaughan, T.M.: Brain-computer interfaces for communication and control. Clin. Neurophysiol. 113，767-791（2002）.

[48] Yanagisawa, T., Hirata, M., Saitoh, Y., Kato, A., Shibuya, D., Kamitani, Y., Yoshimine, T.: Neural decoding

using gyral and intrasulcal electrocorticograms. Neuroimage 45 (4), 1099-2106 (2009).

[49] Product Catalogue 2012. http://www.adtechmedical.com .

[50] Craggs, M.D.: The cortical control of limb prostheses. Ph.D., University of London (1974).

[51] Tsytsarev, V., Taketani, M., Schottler, F., Tanaka, S., Hara, M.: A new planar multielectrode array: Recording from a rat auditory cortex. J. Neural. Eng. 3 (4), 293-298 (2006).

[52] Malkin, R.A., Pendley, B.D.: Construction of a very high-density extracellular electrode array. Am. J. Physiol. Heart C, 279, 437-442 (2000).

[53] Takahashi, H., Ejiri, T., Nakao, M., Nakamura, N., Kaga, K., Herve, T.: Microelectrode array on folding polyimide ribbon for epidural mapping of functional evoked potentials. IEEE Trans. Biomed. Eng. 50(4), 510-516 (2003).

[54] Molina-Luna, K., Buitrago, M.M., Hertler, B., Schubring, M., Haiss, F., Nisch, W., Schulz, J.B., Luft, A.R.: Cortical stimulation mapping using epidurally implanted thin-film microelectrode arrays. J. Neurosci. Meth. 161, 118-125 (2007).

[55] Kitzmiller, J., Beversdorf, D., Hansford, D.: Fabrication and testing of microelectrodes for small-field cortical surface recordings. Biomed. Microdevices 8, 81-85 (2006).

[56] Hollenberg, B.A., Richards, C.D., Richards, R., Bahr, D.F., Rector, D.M.: A MEMS fabricated flexible electrode array for recording surface field potentials. J. Neurosci. Meth. 153, 147-153 (2006).

[57] Rubehn, B., Bosman, C., Oostenveld, R., Fries, P., Stieglitz, T.: A MEMS-based flexible multichannel ECoG-electrode array. J. Neural. Eng. 6 (3), 036003 (2009).

第 2 部分　设备、应用和用户

第6章 设备、应用和用户介绍：基于共享控制技术的实用BCI

6.1 引　　言

本章首先简要介绍设备、应用和用户。实用的 BCI 不仅可以让用户控制屏幕上的光标，还应提供与现实世界应用进行交互的机会。新应用方向的研究和开发尤其重要，因为 BCI 不再仅用于实验室环境中受控条件下的健康受试者，而是由患者在家中控制 BCI 应用。

有五个主要的 BCI 应用领域，即通信和控制、运动替代、娱乐和游戏、运动康复、心理状态监测，残疾人可以从 BCI 技术的进步中获益。这些应用的性能可以通过新型的混合 BCI 体系结构来提高，这种结构是 BCI 与其他剩余输入通道的协同组合。混合 BCI 体系结构把 BCI 作为多模式、多通道系统的一部分来研究，并提供更直观、更鲁棒/稳健和更自然的交互方式。此外，最近的研究表明，不仅 BCI 研究和应用可以从人机交互技术中获益，而且反之亦然，也可以促进人机交互的发展。更准确地说，BCI 可以从用户那里提取相关认知信息（如错误加工的识别），这些信息可以用来改善标准交互。这种被动监测对患者和健康受试者均有潜在的益处。此外，健康受试者感兴趣的另一个研究领域是 BCI 控制或支持游戏；可以增强操作能力或允许多任务操作。

文献中介绍的大多数应用要么面向软件，如通过屏幕上的虚拟键盘在心里书写文本，要么面向硬件，如控制具有临场感的小型移动机器人或轮椅。这些典型应用需要非常好和精确的控制通道，以保证失能的用户通过使用 BCI 达到与健康用户相当的控制性能。然而，目前的 BCI 提供的信息吞吐量较低，不足以完全灵活地控制这些复杂的应用。尽管 BCI 并不是一个完美的控制通道，但可以通过共享控制等技术将交互提升到类似的水平。在共享控制方案中，在用户发出高级命令（high-level commands）与系统执行快速和精确的（executing fast and precise）低级交互（low-level interactions）之间分担责任。例如，当我们考虑在家庭环境中（散布的障碍物有椅子、桌子、门等）驾驶轮椅时，这需要精确控制才能在房间中导航。在共享控制框架中，用户通过 BCI 发出高级命令（如向左、向右和前进），然后轮椅控制器根据其传感器测量的环境信息解释这些命令，根据这些解释，轮椅可以执行智能化操控（如避障、引导转弯）。共享控制有助于与环境直接交互，但传递的原理与自主控制不同。在自主控制中，较抽象的高级指令（如驾驶到厨房或客厅）由机器人设备发出，然后在不与用户交互的情况下自主执行，直到达到选定的目标。

不同类型的 BCI 会采取不同的方法获取大脑活动信号，但由于 EEG 是最实用的方式[59]（如果我们想把 BCI 技术推广给更多的用户），所以本章将聚焦基于 EEG 的 BCI。然而，大脑活动也可以通过非电学的方法来测量，如通过磁信号和代谢变化，这些也是非侵入式的测量方法。磁场可以通过 MEG 来记录，而大脑代谢活动（反映脑组织血流变化）可以用 PET、fMRI 和光学成像（如 NIRS）来观察。但不幸的是，这些测量技术需要复杂的设备，这些设备只能在特殊的环境下运行（NIRS 除外）。此外，与 EEG 系统相比，测量血流量的技术有较长的响应时间延迟，因此不太适合实时交互，尽管它们可以提供良好的空间分辨率。除了 EEG 外，电活动也可以通过侵入式的方式来测量，如 ECoG 或颅内记录，但这两种方法都需要手术植入电极。文献[117]讨论了目前可用的非侵入式和植入式（即侵入式）方法的相对优缺点。由于这些外科手术仅适用于一些特定的患者群体（如难治性癫痫或严重运动障碍患者），因此本章不讨论侵入式 BCI。

6.2　当前和新兴的用户群体

BCI 研究中典型的用户群体是严重残疾患者，这些人无法通过其他方式与外界进行交流[10]。然而，BCI 技术领域的最新进展表明，BCI 也可以帮助轻度残疾（弱能）的用户。随着新设备和新应用的开发和改进，新的用户群体正在出现。最近，疾病康复受到了广泛关注，尤其是对于脑卒中、成瘾、自闭症、多动症和情绪障碍等患者[2, 9, 54, 83, 89]。此外，在特定情况下，BCI 还可以帮助健康用户，例如，当传统接口不可用、烦琐或无法提供所需信息时[1]。

这种被动的监测对患者和健康用户均有潜在的益处。此外，BCI 控制或支持游戏是另一个对健康用户有益的研究领域；可以增强操作能力或允许多任务操作[60]。最近，Millán 等[92]验证了 BCI 在太空的应用。对于健康用户，BCI 另一个最新拓展是生物特征识别领域。由于每个人的脑波模式是唯一或独特的，因此基于 BCI 技术的个人身份认证可以利用 EEG 测量来帮助验证用户的身份，既可以通过心理任务[58]，也可以由反应性的频率成分来实现[3]。

最近，许多新的 BCI 装置和应用主要通过健康用户验证，如智能家居或其他虚拟环境的控制[37, 51, 100]、游戏[47, 64, 68, 76]、矫形器或假肢[15, 72, 85]、虚拟或真实轮椅[20, 30, 50]，以及其他机器人装置[6, 34]。我们甚至可以将 BCI 的不足转化为挑战[55, 77]，例如，明确要求游戏玩家发出 BCI 命令来处理任务。因此，并非完美控制的"解决方案"更有趣和更具挑战性。这些和其他新兴的应用预示着用户群的巨大变化。BCI 不只是帮助严重残疾用户和偶尔好奇的技术爱好者的设备，它还可以给各种各样的残疾用户甚至健康用户带来益处。本书在一些章节中介绍了 BCI 在残疾用户和健康用户中的应用，并讨论了不同的应用接口和环境下的挑战（见第 7、8、10 和 11 章）。

6.3　BCI 设备和应用场景

本节主要关注 BCI 在残疾人中的应用，但有些应用可以使残疾人和健康用户都受益。已经确定了 BCI 五大应用领域[65]，即通信和控制、运动替代、娱乐和游戏、运动康复和心理状态监测，下面将讨论这些领域，残疾人可以从 BCI 技术的进步中获益。此外，最近的趋势是通过混合 BCI[65, 86]和共享控制技术来克服 BCI 的局限性。

另一个挑战是提高目前 BCI 系统的性能和可靠性。基于 EEG 的 BCI 系统具有输入信号噪声较大（低信噪比）且输出信号比特率较低的特点。现代人机交互原理已显示出应用前景，它们可以明确地考虑到 BCI 控制信号的噪声和滞后性质，从而根据用户控制能力的可靠性来动态地调整交互。基于这些原理，研究者设计了第一个优秀且非常直观的虚拟键盘接口，这个键盘被称为 Hex-O-Spell[69, 115]。第 9 章将更加详细地讨论新型智能应用接口的问题。

最后，新的 EEG 硬件也旨在使 BCI 更加实用，以供日常家庭使用。需要更小的放大器、标准化的系统以及最短时间准备的干电极。新型设备，如干电极或水基电极（water-based electrodes）正引起人们的关注[35, 96, 118]，有几家公司已推出了干式或水基系统，但客观地比较不同系统的研究才刚刚出现。第 15 章和第 16 章将更加详细地讨论这些问题。

6.3.1　通信和控制

严重残疾的用户可以通过 BCI 与其他人进行交流，并对外部环境进行控制。Birbaumer 等建立了第一个用于闭锁综合征患者交流的 BCI[10]。几项研究旨在证明 BCI 的可行性，并采用皮层慢电位[45]或认知诱发电位（如 P300[87]）或运动想象[46]，通过患者与健康受试者比较了不同类型 BCI 系统的性能。进一步的研究表明，即使是那些患有严重残疾的用户，也可以只通过大脑与计算机进行交互，在极端的情况下，可以将大脑通道作为单个开关，就像鼠标一样。目前建立交流功能的研究，主要还集中在书写（拼写）应用和上网（浏览网页）上。

已证实了几个基于自主调节大脑节律的拼写装置，这些系统可以以同步[10, 79]或异步方式进行操作[61, 62, 69, 81, 98, 115]。大部分 BCI 的二元选择用于选择字母，例如，在拼写过程中，通过迭代把字母分成两半，最终选择目标字母，所有这些系统的最大缺点是拼写速度很慢。例如 Hex-O-Spell 拼写系统[115]，它说明了如何通过目前最先进的人机交互原理来显著提升常规 BCI 系统的性能，尽管文本输入系统仍然仅由一个或两个输入信号（基于运动想象）控制，根据基本的语言模型构建字符位置的原理加快了拼写过程。

其他类型的 BCI 拼写设备，特别是那些主要由残疾人使用的设备，是基于探测外部刺激诱发的电位，其中最著名的是诱发 P300 成分的方法[22]，该方法将所有字符都显示在一个矩阵中，使用户集中注意力的符号可以通过随机闪烁的行和列诱发的脑电位来预测。此后，人们广泛研究和开发了类似的 P300 拼写设备[74, 87, 102, 103]。此外，SSVEP 也可用于虚拟键盘，键盘上的每个字符或数字键盘上的每个数字都是按照其自身频率闪烁刺激的，可以直接选择[32]，或者把额外的刺激盒（如箭头）放在键盘边上，用于左/右/上/下导航和选择字母[112]。

第一个通过 BCI 访问互联网的应用采取的是一种简单的方案，通过在固定时间内显示网页（Descartes（开发者给该 BCI 起的名字）[41]），但之后的浏览器允许更灵活地选择链接（Nessi（开发者给该 BCI 起的名字）[7]）。可以通过扫描技术来克服有限数量的 BCI 命令（通常是两个）选择大量链接的挑战，该扫描技术允许在大量链接之间顺序切换或自动切换，甚至可以在用户界面中添加放大/缩小、向上/向下滚动、返回/前进等功能，并由 BCI 通过分层方法选择[81]。然而，据用户的报告，做出正确的选择可能要求很高。最近，不同的研究组开发了基于 P300 的浏览器。文献[67]中，研究者用字符来标记所有可能的链接，并在单独的屏幕上使用通常的字符 P300 矩阵（6×6 矩阵）来选择网页链接[67]。在最近的一种方法中，在 Web 站点上放置了活动覆盖层（闪烁层），通过直接高亮显示链接来诱发 P300。因此，这种方案不需要在刺激装置和浏览屏幕之间切换[94]。该系统必须为每个网站自动生成活动覆盖层，因为每个网站的链接出现在页面上不同的位置。

6.3.2　运动替代：恢复抓取功能

脊髓损伤（spinal cord injured，SCI）患者或上肢瘫痪患者的抓取功能康复通常依赖于功能性电刺激（functional electrical stimulation，FES）。当由生理信号控制 FES 系统以寻求恢复较弱或失去的抓握功能时，可以采用神经假肢（neuroprosthesis）支持 FES 系统。

　　其中一些神经假肢基于表面电极，用于外部刺激手部和前臂肌肉[38, 57, 108]。其他一些系统，如 Freehand 系统（美国，克利夫兰公司，神经控制产品）采用植入式神经假肢来克服表面刺激电极在选择性和再现性方面的局限[42]，但市面上不再提供该系统。

　　海德堡和格拉茨研究组的开创性研究表明，BCI 可以与具有表面电极的 FES 系统结合起来[84]。在这项研究中，一个脊髓损伤受试者恢复了单侧抓取功能。这个患者患有完全性运动麻痹症，丧失了手部和手指功能。患者可以通过想象脚部运动来触发顺序抓取动作。使用 BCI 多年后，即使在与其他人交谈时，患者仍然可以控制系统。同样的方法也在另一个配备有 Freehand 系统的四肢瘫痪患者身上得到实现[70]。目前所有可用的 FES 抓取功能恢复系统只能用于保留有自主肩关节和肘关节功能的患者，C5 等级以下脊髓损伤的患者就是这种情况。因此，用于恢复前臂功能（如手部、手指和肘部）的神经假肢需要使用与抓取过程没有直接关系的残余运动。为了克服这一限制，最近引入了一种利用 BCI 控制肘关节和抓取动作的新方法[73]。由此，使用少量脉冲宽度编码的大脑模式来顺序控制更多的自由度[71]。

　　BCI 不仅用于控制抓取，还用于控制其他复杂任务，如书写。Millán 的研究组利用手部动作的运动想象来刺激同一只手来完成抓取和书写任务[106]。因此，受试者必须把注意力分配在 BCI 控制抓取动作和主要的手写任务本身之间的多任务上。与当前的技术状况相比，这里采用了一种方法，即受试者想象他要通过 FES 来控制同一只手运动。此外，这个研究组开发了一种自适应的被动手部矫形器（图 6.1），它均匀地同步抓取动作，并在所有手指上施加作用力[52]。这是必要的，因为非常

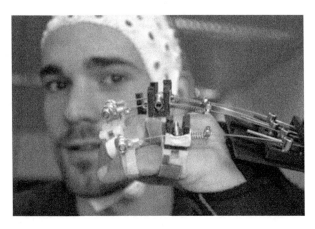

图 6.1　使用自适应被动手部矫形器的 BCI 受试者照片。当矫形器与 FES 结合时，其能够产生自然流畅的动作，能均匀地同步（通过背面可弯曲的条带）抓取动作并可对所有手指施加作用力，能够实现自然的手势和抓取日常物体的功能

复杂的手部解剖结构和当前采用表面电极的 FES 技术的局限性，这些抓取模式不能顺利执行。矫形器支持并同步 FES 刺激的上肢瘫痪患者的手指运动，以改善日常抓取功能，与现有解决方案相比，这种方法使抓取更符合人体工程学，也更加自然。此外，该矫形器还具有锁定手指位置和关闭刺激的功能，以避免长时间刺激情况下肌肉产生的疲劳[52]。

6.3.3　娱乐和游戏

在 BCI 研究中，与基本的通信或控制任务等更多功能性的活动相比，娱乐领域的优先级通常较低。一些研究探索了利用 BCI 来控制游戏[27, 44, 47, 61, 75, 76, 90, 105]和虚拟现实环境[5, 48-51, 56, 95, 100]。对于身体健全的用户来说，BCI 在游戏中的应用越来越广泛，他们可以把 BCI 作为一种（额外的）与游戏交互的方法。对于患者来说，尽管娱乐确实是一种优先级较低的需求，但他们已提到娱乐是他们的需求之一[120]。此外，BCI 可用于实时地评估用户的认知或情绪状态，并可利用这些信息适时地调整人机交互[75, 119]。有关人机交互、BCI 和游戏的最新评述，请参见文献[91]。本书的第 11、13 章中阐述了更多关于游戏的信息，而第 10 章则论述了很多关于虚拟现实的内容。

6.3.4　运动康复与运动恢复

最近，有文献提出使用 BCI 方案鼓励和引导脑卒中后（或更一般地说，脑损伤后）的大脑可塑性，从而促进运动功能的恢复[40, 78]。目前正在讨论的几个因素包括：患者可检测到的大脑信号在多大程度上支持训练策略；哪些大脑信号特征最适合用于运动功能恢复，以及如何更有效地利用这些特征；对于旨在改善运动功能的 BCI，最有效的 BCI 方法是什么（例如，应该为用户提供什么样的指导，以最大限度地提高训练效果，从而产生有益的大脑信号变化）。初步研究结果表明，事件相关 EEG 活动的时频图及其分类是监测脑卒中患者运动想象相关脑活动的合适工具，有助于量化运动想象的有效性[4, 8, 88, 104]。使用 BCI 对脑卒中患者进行的初步研究发现，在同侧（未受影响的大脑半球）检测到最佳信号[15]。最后，基于侵入式检测 EEG 信号，BCI 技术可以诱导神经可塑性的观点也得到了强烈支持[65]。

此外，基于 BCI 技术连续监测心理任务的执行，可以支持标准治疗，以取得更积极的作用。实验表明，在单个 BCI 实验期间，结合 EEG 的时频分析和地形图分析可以识别并跟踪与任务相关的大脑活动模式[8]。六个脑卒中患者执行受影响和不受影响手部的运动想象：根据不同时间点的判别能力（discriminant power，

DP）对 EEG 电位点排序，并将所得的判别周期用作提取 EEG 微状态的前处理。结果表明，这两种技术的结合可以提供对特定运动相关过程的深入了解，这个过程需要精细的时间分辨率才能探测到。可以追踪由 EEG 微状态表征的这类事件，并用于量化潜在的神经结构的变化，并向患者和治疗师提供反馈。

6.3.5　心理状态监测

最近研究的另一个领域是识别用户的心理状态（心理负荷、压力水平、疲劳程度、注意力水平）和认知过程（对 BCI 所犯错误的意识），它将使 BCI 辅助设备对用户做出反应来促进交互并减少用户的认知努力。例如，在较高的心理负荷或压力水平下，可以简化交互的动态性和复杂性，或者系统将触发开关以停止大脑与设备的交互，并转换为肌肉与设备之间的交互（见 6.3.6 节）。另一个例子是，在检测到用户过度疲劳的情况下，临场感移动机器人或轮椅将接管完全控制功能并自主移动到靠近用户床的位置。这个领域的开拓性工作涉及从 EEG 识别心理状态（如脑力负荷[43]、注意力水平[36]和疲劳[111]）以及认知过程（如预期[31]和相关电位错误[24, 11, 26]）。在后一种情况下，Ferrez 和 Millán[25, 26]的研究表明，可以可靠地识别并纠正 BCI 产生的错误，从而显著地提升 BCI 的性能。最近，文献[33]和[119]把认知监测和隐式人机交互领域称为被动 BCI（passive BCI）。

6.3.6　混合 BCI

尽管 BCI 研究取得了进展，但与自然交流或现有的辅助技术产品（assistive technology product，AP）相比，目前 BCI 的控制水平仍然非常有限。适用于残疾人的实用 BCI 系统应允许他们用其所有残余的功能作为控制的可能性。有时，这些人的肌肉会有残余的活动，最有可能是在早晨，当他们精力充沛时。在这种混合方法中，利用 BCI 技术来增强传统的 AP（利用一些残余的肌肉功能来操作），从而产生了所谓的混合 BCI（hybrid BCI，hBCI）。

作为一般定义，hBCI 是包括至少一个 BCI 信道的不同输入信号的组合[65, 86]。因此，它可以是两个 BCI 信道的组合，但更重要的是，它也可以是 BCI 和其他生物信号（如肌电等）的组合，或是与专用辅助技术（assistive technology，AT）输入设备（如操纵杆、开关等）的组合。已有一些 hBCI 的示例，有些是基于多种大脑信号的 hBCI，这种 hBCI 是多种类型 BCI 的组合，其中一种 hBCI 是将基于运动想象的 BCI 与错误电位（error potential，ErrP）检测并纠正错误心理指令的BCI 相结合[26]；另一个例子是在一些离线研究中探索 MI 与 SSVEP 的结合[3, 14]。其他 hBCI 结合了大脑信号和其他生物信号，例如，Scherer 等[99]将标准 SSVEP-BCI

与由心率变化控制的开/关相结合。这里的重点是让用户仅在他们想要或需要使用 BCI 时才能够使用 BCI。另外，Leeb 等[53]遵循通过 BCI 增强个体残余能力的想法，将 EMG 与 EEG 活动相融合，使受试者可以不依赖肌肉疲劳程度，实现对 hBCI 的良好控制。最后，EEG 信号还可以与眼睛注视相结合[21]。Pfurtscheller 等[86]最近评述了研发 hBCI 的初步尝试和可行性研究，hBCI 可将多种脑信号相结合或将多种或一种脑信号与其他生物信号相结合；Millán 等[65]评述了结合 BCI 和辅助技术的最新技术与挑战。更详细的论述见第 18 章。

6.4　基于共享控制技术的实用 BCI：面向移动性控制

BCI 技术可以支持运动替代的另一个领域（见 6.3.2 节）是辅助用户进行移动。用户可以通过脑控轮椅（brain-controlled wheelchairs）直接移动，或通过脑控一个配有摄像头和屏幕的临场感机器人，与其他位置的亲友一起参与他们的活动。

在自然环境中驾驶轮椅或机器人需要精细且快速响应的控制信号，但不幸的是，由于 EEG 信号的固有特性，BCI 受到较低信息传输速率的限制。因此，控制要求和技能根本不匹配。尽管如此，研究人员已证明了利用 EEG 对复杂机器人设备进行心理控制的可行性。这样做的一个关键因素是采用了智能交互设计，这在机器人领域中与共享控制对应[16, 28, 114]。在神经假肢方面，Millán 的研究组率先采用共享控制，持续评估操作者的心理意图，并为完成任务提供帮助[30, 63, 66, 109]。

通常，在共享自治框架中，BCI 的输出与环境信息（机器人传感器感知到的障碍物）以及机器人本身（位置和速度）的信息相结合，这种结合可以使系统更好地估计用户的意图。文献[28]中讨论了人机交互中的一些更广泛的问题，其中引入了 H-比喻（H-metaphor），表明交互应该更像骑马，应有"放松缰绳"的概念，允许系统拥有更多的自主权。共享自治/共享控制是未来 hBCI 系统的关键组成部分，因为它将使用户和大脑驱动装置之间形成动态闭环，从而使任务尽可能轻松有效地执行。如上所述，这种想法是将用户的心理命令与智能的大脑驱动装置收集的环境信息相结合，以帮助用户在危急情况下达到目标或否决心理命令。换句话说，发送到设备的实际命令和对用户的反馈将适应环境和推断得到的目标。通过这种方式，共享控制可以使目标导向的控制更容易，可以抑制无意义的心理命令（如驾驶 Z 字形），并且可以帮助确定有意义的运动序列（例如，神经假肢）。BCI 共享控制的一个关键方面是一致反馈，机器人的行为对用户来说应该是直观的，并且机器人应该清晰地理解用户的心理指令，否则，人们会发现很难建立神经假肢装置的心理模型。

此外，根据相互学习的原则，即用户和 BCI 耦合在一起并相互适应，用户可以很快地学会操作大脑驱动的装置，通常在几天之间花费几个小时就能完成[64]。共享控制应用的例子包括机器人和轮椅等神经假肢[30, 63, 66, 109, 113]、智能虚拟键盘[69, 115, 116]以及其他具有预测能力的 AT 软件。在所有辅助移动应用中，都存在共享自主性的问题。共享控制系统的关键设计问题是：谁能控制系统？人、机器还是两者都能？什么时候以及在何种程度上获取系统的控制权？

6.4.1　运动残疾患者控制的临场感遥操作机器人

应用上述共享控制原理，BCI 受试者可以在自然的办公环境中远程驱动移动的临场感遥操作平台。通常情况下，这是一项复杂且令人沮丧的任务，尤其是因为交互的时间和速度受到 BCI 的限制。此外，用户必须注意 BCI 和临场感遥操作屏幕，并且要记住他所在的位置和想要到达的地方。许多困难始于未知的远程环境的可变性以及通过控制摄像机缩小了该环境的视野。在这种情况下，共享控制以两种方式促进导航。一方面，共享控制负责处理底层或低级别的细节（如出于安全原因的障碍物检测和避让）；另一方面，它可以解释用户达到可能目标的意图（如用户想要接近的人或物体）。

尽管神经假肢的整个领域都以患有运动障碍的残疾人为最终用户，但除了文献[70]外，所有成功演示的脑控机器人或神经假肢都是在健康人或猴子身上进行的。文献[109]的研究工作报道了两名患者（患有肌（肉）病、脊髓损伤）的实验结果，这两个患者从 100km 以外的诊所用思维来驾驶临场感遥操作机器人，并将他们的表现与一组执行相同任务的健康用户进行比较。值得注意的是，尽管患者从未去过临场感遥操作机器人正在运行的位置，但该系统仍能有效运行。

这个项目中的机器人是基于 FESTO 公司的 Robotino^{TM}，一种小型圆形移动平台。该机器人配备了九个红外传感器，可检测到高达 15cm 的障碍物，以及用于障碍物检测的网络摄像头。此外，在机器人顶部添加了一个带有集成摄像头的笔记本电脑，用于临场感遥操作（图 6.2（a））。

受试者的任务是将机器人移动到自然工作空间内四个预设的目标位置。空间内包含自然障碍物（如桌子、椅子、家具和人）以及在“正常”路径中间的六个附加物体（图 6.2（b））。BCI 控制和手动控制（即按下按钮）都遵循相同的路径。此外，受试者还可以选择开启或不开启共享控制。所用的共享控制实现基于机器人学和控制理论领域中的动力学系统概念[101]。创建了两个动力学系统，控制两个独立的运动参数：机器人的角速度和平移速度。可以通过添加吸引子和排斥子来扰动系统，以产生期望的行为。动力学系统实现了以下导航模式：默认设备行为是以恒定的速度向前移动的。如果系统中添加了排斥子或吸引子，则设备的运动会发生变化，以避开障碍物或到达目的地。同时，根据机器人周围排斥子的接近程度确定速度。

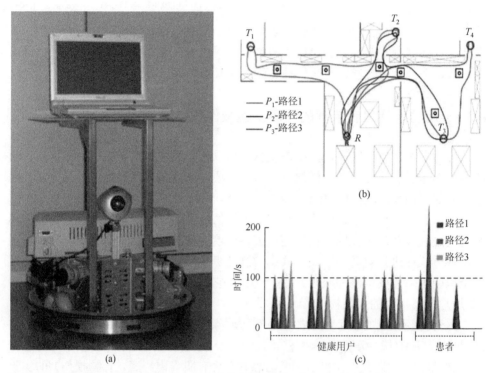

图 6.2　（a）临场感遥操作机器人；（b）实验环境布局：有 4 个目标位置（T_1、T_2、T_3、T_4）、起始位置（R）。路线（P_1、P_2、P_3）表示可能的路径；（c）对于每个受试者（4 名健康用户和 2 名患者）和 3 条路径中的每条路径，完成任务所需的时间（见彩图）

　　Tonin 等先报告了健康用户所需命令的时间和数量[109]，之后报告了患者所需命令的时间和数量[110]。值得注意的是，患者的表现与熟悉环境的健康用户相似。共享控制也有助于所有受试者（包括新的 BCI 受试者或残障人士）在类似的时间内完成更加复杂的任务，且其指令数量与无共享控制的手动命令所需的指令数量相似（图 6.2（c））。文献[109]、[110]中给出了关于实验的更多细节。因此，我们认为共享控制减少了受试者的认知工作量，因为它：①有助于他们处理底层导航问题（如避障并允许受试者将注意力集中在最终目的地上）；②有助于 BCI 用户在更长的时间内保持注意力（因为可以减少 BCI 的命令数量，并且其精确定时并不那么关键）。

6.4.2　BCI 控制轮椅

　　在脑控机器人和轮椅的情况下，Millán 的团队率先在欧洲 MAIA 项目中开发了共享自治方法。这项研究工作以异步方式估计用户的心理意图（异步 BCI），并为轮椅导航提供了适当的支持，极大地提高了 BCI 的操控性能[30, 66, 109, 113]。虽然异步自发的 BCI 似乎是最自然、最合适的选择，但也有几个利用同步诱发 BCI 控制轮椅的例子[39, 93]。该系统基于 P300，因此系统以随机顺序多次闪烁可能的预设目标。选择诱发最大 P300 的刺激作为目标，然后，智能轮椅自主到达所选目标。一旦到达目的地，智能轮椅自动停止，之后受试者可以选择另一个目的地，这一过程大约需要 10s。

接下来介绍我们团队近期的工作，在这期间，受试者通过思维控制轮椅移动。类似于上述研究（见 6.4.1 节和文献[109]），我们采用了共享控制技术。用户异步发送高级命令（借助基于运动想象的 BCI）以实现预期目标，由共享控制完成避障的短期低级别交互（图 6.3）。

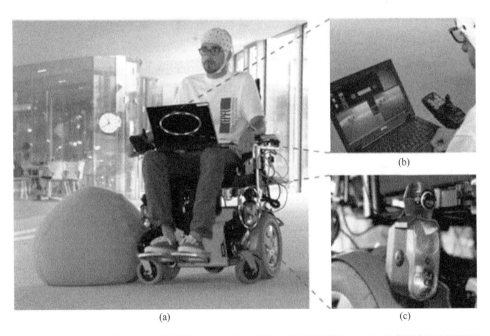

(a)　　　　　　　　　　　　　　　　　　　(b)　(c)

图 6.3　（a）受试者利用 BCI 控制轮椅。右边分别是两个特写镜头：（b）共享控制可以避开识别出的障碍物；（c）检测障碍物的网络摄像头

在我们的共享控制范式中，当轮椅靠近障碍物时，轮椅主动减速并转向，以避开障碍物。因此，轮椅装备了距离传感器和两个检测障碍物的网络摄像头。使用文献[17]中所描述的计算机视觉算法，我们构建了一个 10cm 分辨率的局部占用网格[13]，然后由共享控制模块将其用于局部规划。通常，视觉区划分为三个区域：左侧或右侧区域监测到的障碍物触发轮椅的旋转，而路径中间（前方）的障碍物

使轮椅减速。除了避障之外，我们还实现了对接模式。因此，我们认为任何障碍物都是潜在的目标，只要它正好位于轮椅的前面。因此，用户能够停靠在任何"障碍物"附近，无论障碍物是人、桌子还是墙壁（注意：选择使用廉价的网络摄像头，而不使用昂贵的激光测距仪，是为了便于开发价格合理且有用的辅助设备。如果我们想让轮椅适合患者使用，不应花费比轮椅本身更多的开销）。

四名健康受试者（23～28 岁）参与了本研究，任务是进入一个开放式的环境，通过一个门道，先后停靠到两张不同的桌边，然后绕过自然障碍物，最后通过第二个门道到达走廊。在通过门道或停靠到桌边时，单独使用离散的命令控制轮椅是非常困难和苛刻的。

我们想强调的是，在这项研究中，我们不仅增加了任务的复杂度，还增加了潜在的心理压力，因为用户与其控制的机器人装置处于同一位置，并且受到许多外部因素的影响。这意味着用户必须信任共享控制系统，并预测到负面后果（如碰撞）可能导致的系统故障（尽管实验者在实验过程中始终控制着故障安全紧急停止按钮）。

我们还观察到，为了驾驶脑控轮椅或机器人，受试者不仅需要有效的 BCI 控制，还需要在正确的时间快速传递适当的心理指令。否则，他们将错过关键的操作，无法有效地完成任务。根据我们的经验，快速决策至关重要，这取决于受试者的熟练程度以及注意力水平。同样，BCI 受试者必须表现出的另一个关键能力是有意不控制（intentional non-control），这可以让他们在神经假肢处于其不想改变的状态时（例如，沿着走廊直线移动）进行休息。然而，我们的研究结果再一次表明，受试者能够克服所有这些困难，并且在共享控制系统的帮助下在开放式的现实环境中安全有效地导航。

6.5　利用 EEG 错误电位实现手势识别系统的自适应

提升人类和人工系统的性能取决于（系统）能否识别错误的行为或决策。大量研究工作集中于与错误行为或反馈相关的神经活动[23, 107]，以及在非侵入式BCI[80, 97]中可能利用错误相关电位。值得注意的是，除了在 BCI 操作期间显示这些电位的存在外，还显示这些电位可用于纠正 BCI 决策[25, 26]，或用于适应人工系统[18, 82]。

这些研究通常是在控制模拟装置期间进行的，要求受试者控制自身动作，以避免伪迹污染 EEG 信号。因此，目前尚不清楚这种类型的信号是否可以在限制较少的条件下被检测到或利用。为了解决这个问题，我们提出了一种混合系统，在该系统中大脑活动传达有关受试者认知和感知状态的信息，而采用更快、更有效的通道（如残留肌肉活动）来传递控制命令。在这项工作中，我们研究了在基于手势的人机交互过程中错误解码 EEG 相关信号的可能性，并使用它们来改善人机交互系统的性能[19]。图 6.4（a）对所提方法进行了说明。

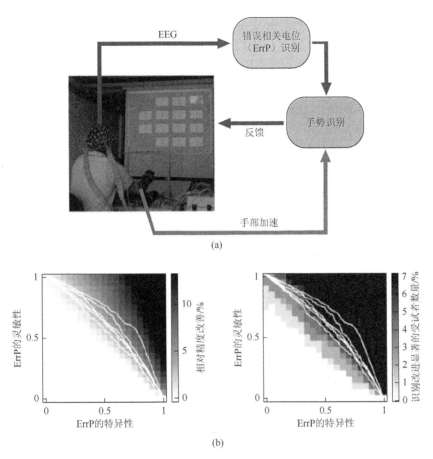

(a)

(b)

图 6.4　基于 EEG 的手势识别系统自适应性。（a）实验装置；（b）在接收者工作特征曲线（ROC）空间中，不同 EEG 分类性能下手势识别的潜在改进，以及这种改进在统计上有显著性的受试者数量。白线对应于采用贝叶斯滤波器获得的实际错误相关电位（ErrP）分类精度

七名男性受试者参加了实验，在实验期间，他们玩了一个"记忆游戏"，要求受试者在 4×4 的矩阵中找到成对的图像。受试者用五种手势控制光标来选择和翻转图像。采用光屏障框架（light-barrier frame）识别这些手势，光标的移动（手势结束后 500ms）提供了接口是否正确识别指令的反馈。研究者人为添加手势的识别错误以诱发错误相关电位（ErrP）（错误率从 5%变化到 33%）。每次采集由 7 个试次组成，每个试次包括两个记忆游戏。一个受试者的完整采集包含约 2700 个手势，实验总的持续时间约为 2h。

我们将错误相关电位的检测集成到手势识别系统中，并评估了该方法对手势识别系统的改进程度。特别地，我们假设先前已获得了独立于受试者的手势分类器，并且利用 EEG 解码信号使该分类器适应特定的新用户。因此，未被分类为错误的试次将发出最后一个手势被正确识别的信号，并且可以用作示例，以监督的方式进一步训练当前分类器[29]。采用贝叶斯滤波技术[12]对 EEG 信号进行分类，并利用 KNN 分类器将手部加速度用于手势识别。我们模拟了 ErrP 分类中不同精度水平下手势识别的潜在改进。该模拟为我们提供了通用识别系统自适应能力的估计，并可用于评估给定 EEG 分类准确率的可能改进，报告的结果与所有受试者 20 次重复的平均值相对应。

实验结果显示在图 6.4（b）中，其中灰度图显示了 ROC 空间不同区域的相对精度的提高，以及与独立于受试者的手势识别系统相比，这种改进具有显著不同的受试者数量（$p < 0.05$）。白线显示了所有受试者的 EEG 分类精度均值，表明了尽管信号的噪声较大，但它们传达的信息足以显著提高大多数受试者手势识别系统的性能。在本例中，最大的识别改善率约为 6.4%，而最大可能的改善率（即采用完美的 EEG 识别）为 16.8%。更多详细信息请参见文献[19]。

这项研究工作是一个混合系统的例子，其中将用户运动与从 EEG 解码得到的认知相关信息相结合。根据目前的方案，在实验过程中需要受试者移动，从而解除在 BCI 设置中通常施加的一些约束（通常 BCI 控制中受试者不能自由移动）。总体来说，这项工作提供了初步证据，证明大脑产生的信号可以补充其他通信通道，从而提高现实交互的性能。未来的工作将致力于进一步探索在这种情况下可能提高 EEG 信噪比的其他去噪技术，以及探索在实验室条件之外部署 hBCI 系统。此外，还将开展进一步的研究，以评估错误率对诱发 EEG 活动及其分类性能的影响，并评估所提框架的在线应用。

6.6　结　　论

本章评述了当前的 BCI 发展趋势，目前和新兴的用户群体、应用及设备，着重阐述了通信和控制（特别是拼写和互联网浏览）、功能性电刺激实现的运动替代、娱乐和游戏、运动恢复（尤其是脑卒中后）、心理状态监测和 hBCI 的最新发展。

然后，举例说明了共享控制如何有助于克服 BCI 的一些局限性，并有助于开发更实用的 BCI，尤其是在移动控制方面（临场感遥操作机器人或轮椅）。我们展示了来自健康用户和残疾用户的结果，这些用户能够执行相当复杂的临场感遥操作导航任务。值得注意的是，尽管患者从未访问过临场感遥操作机器人所在的位置，但他们的表现与熟悉环境的健康用户组相似。此外，在共享控制的帮助下，所有受试者完成任务所需的时间和指令数量与无共享控制的手动操作所需的时间和指令数量相似。因此，我们认为，共享控制减少了受试者的认知工作量，因为它：①有助于他们应对低级导航问题（如避障）；②有助于 BCI 用户集中较长时间的注意力。

预计 BCI 在未来几年会取得更快的进展，因为 BCI 领域仍然受到资助机构和公司的关注，将为残疾人开发更实用、更强大的工具。此外，BCI 可以从其他信号和人机交互技术中获益，反之亦然。BCI 可用于提取认知相关的信息，以改进标准的交互，这对健康用户也越来越有意义。

致谢　以上这些研究获得了欧盟第七框架计划（FP7/2007-2013）的资助。欧洲信息和通信技术（ICT）协调和支持未来 BNCI 行动（FP7-248320）为传播（dissemination）提供了支持。本章仅反映作者的观点，资助机构不对本章所含信息以及以后的任何使用情况负责。

参 考 文 献

[1]　Allison，B.，Graimann，B.，Graser，A.：Why use a BCI if you are healthy？In：Proceedings of BRAINPLAY 2007 ”Playing with your brain”，pp. 7-11（2007a）.

[2]　Allison，B.Z.，Wolpaw，E.W.，Wolpaw，J.R.：Brain-computer interface systems：Progress and prospects. Expert Rev. Med. Devices4（4），463-474（2007b）.

[3]　Allison，B.，Brunner，C.，Kaiser，V.，Müller-Putz，G.，Neuper，C.，Pfurtscheller，G.：Toward a hybrid brain-computer interface based on imagined movement and visual attention. J. Neural Eng. 7（2），026007（2010）.

[4]　Ang，K.，Guan，C.，Chua，K.，Ang，B.，Kuah，C.，Wang，C.，Phua，K.，Chin，Z.，Zhang，H.：A large clinical study on the ability of stroke patients to use an EEG-based motor imagery brain-computer interface. Clin. EEG Neurosci. 42（4），253-258（2011）.

[5]　Bayliss，J.D.：Use of the evoked potential P3 component for control in a virtual apartment. IEEE Trans. Neural Syst. Rehabil. Eng. 11（2），113-116（2003）.

[6]　Bell，C.J.，Shenoy，P.，Chalodhorn，R.，Rao，R.P.N.：Control of a humanoid robot by a noninvasive brain-computer interface in humans. J. Neural Eng. 5，214-220（2008）.

[7]　Bensch，M.，Karim，A.A.，Mellinger，J.，Hinterberger，T.，Tangermann，M.，Bogda，M.，Rosenstiel，W.，Birbaumer，N.：Nessi：an EEG-controlled web browser for severely paralyzed patients. Comput. Intell. Neurosci. 2007，71，863（2007）.

[8]　Biasiucci，A.，Chavarriaga，R.，Hamner，B.，Leeb，R.，Pichiorri，F.，De Vico Fallani，F.Mattia，D.，Millán JdR.：Combining discriminant and topographic information in BCI：Preliminary results on stroke patients. In：5th International IEEE EMBS Conference on Neural Engineering（2011）.

[9]　Birbaumer，N.，Cohen，L.G.：Brain-computer interfaces：communication and restoration of movement in paralysis. J. Physiol. 579，621-636（2007）.

[10]　Birbaumer，N.，Ghanayim，N.，Hinterberger，T.，Iversen，I.，Kotchoubey，B.，Kübler，A.，Perelmouter，J.，Taub，E.，Flor，H.：A spelling device for the paralysed. Nature 398（6725）297-298（1999）.

[11]　Blankertz，B.，Dornhege，G.，Schafer，C.，Krepki，R.，Kohlmorgen，J.，Müller，K.，Kunzmann，V.，Losch，F.，Curio，G.：Boosting bit rates and error detection for the classification of fast-paced motor commands

based on single-trial EEG analysis. IEEE Trans. Neural Syst. Rehabil. Eng. 11（2），127-131（2003）.

[12] Bollon, J.M., Chavarriaga, R., Millán JdR., Bessière, P.: EEG error-related potentials detection with a Bayesian filter. In: Proc. 4th International IEEE/EMBS Conference on Neural Engineering NER '09, pp. 702-705（2009）.

[13] Borenstein, J., Koren, Y.: The vector field histogram-fast obstacle avoidance for mobile robots. IEEE Trans. Rob. Autom. 7（3），278-288（1991）.

[14] Brunner, C., BZAllison, Krusienski, D., Kaiser, V., Müller-Putz, G., Pfurtscheller, G., Neuper, C.: Improved signal processing approaches in an offline simulation of a hybrid brain-computer interface. J. Neurosci. Methods 188（1），165-173（2010）.

[15] Buch, E., Weber, C., Cohen, L.G., Braun, C., Dimyan, M.A., Ard, T., Mellinger, J., Caria, A., Soekadar, S., Fourkas, A., Birbaumer, N.: Think to move: a neuromagnetic brain-computer interface（BCI）system for chronic stroke. Stroke 39，910-917（2008）.

[16] Carlson, T., Demiris, Y.: Human-wheelchair collaboration through prediction of intention and adaptive assistance. In: Proceedings of the IEEE International Conference on Robotics and Automation（ICRA），Pasadena, CA, pp. 3926-3931（2008）.

[17] Carlson, T., Monnard, G., Millán, J.: Vision-based shared control for a BCI wheelchair. In: Tools for Brain Computer Interaction Workshop（TOBI Workshop 2），Rome, Italy（2010）.

[18] Chavarriaga, R., Millán, J.: Learning from EEG error-related potentials in noninvasive brain-computer interfaces. IEEE Trans. Neural Syst. Rehabil. Eng. 18（4），381-388（2010）.

[19] Chavarriaga, R., Biasiucci, A., Förster, K., Roggen, D., Tröster, G., Millán, JdR.: Adaptation of Hybrid Human-Computer Interaction Systems using EEG Error-Related Potentials. In: 32nd Annual International Conference of the IEEE Engineering in Medicine and Biology Society（EMBC'10）（2010）.

[20] Cincotti, F., Mattia, D., Aloise, F., Bufalari, S., Schalk, G., Oriolo, G., Cherubini, A., Marciani, M.G., Babiloni, F.: Non-invasive brain-computer interface system: towards its application as assistive technology. Brain Res. Bull. 75，796-803（2008）.

[21] Danoczy, M., Fazli, S., Grozea, C., Müller, K., Popescu, F.: Brain2robot: A grasping robot arm controlled by gaze and asynchronous EEG BCI. In: Proc. 4th Int. BCI Workshop & Train. Course（2008）.

[22] Donchin, E., Spencer, K.M., Wijesinghe, R.: The mental prosthesis: assessing the speed of a P300-based brain-computer interface. IEEE Trans. Neural Syst. Rehabil. Eng. 8，174-179（2000）.

[23] Falkenstein, M., Hoormann, J., Christ, S., Hohnsbein, J.: ERP components on reaction errors and their functional significance: A tutorial. Biol. Psychol. 51（2-3），87-107（2000）.

[24] Ferrez, P.W., Millán, J.: You are wrong!—Automatic detection of interaction errors from brain waves. In: Proceedings of the 19th International Joint Conference on Artificial Intelligence, Edinburgh, UK（2005）.

[25] Ferrez, P.W., Millán, J.: Error-related EEG potentials generated during simulated brain-computer interaction. IEEE Trans. Biomed. Eng. 55，923-929（2008a）.

[26] Ferrez, P.W., Millán, J.: Simultaneous real-time detection of motor imagery and error-related potentials for improved BCI accuracy. In: Proc 4th Intl. Brain-Computer Interface Workshop and Training Course, Graz, Austria（2008b）.

[27] Finke, A., Lenhardt, A., Ritter, H.: The MindGame: A P300-based brain-computer interface game. Neural Netw. 22，1329-1333（2009）.

[28] Flemisch, O., Adams, A., Conway, S., Goodrich, K., Palmer, M., Schutte, P.: The H-Metaphor as a guideline for vehicle automation and interaction. Tech. Rep. NASA/TM-2003-212672, NASA（2003）.

[29] Förster, K., Biasiucci, A., Chavarriaga, R., Millán JdR., Roggen, D., Tröster, G.: On the use of brain decoded signals for online user adaptive gesture recognition systems. In: Pervasive 2010 The Eighth International Conference on Pervasive Computing（2010）.

[30] Galán, F., Nuttin, M., Lew, E., Ferrez, P.W., Vanacker, G., Philips, J., Millán, JdR.: A brain-actuated wheelchair: Asynchronous and non-invasive brain-computer interfaces for continuous control of robots. Clin. Neurophysiol. 119（9）, 2159-2169（2008）.

[31] Gangadhar, G., Chavarriaga, R., Millán, JdR.: Fast recognition of anticipation related potentials. IEEE Tran. Biomed. Eng. 56（4）, 1257-1260（2009）.

[32] Gao, X., Xu, D., Cheng, M., Gao, S.: A BCI-based environmental controller for the motion-disabled. IEEE Trans. Neural Syst. Rehabil. Eng. 11, 137-140（2003）.

[33] George, L., Lécuyer, A.: An overview of research on "passive" brain-computer interfaces for implicit human-computer interaction. In: International Conference on Applied Bionics and Biomechanics（ICABB）, Venice, Italy（2010）.

[34] Graimann, B., Allison, B., Mandel, C., Lüth, T., Valbuena, D., Gräser, A.: Non-invasive brain-computer interfaces for semi-autonomous assistive devices. In: Schuster, A.（ed.）Robust intelligent systems, pp. 113-137. Springer, London（2008）.

[35] Guger, C., Krausz, G., Edlinger, G.: Brain-computer interface control with dry EEG electrodes. In: Proceedings of the 5th Int. Brain-Computer Interface Conference, Verlag der Technischen Universität Graz, Graz, Austria, pp. 316-320（2011）.

[36] Hamadicharef, B., Zhang, H., Guan, C., Wang, C., Phua, K., Tee, K., Ang, K.: Learning EEG-based spectral-spatial patterns for attention level measurement. In: Proc. 2009 IEEE Int. Symp. Circuits Syst.（2009）.

[37] Holzner, C., Guger, C., Edlinger, G., Gronegress, C., Slater, M.: Virtual smart home controlled by thoughts. In: Enabling Technologies: Infrastructures for Collaborative Enterprises, 2009. W ETICE '09. 18th IEEE International Workshops on, pp. 236-239（2009）.

[38] Ijzermann, M., Stoffers, T., Klatte, M., Snoeck, G., Vorsteveld, J., Nathan, R.: The NESS handmaster orthosis: Restoration of hand function in C5 and stroke patients by means of electrical stimulation. J. Rehab. Science 9, 86-89（1996）.

[39] Iturrate, I., Antelis, J., Kubler, A., Minguez, J.: A noninvasive brain-actuated wheelchair based on a p300 neurophysiological protocol and automated navigation. IEEE Trans. Robot. 25（3）, 614-627（2009）.

[40] Jeannerod, M.: Neural simulation of action: a unifying mechanism for motor cognition. NeuroImage 14, S103-S109（2001）.

[41] Karim, A.A., Hinterberger, T., Richter, J., Mellinger, J., Neumann, N., Flor, H., Kübler, A., Birbaumer, N.: Neural internet: Web surfing with brain potentials for the completely paralyzed. Neurorehabil. Neural Repair 20（4）, 508-515（2006）.

[42] Keith, M.W., Hoyen, H.: Indications and future directions for upper limb neuroprostheses in tetraplegic patients: a review. Hand Clin. 18（3）, 519-528, viii（2002）.

[43] Kohlmorgen, J., Dornhege, G., Braun, M.L., Blankertz, B., Müller, K., Curio, G., Hagemann, K., Bruns, A., Schrauf, M., Kincses, W.: Improving human performance in a real operating environment through real-time mental workload detection. In: Dornhege, G., Millán, J.Hinterberger, T., McFarland, D., Müller, K.（eds.）Toward Brain-Computer Interfacing, pp. 409-422. MIT press, Cambridge, MA（2007）.

[44] Krepki, R., Blankertz, B., Curio, G., Müller, K.R.: The Berlin Brain-Computer Interface（BBCI）—towards

a new communication channel for online control in gaming applications. Multimed. Tools Appl. 33, 73-90 (2007).

[45]　Kübler, A., Neumann, N., Wilhelm, B., Hinterberger, T., Birbaumer, N.: Predictability of brain-computer communication. J. Psychophysiol. 18 (2-3), 121-129 (2004).

[46]　Kuebler, A., Nijboer, F., Mellinger, J., Vaughan, T.M., Pawelzik, H., Schalk, G., McFarland, D.J., Birbaumer, N., Wolpaw, J.R.: Patients with als can use sensorimotor rhythms to operate a brain-computer interface. Neurology 64 (10), 1775-1777 (2005).

[47]　Lalor, E., Kelly, S., Finucane, C., Burke, R., Smith, R., Reilly, R.B., McDarby, G.: Steady-state vep-based brain computer interface control in an immersive 3-d gaming environment. EURASIP J Appl. Signal Process. 19, 3156-3164 (2005).

[48]　Lécuyer, A., Lotte, F., Reilly, R., Leeb, R., Hirose, M., Slater, M.: Brain-computer interfaces, virtual reality, and videogames. Computer 41 (10), 66-72 (2008).

[49]　Leeb, R., Keinrath, C., Friedman, D., Guger, C., Scherer, R., Neuper, C., Garau, M., Antley, A., Steed, A., Slater, M., Pfurtscheller, G.: Walking by thinking: the brainwaves are crucial, not the muscles! Presence (Camb.) 15, 500-514 (2006).

[50]　Leeb, R., Friedman, D., Müller-Putz, G.R., Scherer, R., Slater, M., Pfurtscheller, G.: Self-paced (asynchronous) BCI control of a wheelchair in virtual environments: a case study with a tetraplegic. Comput. Intell. Neurosci. 2007, 79, 642 (2007a).

[51]　Leeb, R., Lee, F., Keinrath, C., Scherer, R., Bischof, H., Pfurtscheller, G.: Brain-computer communication: motivation, aim and impact of exploring a virtual apartment. IEEE Trans. Neural Syst. Rehabil. Eng. 15, 473-482 (2007b).

[52]　Leeb, R., Gubler, M., Tavella, M., Miller, H., Millán, J.: On the road to a neuroprosthetic hand: A novel hand grasp orthosis based on functional electrical stimulation. In: Proc. Annual International Conference of the IEEE Engineering in Medicine and Biology Society EMBC 2010, pp. 146-149 (2010).

[53]　Leeb, R., Sagha, H., Chavarriaga, R., Millán, J.: A hybrid brain-computer interface based on the fusion of electroencephalographic and electromyographic activities. J. Neural Eng. 8 (2), 025, 011 (2011).

[54]　Lim, C.G., Lee, T.S., Guan, C., Sheng Fung, D.S., Cheung, Y.B., Teng, S.S.W., Zhang, H., Krishnan, K.R.: Effectiveness of a brain-computer interface based programme for the treatment of ADHD: A pilot study. Psychopharmacol. Bull. 43 (1), 73-82 (2010).

[55]　Lotte, F.: Brain-computer interfaces for 3D games: Hype or hope? In: Foundations of Digital Games, ACM New York, USA, 325-327 (2011).

[56]　Lotte, F., Langhenhove, A.V., Lamarche, F., Ernest, T., Renard, Y., Arnaldi, B., Lécuyer, A.: Exploring large virtual environments by thoughts using a brain-computer interface based on motor imagery and high-level commands. Presence (Camb.) 19 (1), 54-70 (2010).

[57]　Mangold, S., Keller, T., Curt, A., Dietz, V.: Transcutaneous functional electrical stimulation for grasping in subjects with cervical spinal cord injury. Spinal Cord 43 (1), 1-13 (2005).

[58]　Marcel, S., Millán, J.: Person authentication using brainwaves (EEG) and maximum a posteriori model adaptation. IEEE Trans. Pattern Anal. Mach. Intell. 29, 743-748 (2007).

[59]　Mason, S.G., Bashashati, A., Fatourechi, M., Navarro, K.F., Birch, G.E.: A comprehensive survey of brain interface technology designs. Ann. Biomed. Eng. 35 (2), 137-169 (2007).

[60]　Menon, C., de Negueruela, C., Millán, J., Tonet, O., Carpi, F., Broschart, M., Ferrez, P., Buttfield, A., Tecchio, F., Sepulveda, F., Citi, L., Laschi, C., Tombini, M., Dario, P., Rossini, P.M., de Rossi, D.:

Prospects of brain-machine interfaces for space system control. Acta Astronaut. 64，448-456（2009）.

[61]　Millán，J.：Adaptive brain interfaces. Commun. ACM 46（3），74-80（2003）.

[62]　Millán，J.，Renkens，F.，Mouriño，J.，Gerstner，W.：Brain-actuated interaction. Artif. Intell. 159，241-259（2004a）.

[63]　Millán，J.，Renkens，F.，Mouriño，J.，Gerstner，W.：Noninvasive brain-actuated control of a mobile robot by human EEG. IEEE Trans. Biomed. Eng. 51（6），1026-1033（2004b）.

[64]　Millán，J.，Ferrez，P.W.，Galán，F.，Lew，E.，Chavarriaga，R.：Non-invasive brain-machine interaction. Intern. J. Pattern Recognit. Artif. Intell. 22（5），959-972（2008）.

[65]　Millán，J.，Rupp，R.，Müller-Putz，G.，Murray-Smith，R.，Giugliemma，C.，Tangermann，M.，Vidaurre，C.，Cincotti，F.，Kübler，A.，Leeb，R.，Neuper，C.，Müller，K.，Mattia，D.：Combining brain-computer interfaces and assistive technologies：State-of-the-art and challenges. Front. Neurosc. 4，161（2010）.

[66]　Millán JdR.，Galán，F.，Vanhooydonck，D.，Lew，E.，Philips，J.，Nuttin，M.：Asynchronous non-invasive brain-actuated control of an intelligent wheelchair. In：Proc. 31st Annual Int. Conf. IEEE Eng. Med. Biol. Soc.，pp 3361-3364（2009）.

[67]　Mugler，M.E.，Bensch，Halder，S.，Rosenstiel，W.，Bogdan，M.，Birbaumer，N.，Kübler，A.：Control of an internet browser using the P300 event-related potential. Int. J. Bioelectromagn. 10，56-63（2008）.

[68]　Müller，K.，Tangermann，M.，Dornhege，G.，Krauledat，M.，Curio，G.，Blankertz，B.：Machine learning for real-time single-trial EEG-analysis：From brain-computer interfacing to mental state monitoring. J. Neurosci. Methods 167，82-90（2008）.

[69]　Müller，K.R.，Blankertz，B.：Toward noninvasive brain-computer interfaces. IEEE Signal Proc. Mag. 23，125-128（2006）.

[70]　Müller-Putz，G.，Scherer，R.，Pfurtscheller，G.，Rupp，R.：EEG-based neuroprosthesis control：A step towards clinical practice. Neurosci. Lett. 382，169-174（2005）.

[71]　Müller-Putz，G.，Scherer，R.，Pfurtscheller，G.，Neuper，C.：Temporal coding of brain patterns for direct limb control in humans. Front. Neuroprosthetics 4，00034（2010）.

[72]　Müller-Putz，G.R.，Pfurtscheller，G.：Control of an electrical prosthesis with an SSVEP-based BCI. IEEE Trans. Biomed. Eng. 55，361-364（2008）.

[73]　Müller-Putz，G.R.，Scherer，R.，Pfurtscheller，G.：Control of a two-axis artificial limb by means of a pulse width modulated brain switch. In：European Conference for the Advancement of Assistive Technology（2007）.

[74]　Nijboer，F.，Sellers，E.W.，Mellinger，J.，Jordan，M.A.，Matuz，T.，Furdea，A.，Halder，S.，Mochty，U.，Krusienski，D.J.，Vaughan，T.M.，Wolpaw，J.R.，Birbaumer，N.，Kübler，A.：A P300-based brain-computer interface for people with amyotrophic lateral sclerosis. Clin. Neurophysiol. 119（8），1909-1916（2008）.

[75]　Nijholt，A.：BCI for games：A 'state of the art' survey. In：Proc. 7th Int. Conf. Entertain. Comp.（ICEC '08），pp. 225-228（2009）.

[76]　Nijholt，A.，Tan，D.，Allison，B.，Millán，J.，Graimann，B.，Jackson，M.：Brain-computer interfaces for HCI and games. In：Proceedings ACM CHI 2008（2008）.

[77]　Nijholt，A.，Plass-Oude Bos，D.，Reuderink，B.：Turning shortcomings into challenges：Brain-computer interfaces for games. Entertain. Comput. 1（2），85-94（2009）.

[78]　Nilsen，D.，Gillen，G.，Gordon，A.：Use of mental practice to improve upper-limb recovery after stroke：A systematic review. Am. J. Occup. Ther. 64（5），695-708（2010）.

[79]　Obermaier，B.，Müller，G.R.，Pfurtscheller，G.："Virtual keyboard" controlled by spontaneous EEG activity.

IEEE Trans. Neural Syst. Rehabil. Eng. 11，422-426（2003）.

[80]　Parra，L.C.，Spence，C.D.，Gerson，A.D.，Sajda，P.：Response error correction：A demonstration of improved human-machine performance using real-time EEG monitoring. IEEE Trans. Neural Syst. Rehabil. Eng. 11（2），173-177（2003）.

[81]　Perdikis，S.，Leeb，R.，Liboni，N.，Coincenot，L.，Giugliemma，C.，Millán，J.：Bci for augmenting communication capabilities of disabled people. In：Proceedings of the TOBI Workshop 2010，Integrating Brain-Computer Interfaces with Conventional Assistive Technology，p 17（2010）.

[82]　Perrin，X.，Chavarriaga，R.，Colas，F.，Siegwart，R.，Millán，J.：Brain-coupled interaction for semi-autonomous navigation of an assistive robot. Rob. Auton. Syst. 58（12），1246-1255（2010）.

[83]　Pfurtscheller，G.，Neuper，C.：Future prospects of ERD/ERS in the context of brain-computer interface（BCI）developments. In：Neuper，C.，Klimesch W（eds）Event-Related Dynamics of Brain Oscillations，Progress in Brain Research，vol. 159，pp. 433-437. Elsevier，London（2006）.

[84]　Pfurtscheller，G.，Müller，G.R.，Pfurtscheller，J.，Gerner，H.J.，Rupp，R.："Thought"-control of functional electrical stimulation to restore handgrasp in a patient with tetraplegia. Neurosci. Lett. 351，33-36（2003）.

[85]　Pfurtscheller，G.，Müller-Putz，G.，Scherer，R.，Neuper，C.：Rehabilitation with brain-computer interface systems. IEEE Computer Mag. 41，58-65（2008）.

[86]　Pfurtscheller，G.，Allison，B.，Bauernfeind，G.，Brunner，C.，Solis Escalante，T.，Scherer，R.，Zander，T.，Müller-Putz，G.，Neuper，C.，Birbaumer，N.：The hybrid BCI. Front. Neurosci. 4，42（2010）.

[87]　Piccione，F.，Giorgi，F.，Tonin，P.，Priftis，K.，Giove，S.，Silvoni，S.，Palmas，G.，Beverina，F.：P300-based brain computer interface：Reliability and performance in healthy and paralysed participants. Clin. Neurophysiol. 117（3），531-537（2006）.

[88]　Pichiorri，F.，Cincotti，F.，Fallani，F.，Pisotta，I.，Morone，G.，Molinari，M.，Mattia，D.：Towards a brain computer interface-based rehabilitation：from bench to bedside. In：Proceedings of the 5th Int. Brain-Computer Interface Conference，Verlag der Technischen Universität Graz，Graz，Austria，pp. 268-271（2011）.

[89]　Pineda，J.，Brang，D.，Hecht，E.，Edwards，L.，Carey，S.，Bacon，M.，Futagaki，C.，Suk，D.，Tom，J.，Birnbaum，C.，Rork，A.：Positive behavioral and electrophysiological changes following neurofeedback training in children with autism. Res. Autism Spectr. Disord. 2（3），557-581（2008）.

[90]　Pineda，J.A.，Silverman，D.S.，Vankov，A.，Hestenes，J.：Learning to control brain rhythms：making a brain-computer interface possible. IEEE Trans. Neural Syst. Rehabil. Eng. 11，181-184（2003）.

[91]　Plass-Oude Bos，D.，Reuderink，B.，van de Laar，B.，Gürkök，H.，Mühl，C.，Poel，M.，Nijholt，A.，Heylen，D.：Brain-computer interfacing and games. In：Tan，D.，Nijholt，A.（eds.）Brain-Computer Interfaces. Applying our Minds to Human-Computer Interaction，chap. 10，pp. 149-178. Springer，London（2010）.

[92]　d R Millán，J.，Ferrez，P.，Seidl，T.：Validation of brain-machine interfaces during parabolic flight. Int. Rev. Neurobiol. 86，189-197（2009）.

[93]　Rebsamen，B.，Guan，C.，Zhang，H.，Wang，C.，Teo，C.，Ang，M.，Burdet，E.：A brain controlled wheelchair to navigate in familiar environments. IEEE Trans. Neural Syst. Rehabil. Eng. 18（6），590-598（2010）.

[94]　Riccio，A.，Leotta，F.，Bianchi，L.，Aloise，F.，Zickler，C.，Hoogerwerf，E.J.，Kübler，A.，Mattia，D.，Cincotti，F.：Workload measurement in a communication application operated through a p300-based brain-computer interface. J. Neural Eng. 8（2），025，028（2011）.

[95]　Ron-Angevin，R.，Diaz-Estrella，A.，Velasco-Alvarez，F.：A two-class brain computer interface to freely navigate through virtual worlds. Biomed. Tech.（Berl.）54（3），126-133（2009）.

[96] Saab, J., Battes, B., Grosse-Wentrup, M.: Simultaneous EEG recordings with dry and wet electrodes in motor-imagery. In: Proceedings of the 5th Int. Brain-Computer Interface Conference, Verlag der Technischen Universität Graz, Graz, Austria, pp. 312-315 (2011).

[97] Schalk, G., Wolpaw, J.R., McFarland, D.J., Pfurtscheller, G.: EEG-based communication: Presence of an error potential. Clin. Neurophysiol. 111 (12), 2138-2144 (2000).

[98] Scherer, R., Müller, G.R., Neuper, C., Graimann, B., Pfurtscheller, G.: An asynchronously controlled EEG-based virtual keyboard: Improvement of the spelling rate. IEEE Trans. Biomed. Eng. 51 (6), 979-984 (2004).

[99] Scherer, R., Müller-Putz, G.R., Pfurtscheller, G.: Self-initiation of EEG-based brain-computer communication using the heart rate response. J. Neural Eng. 4, L23-L29 (2007).

[100] Scherer, R., Lee, F., Schlögl, A., Leeb, R., Bischof, H., Pfurtscheller, G.: Toward self-paced brain-computer communication: navigation through virtual worlds. IEEE Trans. Biomed. Eng. 55, 675-682 (2008).

[101] Schoner, G., Dose, M., Engels, C.: Dynamics of behavior: Theory and applications for autonomous robot architectures. Robot. Auton. Syst. 16, 213-245 (1995).

[102] Sellers, E.W., Krusienski, D.J., McFarland, D.J., Vaughan, T.M., Wolpaw, J.R.: A p300 event-related potential brain-computer interface (BCI): The effects of matrix size and inter stimulus interval on performance. Biol. Psychol. 73 (3), 242-252 (2006).

[103] Silvoni, S., Volpato, C., Cavinato, M., Marchetti, M., Priftis, K., Merico, A., Tonin, P., Koutsikos, K., Beverina, F., Piccione, F.: P300-based brain-computer interface communication: Evaluation and follow-up in amyotrophic lateral sclerosis. Front. Neurosci. 3, 60 (2009).

[104] Silvoni, S., Ramos-Murguialday, A., Cavinato, M., Volpato, C., Cisotto, G., Turolla, A., Piccione, F., Birbaumer, N.: Brain-computer interface in stroke: A review of progress. Clin. EEG Neurosci. 42 (4) pp. 245-252 (2011).

[105] Tangermann, M., Krauledat, M., Grzeska, K., Sagebaum, M., Vidaurre, C., Blankertz, B., Müller, K.: Playing pinball with non-invasive BCI. In: Proceedings of NIPS (2008).

[106] Tavella, M., Leeb, R., Rupp, R., Millán, J.: Towards natural non-invasive hand neuroprostheses for daily living. In: Proc. 32rd Annual International Conference of the IEEE Engineering in Medicine and Biology Society EMBC 2010, pp. 126-129 (2010).

[107] Taylor, S.F., Stern, E.R., Gehring, W.J.: Neural systems for error monitoring: Recent findings and theoretical perspectives. Neuroscientist 13 (2), 160-172 (2007).

[108] Thorsen, R., Spadone, R., Ferrarin, M.: A pilot study of myoelectrically controlled FES of upper extremity. IEEE Trans. Neural Syst. Rehabil. Eng. 9, 161-168 (2001).

[109] Tonin, L., Leeb, R., Tavella, M., Perdikis, S., del R Millán, J.: The role of shared-control in BCI-based telepresence. In: Proc. of 2010 IEEE International Conference on Systems, Man and Cybernetics (2010).

[110] Tonin, L., Carslon, T., Leeb, R., Millán, J.: Brain-controlled telepresence robot by motor-disabled people. In: Proc. Annual International Conference of the IEEE Engineering in Medicine and Biology Society EMBC 2011 (2011).

[111] Trejo, L., Kochavi, R., Kubitz, K., Montgomery, L., Rosipal, R., Matthews, B.: EEG-based estimation of cognitive fatigue. In: Proc. SPIE, vol. 5797 (2005).

[112] Valbuena, D., Sugiarto, I., Gräser, A.: Spelling with the Bremen brain-computer interface and the integrated SSVEP. In: Proc 4th Intl. Brain-Computer Interface Workshop and Training Course, Graz, Austria (2008).

[113] Vanacker, G., Millán, J., Lew, E., Ferrez, P., Galán Moles, F., Philips, J., Van Brussel, H., Nuttin, M.: Context-based filtering for assisted brain-actuated wheelchair driving. Comput.Intell. Neurosci. 2007, ID 25,

130（2007）.

[114] Vanhooydonck, D., Demeester, E., Nuttin, M., Van Brussel, H.: Shared control for intelligent wheelchairs: An implicit estimation of the user intention. In: Proc. 1st Int. Workshop Advances in Service Robot., pp. 176-182 （2003）.

[115] Williamson, J., Murray-Smith, R., Blankertz, B., Krauledat, M., Müller, K.: Designing for uncertain, asymmetric control: Interaction design for brain-computer interfaces. Int. J. Hum. Comput. Stud. 67（10）, 827-841 （2009）.

[116] Wills, S., MacKay, D.: DASHER—an efficient writing system for brain-computer interfaces? IEEE Trans. Neural. Syst. Rehabil. Eng. 14, 244-246（2006）.

[117] Wolpaw, J.R., Loeb, G.E., Allison, B.Z., Donchin, E., do Nascimento, O.F., Heetderks, W.J., Nijboer, F., Shain, W.G, Turner, J.N.: BCI meeting 2005-workshop on signals and recording methods. IEEE Trans. Neural. Syst. Rehabil. Eng. 14, 138-141（2006）.

[118] Zander, T., Lehne, M., Ihme, K., Jatzev, S., Correia, J., Kothe, C., Picht, B., Nijboer, F.: A dry EEG-system for scientific research and brain-computer interfaces. Front. Neurosci. 5, 53（2011）.

[119] Zander, T.O., Kothe, C.: Towards passive brain-computer interfaces: applying brain-computer interface technology to human-machine systems in general. J. Neural Eng. 8（2）, 025, 005（2011）.

[120] Zickler, C., Donna, V.D., Kaiser, V., Al-Khodairy, A., Kleih, S., Kuebler, A., Malavasi, M., Mattia, D., Mongardi, S., Neuper, C., Rohm, M., Rupp, R.: Brain computer interaction applications for people with disabilities: Defining user needs and user requirements. In: AAATE, p. 5（2009）.

第7章　BCI 在手部运动功能康复中的应用

7.1　引　　言

BCI 是一种技术系统，可在人脑和计算机之间提供直接的连接[99]。这种系统能够检测到大脑电生理活动中由思维活动调节产生的变化，并将这种变化转变为控制信号。大多数 BCI 系统依赖于在头皮上放置电极非侵入式记录大脑信号（即 EEG）。目前，这些基于 EEG 的 BCI 系统可以在大多数环境中使用相对便宜的设备，从而为实用的 BCI 系统在康复领域的应用提供了可能性。一种基于 EEG 的 BCI 系统利用感觉运动节律（sensorimotor rhythm，SMR）的调制，这些节律是 EEG 中发生在 α 频带（8～12Hz）和 β 频带（18～26Hz）的振荡，可以在感觉运动区记录下来。这些频带的振幅通常在实际运动期间和在运动的心理预演（mental rehearsal of movements；运动想象）期间会减小[61, 69]。一些研究表明，人们可以通过进行简单动作（如手/脚运动）的 MI 来调节 SMR 幅度，以控制输出设备[14]。这个过程发生在一个闭环中，系统识别 MI 诱发的 SMR 振幅变化，并且将这些变化即时反馈给用户。这种基于操作性条件反射（operant conditioning）的神经反馈过程可以使 BCI 用户能够控制他们的 SMR 活动，从而控制系统。

BCI 在手部运动功能康复领域的相关研究主要集中在两类应用上。在第一类应用中，BCI 提供了一个新的通道来操控神经假肢，以恢复脊髓损伤（spinal cord injury，SCI）后永久性失去的手部功能。在近期研发的第二类应用中，已把 BCI 作为一种训练工具，以促进脑卒中后手部运动功能的恢复。如果是恢复 SCI 后失去或受限制的手部功能，可以采用基于功能性电刺激（functional electrical stimulation，FES）的神经假肢来执行手部和手臂的预期运动。FES 作为 BCI 控制促动器发挥着特殊的作用，因为它不仅是生理上激活肌肉的一种有效方式，而且还是预防肌肉萎缩、维持关节活动性以及产生丰富的本体感觉反馈到中枢神经系统的有效治疗工具。在脑卒中患者手部功能的运动训练中，已提出了几种促动系统来辅助运动任务训练，如虚拟现实反馈系统[50]、机器人辅助设备和支持预期运动的 FES 系统[1, 76]。引入 BCI 操作上述设备的机会，将为促进自适应神经可塑性提供神经基质，从而促进脑卒中后的功能恢复。本章将重点讨论 BCI 与 FES 技术相结合的最新技术，以恢复 SCI 后手部运动功能，并促进脑卒中后的手部运动功能恢复。

7.2　脊髓损伤患者手部运动功能的康复：脑控神经假肢

与颈部脊髓完全或接近完全性损伤相关的双侧抓握功能丧失严重限制了患者的独立生活能力以及受伤后保持有酬工作的能力。因此，这种残疾意味着患者生活质量的大幅降低。

在工业化国家中，SCI 的发病率为每年每百万人口约有 40 例新病例，由非创伤性因素患病的比例还在不断增加[93]。在欧洲，估计有 33 万人患有 SCI，每年新增损伤 1.1 万例[65]，其中 40%为全身（四肢）瘫痪，不仅下肢瘫痪，站立和行走受限，而且上肢也瘫痪，导致抓取功能受限。

无论是从患者的角度[3, 86]，还是出于经济原因[63]，对这些功能丧失或受限的患者进行任何改善都是非常可取的。再加上由于运动和潜水事故，四肢瘫痪患者往往是年轻人，现代康复医学旨在弥补个体功能缺失、恢复功能，特别是抓取功能。

损伤后成人脊髓的再生极其有限，直到现在，任何药物治疗都无法增强其再生能力[88]。在过去几年中，人们在揭示导致脊髓神经纤维再生失败的机制方面已取得了显著进展。这一知识的获得促进了治疗策略的设计，这种设计旨在限制组织疤痕、增强促再生能力而不是抑制再生能力以及替代组织损失的部分，包括使用干细胞[44]。他们已成功地在几种动物模型上做了测试。然而，仍有大量工作要做，以确定这些疗法是否也能安全地改善人类 SCI 后的结果[45, 92]。

7.2.1　上肢的功能性电刺激

如今，在不选择手术[33]的情况下，在一定程度上恢复永久性受限或失去的肢体功能的唯一可能性就是应用 FES。在过去的 20 年里，已开发了几种具有不同复杂程度的 FES 系统，并将其应用到临床环境[77]。这些 FES 系统提供短暂的电流脉冲（单极性脉冲宽度小于 1ms），在传出神经上诱发动作电位，从而使手部和前臂上受神经支配但瘫痪的肌肉产生收缩[94]。在此基础上，FES 人工地补偿了自主肌肉控制的丧失。在患有慢性 SCI 的个体中，瘫痪肌肉会发生严重的失用性萎缩，从而导致抗疲劳性和产生力量的能力严重降低。即使在 SCI 多年后，这种萎缩也可以通过低频的 FES 训练来逆转。达到有意义的抗疲劳能力和力量所需要的时间取决于个体的肌肉状态，从数周到数月不等[29]。

此外，刺激脉冲对感觉神经纤维的直接激活，以及肌肉收缩引起本体感觉纤维的间接激活，向脊髓产生深层的传入输入。在不完全 SCI 或完全 SCI 患者中，病变水平以下部分保存的相关区域，对运动皮层的强烈感觉反馈形成了引导神经性改变以促进功能改善的基础[34]。在恢复性设置中使用 FES 时，改善减弱或失去的抓取功能的最简单方法是采用多个表面电极（图 7.1）。基于这些电极的刺激系统的例子有商用的 H200（以前称为 Mandster，Bioness 股份有限公司生产，在欧洲荷兰里德克）[1]、ActiGrip R 系统[76]和仿生手套[2,75]。一般来说，这些非侵入性系统的主要优点是，它们可以在初次康复的早期阶段提供给患者临时使用。这为成功地将 FES 作为作业治疗的辅助疗法，并引导上肢残留了一些功能的 SCI 患者的神经可塑性变化提供了可能性[6,35,78]。

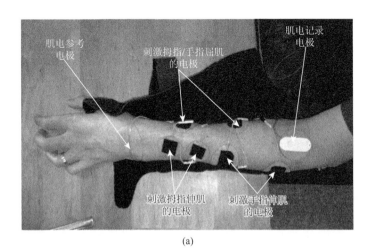

(a)

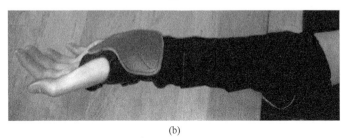

(b)

图 7.1　（a）用于关键抓取功能恢复的表面电极配置；（b）电极固定软矫形器，该矫形器具有手动轮椅推进所需的手掌集成皮革保护。（a）中的肌电电极用于记录肱桡肌残余的肌电活动，该活动作为抓握刺激的比例控制信号

在患有慢性 SCI 和手部功能永久性丧失或受限的个体中，表面电极系统的缺点是在刺激单个肌肉方面选择性不足、日常运动再现困难、深层肌群的兴奋性有限以及仅能感受到有限的疼痛。此外，患者认为电极的放置太复杂[41]。由于表面电极往往会随着时间的推移而易脱落，因此，需要套管或矫形器形式的辅助固定机械装置（图 7.1），但用户通常感觉这种固定装置不舒服也不美观。

由于这些是在日常生活中使用该系统时的主要局限性，因此一些研究者已开发出用于永久性恢复运动功能的植入式神经假肢。植入式设备包括 BION[49]（一种产品的名称，可通过套管注射的小型单通道微刺激器）、刺激路由器系统[26]（一种可从表面电极获取电流的可植入式电极）、多通道植入式刺激器[85]以及用于刺激和感知的模块化网络化无线控制系统[98]。植入式系统存在固有的感染风险和与手术相关的风险，如果任何植入元件发生故障，则需要进行复杂的翻修手术。虽然已证明，这些事件的发生概率极低[40]，但这些情况依然必须传达给决定接受植入的患者。

植入式抓取神经假肢之一——Freehand 系统在 1997 年实现了商业化，已由全世界 300 多名 C5/C6 SCI 患者成功使用，因此是用于恢复抓取功能最广泛的植入式神经假肢[36]。虽然第一批系统已运行了 15 年多，但该系统的商业化在 2001 年停止了，不是因为临床原因，而是因为财务原因。Freehand 用户通过操作外部操纵杆来控制手的抓取，该操纵杆由对侧非瘫痪肩部的运动来控制，它通过射频供电，由受控的植入刺激器提供电刺激[82]。重要的是，基于 51 个 C5/C6 患者的 Freehand 系统多中心实验定量地证明了其功能疗效[67]和经济效益[16]。在此成功的基础上，植入式 FES 技术正在经历重大的设计改进，例如，植入式可充电电源和无线遥测的实施，以允许在没有任何外部电源的情况下设置系统。然而，必须明确指出，目前可用的基于表面或植入式电极的神经假肢的功能恢复程度还相当有限。即使使用最复杂的系统，也只可能恢复一到两种抓取模式，这不包括单个手指或关节的独立激活[98]。此外，与生理状态相比，由 FES 产生的运动和力没有那么明显。当需要使用表面电极产生用于精细控制的较小作用力时，尤其如此。

目前大多数上肢神经假肢仅用于 SCI 患者的抓取功能恢复，并保留了肩和肘关节的自主功能。只有少数实验研究表明，支持 SCI 损伤较大受试者的肘关节功能是可行的[15]。在日常生活活动中，这些系统尚未在现实世界条件下进行过测试，因为上肢的重量和瘫痪的肌肉通过外部电脉冲的非生理同步激活，肌肉会迅速疲劳。基于 FES 的抓握功能恢复的一个主要问题是，在颈部脊髓病变的受试者中，脊髓纤维束和运动神经元发生联合病变[19, 57]。虽然可以对失去神经和松弛的肌肉施加高电荷刺激脉冲进行直接刺激，但是 FES 产生的收缩在力量的形成和抗疲劳性方面不够有效，无法在需要的时间内使用[37, 38]。为了克服这些局限性，一些研究提出了将 FES 和具有主动驱动功能或至少可解除/锁定关节的矫形器相结合，这种结合称为"FES-混合矫形器"。一般来说，矫形器是一种机械装置，可以安装在肢体上并纠正病理性关节的功能。主动驱动的矫形器通过主动驱动（如电动机或气动执行器）支持关节运动。这些外骨骼的不足是机械结构复杂、在日常生活活动中使用的可能性有限，并且需要足够的电源。因此，这些系统主要用于 FES 无法产生足够运动的用户。如果 FES 可以产生足够的关节运动，则更有效的解决方案是使用具有可锁定和可解锁关节的矫形器。在其释放状态下，这个关节可以自由运动，并在锁定状态下保持在固定的关节位置。后者有助于避免受刺激的肌肉产生疲劳，并保持稳定的关节位置。

这两种类型的 FES-混合矫形器可能会导致未来上肢神经假肢潜在用户群体的扩展[84]。

7.2.2　BCI 与 FES 技术相结合

在过去十年中，很明显，所有当前 FES 设备的用户接口在自然控制的意义上都不是最佳的，因为它依赖于未瘫痪身体部位的运动或潜在的肌肉激活来控制瘫痪肢体肌肉的协调电刺激[39, 51]。对于患有高位、完全 SCI 和严重残疾的个体，他们没有足够的剩余功能可用于控制。对于不仅手掌和手指功能丧失，而且肘关节和肩关节功能也丧失的个体，这一直是开发可用神经假肢的主要限制。

近来，一些研究已引入了几种主要基于 SSVEP 的 BCI 方法，以替代传统的控制接口，用于控制腹部 FES 系统[27]或腕部和手部矫形器[64]。另一个令人振奋的应用是利用 BCI 检测手臂震颤时的自愿运动意图，以控制代偿性 FES[81]。

除了这些应用之外，BCI 还具有巨大的意义，可通过依赖直接参与上肢运动的大脑记录的意志信号，提供对抓取和伸手的神经假肢的自然控制，特别是用于 SCI 较高的个体。

BCI 与 FES 相结合的系统的最终目标是在 SCI 周围建立技术性旁路（图 7.2），

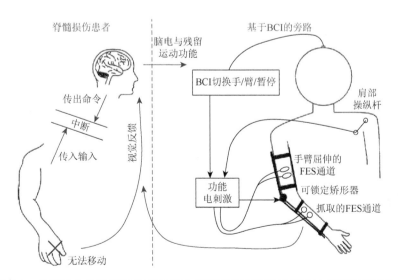

图 7.2　采用混合 BCI 控制的 FES-混合矫形器实现颈脊髓损伤技术旁路示意图，其中 FES-混合矫形器由机械可锁定的肘关节和 FES 系统组成

并为神经假肢使用者提供自然的控制，使他们能够以流畅、透明的方式完成动作。研究者已开始这方面的第一步工作，如文献[54]已开始针对 SCI 患者进行了研究。

在一项开创性的研究工作中，奥地利格拉茨的 BCI 研究组和德国海德堡的 FES 研究组讨论了 FES 诱导的手部运动对健康受试者运动皮层 EEG 信号影响的一般性问题[56]。在 FES 诱发的腕关节运动期间，研究了事件相关的 EEG β 波的变化，并把主动和被动的手部运动作为对照条件进行了研究。在 FES 运动开始之后，立即观察到显著的 EEG 去同步（ERD）[69]现象，随后出现 β 波同步（ERS）现象，与主动或被动手腕运动后观测到的类似。主动运动和刺激诱导运动之间的主要区别在于，在后一种情况下，在运动开始之前，未检测到初级运动皮层上 β 节律（感觉运动节律）的 ERD 现象。这些发现表明，FES 过程中的感觉运动加工涉及一些与手部自主运动有关的过程。

基于这些研究结果，他们进行了一项实验，首次证明了 BCI 控制基于表面电极的 FES 系统是可行的[70]。在这项单一病例研究中，一名四肢瘫痪的 SCI 受试者恢复了单侧抓取功能，该受试者患有完全性运动麻痹，丧失了手掌和手指功能。患者通过想象脚部运动，能够以 100%的精度控制系统，通过预定义的抓取阶段顺序实现移动。在实验之前，他已通过几年基于运动想象 BCI 的训练达到了这一性能水平[71]，并通过定期持续训练保持了近十年[23]。

该研究组还进行了第二个可行性实验，即对另一名四肢瘫痪的受试者进行了短期的 BCI 训练。该受试者已使用 Freehand 系统好几年了，经过三天的训练之后，患者能够有效地控制植入神经假肢的抓取顺序[53]。这项实验的一个主要结果是，由植入装置引起的 EEG 信号中的伪迹远高于表面刺激系统产生的伪迹。这种效应的一种可能解释是，植入系统的电极间距较大，刺激电极放置在前臂，公共参考电极放置在胸部下方，因此会引起较高的电磁干扰。这个问题需要进一步的系统研究，以便在未来成功建立 BCI 控制的神经假肢。

随着海德堡研究组在欧洲综合项目 TOBI（开发 BCI 工具）中引入 FES-混合矫形器（图 7.3），增加 BCI 可控制的自由度变得越来越重要。因此，格拉茨研究组提出了一种新方法，用单个 BCI 系统来控制抓取和肘关节功能。它基于脉冲宽度编码的大脑模式，在使用最少数量的 EEG 电极的同时，顺序控制更多的自由度[52]。第二种增加控制自由度的方法是区分同一肢体不同类型的想象运动。最近已证明了使用 EEG 信号来区分不同腕部运动想象的可行性[30]。BCI 自然地控制神经假肢的另一个先决条件是，同一肢体的想象运动和执行运动的独立性。Lausanne（瑞士洛桑）BCI 研究组对健康受试者进行的第一个研究成功地表明，手部动作的运动想象可用于触发同一只手的 FES，以完成抓取和书写任务[89]。

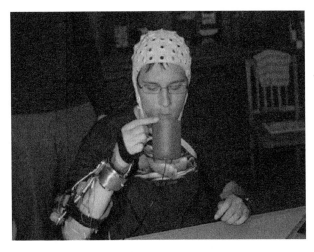

图 7.3　一名四肢瘫痪的用户使用 BCI 控制的 FES 手和肘矫形器来抓取杯子喝水

　　尽管该领域的研究在过去几年里取得了巨大的进展，但仍有许多亟待解决的问题，这些问题必须针对把 BCI 控制的神经假肢成功地应用于四肢瘫痪患者。对人类研究的主要局限之一是，结果要么在健康受试者中获得，要么在选定的 SCI 患者中获得。这就提出了一个问题，即已发表的结果到底在多大程度上可以推广到更大的用户群体。最近的一项研究表明，在大多数截瘫患者中，可以在第一次训练中识别运动想象诱发的 EEG 模式。然而，对于四肢瘫痪的受试者来说，情况并非如此，至少在某些患者中，需要进行大量的训练才能实现足够的 BCI 性能[68]。此外，SCI 受试者在尝试足部运动时，显示出弥散性和广泛分布的 ERD/ERS 模式，相比之下，健康受试者在尝试足部运动时显示出局部性的 β 节律 ERD/ERS 模式。此外，在截瘫患者组中，没有发现被动脚部运动期间出现显著的 ERD/ERS 模式[55]。

　　与基于非瘫痪肢体部位的运动或潜在肌肉激活的传统控制接口相比，非侵入式 BCI 作为神经假肢控制接口的性能还相当差[32, 83]。这种接口不仅每分钟可能发出的命令数量有限，而且它们的性质主要是数字化（大脑开关）指令。此外，实时、复杂的神经假肢控制的主要缺点是时延长和自由度低[47]。后者可以通过植入式系统来克服，但植入式系统尚未达到超越实验水平走出实验室的成熟度[66]。作为常规使用 BCI 控制神经假肢的最后一步，必须明确地证明，在人工实验室环境中获得的实验结果可以在真实世界条件下复现，而不会显著降低性能和稳定性。

7.3　脑卒中后手部运动功能的康复：基于 BCI 的附加干预

　　在 BCI 技术的可能应用中，脑卒中患者的神经康复激发了研究人员不断增长的兴趣，并在该领域积累了大量成果。在过去 3 年中，研究者已发表了大约 50 篇科学论文，这些论文对 BCI 在脑卒中康复中的应用进行了研究。这些研究既包括对健康受试者的初步研究[28, 59]，也包括病例报告[7, 17]以及对患者的小型临床试验[8, 58, 80]。

　　人们越来越感兴趣的原因是多方面的。首先，脑卒中是世界范围内最常见的神经疾病之一，也是人群中运动障碍的主要原因之一[97]。此外，最近在世界范围内进行的一项调查表明，脑卒中的负担很高，并且在未来几十年内可能会增加[24]。如此大规模的病例将 BCI 技术的适用范围扩大到了难以想象的潜在用户数量。

　　其次，BCI 技术为脑卒中康复（无论是单独使用还是与神经假肢装置结合使用）提供了一种有趣的方法，通过这种方法可以促进依赖活动的神经可塑性（activity-dependent neuroplasticity），旨在引导脑卒中后大脑中发生的自发可塑性变化，以获得更好的运动恢复效果。在这方面，采用功能性神经成像和神经生理技术的研究已展示了与感觉运动增强和训练方案相关的区域皮层可塑性的有力实例（见文献[18]、[20]、[21]、[96]评述）。例如，多项证据表明，非初级运动区（如辅助运动区、背外侧运动前皮层）可能对脑卒中后轻瘫肢体的运动有显著作用，而对侧初级感觉运动区的激活程度与脑卒中后行为表现的损害相关。

　　最后，大多数针对脑卒中患者上肢康复的完善策略（约束性诱导运动疗法、双侧手臂训练）依赖于一定程度的残余运动能力，不幸的是，从临床试验中排除了相当多的没有残余运动活动的脑卒中幸存者，尤其是上肢，这使得他们几乎没有康复的选择[46]。

　　因此，采用依赖于运动相关脑活动（通过 EEG、MEG 或 NIRS 记录）的 BCI 系统，即使在没有残余运动活动的情况下，也可以为脑卒中患者的神经康复训练和实践提供一个有价值的工具[18, 20, 96]。

7.3.1　BCI 在脑卒中康复中的应用：最新进展

　　目前仅有的几项基于 EEG 的 BCI 研究用于脑卒中患者取得了令人鼓舞的结果，然而，这些研究仍然无法得出明确的结论。

　　在 Buch 及其同事的研究中[8]，尽管慢性脑卒中患者成功地进行了基于运动想象的 BCI 训练，但是其功能在临床评分上并没有得到改善。相反，在一项包含大量患者接受基于运动想象 BCI 训练并结合机器人疗法的研究中，与基线相比，研究发现训练后患者的运动功能有显著的改善[4]。然而，将这种情况与单独的神经机器人训练进行比较时，没有观测到显著差异[4]。有趣的是，最近对长期上肢功能障碍的脑卒中患者（$n = 127$ 名患者）进行的一项多中心研究表明，与 12 周后的常规护理或重症监护相比，机器人辅助疗法并未显著改善运动功能[48]。很少有其他描述性的案例也报告了单独接受 BCI 训练后患者的康复结果指标得到改善[7, 17]。到目前为止，尽管一些研究报告了积极的趋势，但没有针对脑卒中患者组设计的研究能够指出，与对照条件相比，在任何运动结果指标上有显著改善[80]。

文献[9]描述了一名脑卒中患者与训练相关的大脑重组的神经生理指标[9]。通过 fMRI 和弥散张量成像（diffusor tensor imaging）测量的运动相关脑区之间的功能连接显示，训练后同侧（受损侧）的背侧运动前区和辅助运动区（supplementary motor area，SMA）的活动增强。结果也显示了健康受试者的 BCI 性能与 fMRI 得到的 SMA 激活也存在相关性[31]。此外，在健康受试者接受一个月的 MI-BCI 训练后，有证据表明，由经颅磁刺激（transcranial magnetic stimulation，TMS）技术测量的运动皮质兴奋性增加是运动皮质响应性长期变化的特征。

BCI 在脑卒中康复中应用的两种不同策略目前正在研究中，两种策略都以依赖活动的大脑可塑性及其调控为目标[18]。第一种策略是利用 BCI 训练患者以产生更多“正常”的大脑活动，也就是说，重新建立与显性/隐性运动表现相关的生理性大脑响应。这种自上而下的方法背后的假设是，更多的生理性大脑活动反映了更多的“正常”大脑功能，可能会导致运动控制的改善。来自动物和人类的大量证据支持这一策略的合理性，即适当的调节方法可以改变大脑信号特征。第二种策略是利用 BCI 操作能够辅助移动的设备。这种自下而上的策略得到了以下证据的支持：练习或观察尽可能接近正常的运动可能有助于改善运动功能，并有助于将辅助运动产生的感觉输入流引向适当的大脑区域。由 BCI 驱动的辅助运动训练将促进中枢神经系统的可塑性变化，从而改善运动功能[18]。

一项将 BCI 范式应用于脑卒中后康复目的的研究探讨了后一种方案[8]。在这项研究中，8 名慢性脑卒中患者（患手没有残留的手指功能）接受了基于 MEG 的 BCI 训练，其间要求他们通过执行患手（有障碍的手）的运动想象来调节感觉运动节律，以便操作机械矫形器被动地弯曲或伸展手指。无论 MEG 特征在头皮上的位置如何（在受损半球或完整半球上），都选择了最能区分想象任务和静息状态的 MEG 特征作为控制特征。这种选择控制特征的方法借鉴了以前的 BCI 应用（如通信和控制），在这些应用中，最终选择可分性最好的特征，以实现最佳控制精度[99]。

其他作者在识别控制特征时采用了更具选择性的策略，基于这样的假设：BCI 训练应加强那些尽可能接近“正常”运动皮层活动的大脑信号（根据上述自上而下的策略）。例如，在 Daly 等的研究中，通过比较患手运动想象产生的 EEG 活动与正常肢体运动想象产生的 EEG 活动来选择特征[17]。在其他研究中，控制信号仅从同侧半球（想象运动的患手对侧）收集[4, 7, 9]。有证据表明，脑卒中后发生的适应性变化可能会导致对侧运动区招募神经元的增加，从而克服参与运动任务的肢体对侧脑区产生更加正常的响应[20]。因此，收集和加强脑卒中半脑的信号，其目的是对比对侧未受影响半脑的这种“接管”。

7.3.2　FES 在脑卒中上肢康复中的应用

神经康复文献中的一些证据表明，电刺激可能促进脑卒中后运动和功能的恢复。FES 长期以来一直应用于脑卒中患者的步态康复[90]，但目前关于其在上肢的手部运动恢复的信息要少得多。对脑卒中应用电刺激的基本原理是：传入刺激可能对损伤后的大脑重组产生有益影响[20]。对肌肉的电刺激可以由自愿的肌电活动[11]或按钮方式来触发[91]。第一种方法预见了通过 FES 将自愿性活动和传入刺激耦合起来，考虑到已证明了外周刺激和协同的大脑活动的关联可以提高神经可塑性，这似乎是很有前景的[87]。2006 年，Cochrane 评述了 24 项相关试验，得出结论：仍然没有足够的数据为临床使用电刺激进行神经肌肉再训练提供信息，还需要更多的研究以确定最有效的刺激类型、最适当的治疗时机和剂量[74]。将电刺激与未治疗[10-12, 76, 79]、常规治疗[25]或安慰剂干预[13, 42]进行比较，在所有比较中，发现患者至少在功能性运动能力的一个方面有所改善。此外，据报道，脑卒中患者在疼痛、不适或不良反应方面有良好的可接受性。大多数研究对上肢肌肉的刺激主要在手腕和手指伸肌上[10-12]，目的是与脑卒中患者常见的上肢自发屈曲痉挛进行对比。然而，在一些研究中，也会刺激前臂的屈肌[43]。文献[76]的研究对前臂屈肌和伸肌两侧的肌肉应用电刺激来训练患手的运动，以抓握和释放物体[76]。作者报告，根据 Ashworth 量表的测量，仅在功能较高的组（即受损害影响较小的组）中痉挛程度显著降低[5, 76]。最近的一项研究报告表明，与单独接受常规治疗的患者相比，接受 FES 治疗的急性脑卒中患者的临床评分有显著的改善，作为常规治疗的"补充"，这些患者接受 FES 治疗以对伸手和抓取（reaching and grasping）进行康复。在接受类似干预的慢性脑卒中患者中未观察到显著的变化[91]，实验也同时采用 fMRI 和 TMS 评估 FES 治疗的临床改善情况，该评估提供了有趣的结果，支持神经可塑性在基于 FES 的康复方案中的作用。9 例脑卒中患者经过 8 周 FES 训练，发现功能改善与运动相关脑区的激活增加（fMRI 测量得到）和皮质内易化性或促进作用（intracortical facilitation）增强（TSM 测量得到）之间呈正相关[95]。

7.3.3　BCI 与 FES 技术相结合在康复临床中的应用：一种整合方法

人们期望为 BCI 技术设计一种有效的模式，旨在将其应用到真正的康复环境，欧洲一体化综合项目 TOBI（脑机交互工具；www.tobi-project.org）的合作伙伴认为，与脑卒中康复专业人员密切合作，共同确定开发原则至关重要。许多研究表明，心理训练可以减少脑卒中患者的运动损伤，改善上肢的功能恢复，研究者常把运动想象用于常规疗法中，将其作为脑卒中损伤后激发运动系统的一种策略[62]。在系统应用这一策略时，最大的限制之一是无法客观地监测患者对治疗师指导的依从性（是否遵守治疗师的指导），以及缺乏关于患者执行心理任务正确性的信息（即是否正确执行了心理任务）。从这个角度来看，BCI 技术可能为治疗师提供一种能够客观监测运动想象的工具。在这种"以用户为中心"的方法中，最终用户是康复专家以及能够在与传统康复训练类似的环境中练习运动想象的患者。据此，Pichiorri 及其同事[72]提出了一种 BCI 系统，该系统将患者的 EEG 活动反馈给治疗师，为治疗师提供关于患者大脑活动对心理任务响应的即时信息，然后治疗师能够以此为依据在治疗过程中引导患者（图 7.4）。通过与治疗师的持续互动以及在每次成功试验结束时给予的不连续奖励，向患者提供反馈。在 BCI 训练框架中，通常考虑用户和 BCI 系统，治疗师的加入绝对是一个新颖的理念，这意味着为治疗师和患者提供了一种方法：第一用来监测，第二用来实施运动想象训练。此外，这种类似于康复实验的设置提高了最终用户的可接受性，从而促进了 BCI 技术的使用从实验室转化到临床环境。该转变最终将支持这样一个目标，即证明在少量脑卒中志愿者中观察到 BCI 支持的运动想象训练带来的益处，可以推广到大量的临床试验中。

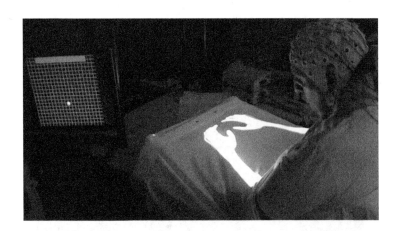

图 7.4　TOBI 在圣卢西亚基金会（意大利罗马）实施的一个项目，所提出的 BCI 原型目前正在作为"附加"康复干预措施进行验证，这是利用该原型的训练实验。训练患者通过想象手部运动（合上或打开手）来实现控制其可视化的手部动作，同时他接收可视化的手部（visual hand）的一致动作作为反馈（成功的试次）。治疗师（左下角）通过屏幕上光标的实时移动得到反馈，这种实时移动实际上由患者的 EEG 相关特征来控制

　　为了实现这一最终目标，以这种方式来实施 BCI 训练至关重要，使操作该系统所需的运动想象任务能够在一致的生态环境中执行。考虑到这一点，为了让患

者专注于所需的任务，训练期间向患者提供的反馈至关重要。Prasad 及其同事[80]
称，大多数尝试 MI-BCI 范式的脑卒中患者表达了对更有趣、更具挑战性和更具
沉浸式场景体验的需求。在他们的范例中，BCI 训练是通过类似于计算机游戏的
反馈进行的，在这种反馈中，要求患者通过左/右手运动想象在屏幕上移动一个球，
并把它放入目标篮子中。通常的经验是，在 MI-BCI 训练中，最初用于调节 EEG
节律的 MI 任务可能变得不那么重要，因为用户可能会以"自动"的方式实现对
系统的控制[60, 99]。此外，在健康受试者中，BCI 训练引起的可塑性变化取决于受
试者采用的 MI 策略。Pichiorri 和他的同事证明，只有那些采用目标导向的抓取想
象策略的受试者，才会表现出由训练引起的手部肌肉 TMS 功能图和脑网络组织的
显著变化[73]。在这种康复应用中，BCI 训练不仅仅是一种对系统进行良好控制的手
段，以有效地向外部世界发送特定的命令。在这里，训练本身及其对大脑运动回路
产生的影响是 BCI 应用的最终目标，该应用旨在促进大脑固有的适应病变的倾向，
从而改善脑卒中患者在不使用 BCI 系统的情况下进行日常活动的运动功能。因
此，我们认为在 BCI 训练期间，患者必须沉浸在环境中，以帮助他们将注意力集
中在所要求的任务上，并不断提醒他们正在进行的训练的最终目标。因此，他们
接收的反馈必须与要求他们执行的想象任务一致，这个问题是通过向患者提供简
单而直接的反馈来解决的，在反馈中，将自己双手的虚拟图像投影到覆盖在自己
真实手上的毯子上。在每次成功试验结束时，奖励是推动动作的手部投影，该动
作是要求患者想象的那个运动（图 7.4 和图 7.5）。

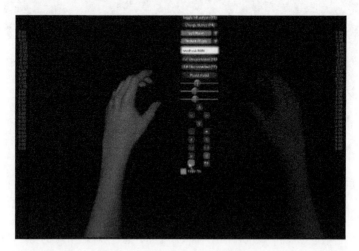

图 7.5　患者的反馈是通过一个专用的软件实现的，该软件可以让治疗师通过调整手部纹理的
大小、外观方向和其他特征来重建患者自己手部的图像

当反馈不仅是对运动的视觉感知，而且伴随着患者肢体的实际运动时，在这

种情况下，通过机器人装置或手部肌肉的 FES 驱动运动时，反馈与想象运动的一致性（匹配）就更加重要了。BCI 技术和 FES 的整合已在脑卒中以外的神经系统疾病中进行了实验，如 SCI（参见本章前面的部分），最近还用于控制非自主运动，如震颤[81]。此外，有人认为，丰富的感觉反馈可能有助于解码运动意图，从而提高系统性能[28]。一例慢性脑卒中患者接受 BCI 控制的 FES 训练的病例报告证明了其可行性，并显示经过 3 周的 FES-BCI 联合训练后，其恢复了自主独立的手指运动[17]。这种新兴的康复训练方法仍然需要付出巨大的努力，才能将其纳入结构化的临床试验，以证明其在脑卒中后运动恢复中的有效性。

　　根据这个原理：丰富的反馈可以帮助脑卒中患者在 "扩大的回路"（enlarged loop）（即将治疗师也包含在内）中操作 BCI 系统练习运动动作的心理彩排（practice mental rehearsal of motor actions，即运动想象），FES 装置的整合可以为更 "全面" 的 BCI 驱动康复装置开辟道路，该装置旨在通过自愿（隐性或显性）使用患手来增强患者的整体感觉运动体验。根据第三阶段试点研究设计，这种装置目前正在欧盟 TOBI 项目中进行测试[22]。到目前为止，从康复医院连续登记的 10 名单侧、首次脑卒中患者已使用安装在康复医院病房的上述 BCI 系统，接受了为期一个月的 BCI 训练。在训练之前，基于多模式方法（包括高密度 EEG 和 TMS 技术）对患者进行了广泛的神经生理筛查，以评估其在想象和/或尝试/执行患手和健手（无障碍的手）的简单手部运动期间运动皮质的响应性。该筛查提供了从受损半球产生的 EEG 模式，该模式与患手的隐性和显性运动表现（covert and overt motor performances，即隐式和显式运动表现）最为相关。研究还利用 TMS 验证患者在执行 MI 时的依从性，并从患手的肌肉记录由运动想象诱发或调制的运动诱发电位（motor evoked potential，MEP）。如果没有可重复再现且稳定的 MEP（即皮质脊髓束完全中断），则可在对侧健手的运动想象期间确定受试者对任务的依从性。可通过几种标准化的临床和功能量表来评估脑卒中损伤程度，在基于 MI-BCI 训练之后重复所有的神经生理和临床测量，并与对照组的测量结果进行对比，对照组是在没有 BCI 系统支持的情况下接受 MI 训练的脑卒中患者。到目前为止，所有患者都能够通过增强同侧（健侧）头皮电极上计算的 SMR 的 EEG 去同步化调节，来实施患手的 MI 训练。通过 BCI 系统和治疗师的言语反馈，这些 EEG 模式用于控制患手的视觉表示的运动（打开或关闭）（图 7.4）。初步结果表明，通过一个月的训练，患者健侧半脑运动区产生的 EEG 模式持续变化（增加）（图 7.6）。这种变化调制伴随着功能性运动量表（与受影响上肢相关的 Fugl Meyer 量表评分）的改善。最后，由 TOBI 项目中专门应用的一套问卷调查进行评价，结果表明患者和专业人员对 BCI 系统及其相关训练的接受度很高。

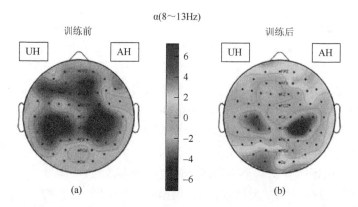

图 7.6　进行一个月 BCI 训练前后的结果，脑地形图表示了患者受损伤的手部在静息和运动想象期间估计得到的 α（8～13Hz）频带功率谱密度（PSD）值之间的统计检验（t 检验）对比。PSD 值由 30 次静息试验和 30 次运动想象试验计算得到。颜色条表示 t 值，负数表示在运动想象期间 PSD 降低。（a）和（b）分别表示一名右半球有病变（AH（affected hemisphere）为受损的半球；UH（unaffected hemisphere）为未受损的半球）的脑卒中患者 BCI 训练一个月前后的脑地形图

7.4　结论与展望

在脊髓损伤或脑卒中等神经疾病中，上肢功能受损会导致患者生活质量的严重下降。因此，即使是部分手臂和手部功能的恢复也会对他们的独立性有重大影响。到目前为止，基于运动的执行或想象来调节 EEG 感觉运动节律的非侵入式 BCI 取得了显著进展，这不仅为其在实验室条件下，而且为其在现实生活中应用的可行性迈出了坚实的一步。越来越多的证据表明，BCI 可能是运动损伤康复的一种有价值的工具。这既适用于由 BCI 控制的神经假肢替代脊髓损伤个体永久性丧失的上肢功能，也适用于通过 BCI 触发的视觉或本体感受（如 FES）产生的反馈来促进脑卒中幸存者的内在恢复。然而，与神经科学的任何其他新兴领域一样，关于 BCI 控制的康复方法在大量用户群体中的有用性，需要研究者开展更多的实验去研究和验证，以创造更多有关的知识。

在现阶段，与基于残余运动功能的其他用户接口相比，用于控制神经假肢的 BCI 的性能还相当有限。然而，如果嵌入以用户为中心、个性化的用户接口中，BCI 可以提供额外的控制或反馈通道。因此，混合 BCI（将来自 BCI 和其他几个来源的指令信号集成在一起）等新想法是成功引入 BCI 神经假肢应用的关键先决条件。

对于脑卒中后的康复干预，BCI 似乎是一种潜在的技术，可以增强脑卒中相关的生理过程，从而促进神经可塑性现象。尽管如此，从基础系统神经科学研究

到临床实践的理念转变才刚刚开始，我们在理解上的一些空白需要填补。首先要解决的问题之一是确定脑卒中患者在多大程度上具有可检测的适当的脑信号，以便能够支持 BCI 旨在改善运动功能的应用。未来的研究还应预见到与临床试验设计相关的一些问题，如优化成分和干预措施、定义适当的结果衡量指标以及识别可能受益的最终用户。同样重要的是，应高度重视和量化患者的参与程度和满意度。

　　BCI 技术在改善神经系统疾病患者运动功能方面的最终价值取决于技术的发展和进步，这需要工程师、医生、治疗师和患者之间的多学科交流和合作，共同研发支持手部运动功能恢复的可靠技术。

　　致谢　本章工作得到了欧洲 ICT 项目：FP7-224631（用于脑机交互的 TOBI 工具）的支持。本章仅反映了作者的观点，资助机构对本章所含信息的使用不承担任何责任。

参 考 文 献

[1]　Alon, G., Levitt, A.F., McCarthy, P.A.: Functional electrical stimulation enhancement of upper extremity functional recovery during stroke rehabilitation: a pilot study. Neurorehabil. Neural Repair 21 (3), 207-215 (2007). DOI 10.1177/1545968306297871.

[2]　Alon, G., McBride, K.: Persons with C5 or C6 tetraplegia achieve selected functional gains using a neuroprosthesis. Arch. Phys. Med. Rehabil. 84 (1), 119-124 (2003). DOI 10.1053/apmr.2003.50073.

[3]　Anderson, K.D.: Targeting recovery: priorities of the spinal cord-injured population. J. Neurotrauma 21 (10), 1371-1383 (2004).

[4]　Ang, K.K., Guan, C., Chua, K.S., Ang, B.T., Kuah, C., Wang, C., Phua, K.S., Chin, Z.Y.Zhang, H.: Clinical study of neurorehabilitation in stroke using EEG-based motor imagery brain-computer interface with robotic feedback. Conf. Proc. IEEE Eng. Med. Biol. Soc. 2010, 5549-5552 (2010). DOI 10.1109/IEMB.S. 2010.5626782.

[5]　Ashworth, B.: Preliminary trial of carisoprodol in multiple sclerosis. Practitioner 192, 540-542 (1964).

[6]　Backus, D.: Exploring the potential for neural recovery after incomplete tetraplegia through nonsurgical interventions. PM R 2 (12 Suppl 2), S279-285 (2010). DOI S1934-1482 (10) 01196-2.

[7]　Broetz, D., Braun, C., Weber, C., Soekadar, S.R., Caria, A., Birbaumer, N.: Combination of brain-computer interface training and goal-directed physical therapy in chronic stroke: a case report. Neurorehabil. Neural Repair 24 (7), 674-679 (2010). DOI 1545968310368683.

[8]　Buch, E., Weber, C., Cohen, L.G., Braun, C., Dimyan, M.A., Ard, T., Mellinger, J., Caria, A., Soekadar, S., Fourkas, A., Birbaumer, N.: Think to move: a neuromagnetic brain-computer interface (BCI) system for chronic stroke. Stroke 39 (3), 910-917 (2008). DOI STROKEAHA107.505313.

[9]　Caria, A., Weber, C., Brotz, D., Ramos, A., Ticini, L.F., Gharabaghi, A., Braun, C., Birbaumer, N.: Chronic stroke recovery after combined BCI training and physiotherapy: a case report. Psychophysiology 48 (4), 578-582 (2011). DOI 10.1111/j.1469-8986.2010.01117.x.

[10]　Cauraugh, J.H., Kim, S.: Two coupled motor recovery protocols are better than one: electromyogram-triggered neuromuscular stimulation and bilateral movements. Stroke 33 (6), 1589-1594 (2002).

[11] Cauraugh, J.H., Kim, S.B.: Chronic stroke motor recovery: duration of active neuromuscular stimulation. J. Neurol Sci. 215 (1-2), 13-19 (2003). DOI S0022510X03001692.

[12] Cauraugh, J., Light, K., Kim, S., Thigpen, M., Behrman, A.: Chronic motor dysfunction after stroke: recovering wrist and finger extension by electromyography-triggered neuromuscular stimulation. Stroke 31 (6), 1360-1364 (2000).

[13] Chae, J., Bethoux, F., Bohine, T., Dobos, L., Davis, T., Friedl, A.: Neuromuscular stimulation for upper extremity motor and functional recovery in acute hemiplegia. Stroke 29 (5), 975-979 (1998).

[14] Cincotti, F., Mattia, D., Aloise, F., Bufalari, S., Schalk, G., Oriolo, G., Cherubini, A., Marciani, M.G., Babiloni, F.: Non-invasive brain-computer interface system: towards its application as assistive technology. Brain Res. Bull. 75 (6), 796-803 (2008). DOI 10.1016/j.brainresbull.2008.01.007.

[15] Crago, P.E., Memberg, W.D., Usey, M.K., Keith, M.W., Kirsch, R.F., Chapman, G.J., Katorgi, M.A., Perreault, E.J.: An elbow extension neuroprosthesis for individuals with tetraplegia.IEEE Trans. Rehabil. Eng. 6 (1), 1-6 (1998).

[16] Creasey, G.H., Kilgore, K.L., Brown-Triolo, D.L., Dahlberg, J.E., Peckham, P.H., Keith, M.W.: Reduction of costs of disability using neuroprostheses. Assist. Technol. 12 (1), 67-75 (2000). DOI 10.1080/10400435. 2000.10132010.

[17] Daly, J.J., Cheng, R., Rogers, J., Litinas, K., Hrovat, K., Dohring, M.: Feasibility of a new application of noninvasive Brain Computer Interface (BCI): a case study of training for recovery of volitional motor control after stroke. J. Neurol Phys. Ther. 33 (4), 203-211 (2009). DOI 10.1097/NPT.0b013e3181c1fc0b.

[18] Daly, J.J., Wolpaw, J.R.: Brain-computer interfaces in neurological rehabilitation. Lancet Neurol 7 (11), 1032-1043 (2008). DOI S1474-4422 (08) 70223-0.

[19] Dietz, V., Curt, A.: Neurological aspects of spinal-cord repair: promises and challenges. Lancet Neurol. 5 (8), 688-694 (2006). DOI S1474-4422 (06) 70522-1.

[20] Dimyan, M.A., Cohen, L.G.: Neuroplasticity in the context of motor rehabilitation after stroke. Nat. Rev. Neurol. 7 (2), 76-85 (2011). DOI nrneurol.2010.200.

[21] Dobkin, B.H.: Training and exercise to drive poststroke recovery. Nat. Clin. Pract. Neurol. 4 (2), 76-85 (2008). DOI 10.1038/ncpneuro0709.

[22] Dobkin, B.H.: Progressive staging of pilot studies to improve phase III trials for motor interventions. Neurorehabil. Neural Repair 23 (3), 197-206 (2009). DOI 10.1177/1545968309331863.

[23] Enzinger, C., Ropele, S., Fazekas, F., Loitfelder, M., Gorani, F., Seifert, T., Reiter, G., Neuper, C., Pfurtscheller, G., Müller-Putz, G.: Brain motor system function in a patient with complete spinal cord injury following extensive brain-computer interface training. Exp. Brain Res. 190 (2), 215-223 (2008). DOI 10.1007/s00221-008-1465-y.

[24] Feigin, V.L., Lawes, C.M., Bennett, D.A., Barker-Collo, S.L., Parag, V.: Worldwide stroke incidence and early case fatality reported in 56 population-based studies: a systematic review. Lancet Neurol. 8 (4), 355-369 (2009). DOI 10.1016/S1474-4422 (09) 70025-0.

[25] Francisco, G., Chae, J., Chawla, H., Kirshblum, S., Zorowitz, R., Lewis, G., Pang, S.: Electromyogram-triggered neuromuscular stimulation for improving the arm function of acute stroke survivors: a randomized pilot study. Arch. Phys. Med. Rehabil. 79 (5), 570-575 (1998). DOI S0003-9993 (98) 90074-0.

[26] Gan, L.S., Prochazka, A.: Properties of the stimulus router system, a novel neural prosthesis.IEEE Trans. Biomed. Eng. 57 (2), 450-459 (2010). DOI 10.1109/TBME.2009.2031427.

[27] Gollee, H., Volosyak, I., McLachlan, A.J., Hunt, K.J., Graser, A.: An SSVEP-based brain-computer interface

for the control of functional electrical stimulation. IEEE Trans. Biomed. Eng. 57（8），1847-1855（2010）. DOI10.1109/TBME.2010.2043432.

[28]　Gomez-Rodriguez, M., Peters, J., Hill, J., Scholkopf, B., Gharabaghi, A., GrosseWentrup, M.: Closing the sensorimotor loop: haptic feedback facilitates decoding of motor imagery. J. Neural Eng. 8（3），036005 v. DOI S1741-2560（11）65262-2.

[29]　Gordon, T., Mao, J.: Muscle atrophy and procedures for training after spinal cord injury. Phys.Ther. 74（1），50-60（1994）.

[30]　Gu, Y., Dremstrup, K., Farina, D.: Single-trial discrimination of type and speed of wrist movements from EEG recordings. Clin. Neurophysiol. 120（8），1596-1600（2009b）. DOIS1388-2457（09）00343-5.

[31]　Halder, S., Agorastos, D., Veit, R., Hammer, E.M., Lee, S., Varkuti, B., Bogdan, M., Rosenstiel, W., Birbaumer, N., Kubler, A.: Neural mechanisms of brain-computer interface control. Neuroimage 55（4），1779-1790（2011）. DOI 10.1016/j.neuroimage.2011.01.021.

[32]　Hart, R.L., Kilgore, K.L., Peckham, P.H.: A comparison between control methods for implanted FES hand-grasp systems. IEEE Trans. Rehabil. Eng. 6（2），208-218（1998）.

[33]　Hentz, V.R., Leclercq, C.:（eds.）Surgical Rehabilitation of the Upper Limb in Tetraplegia.W.B. Saunders, London, Edingburgh, New York（2002）.

[34]　Hoffman, L.R., Field-Fote, E.C.: Functional and corticomotor changes in individuals with tetraplegia following unimanual or bimanual massed practice training with somatosensory stimulation: a pilot study. J. Neurol. Phys. Ther. 34（4），193-201（2010）. DOI 10.1097/NPT. 0b013e3181fbe692.

[35]　Kapadia, N.M., Zivanovic, V., Furlan, J.C., Craven, B.C., McGillivray, C., Popovic, M.R.: Functional electrical stimulation therapy for grasping in traumatic incomplete spinal cord injury: randomized control trial. Artif. Organs 35（3），212-216（2011）. DOI 10.1111/j1525-1594.2011.01216.x.

[36]　Keith, M.W., Hoyen, H.: Indications and future directions for upper limb neuroprostheses in tetraplegic patients: a review. Hand Clin. 18（3），519-528, viii（2002）.

[37]　Kern, H., Carraro, U., Adami, N., Hofer, C., Loefler, S., Vogelauer, M., Mayr, W., Rupp, R., Zampieri, S.: One year of home-based daily FES in complete lower motor neuron paraplegia: recovery of tetanic contractility drives the structural improvements of denervated muscle. Neurol Res. 32（1），5-12（2010a）. DOI 10.1179/174313209X385644.

[38]　Kern, H., Carraro, U., Adami, N., Hofer, C., Loefler, S., Vogelauer, M., Mayr, W., Rupp, R., Zampieri, S.: One year of home-based daily FES in complete lower motor neuron paraplegia: recovery of tetanic contractility drives the structural improvements of denervated muscle.Neurol. Res. 32（1），5-12（2010b）. DOI 10.1179/174313209X385644.

[39]　Kilgore, K.L., Hoyen, H.A., Bryden, A.M., Hart, R.L., Keith, M.W., Peckham, P.H.: An implanted upper-extremity neuroprosthesis using myoelectric control. J. Hand Surg. Am.33（4），539-550（2008）. DOI S0363-5023（08）00011-7.

[40]　Kilgore, K.L., Peckham, P.H., Keith, M.W., Montague, F.W., Hart, R.L., Gazdik, M.M., Bryden, A.M., Snyder, S.A., Stage, T.G.: Durability of implanted electrodes and leads in an upper-limb neuroprosthesis. J. Rehabil. Res. Dev. 40（6），457-468（2003）.

[41]　Kilgore, K.L., Scherer, M., Bobblitt, R., Dettloff, J., Dombrowski, D.M., Godbold, N., Jatich, J.W., Morris, R., Penko, J.S., Schremp, E.S., Cash, L.A.: Neuroprosthesis consumers' forum: consumer priorities for research directions. J. Rehabil. Res. Dev. 38（6），655-660（2001）.

[42] Kimberley, T.J., Lewis, S.M., Auerbach, E.J., Dorsey, L.L., Lojovich, J.M., Carey, J.R.: Electrical stimulation driving functional improvements and cortical changes in subjects with stroke. Exp. Brain Res. 154 (4), 450-460 (2004). DOI 10.1007/s00221-003-1695-y.

[43] King, T.I., II: The effect of neuromuscular electrical stimulation in reducing tone. Am. J. Occup. Ther. 50 (1), 62-64 (1996).

[44] Kwon, B.K., Okon, E.B., Plunet, W., Baptiste, D., Fouad, K., Hillyer, J., Weaver, L.C., Fehlings, M.G., Tetzlaff, W.: A systematic review of directly applied biologic therapies for acute spinal cord injury. J. Neurotrauma 28 (8), 1589-1610 (2011). DOI 10.1089/neu.2009.1150.

[45] Kwon, B.K., Sekhon, L.H., Fehlings, M.G.: Emerging repair, regeneration, and translational research advances for spinal cord injury. Spine 35 (21 Suppl), S263-S270 (2010). DOI 10. 1097/BRS.0b013e3181f3286d.

[46] Langhorne, P., Coupar, F., Pollock, A.: Motor recovery after stroke: a systematic review. Lancet Neurol. 8 (8), 741-754 (2009). DOI 10.1016/S1474-4422 (09) 70150-4.

[47] Lauer, R.T., Peckham, P.H., Kilgore, K.L., Heetderks, W.J.: Applications of cortical signals to neuroprosthetic control: a critical review. IEEE Trans. Rehabil. Eng. 8 (2), 205-208 (2000).

[48] Lo, A.C., Guarino, P.D., Richards, L.G., Haselkorn, J.K., Wittenberg, G.F., Federman, D.G., Ringer, R.J., Wagner, T.H., Krebs, H.I., Volpe, B.T., Bever, C.T., Jr., Bravata, D.M., Duncan, P.W., Corn, B.H., Maffucci, A.D., Nadeau, S.E., Conroy, S.S., Powell, J.M., Huang, G.D., Peduzzi, P.: Robot-assisted therapy for long-term upper-limb impairment after stroke. New England J. Med. 362 (19), 1772-1783 (2010). DOI 10.1056/NEJMoa0911341.

[49] Loeb, G.E., Davoodi, R.: The functional reanimation of paralyzed limbs. IEEE Eng. Med. Biol. Mag. 24 (5), 45-51 (2005).

[50] Merians, A.S., Poizner, H., Boian, R., Burdea, G., Adamovich, S.: Sensorimotor training in a virtual reality environment: does it improve functional recovery poststroke? Neurorehabil. Neural Repair 20 (2), 252-267 (2006). DOI 10.1177/1545968306286914.

[51] Moss, C.W., Kilgore, K.L., Peckham, P.H.: A novel command signal for motor neuroprosthetic control. Neurorehabil. Neural Repair.25 (9), 847-854 (2011). DOI 1545968311410067.

[52] Müller-Putz, G.R., Scherer, R., Pfurtscheller, G., Neuper, C.: Temporal coding of brain patterns for direct limb control in humans. Front. Neurosci. 4, 34 (2010). DOI 10.3389/fnins. 2010.00034.

[53] Müller-Putz, G.R., Scherer, R., Pfurtscheller, G., Rupp, R.: EEG-based neuroprosthesis control: a step towards clinical practice. Neurosci. Lett. 382 (1-2), 169-174 (2005). DOIS0304-3940 (05) 00300-9.

[54] Müller-Putz, G.R., Scherer, R., Pfurtscheller, G., Rupp, R.: Brain-computer interfaces for control of neuroprostheses: from synchronous to asynchronous mode of operation. Biomed. Tech. (Berl.) 51 (2), 57-63 (2006). DOI 10.1515/BMT.2006.011.

[55] Müller-Putz, G.R., Zimmermann, D., Graimann, B., Nestinger, K., Korisek, G., Pfurtscheller, G.: Event-related beta EEG-changes during passive and attempted foot movements in paraplegic patients. Brain Res. 1137(1), 84-91 (2007). DOI S0006-8993 (06) 03605-5.

[56] Müller, G.R., Neuper, C., Rupp, R., Keinrath, C., Gerner, H.J., Pfurtscheller, G.: Event-related beta EEG changes during wrist movements induced by functional electrical stimulation of forearm muscles in man. Neurosci. Lett. 340 (2), 143-147 (2003). DOI S0304394003000193.

[57] Mulcahey, M.J., Smith, B.T., Betz, R.R.: Evaluation of the lower motor neuron integrity of upper extremity muscles in high level spinal cord injury. Spinal Cord 37 (8), 585-591 (1999).

[58]　Muralidharan，A.，Chae，J.，Taylor，D.M.：Extracting Attempted Hand Movements from EEGs in People with Complete Hand Paralysis Following Stroke. Front. Neurosci. 5，39（2011）. DOI 10.3389/fnins.2011.00039.

[59]　Nagaoka，T.，Sakatani，K.，Awano，T.，Yokose，N.，Hoshino，T.，Murata，Y.，Katayama，Y.，Ishikawa，A.，Eda，H.：Development of a new rehabilitation system based on a brain-computer interface using near-infrared spectroscopy. Adv. Exp. Med. Biol. 662，497-503（2010）. DOI10.1007/978-1-4419-1241-1n 72.

[60]　Neumann，N.，Hinterberger，T.，Kaiser，J.，Leins，U.，Birbaumer，N.，Kubler，A.：Automatic processing of self-regulation of slow cortical potentials：evidence from brain-computer communication in paralysed patients. Clin. Neurophysiol. 115（3），628-635（2004）. DOI10.1016/j.clinph.2003.10.030.

[61]　Neuper，C.，Scherer，R.，Reiner，M.，Pfurtscheller，G.：Imagery of motor actions: differential effects of kinesthetic and visual-motor mode of imagery in single-trial EEG. Brain Res. Cogn. Brain Res. 25（3），668-677（2005）. DOI 10.1016/j.cogbrainres.2005.08.014.

[62]　Nilsen，D.M.，Gillen，G.，Gordon，A.M.：Use of mental practice to improve upper-limb recovery after stroke: a systematic review. Am. J. Occup. Ther. 64（5），695-708（2010）.

[63]　NSCISC.：The 2006 annual statistical report for the model spinal cord injury care systems.National SCI Statistical Center（2006）.

[64]　Ortner，R.，Allison，B.Z.，Korisek，G.，Gaggl，H.，Pfurtscheller，G.：An SSVEP BCI to control a hand orthosis for persons with tetraplegia. IEEE Trans. Neural Syst. Rehabil. Eng. 19（1），1-5（2011）. DOI 10.1109/TNSRE. 2010.2076364.

[65]　Ouzký M.：Towards concerted efforts for treating and curing spinal cord injury（2002），report of the Social，Health and Family Affairs Committee of the Council of Europe，Doc. 9401，available under http://assembly. coe.int/ documents/workingdocs/doc02/edoc9401.htm（last access 3rd of July 2012）152 D. Mattia et al.

[66]　Patil，P.G.，Turner，D.A.：The development of brain-machine interface neuroprosthetic devices. Neurotherapeutics 5（1），137-146（2008）. DOI 10.1016/j.nurt.2007.11.002.

[67]　Peckham，P.H.，Keith，M.W.，Kilgore，K.L.，Grill，J.H.，Wuolle，K.S.，Thrope，G.B.，Gorman，P.，Hobby，J.，Mulcahey，M.J.，Carroll，S.，Hentz，V.R.，Wiegner，A.：Efficacy of an implanted neuroprosthesis for restoring hand grasp in tetraplegia: a multicenter study. Arch. Phys. Med. Rehabil. 82（10），1380-1388（2001）. DOI S0003-9993（01）45286-5.

[68]　Pfurtscheller，G.，Linortner，P.，Winkler，R.，Korisek，G.，Müller-Putz，G.：Discrimination of motor imagery-induced EEG patterns in patients with complete spinal cord injury. Comput. Intell. Neurosci.，Article ID 104180（2009）. DOI 10.1155/2009/104180.

[69]　Pfurtscheller，G.，Lopes da Silva，F.H.：Event-related EEG/MEG synchronization and desynchronization: basic principles. Clin. Neurophysiol. 110（11），1842-1857（1999）.

[70]　Pfurtscheller，G.，Müller，G.R.，Pfurtscheller，J.，Gerner，H.J.，Rupp，R.：'Thought'-control of functional electrical stimulation to restore hand grasp in a patient with tetraplegia. Neurosci. Lett. 351（1），33-36（2003a）. DOI S0304394003009479.

[71]　Pfurtscheller，G.，Neuper，C.，Muller，G.R.，Obermaier，B.，Krausz，G.，Schlogl，A.，Scherer，R.，Graimann，B.，Keinrath，C.，Skliris，D.，Wortz，M.，Supp，G.，Schrank，C.：Graz-BCI: state of the art and clinical applications. IEEE Trans. Neural Syst. Rehabil. Eng. 11（2），177-180（2003b）. DOI 10.1109/TNSRE.2003.814454.

[72]　Pichiorri，F.，Cincotti，F.，de Vico Fallani，F.，Pisotta，I.，Morone，G.，Molinari，M.，Mattia，D.：Towards a brain computer Interface-based rehabilitation: from bench to bedside. 5th International BCI Conference Proceedings，Graz，Austria（2011a）.

[73] Pichiorri, F., De Vico Fallani, F., Cincotti, F., Babiloni, F., Molinari, M., Kleih, S.C., Neuper, C., Kubler, A., Mattia, D.: Sensorimotor rhythm-based brain-computer interface training: the impact on motor cortical responsiveness. J. Neural Eng. 8 (2), 025020 (2011b). DOIS1741-2560 (11) 66162-9.

[74] Pomeroy, V.M., King, L., Pollock, A., Baily-Hallam, A., Langhorne, P.: Electrostimulation for promoting recovery of movement or functional ability after stroke. Systematic Review and Meta-Analysis Stroke. 2006; 37: 2441-2442. Cochrane Database Syst. Rev. (2), CD003241 (2006). DOI 10.1002/14651858.CD003241.pub2.

[75] Popovic, D., Stojanovic, A., Pjanovic, A., Radosavljevic, S., Popovic, M., Jovic, S., Vulovic, D.: Clinical evaluation of the bionic glove. Arch. Phys. Med. Rehabil. 80 (3), 299-304 (1999). DOI S0003-9993 (99) 90141-7.

[76] Popovic, M.B., Popovic, D.B., Sinkjaer, T., Stefanovic, A., Schwirtlich, L.: Clinical evaluation of Functional Electrical Therapy in acute hemiplegic subjects. J. Rehabil. Res. Dev. 40 (5), 443-453 (2003).

[77] Popovic, M.R., Popovic, D.B., Keller, T.: Neuroprostheses for grasping. Neurol. Res. 24 (5), 443-452 (2002a).

[78] Popovic, M.R., Thrasher, T.A., Adams, M.E., Takes, V., Zivanovic, V., Tonack, M.I.: Functional electrical therapy: retraining grasping in spinal cord injury. Spinal Cord 44 (3), 143-151 (2006). DOI 3101822.

[79] Powell, J., Pandyan, A.D., Granat, M., Cameron, M., Stott, D.J.: Electrical stimulation of wrist extensors in poststroke hemiplegia. Stroke 30 (7), 1384-1389 (1999).

[80] Prasad, G., Herman, P., Coyle, D., McDonough, S., Crosbie, J.: Applying a brain-computer interface to support motor imagery practice in people with stroke for upper limb recovery: a feasibility study. J. Neuroeng. Rehabil. 7, 60 (2010). DOI 1743-0003-7-60.

[81] Rocon, E., Gallego, J.A., Barrios, L., Victoria, A.R., Ibanez, J., Farina, D., Negro, F., Dideriksen, J.L., Conforto, S., D'Alessio, T., Severini, G., Belda-Lois, J.M., Popovic, L.Z., Grimaldi, G., Manto, M., Pons, J.L.: Multimodal BCI-mediated FES suppression of pathological tremor. Conf. Proc. IEEE Eng. Med. Biol. Soc. 2010, 3337-3340 (2010). DOI10.1109/IEMBS.2010.5627914.

[82] Rupp, R., Gerner, H.J.: Neuroprosthetics of the upper extremity-clinical application in spinal cord injury and challenges for the future. Acta. Neurochir. Suppl. 97 (Pt 1), 419-426 (2007).

[83] Rupp, R., Müller-Putz, G.R., Pfurtscheller, G., Gerner, H.J., Vossius, G.: Evaluation of control methods for grasp neuroprostheses based on residual movements, myoelectrical activity and7 Brain Computer Interface for Hand Motor Function Restoration and Rehabilitation 153 cortical signals. Biomed. Tech. (Berl.) 53 (Suppl. 1), 2 (2008).

[84] Schill, O., Wiegand, R., Schmitz, B., Matthies, R., Eck, U., Pylatiuk, C., Reischl, M., Schulz, S., Rupp, R.: OrthoJacket: an active FES-hybrid orthosis for the paralysed upper extremity. Biomed. Tech. (Berl.) 56 (1), 35-44 (2011). DOI 10.1515/BMT.2010.056.

[85] Smith, B., Peckham, P.H., Keith, M.W., Roscoe, D.D.: An externally powered, multichannel, implantable stimulator for versatile control of paralyzed muscle. IEEE Trans. Biomed. Eng. 34 (7), 499-508 (1987).

[86] Snoek, G.J., MJ, I.J., Hermens, H.J., Maxwell, D., Biering-Sorensen, F.: Survey of the needs of patients with spinal cord injury: impact and priority for improvement in hand function in tetraplegics. Spinal Cord 42 (9), 526-532 (2004). DOI 10.1038/sj.sc.3101638.

[87] Stefan, K., Kunesch, E., Cohen, L.G., Benecke, R., Classen, J.: Induction of plasticity in the human motor cortex by paired associative stimulation. Brain 123 (Pt 3), 572-584 (2000).

[88] Tator, C.H.: Review of treatment trials in human spinal cord injury: issues, difficulties, and recommendations. Neurosurgery 59 (5), 957-982; discussion 982-957 (2006). DOI 10.1227/01.NEU.0000245591.16087.89.

[89] Tavella，M.，Leeb，R.，Rupp，R.，Millán del，J.R.：Towards natural non-invasive hand neuroprostheses for daily living. Conf. Proc. IEEE Eng. Med. Biol. Soc. 2010，126-129（2010）. DOI 10.1109/IEMBS.2010.5627178.

[90] Thrasher，T.A.，Popovic，M.R.：Functional electrical stimulation of walking：function，exercise and rehabilitation. Ann. Readapt. Med. Phys. 51（6），452-460（2008）. DOI S0168-6054（08）00092-5.

[91] Thrasher，T.A.，Zivanovic，V.，McIlroy，W.，Popovic，M.R.：Rehabilitation of reaching and grasping function in severe hemiplegic patients using functional electrical stimulation therapy.Neurorehabil. Neural Repair 22（6），706-714（2008）. DOI 1545968308317436.

[92] Thuret，S.，Moon，L.D.，Gage，F.H.：Therapeutic interventions after spinal cord injury. Nat.Rev. Neurosci. 7（8），628-643（2006）. DOI 10.1038/nrn1955.

[93] van den Berg，M.E.，Castellote，J.M.，Mahillo-Fernandez，I.，de Pedro-Cuesta，J.：Incidence of spinal cord injury worldwide：a systematic review. Neuroepidemiology 34（3），184-192；discussion 192（2010）. DOI 000279335.

[94] van den Honert，C.，Mortimer，J.T.：The response of the myelinated nerve fiber to short duration biphasic stimulating currents. Ann. Biomed. Eng. 7（2），117-125（1979）.

[95] von Lewinski，F.，Hofer，S.，Kaus，J.，Merboldt，K.D.，Rothkegel，H.，Schweizer，R.，Liebetanz，D.，Frahm，J.，Paulus，W.：Efficacy of EMG-triggered electrical arm stimulation in chronic hemiparetic stroke patients. Restor. Neurol. Neurosci. 27（3），189-197（2009）. DOIW57810637650U3X1.

[96] Wang，W.，Collinger，J.L.，Perez，M.A.，Tyler-Kabara，E.C.，Cohen，L.G.，Birbaumer，N.，Brose，S.W.，Schwartz，A.B.，Boninger，M.L.，Weber，D.J.：Neural interface technology for rehabilitation：exploiting and promoting neuroplasticity. Phys. Med. Rehabil. Clin. N. Am. 21（1），157-178（2010）. DOI S1047-9651（09）00061-8.

[97] Warlow，C.，van Gijn，J.，Dennis，M.，Wardlaw，J.，Bamford，J.，Sandercock，P.，Rinkel，G.，Langhorne，P.，Sudlow，C.，Rothwell，P.：Stroke：Practical management. 3rd edn. Blackwell，Oxford（2008）.

[98] Wheeler，C.A.，Peckham，P.H.：Wireless wearable controller for upper-limb neuroprosthesis.J. Rehabil. Res. Dev. 46（2），243-256（2009）.

[99] Wolpaw，J.R.，Birbaumer，N.，McFarland，D.J.，Pfurtscheller，G.，Vaughan，T.M.：Brain-computer interfaces for communication and control. Clin. Neurophysiol. 113（6），767-791（2002）. DOI S1388245702000573.

第 8 章 以用户为中心的 BCI 研发设计

首先介绍一个案例情况：Valeria，35 岁，被诊断为先天痉挛性四肢瘫痪（一种严重的四肢瘫痪），由于完全依赖 AT，她主动联系了当地的 AT 中心。今天，Valeria 回顾了多年来的进步，她和 AT 中心的专家定制开发了适合她需求的辅助解决方案，这一进展的结果令人印象深刻：Valeria 可以自主控制她个人计算机上的许多应用，如电子邮件和浏览器。更重要的是，通过多方的共同努力，她的家庭环境被转化为一套自主公寓，她最近搬了进去。这样的"智能"公寓使她能够独立生活，几乎不需要家人和照顾者。通过使用语音激活遥控器，她可以控制百叶窗、照明、家门的门禁以及她的电动床。总之，她今天控制的大多数设备都是在她的支持下选择和实施的，因为只有她知道自己不断变化的个人需求。

Valeria 的案例展示了全球大多数 AT 中心应用的理念：以用户为中心。换言之，强调让用户参与 AT 选择全过程的重要性，从需求和愿望的初步分析开始，然后选择最合适的辅助设备，并在系统实施时最终确定。

AT 的有用性取决于不同的因素，如需求特征、环境条件、护理人员在场与否以及用户的要求等。例如，在办公室全职工作的人对计算机控制方面的需求与从事其他日常工作的人完全不同。

在本章中，我们将阐述为什么以用户为中心的设计（user-centred design）在 BCI 研究中至关重要。本章由 BCI 研究团队和 AT 专家组成的临床团队联合撰写。本章将介绍以用户为中心的方法，并说明如何在 BCI 研发中实现该方法，从患者登记到实施个性化定制解决方案（individually tailored solutions）。我们将深入了解由欧盟资助的大规模集成 BCI 项目所使用的用户参与标准和方法（TOBI）。最后，我们将概述在 AT 领域部署 BCI 的不同方法，内容涵盖单独的 BCI 系统以及 BCI 与其他现有技术相结合的解决方案。

总之，我们将说明为什么让潜在的最终用户参与到开发周期的所有阶段对于开发满足用户需求的技术至关重要。

8.1 基于技术的残疾人辅助解决方案

8.1.1 理解和界定残疾

在过去的十年中，国际功能、残疾和健康分类（international classification of

functioning，disability and health，ICF）已将两个现有模型（即医学模型（medical model）和社会模型（social model））整合到一个统一的残疾模型（disability model）中。这两个现有模型通常被视为相互对立的。医学模型：个人的缺陷是其有限参与日常活动的唯一原因。社会模型：由于环境障碍，个人的缺陷阻碍了其参与生活。

因此，世界卫生组织 2001 年定义："残疾"是有缺陷的人与他们可能面临的环境障碍和态度隔阂之间相互作用的结果[53]。

8.1.2　辅助技术和 BCI

术语"辅助技术"确定了一个领域，该领域设计和开发在多种日常生活情况下帮助残疾人的解决方案。一般来说，在临床医生的支持下，残疾人可以通过采用以下三种不同类型的干预方式来应对其功能局限：修复技术（remediation technique）、适应技术（adaptation technique）、补偿技术（compensation technique）[14]。修复技术专注于改变患者，因为其将问题定位在损伤/缺陷/障碍（impairment）水平上，以努力纠正它并促进正常工作；适应技术侧重于对环境的改造，以便有功能性障碍的人进入并适应环境；补偿技术则是采用促进措施来规避功能损害。

如 ICF 方法所示，残疾可能不仅仅由于存在身体上的缺陷，也可能是由于缺乏完成某些任务的替代策略。补偿技术的目标可以是提供通常称为 AT 或使能技术（enabling technologies，ET）的技术性解决方案。

任何旨在提高残疾人潜力的新装置都必须在现有技术和经济领域内运行。在评估任何新的 AT 进展时，不仅必须评估其可用新技术的数量，而且必须评估"有效地使用 AT 进行活动和参与"的人数[2]。因此，在 AT 的任何方法中，都必须考虑用户，以及有效地选择、提供和实施解决方案的过程。

由于个人、环境、技术、社会和政治条件的不断变化，AT 领域也在不断发生变化。一方面，技术创造了进入和参与的机会，因此，其可以成为缩小残疾人士与主流社会之间距离的宝贵途径；另一方面，如果不根据用户的需求开发和设计 AT，那么新技术的潜力可能仍然没有完全开发出来。

另一个复杂因素是，在大多数情况下，AT 用户需要的不仅仅是单个设备，而且需要个性化的解决方案（personalized solution），该方案可能包括主流设备、专门为残疾人设计的设备、适当的软件和服务，可概括为"以技术为基础的辅助解决方案"（ETNA 项目，http://www.etna-project.eu）。这要求仔细分析用户需求、可用解决方案以及可能的个体适应性。情况越复杂，就越需要专业的支持，以使用户尽可能独立，这突出了 AT 专家和从业者工作中心的重要性（见案例情况）。图 8.1 概述了无论基于现有技术还是全新的技术，在为用户设计合适的 AT 解决方案时必须要考虑的维度。

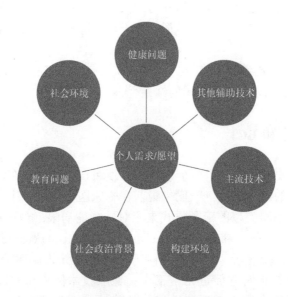

图 8.1　为残疾人设计技术解决方案时应考虑的主要方面。对这些因素的正确评估将积极影响最终用户对任何 AT 解决方案的接受度

　　BCI 是近 20 年来技术进步的产物，为 AT 领域提供了新的可能性。日益增多的 BCI 基础研究和对患者的初步测试[4]使我们现在可以考虑在 AT 部门建立 BCI 科室。BCI 可以为运动障碍用户提供一种强有力的工具，因为它绕过了受损的运动功能，不依赖于残疾的病因。特别是对于严重肌肉疾病导致完全丧失肌肉控制的患者，如肌萎缩侧索硬化症（amyotrophic lateral sclerosis，ALS），BCI 可能是获得基于技术的辅助解决方案的唯一的可能途径，即 BCI 可以作为辅助技术的输入通道（参见文献[32]的评述）。对于有残留肌肉控制的人，BCI 也可以作为替代控制通道，与其他输入通道组合成混合解决方案。混合解决方案允许用户在至少两个控制通道之间切换，例如，在肌肉控制和 BCI 控制之间进行切换[32, 37]。具体来说，如果残留的肌肉活动消失，BCI 输入可以维持基于 AT 的交互。尽管针对残疾人的初步研究展示了有前景的结果（见文献[27]和[57]的评述），但仍然必须把 BCI 集成到日常生活解决方案中。由于不断变化的环境和个人需求，BCI 研究的目标应该是创建一个通用的控制器（a general controller），即 BCI 系统可以连接到各种单独定制的应用或辅助设备上，只需要很少的设置和准备时间，用户在各种条件下都可以可靠地使用它们。

8.2　以用户为中心的 BCI 研发方案

8.2.1　以用户为中心的设计原则

国际标准化组织 2010 年定义：以用户为中心的设计（user centred design，UCD）是一种通过以用户为中心的活动支持新产品或新服务的整个开发过程的方法，目的是创建易于使用且对目标用户具有附加值的应用。

UCD 与知识转化和技术转化模型完全集成，研究人员和开发人员与最终用户、行业和其他利益相关者合作，从问题识别到解决方案验证[24]。缺乏用户参与或用户需求定义不完整是信息和通信技术系统开发失败的主要原因[45]。新型 AT 的成功在很大程度上取决于它如何满足预期用户的需求。

针对以人为中心设计（human centred design，HCD）交互系统的过程，国际标准化组织 2010 年制定了以下 HCD 原则（表 8.1）。同一标准还定义了在系统开发生命周期内进行的四项相关活动（表 8.2）。

表 8.1　国际标准化组织 2010 年制定的以人为中心的设计原则

编号	设计原则
1	清晰理解用户任务和环境要求
2	鼓励用户尽早积极参与设计
3	通过以用户为中心的评估来推动和完善
4	迭代开发以确定识别最佳设计解决方案
5	整合整个用户体验
6	鼓励多学科交叉设计

表 8.2　国际标准化组织 2010 年定义的系统开发生命周期中涉及的活动

编号	活动
1	理解并明确使用环境
2	明确并详述用户需求
3	制定满足用户需求的设计方案
4	根据需求评估设计

网站资源（http://www.usabilitynet.org）提供了可以让用户参与并获得他们反馈的可用工具和策略概述。可以根据生活实验室模型（living lab model）（表 8.3）

来设计用户参与。生活实验室是一个以交互方式参与产品创新的永久用户社区，该社区可让用户交互参与到设计/开发/验证和营销过程的各个阶段，并通过各种社会学研究方法（如焦点小组、访谈、讨论小组、调查、测试、民意测验等）收集用户的反馈。

表 8.3　生活实验室的特点

编号	特点
1	不同的利益相关者共同努力创新
2	开放的创新理念：共享与传播
3	真实的（现实生活）测试环境：人与技术（和环境）之间无缝自发地交互
4	以用户为中心的创新方法：人们的反馈是最核心的，尤其是在开始时

生活实验室（类似于产品体验中心）的理念特别适用于 AT 中心，如果按照上述原则进行，可将这样的中心视为永久性的生活实验室，以便纳入和参与。在客户和 AT 中心之间建立关系的基础上，AT 可以最佳和持续地适应个人。因此，在以用户为中心的设计过程中，用户、AT 专家和 BCI 研究人员之间的相互协作可以成为他们的学习过程[15]。

为了满足这些要求并实现上述活动阶段，需要满足 AT 开发中的几个框架条件，见表 8.4。

表 8.4　AT 开发中需要满足的条件

编号	条件
1	多学科团队的协同工作
2	参与式的设计
3	参与者之间交流和共享的语言
4	采用整体方法拉动所有必需的要素

8.2.2　在 BCI 研究中与最终用户合作

新型 BCI 技术的开发通常是一种平衡的行为，一方面是在没有特定功能限制的人（通常称为健康受试者）身上测试新的 BCI 设备，另一方面是针对残疾人（潜在的最终用户）进行测试。此外，必须确定何时准备好原型系统以对最终用户进行测试。虽然 BCI 的研发主要是为严重运动障碍患者建立设备，但 BCI 领域的大

多数研究仅报告来自健康受试者的样本数据[27]，对健康受试者的测试是最初评估
BCI 设备的开发和改良不可避免的阶段，但仅仅这样还不够，因为设计的新技术
必须由潜在的最终用户自己进行评估。尽管如此，对健康受试者的初始测试还是
有价值的，因为可以通过健康对照评估系统，将患者的努力保持在最低限度，直
到获得满意的结果（例如，BCI 系统的可靠性测试）。然而，在这之后，必须对有
运动障碍最终用户的 BCI 设备进行测试，才能得出目标用户群体 BCI 可用性的结
论。例如，P300-BCI 的新颖闪烁模式和刺激可能会使健康受试者表现出色，但对
眼球运动受限的患者无效[8, 18, 50]。然而，只有少数研究证实了他们从健康受试者
和用户身上获得的结果，在定量和定性水平上评估可用性的研究就更少了。以用
户为中心的 BCI 原型评估将有助于把基础研究的技术带给可能的最终用户。

下面将描述欧盟 TOBI 项目使用的以用户为中心的 BCI 开发方法和标准。

1. TOBI 项目

TOBI 项目旨在从一开始就将最终用户纳入评估过程，开发和评估 BCI 原型。
因此，该项目不仅包括来自多所欧洲大学的基础研究组，而且包括 AT 中心、康
复医院和产业合作伙伴。这种共同努力和密切协作为上述框架提供了条件。

根据以用户为中心的方法，TOBI 项目的第一步是确定 AT 用户的要求和需求[55]，
这些调查结果指导了新原型系统的开发和设计。接着用健康受试者测试这些原型，
然后在最终用户的家庭环境中进行评估[57]。这种以用户为中心的方法不仅将促进
原型系统推向市场，而且对将原型系统推向更大范围和数量的最终用户来说也是
必要的。为了促进原型系统的市场化，TOBI 项目不断组织专题研讨会，并邀请了
产业合作伙伴参加讨论。通过这种方式，研究人员可以敏感地意识到可销售产品
的需求，产业合作伙伴可以了解 BCI 研发的最新情况，从而提供当前商业用途潜
力的反馈，以及需要采取哪些进一步措施才能扩大市场规模。

2. 解决开发活动的四个阶段

如表 8.2 所示，以用户为中心的开发过程可细分为四个阶段。

1）阶段 1：理解并明确使用环境

对 AT 市场上的现有解决方案进行比较和评估，以及如何并在多大程度上可
以将 BCI 应用视为 AT 领域的有用补充或替代。混合 BCI（hybrid BCI）是阶段 1
这种思路的直接结果，它将 BCI 集成到使用不同生理信号或运动执行进行交互的
设备中。此外，在 TOBI 项目中，认为 BCI 系统在以下四个方面对严重残疾患者
的生活有重要影响：①交流和控制；②运动替代；③娱乐；④运动恢复。

2）阶段 2：明确并详述用户需求

在开发过程开始时，必须对潜在 BCI 最终用户的需求和要求进行评估。在

TOBI 项目中，这是通过问卷调查和半标准化访谈实现的，询问最终用户对实际 AT 设备在独立性的不同方面的满意程度。问卷评价显示，16%～30%的严重受损最终用户对他们在环境、交流、互联网接入和操作方面的 AT 不满意。考虑到新型 AT 解决方案的使用，用户表示功能性（如有效性（effectiveness））是最重要的方面，其次易用性（ease of use）和独立使用性的可能性（possibility of independent use）是次重要的方面[55]。

3）阶段 3：制定满足用户需求的设计方案

在本阶段中，根据确定的用户需求设计早期原型系统。在 TOBI 项目中，用健康受试者对这些早期原型系统进行测试，从而生成了第一个原型，可以提供给该领域的最终用户[57]。通过反复改进原型版本，最终原型有望成为一种通用设备（a generic device），（在通用设备的基础上）可根据患者需求进行个性化定制（individually tailored）。

4）阶段 4：根据需求评估设计

从第一次发布原型的迭代过程开始，到开发完成最终的原型，然后由最终用户再次测试和评估。在最终反馈之后，原型可以合并到第一个 AT 产品中，可能会考虑把该产品推向市场。

3. 用户注册和对其期望的管理

为评估过程选择潜在的最终用户，可以根据几个纳入标准/排除标准对严重运动障碍患者进行筛选。TOBI 的主要纳入标准为：年龄 18 岁以上、严重运动障碍、理解口语和语境、有知情同意的能力和接受明确反馈的能力。主要排除标准为：有妨碍 EEG 采集的特征，例如，头皮上有伤口或皮炎或具有其他影响 EEG 信号的特性，如服用药物。邀请符合纳入标准的用户参加一次会议，会上向他们提供有关 BCI 技术和应用的基本信息，并解答用户的疑惑。如果潜在的最终用户对该研究有兴趣，则会进一步联系他们参加一次会议，为他们提供有关特定研究目标的信息，如参与该项研究工作需要持续的时间以及待测试原型的详细信息。这种会议受到最终用户的重视，但仅限于那些能够到场的人。一些患者可能严重残疾，以至于很难到达会场参加会议，因此需要让他们在家中单独接收通知。在此次会议培训中，向最终用户澄清研究预期的益处和存在的局限尤为重要[35]。AT 中心向最终用户支付了参与该研究的报酬（被试费）。

在这个过程中，必须明确告知患者可能不会直接从研究中受益，并且他们与研究团队之间的交互时间是有限的[35]。这一点至关重要，因为原型测试涉及一个特别脆弱的患者群体，该群体强烈依赖于社会网络和医疗保健专业人员的支持。最后，如果最终用户同意参与，将安排对用户培训和对原型系统的测试试验。

4. 患者训练/培训

训练试验节次（training session）的数量和持续时间因范式和原型系统的不同而不同。通常，在训练和测试开始时，会进行筛选轮次（screening run）的试验，以使 BCI 适应每个患者的大脑激活模式。根据这些模式的稳定性，筛选轮次的试验必须在一个节次内（within one session）或节次之间（across session）重复进行（注：在 BCI 实验中，一个实验（experiment）可以由若干节次（session）组成，每个节次又可以由若干轮次（run）组成，每一轮可以由若干试次（trial）组成，这些节次、轮次和试次之间通常设置随机的休息时间）。P300-BCI 的体验效果非常令人鼓舞，因为几乎所有患者都达到了较高的准确性，尽管有时会以牺牲速度为代价（有关评论，请参阅文献[18]、[19]）。基于感觉运动节律的 BCI（SMR-BCI）引起的结果并不像皮质或皮质下病变（cortical or sub-cortical lesions，如脑卒中后或创伤性脑损伤）或广泛性皮质退行性病变（widespread cortical degeneration，如肌萎缩侧索硬化症患者）那样清晰，SMR-BCI 所致的这些结果可能妨碍主动改变感觉运动区激活模式所需的皮层活动的自主调节（voluntary regulation of cortical activity）[22]。如果能够很容易地检测到提示相关的激活模式（cue-related activation patterns），那么机器学习方法可以显著提高性能[5, 6, 29, 31, 51]，然而，在患者中，可能无法检测到这种模式，操作性条件反射方法（operant conditioning approaches）是首选解决方法[22]。在 TOBI 项目中，患者训练基于两种方法：机器学习和操作性条件反射，或这两种方法的混合。

5. 评测工具

根据 ISO 9241-210 对原型系统的可用性（usability）进行评估，评估过程的核心变量是有效性（或准确性，effectiveness/accuracy）、效率（信息传输速率）和主观工作量（efficiency/information transfer rate and subjective workload）以及对原型系统的满意程度（satisfaction）[39, 57]。在评估过程中，采用扩展了的、适用于 BCI 技术的版本 QUEST 2.0（Quebec 用户对 AT 的满意度评估[9]）评估用户对辅助设备的满意度。从尺寸、重量、可调整性、安全性、舒适性、易用性、有效性和专业性服务方面评估满意度。为了使 QUEST 2.0 适应 BCI 使用的特殊性，还增加了评估可靠性（reliability）、速度（speed）、可学习性（learnability）和美学设计（aesthetic design）的项目。我们将这个扩展的 QUEST 2.0 称为 TUEBS 1.0。如果参与者在 TUEBS 1.0 中的得分较低，则会特别要求他们对此做出解释。由于我们对最终用户需要投入的努力程度（effort）指标感兴趣，所以还使用了 NASA-TLX（美国国家航空和宇宙航行局发布的一个任务负荷量表）[13]在六个子量表上测量了主观工作量（subjective workload），即用户在完成不同任务时需要的时间（temporal demand)、需要的体力（physical demand）、需要的脑力（mental demand）、表现、努力程度和经历的挫折。最后，我们采用视觉模拟评分法（visual analogue scale）评估用户对设备的满意度，范围从 1（完全不满意）到 10（绝对满意）。还邀请患者在公开访谈中分享他们对 BCI 原型的看法（另见第 10 章中的用户体验评估）。

6. 由患者评价 TOBI 原型的实例

接下来，我们提供了 TOBI 交流和娱乐原型系统的例子，它们是第一批由最终用户根据其有效性、效率和满意度评估的 BCI 原型系统。具体来说，包括：①P300-Qualilife 交流原型系统；②大脑绘画应用系统。

P300-Qualilife 交流原型系统是将 BCI 与商用 AT 软件 Qualiworld（QW，瑞士 Qualilife Lugano 软件公司）相结合的第一个应用。该系统将经过调整的视觉 P300 刺激作为图形层叠加在 Qualilife 应用提供的功能和命令按钮上（图 8.2）。该 AT 软件提供了交流和控制功能，如文字处理、收发电子邮件和上网浏览功能。已由四位潜在终端用户对 P300-Qualilife 交流原型系统进行了测试和评估[57]。评估结果显示，最终用户在交流和互联网任务上表现良好（精度为 70%~100%），ITR 为 4.03~8.57bit/min。关于主观工作量，用户表示，需要的脑力和需要的时间是他们最大的工作量（占比最大）。其中一个最终用户是 BCI 新手，第一次实验时他的脑力负荷（mental workload）很高，但在第二次实验时显著下降，患者表示，他很惊讶自己很快就熟悉了这个应用。总体而言，用户对应用比较满意。然而，也有一些具体问题令他们不满意，如他们对调整时间不满意（EEG 帽/电极调整时间

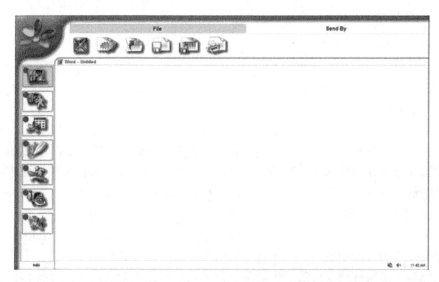

图 8.2　叠加 P300 刺激的 Qualilife 应用（红点在可选项目附近闪烁[57]）（见彩图）

太长)、速度不满意（项目选择"太慢"）、舒适性不满意（戴帽"不舒服"）、易用性不满意（系统设置、EEG 帽/电极和信号校准时间太长），以及有效性不满意（纠错非常耗时）。因此，对于日常使用，BCI 还需要改进，特别是在速度和舒适性/调整准备过程方面还需要较大的改进。

　　TOBI 的另一个原型系统是大脑绘画（brain painting）应用[23, 34]。大脑绘画基于 P300-BCI 矩阵（通常称为 P300 拼写器），其中矩阵的字母由符号替换，如形状、颜色、大小、缩放、光标位置等（图 8.3）。它允许用户创作绘画，从而提供了一种新的非语言交流方式。四个严重残疾的终端用户对该应用进行了测试和评估[56]。所有最终用户的表现都很好，准确度为 80%～100%。一个用户在被确诊为 ALS 之前以绘画为生，使用后说："我深深地感动并流下了泪水，我已 5 年多没能画画了。今天我又一次感到懊恼，一种我错过了太多太多的感觉。之前我很难过，我为失去功能的恐惧所困扰，因不能画画而感到震惊。对于我来说，我所创作的这幅画对我来说非常具有代表性，没有其他人以我的风格作画，尽管我缺席了 5 年，但今天我又再次成为艺术家，我又活过来了！"最终用户对大脑绘画应用感到满意，可用性评估结果与 Qualilife 应用的评估结果相当。四位用户表示他们喜欢这种绘画方式，想要每周在家中使用一到两次，但他们担心电极凝胶会导致皮肤问题。与 Qualilife 应用一样，用户表示，对于日常使用，需要提高该应用的舒适度（EEG 帽、电极凝胶和电缆）、速度和易用性（更简单的硬件/软件设置）。

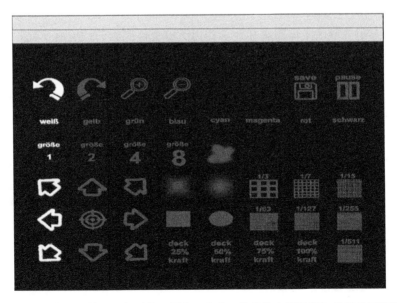

图 8.3　具有可选符号（如形状、颜色、大小、缩放和光标位置）的脑绘画矩阵

总之，首次评估结果表明，严重残疾的最终用户可以有效地（高精度）并且高效地（高 ITR 和低主观工作负荷）操作 BCI 原型系统。患者喜欢将 BCI 作为一种娱乐工具（如大脑绘画），并表示，如果这两种原型系统进一步改进，他们将在日常生活中使用它们，以改善自己的生活。阻碍 BCI 在日常生活中使用的主要问题是设置准备系统的过程、电极帽和交流速度。当前，所有这些方面均已取得了令人鼓舞的进展：正在开发半干式和干式电极[52,54]；通过评估并改善刺激呈现[12,17,28,40,41,46,48,49]和改进分类方法[5,6,20,21]（有关评述见文献[26]），可以提高交流速度；通过引入标准平台（如 TOBI 提供的平台）、无线数据传输、简化和自动化的设置组件（如对用户个体的自适应校准）来改进设置。以上这些进展将为 BCI 在家庭中的使用铺平道路。

8.3　BCI 支持或替换现有 AT 解决方案

首先介绍一个实际案例。三年前，Bruno 被诊断患有肌萎缩性侧索硬化症，这是一种神经退行性疾病，会导致严重损害，直至完全丧失肌肉控制。在疾病的第一阶段，Bruno 能够利用残存的手部动作来控制计算机。当他对手部的控制功能消失后，他学会了使用嘴巴迷你操纵杆（mouth mini joystick），当这个解决方案再次失败时，他转而使用眼动跟踪器。不幸的是，在不久的将来，他也会发现很难控制自己的眼部肌肉，而且容易产生疲劳。BCI 独立于肌肉控制，因此可能是 Bruno 最终唯一的选择。

这个案例展示了个体需求和要求如何随着个体疾病的进展而变化。在这个案例中，非视觉 BCI 系统（non-visual BCI system），即听觉[10,16,42,43]或触觉[7]BCI 可能是一个解决方案。

然而，在使用一系列 AT 设备之后或在最后才使用 BCI 并不是唯一的选择，可以考虑在疾病的早期控制阶段，引入 BCI 驱动的解决方案。在疾病早期阶段引入 BCI 将避免用户在精神和身体能力可能已受到严重阻碍时，还必须接受认知和注意力要求很高的训练。自然地，最终用户始终会坚持使用手头运行最好、最省力、最可靠的设备。BCI 可能无法在所有情况下都能满足这些标准。然而，如上所述，也可以使用混合方法（hybrid approach）将 BCI 技术与 AT 技术相结合[32,37]。因此，在疾病的早期阶段，BCI 可以协助并用于后期控制的训练。当失去运动控制能力时，BCI 可能会接替适应个体疾病进展的控制功能。

鉴于目前 BCI 研发已取得了良好的成果，这种适应 BCI 控制的迭代过程现在可能是一个更加合理的选择。

总的来说，重度残疾人可能会受益于使用 AT 进行交流、获取信息和通信技术以及与环境交互。然而，这些领域也并未覆盖所有可以通过 AT 进行干预补偿的人类功能。然而，我们将把讨论局限于这三个方面：交流、获得 ICT 和与环境交互，在人类生活中，这三个方面是至关重要的。本节展示 BCI 如何通过添加一个新的独立输入通道，或者采用混合方法，或者通过替代其他传统 AT 设备来支持 AT 接入。

1. 交流

严重的运动障碍通常与交流困难有关。因此，对于这类用户群体，采用替代和增强交流（alternative and augmentative communication，AAC）技术对他们来说是最重要的[44]。我们可以按复杂程度递增把交流需求分为三个等级或层次。

1）等级 1：引起注意，即寻求帮助或互动的可能性

对于一些患有闭锁综合征或渐进性肌肉（萎缩）疾病的用户，BCI 可能是维持这些基本交流功能的重要方案，特别是在标准 AT 设备遇到困难的情况下（即用户疲劳或肌肉完全丧失控制功能时）。关于等级 1，可以考虑使用 P300 拼写器，例如，通过在 P300 交流矩阵（视觉、听觉或触觉）中集成"帮助"按钮，以选择发出信号和呼叫某人或表达基本需求（有关评述，参见文献[18]）。另一种方案是利用 SMR-BCI 进行一类选择（one-class-choice），例如，用于单一功能的"紧急呼叫"。然而，目前由于最先进的 BCI 技术缺乏实用性和可靠性，这两种方案都还不能通过 BCI 实现。

2）等级 2：书面交流

研究者针对基于 BCI 的书面交流已设计了不同的拼写应用。严重残疾用户可以使用 P300 拼写器[36,57]或基于慢皮层电位的 BCI 进行书写[4,35]。

3）等级 3：实时交谈

使用 BCI 进行快速交流固有地受到几个因素的限制：①交流仅限于连续地选择字母；②选择字母的速度受限于分类的脑电位信号的潜伏期；③选择字母的精度通常取决于用于计算平均大脑响应的试次数量。例如，在 P300-BCI 中，通常会对几个 ERP 响应取平均值，每分钟最多可进行十次选择。然而，使用符号以及预定义的消息或预测文本输入功能，而不是逐个字母输入单词，可能会提高 BCI 的效率。

2. 获得 ICT

除了交流需求，对每个人（无论残疾人还是非残疾人）来说，另一个重要的需求是充分利用 ICT。这是融入现代社会的基本——学习、工作、休闲、爱好以及参与社会活动都与 ICT 有关。AT 市场提供了许多专门针对特定需求开发的特定硬件和软件解决方案。最简单的解决方案是具有特殊设计的键盘、鼠标和光标跟踪球（大小不同的按键、简化的布局、手指防护罩、特定的配色方案等）。如果用

户不能有效地使用他们的上肢，则可设计用于替代运动的解决方案，如头部跟踪器、嘴巴或下巴迷你操纵杆、眼睛跟踪器等，在其他情况下，最佳解决方案可能需要依靠残留运动来开启/关闭传感器，ICT 设备必须配备特定的基于扫描的访问用户界面。BCI 可以让严重运动障碍的用户使用 ICT[3, 33, 57]。

3. 与环境交互

在生活的某些方面，与日常环境的交互是实现真正独立的一个关键方面，这对严重运动障碍的人尤为重要。从非常简单的设备到功能齐全的智能家居，关键是要找到一个简单、高效、可靠的人-环境交互接口。

BCI 可能构建这样一个重要的工具：如许多研究人员研究了基于 BCI 的轮椅控制[11, 25, 38]、环境控制[1]和娱乐应用[34]。关于娱乐，已把 BCI 用于控制游戏应用[29, 47]，对于严重残疾的用户来说，通过一起玩游戏与其他人互动是非常重要的。

8.4 结　　论

BCI 技术有潜力为严重残疾的最终用户提供新的 AT 解决方案。在 BCI 的开发周期中，以用户为中心的方法发挥着重要的作用，因为它采用 BCI 研究人员、AT 从业者和潜在的最终用户之间早期合作的理念。从一开始，就评估用户需求和要求，AT 的可用性由最终用户评估。在欧盟的 TOBI 项目中，BCI 原型是基于以用户为中心开发的。现场最终用户对系统进行的测试和评估提供了令人鼓舞的结果，如果能大幅提高设置速度（包括 EEG 帽）和系统速度，最终用户会认为 BCI 是 AT 控制的一种选择。只有基于以用户为中心的设计原则开发 BCI 解决方案，才能设计出满足用户需求、要求和期望的 BCI 技术，为许多人所希望的突破铺平道路。

参 考 文 献

[1]　Aloise, F., Schettini, F., Aricò, P., Leotta, F., Salinari, S., Mattia, D., Babiloni, F., et al.: P300-based brain-computer interface for environmental control: an asynchronous approach.J. Neural Eng. 8 (2), 025025 (2011). DOI 10.1088/1741-2560/8/2/025025.

[2]　Association for the Advancement of Assistive Technology in Europe. Strategic Development, 2009. Public document on www.aaate.net. Retreived 9/07/2012.

[3]　Bensch, M., Karim, A.A., Mellinger, J., Hinterberger, T., Tangermann, M., Bogdan, M., Rosenstiel, W., Birbaumer, N.: Nessi: An EEG-controlled web browser for severely paralyzed patients. Comput. Intell. Neurosci. 71863 (2007).

[4]　Birbaumer, N., Ghanayim, N., Hinterberger, T., Iversen, I., Kotchoubey, B., Kübler, A., Perelmouter, J., et al.: A spelling device for the paralysed. Nature 398 (6725), 297-298 (1999). DOI 10.1038/18581.

[5]　Blankertz, B., Sannelli, C., Halder, S., Hammer, E.M., Kübler, A., Müller, K-R., Curio, G., et al.: Neurophysiological predictor of SMR-based BCI performance. NeuroImage 51 (4), 1303-1309 (2010). DOI 10.1016/j.neuroimage.2010.03.022.

[6]　Blankertz, B., Lemm, S., Treder, M., Haufe, S., Müller K-R.: Single-trial analysis and classification of ERP components-A tutorial. NeuroImage 56 (2), 814-825 (2011). DOI 10.1016/j.neuroimage.2010.06.048.

[7]　Brouwer A-M., van Erp, J.B.F.: A tactile P300 brain-computer interface. Front. Neurosc. 4, 19 (2010). DOI 10.3389/fnins.2010.00019.

[8]　Brunner, P., Joshi, S., Briskin, S., Wolpaw, J.R., Bischof, H., Schalk, G.: Does the "P300" speller depend on eye gaze? J. Neural Eng. 7 (5), 056013 (2010). DOI 10.1088/1741-2560/7/5/056013.

[9]　Demers, L., Weiss-Lambrou, R., Ska, Quebec, B.: User Evaluation of Satisfaction with Assistive Technology (QUEST version 2.0) an outcome measure for assistive technology devices (2002). Institut for Matching Person and Technology. Webster, NY.

[10]　Furdea, A., Halder, S., Krusienski, D.J., Bross, D., Nijboer, F., Birbaumer, N., Kübler, A.: An auditory oddball (P300) spelling system for brain-computer interfaces. Psychophysiology 46 (3), 617-625 (2009). DOI 10.1111/j.1469-8986.2008.00783.x.

[11]　Galán, F., Nuttin, M., Lew, E., Ferrez, P.W., Vanacker, G., Philips, J., Millán, JdR.: A brain-actuated wheelchair: asynchronous and non-invasive Brain-computer interfaces for continuous control of robots. Clin. Neurophysiol. 119 (9), 2159-2169 (2008). DOI 10.1016/j.clinph.2008. 06.001.

[12]　Guger, C., Daban, S., Sellers, E., Holzner, C., Krausz, G., Carabalona, R., Gram, F., et al.: How many people are able to control a P300-based brain-computer interface (BCI)? Neurosci. Lett. 462 (1), 94-98 (2009). DOI10.1016/j.neulet.2009.06.045.

[13]　Hart, S.G., Staveland, L.E.: Development of NASA-TLX (Task Load Index): Results of experimental and theoretical research. In: Hancock, P.A., Meshkati, N. (eds.), Human mental workload, pp. 139-183. North-Holland, Amsterdam (1988).

[14]　Henderson, S., Skelton, H., Rosenbaum, P.: Assistive devices for children with functional impairments: impact on child and caregiver function. Dev. Med. Child Neurol. 50 (2), 89-98 (2008).

[15]　Hoogerwerf, E.J., Mongardi, S., Staiger-Sälzer, P., Zickler, C.: BCI research and user involvement: the role of independent AT centres in the TOBI project. In: Assistive Technology-technology transfer: Proceedings of the AAATE Workshop 2010, Sheffield, UK, 4-5/10/2010 (2010).

[16]　Höhne, J., Schreuder, M., Blankertz, B., Tangermann, M.: A novel 9-class auditory ERP paradigm driving a predictive text entry system. Front. Neurosci. 5, 99 (2011). DOI 10.3389/fnins.2011.00099.

[17]　Jin, J., Horki, P., Brunner, C., Wang, X., Neuper, C., Pfurtscheller, G.: A new P300 stimulus presentation pattern for EEG-based spelling systems. Biomedizinische Technik. Biomed. Eng. 55 (4), 203-210 (2010). DOI 10.1515/BMT.2010.029.

[18]　Kleih, S.C., Kaufmann, T., Zickler, C., Halder, S., Leotta, F., Cincotti, F., Aloise, F., Riccio, A.Herbert, C., Mattia, D., Kübler, A.: Out of the frying pan into the fire-the P300-based BCI faces real-world challenges. Prog. Brain Res. 194, 27-46 (2011).

[19]　Krausz, G., Ortner, R., Opisso, E.: Accuracy of a brain computer interface (P300 Spelling Device) used by people with motor impairments. Stud. Health Technol. Inform. 167, 182-186 (2011).

[20]　Krusienski, D.J., Sellers, E.W., McFarland, D.J., Vaughan, T.M., Wolpaw, J.R.: Toward enhanced P300 speller performance. J. Neurosci. Methods 167 (1), 15-21 (2008). DOI 10.1016/j.jneumeth.2007.07.017.

[21] Krusienski, D.J., Sellers, E.W., Cabestaing, F., Bayoudh, S., McFarland, D.J., Vaughan, T.M.Wolpaw, J.R.: A comparison of classification techniques for the P300 Speller. J. Neural Eng. 3 (4), 299-305 (2006).

[22] Kübler, A., Nijboer, F., Mellinger, J., Vaughan, T.M., Pawelzik, H., Schalk, G., McFarland, D.J., Birbaumer, N., Wolpaw, J.R.: Patients with ALS can use sensorimotor rhythms to operate a brain-computer interface. Neurology 64 (10), 1775-1777 (2005). DOI 10.1212/01.WNL. 0000158616.43002.6D.

[23] Kübler, A., Furdea, A., Halder, S., Hösle, A.: Brain Painting BCI meets art. In: MullerPutz, G.R., Brunner, C., Leeb, R., furtscheller, G., Neuper C.(eds.)4th International Brain-Computer Interface Workshop and Training Course, pp. 361-366. Graz University of Technology, Austria: Verlag der Technischen Universität Graz (2008).

[24] Lane, J.P.: Delivering on the 'D' in R&D: Recommendations for Increasing Transfer Outcomes from Development Projects. SEAT Center and ATIA (2010).

[25] Leeb, R., Friedman, D., Müller-Putz, G.R., Scherer, R., Slater, M., Pfurtscheller, G.: Selfpaced(asynchronous) BCI control of a wheelchair in virtual environments: a case study with a tetraplegic. Comput. Intell. Neurosci. 79642 (2007). DOI 10.1155/2007/79642.

[26] Lotte, F., Congedo, M., Lécuyer, A., Lamarche, F., Arnaldi, B.: A review of classification algorithms for EEG-based brain-computer interfaces. J. Neural Eng. 4 (2), R1-R13 (2007). DOI 10.1088/1741-2560/4/2/R01.

[27] Mak, J.N., Arbel, Y., Minett, J.W., McCane, L.M., Yuksel, B., Ryan, D., Thompson, D., et al.: Optimizing the P300-based brain-computer interface: current status, limitations and future directions. J. Neural Eng. 8 (2), 025003 (2011). DOI 10.1088/1741-2560/8/2/025003.

[28] McFarland, D.J., Sarnacki, W.A., Townsend, G., Vaughan, T., Wolpaw, J.R.: The P300-based brain-computer interface (BCI): effects of stimulus rate. Clin. Neurophysiol. 122 (4), 731-737 (2011).

[29] Millán, JdR.: Adaptive brain interfaces. Commun. ACM.46 (3), 74-80 (2003).

[30] Millán, JdR., Ferrez, P.W., Galán, F., Lew, E., Chavarriaga, R.: Non-invasive brain-machine interaction. Intern. J. Pattern Recognit. Artif. Intell. 22 (5), 959-972 (2008).

[31] Millán, JdR., Mouriño, J.: Asynchronous BCI and local neural classifiers: An overview of the adaptive brain interface project. IEEE Trans. Neural Syst. Rehabil. Eng. 11 (2), 159-161 (2003).

[32] Millán, J.D., Rupp, R., Müller-Putz, G.R., Murray-Smith, R., Giugliemma, C., Tangermann, M., Vidaurre, C., Cincotti, F., Kübler, A., Leeb, R., Neuper, C., Müller, K.R., Mattia, D.: Combining brain-computer interfaces and assistive technologies: State-of-the-art and challenges. Front. Neurosci. 7, 4 (2010).

[33] Mugler, E.M., Ruf, C.A., Halder, S., Bensch, M., Kübler, A.: Design and implementation of a P300-based brain-computer interface for controlling an internet browser. IEEE Trans. NeuralSyst. Rehabil. Eng. 18 (6), 599-609 (2010). DOI 10.1109/TNSRE.2010.2068059.

[34] Münßinger, J.I., Halder, S., Kleih, S., Furdea, A., Raco, V., Hösle, A., Kübler, A.: Brain painting: First evaluation of a new brain-computer interface application with ALS-patients and healthy volunteers. Front. Neurosci. 4, 182 (2010). DOI 10.3389/fnins.2010.00182.

[35] Neumann, N., Kübler, A.: Training locked-in patients: a challenge for the use of brain-computer interfaces. IEEE Trans. Neural Syst. Rehabil. Eng. 11 (2), 169-172 (2003). DOI 10. 1109/TNSRE.2003.814431.

[36] Nijboer, F., Sellers, E.W., Mellinger, J., Jordan, M.A., Matuz, T., Furdea, A., Halder, S., Mochty, U., Krusienski, D.J., Vaughan, T.M., Wolpaw, J.R., Birbaumer, N., Kübler, A.: A P300-based brain-computer interface for people with amyotrophic lateral sclerosis. Clin. Neurophysiol. 119 (8), 1909-1916 (2008).

[37] Pfurtscheller, G., Allison, B.Z., Brunner, C., Bauernfeind, G., Solis-Escalante, T., Scherer, R., Zander, T.O., Müller-Putz, G., Neuper, C., Birbaumer, N.: The hybrid BCI. Front. Neurosci. 21 (4), 30 (2010).

[38]　Pires, G., Castelo-Branco, M., Nunes, U.: Visual P300-based BCI to steer a wheelchair: a Bayesian approach. Conference Proceedings: Annual International Conference of the IEEE Engineering in Medicine and Biology Society. IEEE Engineering in Medicine and Biology Society. Conference, 2008, 658-661 (2008). DOI 10.1109/IEMBS.2008.4649238.

[39]　Riccio, A., Leotta, F., Bianchi, L., Aloise, F., Zickler, C., Hoogerwerf, E.J., et al.: Workload measurement in a communication application operated through a P300-based brain-computer interface. J. Neural Eng. 8 (2), 025028 (2011).

[40]　Salvaris, M., Sepulveda, F.: Visual modifications on the P300 speller BCI paradigm. J. Neural Eng. 6 (4), 046011 (2009). DOI 10.1088/1741-2560/6/4/046011.

[41]　Sellers, E.W., Kübler, A., Donchin, E.: Brain-computer interface research at the University of South Florida Cognitive Psychophysiology Laboratory: the P300 Speller. IEEE Trans. Neural Syst. Rehabil. Eng. 14 (2), 221-224 (2006). DOI 10.1109/TNSRE.2006.875580.

[42]　Schreuder, M., Blankertz, B., Tangermann, M.: A new auditory multi-class brain-computer interface paradigm: spatial hearing as an informative cue. PloS One 5 (4), e9813 (2010). DOI 10.1371/journal.pone.0009813.

[43]　Schreuder, M., Rost, T., Tangermann, M.: Listen, you are writing! Speeding up online spelling with a dynamic auditory BCI. Front. Neurosci. 5, 112 (2011). DOI 10.3389/fnins.2011.00112.

[44]　Smith, E., Delargy, M.: Clinical review: Locked-in syndrome. Br. Med. J. 330 (7488), 406-409 (2005).

[45]　Standish Group. CHAOS Report. Boston: The Standish Group International Inc. (2009).

[46]　Takano, K., Komatsu, T., Hata, N., Nakajima, Y., Kansaku, K.: Visual stimuli for the P300 brain-computer interface: A comparison of white/gray and green/blue flicker matrices. Clin. Neurophysiol. 120 (8), 1562-1566 (2009). DOI 10.1016/j.clinph.2009.06.002.

[47]　Tangermann, M.W., Krauledat, M., Grzeska, K., Sagebaum, M., Vidaurre, C., Blankertz, B., Vidaurre, C., Müller, K.R.: Playing pinball with non-invasive BCI. In Proc. Advances in Neural Information Processing Systems 21 (NIPS); Vancouver, Canada (2008).

[48]　Tangermann, M., Schreuder, M., Dähne, S., Höhne, J., Regler, S., Ramsey, A., Queck, M.Williamson, J., Murray-Smith, R.: Optimized stimulation events for a visual ERP BCI. Int. J. Bioelectromagn 13 (3), 119-120 (2011).

[49]　Townsend, G., LaPallo, B.K., Boulay, C.B., Krusienski, D.J., Frye, G.E., Hauser, C.K.Schwartz, N.E., Vaughan, T.M., Wolpaw, J.R., Sellers, E.W.: A novel P300-based brain-computer interface stimulus presentation paradigm: moving beyond rows and columns. Clin. Neurophysiol. 121 (7), 1109-1120 (2010). DOI 10.1016/j.clinph.2010.01.030.

[50]　Treder, M.S., Blankertz, B.: (C) overt attention and visual speller design in an ERP-based brain-computer interface. Behav. Brain Funct. 6, 28 (2010). DOI 10.1186/1744-9081-6-28.

[51]　Vidaurre, C., Sannelli, C., Müller, K.-R., Blankertz, B.: Machine-learning-based coadaptive calibration for brain-computer interfaces. Neural Comput. 23 (3), 791-816 (2010). DOI 10.1162/NECO a 00089.

[52]　Volosyak, I., Valbuena, D., Malechka, T., Peuscher, J., Gräser, A.: Brain-computer interface using water-based electrodes. J. Neural Eng. 7 (6), 066007 (2010). DOI 10.1088/1741-2560/7/6/066007.

[53]　World Health Organization. International Classification of Functioning, Disability and Health: ICF. Geneva: World Health Organization (2001).

[54]　Zander, T.O., Lehne, M., Ihme, K., Jatzev, S., Correia, J., Kothe, C., Picht, B., Nijboer, F.: A dry EEG-system for scientific research and brain-computer interfaces. Front. Neurosci. 5, 53 (2011). DOI 10.3389/fnins.2011.00053.

[55] Zickler，C.，Di Donna，V.，Kaiser，V.，Al-Khodairy，A.，Kleih，S.，Kübler，A.，Malavasi，M.，Mattia，D.，Mongardi，S.，Neuper，C.，Rohm，M.，Rupp，R.，Staiger-Salzer，P.，Hoogerwerf，E.J.：Brain Computer Interaction Applications for People with Disabilities：Defining User Needs and User Requirements. In：Emiliani，P.L.，Burzagli，L.，Como，A.，Gabbanini，F.，Salimen，A.L.（eds.）Assistive Technology from Adapted Equipment to Inclusive Environments. AAATE 2009，Assistive Technology Research Series，vol. 25，pp. 185-189. IOS，Amsterdam（2009）.

[56] Zickler，C.，Hösle，A.，Franz，D.，Staiger-Sälzer，P.，Busch，G.，Kübler.：A Brain Painting：Evaluation of performance and satisfaction by end users with severe disabilities. Poster presented at the TOBI workshop II，Rome，Italy，pp. 2-3（2010）.

[57] Zickler，C.，Riccio，A.，Leotta，F.，Hillian-Tress，S.，Halder，S.，Holz，E.M.，Staiger-Sälzer，P.Hoogerwerf，E.J.，Desideri，L.，Mattia，D.，Kübler，A.：A brain-computer interface as input channel for a standard assistive technology software. Clin. EEG Neurosci. 42（4），236-244（2011）.

第 9 章 设计未来 BCI：超越比特率

9.1 引　　言

本章的内容仅限于把 BCI 作为一种显式交互技术的应用。换言之，本章将 BCI 作为输入由用户自愿或主动控制，而并非将其作为一种用于心理或认知状态监测的隐式交互。采用 BCI 作为显式输入技术为严重残疾的用户设计应用，取决于对控制信号的理解以及用户如何利用这些控制信号与系统交互。虽然为健全的用户设计应用时面临着一系列不同的挑战，但 BCI 在残疾用户和健全用户的情况下都必须"增添附加值"。在过去 20 年的 BCI 研究和设计过程中，工程师、心理学家、机器学习者和终端用户通过协作，已实现了 BCI 的基本控制功能。这些基本功能使我们能自由地设计未来的 BCI 应用，使其具有长期可靠使用、易于学习和设置、美观大方的优点和改善用户生活的潜力。

BCI 可以看作一种将其他新兴输入技术的特性发挥到"极致"的输入技术。使用"极致"一词，是因为与其他输入设备相比，BCI 的交互速度要慢得多，噪声更大，更容易出错，而且缺乏本体感知反馈。由于这些不寻常的特点，分析当前 BCI 系统的成功理论框架为后续开发和完善新型人机交互中的理论和实践提供了基础。对 BCI 研究而言，尽管提高选择任务的比特率很重要，但更重要的是建立能够让用户愉快使用的整个 BCI 系统。这些包含了提高 BCI 系统的可用性和用户体验，并且需要考虑的不仅是单个孤立的（心理或精神）意图检测事件，而是整个系统的性能。后续各节概述了我们认为对未来 BCI 应用的设计具有重要意义的一些要素。

9.2 节介绍 BCI 的具体特点和存在的问题，以及与其他 HCI 应用的比较。9.3 节介绍可用性原则，还强调了神经工效学原理，特别是对于使用 ERP 的范式。9.4 节讨论 BCI 系统中用户和计算机如何共享控制。9.5 节介绍 BCI 应用的结构。9.6 节介绍在 BCI 的具体要求和限制的条件下，让终端用户参与进来的方法。9.7 节介绍用于研究交互设计的分析工具。

9.2　BCI 的控制特性

在 BCI 系统中，用户产生的大脑信号由计算机直接识别。与大多数其他 HCI

控制范式相比，所有 BCI 控制范式的一个主要特点是没有本体感知反馈。用户无法感知由脑电仪测量得到的本人脑信号，而只能感知来自 BCI 系统的反馈。因此，用户并不知道计算机响应的确切输入。这种不确定性可能会在交互设计中产生一系列只存在于 BCI 系统中的特定问题。这种问题在低精度的 BCI 中显得尤为明显，因为用户无法知道 BCI 系统故障的具体来源：输入、计算机对输入的解释或两者的组合。

BCI 系统的第二个重要难题是，与其他输入技术相比，错误率仍然很高。对于 BCI 系统的使用来说，具体用户的正确率会随着使用时间的推移而改善，70% 的正确率是可以接受的，但是这样的正确率与传统的输入技术相比是相当低的。这样的问题并不是 BCI 独有的，其他基于机器学习的输入技术，如手势交互[72] 也受到这种问题的影响。很少有人依赖这种系统进行交互，它们往往成为一种娱乐的"奢侈品"，或作为迅速地获得少量特征的键盘等更高效、更可靠的输入方式的补充。同样，这些高可靠性的 HCI 研究领域通常侧重于提高这些输入技术的性能，而不考虑如何在高错误率的特性下建立系统。研究者对鼠标、键盘、触摸输入等选择误差很小的输入技术已经有了广泛研究，而用户如何与容易出错的系统进行交互有很大的研究空间。

BCI 系统更重要的难题与系统中的测量噪声和不确定性有关。BCI 系统中几个不确定性的来源包括：用户的内部状态（如注意力等）、EEG 信号随时间的变化（非平稳性）、因肌肉电信号形成的伪迹、为驱动 BCI 系统所需提取的分类类别的总数。上述几个不确定性的来源参数在相同用户和不同用户之间也有所不同（见 9.5 节）。

9.2.1　BCI 范式的特定问题

因为 EEG 设备采集获得的脑电信号非常微弱，信噪比低且非平稳。因此，在信号处理[40, 41, 68, 69]和分类[2, 8, 30, 44]中已经有一个完整的研究领域，研究从复杂的大脑活动中获得稳定的控制信号，从而实现可靠的 BCI 控制。所以，本节主要关注 BCI 的实验范式。多种类型的 EEG 信号和范式已被成功地用于驱动 BCI 系统。下面将简要讨论 BCI 范式中两个最重要的特性，因其表现出了不同控制特性。

1. 自我驱动的实验范式

通过自我驱动的实验范式，提取用户主动产生的精神状态相关的脑信号是可能的，最常见的自我驱动的实验范式是运动想象，用户想象身体部位的重复运动，如他们的手、脚或舌头。其他心理状态包括想象立方体旋转或执行复杂的心算。

然后训练实验采集到的 EEG 信号特征的分类器。所有基于自我驱动实验范式的
BCI 应用都只能处理数量非常有限的控制信号。虽然多类[48]和多维[19]范式也得
到了验证，但大多数成功的范式都基于两种心理或精神状态（例如，左手与右
手的想象）。重要的问题包括：实验范式是一种学习技能，可能需要一段时间才
能学会；运动想象与其检测之间因为分类时间窗口和心理状态之间的转换存在
延迟；必须有从心理状态到 BCI 应用控制的适当映射。例如，将右手想象映射
到"右转"命令比将立方体的视觉旋转映射到"右转"命令更直观、自然。目
前的技术还难以区分控制状态（即用户希望发出命令）和空闲状态（即用户不
希望发出任何命令）。手势识别[60]中的分类也存在类似的问题，也是目前较活跃
的研究领域[18]。

2. 诱发电位

通过呈现不同刺激的范式，并评估相应的神经反应即诱发电位（evoked
potentials，EP），可以获得更高维度和通信速率的控制信号。因此，人们可以利用
注意力的神经机制，其主要存在于两种类型的信号中：SSEP 和 ERP。当采用基
于事件相关电位或稳态诱发电位的 BCI 范式时，用户会不断地感觉到大量的刺激。
这些刺激要么是视觉上的[17, 67]，要么是通过听觉通道[33, 56]或者躯体感觉通路[11, 12]
的。当只注意一种刺激而忽略所有其他刺激时，目标刺激会引起一种 EEG 响应，
这种响应可以与非目标刺激的 EEG 响应区分开。从用户的角度来看，采用诱发电
位的范式与自我驱动的范式有很大的不同。基于诱发电位的范式，通常面临着迫
使用户处理一系列快速刺激和控制事件，进而导致用户的感觉超负荷的风险。对
（视觉、听觉或体感）刺激的持续感知可能会让用户变得不知所措或困惑。用这样
的（脑-机）接口可能令人不舒服，并且刺激也可能不美观。一方面为了解决令人
不快的刺激问题，另一方面为了提高 BCI 的性能，原则上刺激应遵循神经工效学
原理（见 9.3 节）。

9.2.2　克服 BCI 局限性的方法

尽管系统中存在着误差和噪声等问题，但已研发的 BCI 系统可成功地让健康
的[73]和残疾的[37]用户使用。例如，研究者在利用语言模型和最优搜索树开发的
BCI 文本输入系统方面已经做了大量的工作。9.4 节和第 6 章讨论了共享控制在克
服 BCI 系统局限性方面的作用。

用户有可能会产生这样的错觉，认为他们对 BCI 系统拥有超出实际的更大的
控制权。因为人们对一个 BCI 系统有多大的控制程度持乐观态度，这种现象称为
控制错觉[38]。这一事实已用于娱乐应用中，提供了一些新颖但不是很精确的控制。

第一个商业上可用的"心智阅读"设备，如 Mattel 公司的 Mindflex，在文献[74]中进行了讨论。非常成功的任天堂（Nintendo，日本一家全球知名娱乐厂商）Wii 控制器仅拥有基于加速度输入的非常有限的控制，但是用户，特别是一些新用户，可能意识不到这种简单交互的方式，且在特定的游戏环境下觉得非常合理。通常，由用户产生的操作（或响应）比系统输入检测所需的响应更多，但这种冗余的响应能带给用户一种更深入地沉浸在游戏中的错觉。例如，在任天堂 Wii 体育网球比赛中，新玩家倾向于使用炫耀的手势和大幅度摆动手的动作与系统进行交互。因为他们错误地理解为系统要求的动作与现实中的体育动作相同，而事实上小得多的动作就可以产生同样的效果。这样的功能可以提高初始参与度和任务沉浸度，可能对训练有好处，但如果用户长期使用该系统，则需要权衡额外所需的努力。最新的方法是将 BCI 与其他生理信号（如 EMG）结合起来，目标则是提高 HCI 的可靠性和稳定性，这些方法称为混合 BCI[42]。其他解决方案试图识别可用于提高信号可靠性的心理状态或允许纠错（例如，错误电位[7]）。

9.3　BCI 从可用性研究到神经工效学优化

为了优化任务性能，Nielsen[45]提出将重点放在可学习性（新手用户学会使用系统的速度）、效率（资深用户能够完成任务的速度）、记忆（即便在一段时间内不使用 BCI，用户也能很好地控制 BCI 系统）、错误和满意度等可用性的因素上。尽管 Nielsen 提出的概念在最近几年因没有提高用户的整体体验而受到批评，但这五个因素在 HCI 设计（尤其是网页设计）领域中得到了广泛的应用[58]。对于特定的基于 ERP 的 BCI 控制应用，可通过效率、错误和满意度等因素来优化总体任务性能。性能的改善途径最终会指向特定区域内的目标：刺激。在使用应用（如文本输入系统）期间，刺激被连续且快速地呈现出来。这些刺激被用来唤起能反映用户意图的大脑活动。因此，刺激特性是 ERP 应用的核心，并且刺激对可测量的诱发神经元活动（如通过 EEG）的影响成为神经工效学刺激设计方法的研究主题。然而，神经工效学优化刺激的搜索空间是非常大的：刺激参数可以沿多个维度变化，其中，持续时间、强度、刺激时间和序列方面仅是最普遍的。设计者可以通过特定刺激方式（如视觉、听觉、触觉）的选择调整其他大量的由设计者决定的特定模态参数。但比较糟糕的情况却是有些刺激效果是由受试者的个体特性决定的。

9.3.1　ERP 相关决定因素的现有文献

本章的作者并不清楚能够详细描述特定刺激参数机制的一般模型以及模型参

数之间的相互作用。如果涉及特定 ERP 成分的认知和生物学决定因素的影响，有一定程度的了解似乎更好。现有文献对刺激方式、强度、序列效应等参数，以及受试者性别、利手、年龄等的神经心理学都进行了深入的研究[49, 51, 52, 54]。然而，这些结果是在控制良好的实验室条件下得出的，使用了更大的刺激启动异步（stimulus onset asynchrony，SOA），并且只使用了两个或三个刺激类。除了稍后将介绍的几个最近的例子外，这些研究[49, 51, 52, 54]还报道了神经生理学的基础研究，但没有考虑到 BCI 的具体要求。

例如，这些研究关注了 ERP 分量的单个参数（如 P300 的潜伏期），而不是注意和非注意刺激之间的类别分类信息（例如，通过信噪比、ROC 曲线下的面积、分类精度等）。而类别分类信息不仅对 BCI 很重要，并且体现在多个 ERP 分量上。在这种情况下，尚不清楚已报道的起到决定因素的研究结果如何运用到 BCI 中普遍存在的快速多类设置中。

然而，这些研究可以为更专注于 BCI 的研究提供一个起点，其目标是获得更高的分类正确率。这一目标非常重要，因为它直接影响到 BCI 控制的效率、错误的发生率和严重程度，同时间接地影响用户的满意度。神经工效学刺激设计可以尝试通过多种大幅改善可区分性或信噪比的方式提高诱发脑反应（脑电信号）的质量。对目标刺激和非目标刺激的脑反应应该有所不同，总体上，由刺激引发的脑电与背景脑电活动的差异大，同时脑反应的类内方差低。而较不明显的目标，长期有效的鲁棒性也有相似的重要性。即持续的大脑响应，对于时间变化最小的适应性，对于不可避免的环境感知影响的变化，性能是鲁棒的。总之，使用刺激让每一个 BCI 决策获得鲁棒性高的分类正确率，或者（作为一种权衡）只使用少量重复的刺激，以便于快速做出分类决策。

到目前为止，研究者对 BCI 环境下刺激设计的细节仅有少量的研究，但是很有希望通过优化刺激获得较高的改善水平。Hill 等[29]描述了刺激优化的第一次尝试，相对标准视觉闪光刺激的颜色增强和翻转（即在背景中的旋转字母刺激），他们发现，翻转刺激（虚拟旋转）的 BCI 性能高于闪光刺激。通常可以单独地修改刺激的类型。正如 Allison 和 Pineda[1]、Hill 等[29]以及其他人所描述的，刺激类型的选择在很大程度上影响 BCI 在视觉范式中的性能。听觉 ERP 研究的类似工作是由 Schreuder 等[55]和 Halder 等[27]所做的。

为了研究刺激特性的影响，13 名身体健康的用户参与了一项离线实验研究，他们在 $6 \times 6 = 36$ 输入的网格中进行了行列突出显示的视觉 ERP 范式。在六种条件下（刺激的）突出显示效果不同：①亮度增强；②缩放；③旋转；④颜色翻转；⑤用栅格掩蔽；⑥效果（条件①、②、③、⑤）的综合，见图 9.1（a）。刺激条件以块随机的方式呈现，并且持续刺激的时间间隔为 225ms。

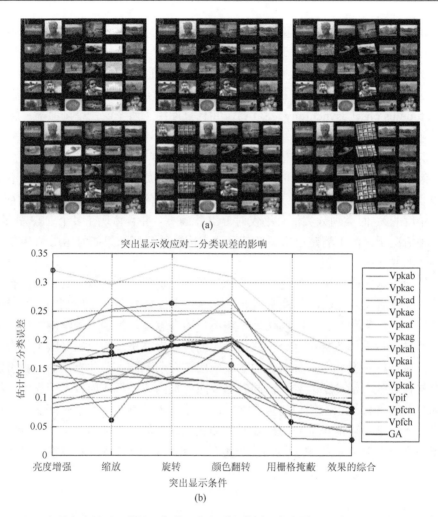

图 9.1 　(a) 六种突出显示 (突显) 条件 (从左到右排列:亮度增强、缩放、旋转、颜色翻转、用栅格掩蔽和效果的综合) 的可视化;(b) 六种条件下 13 个用户执行视觉 ERP 范式时估计的二分类误差 (见彩图)

图 9.1 (b) 显示了所记录的校准数据的二分类误差 (代表 BCI 性能的倒数),结果的一致性是惊人的:"用栅格掩蔽"和"效果的综合"对所有用户 (除一个用户之外的) 表现最好,这表明通常应该使用这些条件来获得最佳性能。由于受试者在实验中没有得到分类误差的反馈 (分析只是在事后进行),所以研究他们是否意识到不同的条件对他们的大脑响应有不同的影响是很有趣的。基于此,用户被询问他们认为哪种条件最适合长期使用 (答案在图 9.1 中用圆圈标记)。可以看出,个体偏好条件在分类误差方面往往表现不佳。因此,如果用户可以自己选择刺激类型,他们有 50% 的概率会选择表现不佳的刺激效果。

1. 神经工效学优化与其他可用性目标的交互作用

显然，更快或更可靠的控制接口可以提高用户对应用的满意度。虽然优化刺激是提高控制性能的重要因素，但其他可用性目标绝不能忽视。例如，刺激参数对用户舒适度的各种间接影响尚不清楚，需要评估。需要解决的重要研究问题有：哪种刺激可以为判别和注意力任务带来最佳学习曲线？我们如何设计出熟悉的、令人愉快的和持续性良好的刺激？哪些刺激显示出较低的突显程度？（它们是否被识别为明显的第三方？它们是否会互相打扰？）应该允许多少刺激物来干涉（感知和认知加工）其他信息来源？

2. 示例：比较用户评级（满意度）

回到上述例子介绍的研究中，除了纯粹对分类性能的分析之外，还探讨了用户满意度的一些方面：为了收集关于个体主观上如何感知刺激条件的信息，13 名受试者被要求在 EEG 记录后使用视觉模拟量表（visual-analog-scale，VAS）对刺激进行评分（包括其他方式），评价不同激励和对清晰感知非激励刺激的疲劳程度。

由于在"用栅格掩蔽"和"效果的综合"条件下二分类误差有很大的改善，而"效果的综合"是最优的条件，因此值得进一步研究 VAS 对该条件的评级。从图 9.2 中可以观察到，三个 VAS 评级全都与二分类误差呈负相关。例如，对选择

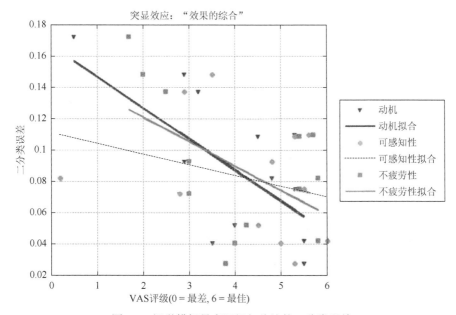

图 9.2　视觉模拟量表评级与估计的二分类误差

对于 13 名受试者，x 轴表示动机的主观水平、刺激的可感知性水平、受试者认为"效果的综合"突显效应使其不疲劳程度的评级，y 轴表示单个目标与非目标 EEG 数据段的估计二分类误差

"效果的综合"条件更有积极性的受试者，他们通常能够比其他的受试者以较低的误差使用 BCI 范式。对于新的 BCI 用户来说，可以很容易获得 VAS 评分，并且不需要 EEG 记录。虽然仅基于离线数据分析，而非更适合的在线性能分析，但这种离线评级可以为受试者校准数据后的分类误差提供良好的预测。在误差预测的基础上，可以提前调整 BCI 应用接口的复杂性以便更好地适应不同的个体用户。然而，对于表现不佳的刺激条件（如颜色翻转），则无法观察到 VAS 与分类误差之间类似的相关性。此外，还不清楚在多大程度上可以利用这些或类似的主观评分来为新用户从一组备选方案中确定最佳刺激参数。

如何设计 BCI 来共同优化这三个方面仍然是一个持续的研究目标：①使用应用的动机；②应用的高级感知；③神经工效学对理想大脑响应的影响。

长期使用时，用户为控制 BCI 应用所需投入的认知负荷应保持在较低的水平。影响因素可能是刺激的清晰度或独特性、刺激的强度、刺激是否吸引用户的注意力或者刺激是否随着时间的推移而令人厌烦。强烈的刺激可能更适合引起强烈的 ERP 响应，但是给用户带来了长期持续增加的高工作负荷的负担。

9.3.2　美学、互动隐喻、可用性和性能

人们对 HCI 可用性的关注源自需要提高与工作相关应用的任务性能。然而，近年来，HCI 研究领域内部发生了变化，不仅仅是提高系统可用性，同样关注用户体验[65]。这与技术使用上，从 HCI 仅仅用于工作任务目的到以消费者为中心的转变是一致的。Tractinsky 等[66]表明，无论系统的实际可用性如何，人们都认为高度美观的界面感知上也是具有高度可用性的。Norman[46]也提出了在美学上让人产生积极情绪的产品更有可能被使用。由于 BCI 系统的性能往往不是理想的，因此提高 BCI 系统的审美品质对于最大限度地提高用户对系统的感知和使用动机是非常重要的。

然而，美学不应该仅仅是"视觉糖果"，而应该是创造一个令人信服的互动隐喻的一部分，它能以快速通信状态提供指示动作，并有助于学习。在主流界面中，美学反馈被用来向用户提供有关系统的信息。例如，显示还需要下载多少文件的进度条可以表示系统仍在执行某些操作。垃圾被扔进垃圾桶的声音，伴随着一个文件被拖放到垃圾桶里的"拖放"比喻，让用户感觉到已经删除了文件。BCI 的几个具体方面可以提高交互性能(而不仅仅是感知到的可用性)，包括易于解释、激励、愉悦和吸引用户的刺激呈现，以及足够丰富的、提供关于用户大脑信号效果的反馈。BCI 设计者应该让用户明白系统的状态，并对用户选择或将要选择的内容给予反馈。除了视觉反馈之外，反馈还可以使用多个通道，包括音频、震动甚至气味。

用户的主观体验可能与系统的性能不同。例如，在研究单开关扫描输入系统

的过程中，Felzer 等[20,21]发现，使用自动扫描（扫描仪自动转到下一个选择）比自定节奏扫描（用户决定何时进入下一个选择）速度更快，但错误更多。用户反映，虽然惊讶于自动扫描模式下的速度更快，但自动扫描的结果更令人沮丧，用户觉得通过自定节奏扫描更容易控制。

根据我们自己的经验，我们发现有些用户更喜欢像旋转扩展（如图 9.5 所示的 REx，Hex-O-Spell 十六进制拼写范式的推广[71]）这样的范式，尽管交互的速度可能较慢，而不喜欢客观上具有更高输入输出量的离散二进制范式。当二分类器偏向（倾向于）某一个类时，该范式似乎特别有效。具有偏向的类用于将箭头围绕圆的中心旋转，而另一个控制类，用于在正确的时间点扩展箭头以便选择一个分段。一些用户偏好的可能原因包括：在心理状态之间切换的控制方法感觉更容易或更自然；如果目标未击中，则有可能再次绕圈，因此，虽然速度较慢，但更准确，而且交互的速度感觉更舒适或更轻松。在应用的背景中，系统做出快速的二进制决策可能使用户感到更少的压力。该示例再次说明，除了 BCI 的性能外，还需要研究如何增强其他控制特性以改善用户体验，以及如何将 BCI 特有的问题（例如，存在有偏差的分类器）转化为特征。

9.4　共 享 控 制

共享控制涉及一些过程在人和系统之间的协同控制，其中控制权自动在系统和人之间平滑地分配转移，可能是以一种时变的方式进行的。由于用户和自动化系统的不同感知能力、速度和安全要求，其作为用户学习的一部分，或者只是为了减少控制系统的工作，可以期望共享控制。在输入通道贫乏的 BCI 中，用户输入的信息量太大，因而不能以简单、机械的方式实现或解释。例如，在机器人控制系统中，将大脑对光标移动的控制简单映射到机器人移动的控制，因太慢且容易出错而无法实现。大脑控制光标从虚拟键盘中选择字母的文本输入也适用于类似的结论。此时，可以把用户行为的一部分解释为直接控制信号，也可以解释为用户更高层次意图的指示。系统试图根据相关任务的先验知识"智能"地推断用户想做什么，并对系统的响应进行更改。基于可以利用的其他内置知识和环境信息，系统使用可能或合理行为的先验信息（如平滑性约束、避障、预测单词、音乐文件特征）。

用户和系统之间的控制权切换取决于系统对用户意图的确定程度。当用户能够准确地表达具体的意图时，系统就会遵循用户的指示。当通信中断，系统无法可靠和快速地推断用户的意图时，系统将回到先前的自主控制行为。这些行为不一定是静态的，可以依赖于环境知识，如机器人视觉来估计可能的障碍或文字输入的语言模型。共享或混合控制也可通过特定控制通道或控制水平来消除或缓解疲劳，允许用户在他们觉得合适的交互期[10,63]"进入"直接控制模式。

在 Flemisch 等的有影响力的论文[22]中，介绍了 H-隐喻，它将骑手和马之间的关系作为共享控制的隐喻。马可以绕过障碍物而不需要骑手的注意；骑手可以通过收紧或松开缰绳来改变对马的控制程度。使用紧的缰绳，马会精确而迅速地服从，而当使用较松的缰绳时，马的行动是部分自主的。马将缰绳的松紧度视为用户对控制动作的确定性的指示。虽然这种共享控制模式是美国宇航局为应对驾驶舱自动化而开发的[24]，但是许多核心思想能够用到其他的交互设计领域中，用户可以通过"放松缰绳"来调节当前的控制程度。这可以看作分层控制的一个例子，用户可以更改他们当前活动的控制级别。因此，BCI 面临的挑战是让用户能在良好控制和感觉良好的情况下"接管缰绳"；以及该用户在控制不好或想放松的时候，系统能够逐步地（但不是侵入性地）"接管"。

一个公开的研究问题是，我们能以何种方式让系统"帮助"用户，达到用户不可见并且仍然感觉到自己控制 BCI 系统的水平？请注意，与前面讨论的控制幻觉相比，设计人员需要对用户何时和如何控制 BCI 系统以及何时不控制系统做出符合伦理和实际的决定。如果 BCI 系统执行用户希望它做的事情，用户就会感觉有控制权或者感觉他们是控制系统的人。这对 BCI 系统的可学习性具有明显的影响（如果用户认为自己成功地控制了 BCI 系统，但实际上所有的控制都来自自主控制系统，则无法提高系统性能），它也可能对用户体验产生影响，需要使用 BCI 通信的用户在使用 BCI 系统期间特别想要系统中的控制感。

作为脑-机交互工具（TOBI）研究项目的一部分，流体隐喻显示了共享控制系统的可视化（http://www.tobi-project.org）。该项目通过合适的方式表示不确定性。图 9.3 显示了共享控制是如何工作的。将用户的输入可视化为一个移动的

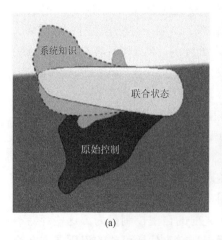
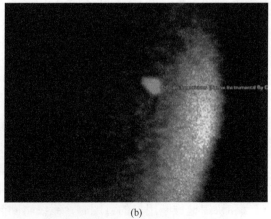

(a)　　　　　　　　　　　　　　　(b)

图 9.3　将直接的用户输入和系统知识组合成单个可控制的液滴。（a）该系统可以将用户输入状态和环境约束的影响作为阴影显示到液滴上，液滴的形状代表了用户命令与先验知识和外部知识融合而形成的相互控制状态；（b）这种方法用于浏览音乐文件地图的示例

"块"，它的区域给人一种不确定性相关的印象。它可以与预期动作的系统知识（如避障）以及作为显示结果的另一个块相结合，根据用户的输入和系统对预期行动持续变化的看法而不断变形和流动。将用户的原始输入显示为一种"阴影块"，可以很容易地看到操作是如何被感知的，然后在共享控制设置中重新被解释。该系统被用于音乐播放器，将用户的输入与自动系统中的音乐信息结合起来。

9.5　创建有效的应用结构：三级任务

在与机器的交互中，人被看作一个输入信号不可靠的控制系统，经常会犯错、状态变差或发生失误[15]。因此，计算机接口的设计应做到：①尽可能地避免错误；②禁用无效命令；③使用户的失误便于检测并向用户显示他们所做的事情；④允许撤销、反转，容易纠正错误[35]。

BCI 系统中输入信号的内在误差确实高于其他输入方法。关于这种应用结构的例子可以在旋转扩展（REx）控制中找到，如 Hex-O-Spell 文本输入系统[71]中所示。

到目前为止，BCI 的研究主要集中在单个事件的选择精度上，而很少考虑序列选择任务或整个应用内部的动态（使用语言模型的文本输入 BCI 应用是一个例外）。虽然应用可学习性对于可用性来说似乎至关重要，并且必须考虑到用户的学习，然而 BCI 系统也显示了需要进一步的、非常基本的学习层级。后面探讨三个层级的可学习性和适应性行为的潜力。

9.5.1　低层级：BCI 控制信号

在 BCI 系统级别上的学习通常采用机器学习方法，机器学习方法用于建立（最初是通过从校准数据中学习规律性）模型和持续（在应用的使用过程中，通过适应策略）将用户大脑信号鲁棒地转换为 BCI 应用的控制信号。在这个低层级上，BCI 系统学习关于用户的信息，以及如何检测其大脑活动的规律性和非平稳性。高级的 BCI 系统还可以完成一些更为复杂但仍然比较基本的任务。例如，它们可用于监测心理背景状态（如工作负荷或疲劳程度），并获取 BCI 应用的复杂信息，这些信息不直接用于控制，但间接支持检测控制命令。

系统还可以跟踪在 BCI 应用使用期间随时间积累的数据量，以便提供不同控制的选择方案。例如，通过遵循动态停止标准（例如，ERP 范例[57]），系统能更早地决定，或者在特殊情况下可以更好地利用速度-精度平衡原则。后一种情况将直接导向用户学习和适应的下一层次：应用。

9.5.2　中间层级：应用

在应用层面，系统应该适应用户的行为，而不是他的大脑信号特征（希望后者已经通过在较低层级采取的行动而得到稳定）。这种中级适应策略的典型例子是文本输入系统，它通过考虑先前编写的文本，来更新支持语言模型的统计参数（参见文献[33]中的讨论）。由于 BCI 中每次控制信号的数量非常有限，因此高效的菜单结构、快捷方式的可用性、避免错误和从简单错误中恢复的方法对于各种 BCI 应用都是非常重要的。虽然用户期望用户界面的一致性和可预测性，但一些研究表明，自适应性系统的接受程度取决于呈现的顺序[59]，而 Gajos 等[23]则发现在自适应性工具栏中提供准确的提示比工具栏在性能方面的可预测性和可感知的可用性更重要。在 BCI 这样的极端情况下，在一致性和效率之间的平衡对用户来说也许是可能的，也是令人期望的：未来的应用可以通过引导菜单结构或引入新的快捷方式，从过去的用户行为中学习并提高效率。这一点很重要，因为用户需求和系统功能之间的匹配对用户满意程度至关重要[47]。

9.5.3　高层级：用户

用户通过使用 BCI 系统，也在不断地学习应用，并可能会影响输入特性。例如，在由运动想象驱动的 BCI 中，用户不断地学习如何通过优化运动想象和放松的时间来实现最佳性能。由诱发电位驱动的范式，则是用户不断学习应用结构的样例。这些学习将导向一种个体化、更有效的与应用交互的方式。BCI 应用设计为有能力处理这些动态变化。

在一般 HCI 框架中，当输入成本较高时，用户界面应尽可能地优化控制系统（菜单层次结构）。现有的操作系统在以辅助技术优化系统控制方面还有很长的一段路要走，因为通常默认的一个隐含假设条件为输入机制可靠且数据吞吐量高，而且很少考虑主流 HCI 技术的感知困难，如可视化菜单结构。对于输入成本较高的 BCI 用户来说，问题更加严重。

9.6　吸引终端用户与期望的作用

设计交互需要目标用户的参与或评估，因为设计者和开发人员对目标用户在应用（或接口）的需求和心理模型方面，常常有不同的想法和假设[15]。虽然一般设计指导方针和原则有助于开发和设计，但即使在使用典型输入技术的应用中，用户的要求有时对有经验的设计者来说也并不直观，更不用说对新的输入技术如

BCI 的需求和体验。本节描述需要针对不同的用户组选择适当的评估方法，同时考虑到用户期望对所使用的方法和工具的影响（有关这个主题的更深入讨论，请参阅本书的第 8 章），根据其身体能力区分 BCI 用户组。

（1）身体健全的用户可能对将 BCI 应用于游戏或其他限制身体运动的条件感兴趣。一个有趣的研究领域是使用认知工作负荷监测来评估 BCI 的可用性[28]。用户反馈可以在任务期间或任务结束后通过访谈和问卷调查收集。旨在了解用户体验方面的评估技术还处于早期开发阶段，具体内容参见第 11 章和第 13 章关于游戏的评价。

（2）身体严重残疾的用户可能希望将 BCI 作为辅助输入方式，在肌肉疲劳的起始阶段从肌肉输入转换到 BCI 输入。有时可以通过访谈和问卷收集用户反馈，能获取的信息量还取决于他们通过其他方式沟通的难易程度。压缩访谈或问卷调查的问题量同样重要，因为获取回答将花费更长的时间，并且用户会容易疲劳。

（3）完全闭锁综合征患者（没有剩余肌肉控制）或接近完全闭锁综合征患者（具有非常有限的剩余肌肉控制）可能需要将 BCI 作为通信方法。闭锁综合征患者反馈仅能通过问卷调查收集，而接触这些患者的机会很有限。由于 HCI 评估技术通常需要多个参与者，而且不可能进行大规模的试验。因此，案例研究已经用于从闭锁综合征患者用户组获得反馈和要求[36]。

使用系统的动机取决于预期：身体健全的用户很容易对 BCI 较差的控制性能感到不耐烦，而对于残疾用户来说，以往主流技术和辅助技术的经验可能会使其对新技术的接受度产生巨大的影响。例如，在残疾发生前高度适应于主流输入设备和操作系统的人可能期望一种辅助技术能够使他达到与自己所习惯的水平相似的性能或自主权。当他们意识到输入设备需要一段时间来学习，而速度更慢且较难控制时，他们往往会感到失望，这一效果在 BCI 得到了增强，因为目前最先进的 BCI 技术比通常的辅助技术如单开关设备要糟糕得多。

我们渐渐发现，动机是用户学习 BCI 范式[14, 39]和希望使用 BCI 系统的一个重要因素。例如，Mönßinger 等[43]发现残疾用户使用 BCI 绘图应用的动机高于身体健全的用户。身体健全的用户和残疾用户对 BCI 系统的要求和期望可能不同[62]，因此，需要做更多的工作来找出形成或激发用户期望以便增强用户使用 BCI 应用的动机。除了提高系统的性能和准确性之外，已证明其他增加用户积极性的方式可以帮助用户忽略或更好地容忍低比特率的通信，提高可用性感知和系统的总体体验。

9.7 研究交互：原型和仿真

在为用户设计应用时，设计者对最终用户的理解与最终用户的实际需求、能力和感知之间的差距意味着设计者需要与用户接触，以确定他们的设计符合实际用户的可用性或用户的期望。样机是能模拟或代表未来系统有限的某些方面的对象或系统，设计样机以便从预期的用户那里获得反馈。样机可以用来研究系统在用户生活中将扮演的角色、系统功能应该如何工作和实现，以及系统看起来和感觉如何[34]。可以根据设计者希望实现什么功能来使用不同的工具和技术[61]。虽然BCI目前很昂贵，设置系统和使用评估也非常耗时，但在实际的BCI开发和测试之前，吸引用户的方法却没有得到充分利用。这些方法可以减少与最终用户接触的时间成本，并允许与BCI和终端用户仅有有限接触的研究人员和设计师参与。本节将解释即便在没有脑电帽的情况下，也可以采用对已知的控制特性进行仿真或模拟的方式，使用样机和仿真来研究BCI交互的价值。

9.7.1　展示用户需求的低保真原型

低保真度样机是那些看上去"虽廉价却有趣"，且其开发不需要花费太多时间的样机。它们可以用于评估初始设计，因为它们具有降低开发成本的优势，并且已经证明其提供了与高保真度样机几乎相同的可用性评估反馈[70]。BCI样机开发所面临的一个挑战是，通常包含指向和选择功能的低保真度原型并不能直观地实现控制特性，而演示控制特性是交互的重要部分。在BCI的文献中，还没有关注如何吸引最终用户使用低保真度样机。

2010年，我们开发了一个使用纸张和纸板的原型扫描界面（图9.4）。该样机旨在了解在BCI的高误差特性下，用户如何使用BCI控制音乐播放器。参与者是六名有一定程度（轻微或严重）残疾的用户和一名闭锁综合征的用户。由于用户可能熟悉使用其他辅助技术的扫描系统，因此使用了基于扫描的系统来演示音乐播放器的一些特征。其目的是展示一个基于运动想象的音乐播放器将如何工作，并突出显示误差问题和该系统中遇到目标可能需要花费的时间。

我们创建了描述系统可能的行为的视频场景。为了解决没有真正的异步控制（即对系统的选择总是在一段时间后进行）的问题，向用户展示了一个音乐播放器的样机视频，该样机具有开始或停止播放，或者跳转到下一个或播放前一个音频的功能，收听者不用手动操作也可以控制播放器。首先，要求他们评论是否会使用这种音乐播放器，是否更喜欢其中几个选项之一，每个选项都有自己的视频模拟。

（1）执行一系列的选择来让音乐播放器工作（在本例中为左、右、左、左）。

（2）删除一些经常突然改变正在播放的音乐曲目的功能，如返回/下一步（back/next）。

（3）创建播放列表，但人们可以决定何时开始和停止播放音乐。

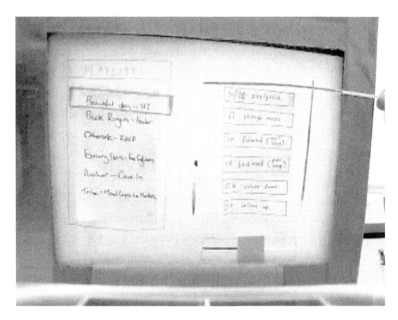

图 9.4　一种基于扫描的 BCI 音乐播放器纸样原型的视频屏幕截图

一般来说，参与者认为对音乐播放器而言，音乐随机开始和停止这样的错误是可以接受的。受试者显示出了对不同选择的不同容忍度和偏好。其中，一个参与者接受所有解决方案，即使其他人可以决定何时开始和停止播放音乐，只要他能够选择（通过 BCI 选择）功能在何时结束，就认为解决方案比播放器的初始设置要好。而另一个参与者则拒绝了所有的可选项。对于选项（2），两位参与者认为有时可以完成这些功能，但有时却很难做到。一位参与者认为音乐随机开始和停止的初始选项仍然是最好的，而有三个参与者认为最好的选项是（1）。一些参与者表示，他们会满足于使用 BCI 创建播放列表，然后在听音乐时摘下脑电帽。这些讨论突显了灵活性和个人偏好是开发具有易出错控制接口的主要因素，因此定制 BCI 应用的功能至关重要。

9.7.2　面向设计与开发的高保真模拟

一种开发 BCI 样机的可能方式是建立能代表控制特性的模拟器。BCI 文献中的模拟通常指对一些原始 EEG 数据进行离线分析，以便研究或改进分类技术[18,25,64]。这里，我们将模拟称为对系统的控制建模，用以告诉我们关于人与机器之间交互的一些信息。从这个意义上说，HCI 和 BCI 中的模拟倾向于通过离线分析来预测任务性能或者通过在线分析来关注输入的感觉。使用主流输入技术对 BCI 进行离线分析，将认知心理学研究纳入其中[15]。在辅助技术研究中，一些工作是利用个体的知觉、认知和运动模型来评估任务性能的[5, 6]。这些通常涉及一些不容易应用于 BCI 运动性能的模型。Bensch 等[4]使用一个模型来预测在给定错误率的情况下选择某些菜单项所需的转换次数，但没有将其与系统的实际使用相比较。

残疾人的"在线"模拟包括模拟老年人可能面临的问题[31, 32]、模拟视觉感知缺陷[3]和最近对失语症的模拟[26]。如果正确使用[9]，这样的模拟能够使设计者和利益相关者理解开发的约束条件和机会。Cincotti 等[12, 13]使用含噪声的鼠标输入来模拟带噪声的 BCI 输入研究触觉反馈，表明在高负荷的视觉工作条件下，触觉反馈可以补偿视觉反馈。Plass-Oude Bos 等[50]要求用户想象不同的心理状态来控制输入，表明用户对不同的心理状态的偏好取决于检测的准确性。对于 BCI 而言，除了这些例子之外，模拟似乎是一个未充分利用但极具潜在价值的研究工具。

低层级模拟并不经常用于预测用户接口的实际性能。一个例外是模拟有运动障碍的用户的交互作用的 EASE 工具[16]。使用该工具发现，在输入速度小于每分钟 5~8 个单词的情况下，可以自适应预测单词。本章作者也提出了一种对 BCI 的研究有用的类似方法，BCI 的控制特性的低层级模拟可以用于研究之前已经讨论过的应用控制的各个方面，如用户如何响应错误、时延以及对速度-精度的平衡策略。

这种方法对于研究在控制特性中各种各样的个体差异的相互作用特别有用。Quek 等[53]表明，通过使用一个简单的交互模型，可以模拟不同用户的时延和误差特性。下一步将在更多误差的条件下，对序列交互建模。利用这种工具，我们希望能够将模拟的预测能力与系统的在线使用结合起来。我们的目标是为希望开发和设计 BCI 应用的非 BCI 领域的专家，降低必要的知识和工具储备的门槛。

重要的是，我们的模拟器取代了真实的 BCI 输入来测试 BCI 应用，而不需要佩戴采集脑电信号的帽子。根据我们的经验，一旦应用接口接收到真实的 BCI 输入，就会发现许多问题，这表明仍旧缺乏对 BCI 连接后交互将如何动态变化的理解。这里给出一个实例，说明在使用真实的 BCI 系统测试前，用模拟器测试用户接口所获得的知识可以指导设计 BCI 应用系统，并用于调试应用。

在开发一个 BCI 控制的音乐播放器时，我们可以通过使用模拟器，采用循环重复式的开发风格。在这种情况下，我们决定使用旋转扩展（REx）范式来控制音乐播放器的功能（图 9.5）。一类错误是第一段很容易被无意中选择，一个可能的解决方案是确保在开始时（反馈开始移动之前）给用户足够的时间来调整和准备适当的心理状态以控制 BCI。其他解决方案包括确保最有可能产生假阳性错误的部分具有较低的风险（可以很容易撤销，如播放或暂停），或者确保旋转的第一部分是不可选择的。我们还能够尝试启用"有意的非控制"或空闲状态的方法。当用户选择"播放"按钮时，旋转选择器会锁定，这样就可以不受干扰地收听音乐。根据具体用户的控制特性，可以调节 BCI 应用的参数，从而使锁定和解锁音乐播放器变得更容易或更困难。

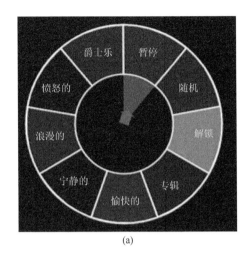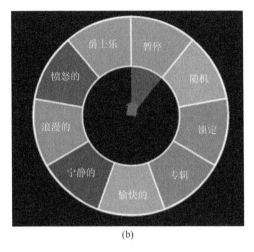

图 9.5　基于 Hex-O-Spell 范式的音乐播放器选择轮界面[71]

一个心理类用于旋转圆中心的箭头，而另一类则用于扩展箭头以选择控制部分。（a）播放音乐时，音乐播放器处于锁定状态，必须选择"解锁"部分才能重新激活播放器；（b）在选择轮处于解锁状态时，可以选择任何控制部分

9.8　结　　论

BCI 的未来是学科融合的。BCI 已经是一个跨学科的领域，并且开始受到神经科学和工程学以外的各个学科，特别是人机交互、控制理论和设计等学科的影响。BCI 研究人员应该开始研究 BCI 技术与其他辅助技术以及其他处理不确定、噪声输入的新兴输入技术所具有的相似和不同的特性。其他的新兴输入技术可以提供隐式（如情境感知、生物感知）或显式（如手势）控制。在 BCI 输入特性与上述的辅助技术等其他更成熟的方法相似的情况下，我们应该采纳从其他的成熟方法中已学到的东西，并找出目前缺乏共享知识的领域。对于在交互设计上有差异的地方，因 BCI 使用设备采集大脑活动和直接交流的独特之处，我们需要进一步发展 BCI 特定的设计原理和准则。当前，BCI 输入的极端特性突显了与人机交互研究的基础概念性的差距，这将刺激新框架的创建。

我们需要做一些努力，将我们已知的关于低层级的脑信号特征、神经工效学、用户期望和动机、个体差异等知识整合到整个系统中，以便于使用。研究人员不仅应注重提高 BCI 的通信速率，还应注重改善 BCI 系统使用者的用户体验。在未来的 BCI 应用中，这将对身体健全的用户更加重要，其中用户体验需要被用户完全接受才能使用该技术。

参 考 文 献

[1]　Allison, B.Z., Pineda, J.A.: Effects of SOA and flash pattern manipulations on ERPs, performance, and preference: implications for a BCI system. Int. J. Psychophysiol. 59 (2), 127-140 (2006).

[2]　Babiloni, F., Cincotti, F., Lazzarini, L., Millán, J., Mourinõ, J., Varsta, M., Heikkonen, J., Bianchi, L., Marciani, M.G.: Linear classification of low-resolution EEG patterns produced by imagined hand movements. IEEE Trans. Rehabil. Eng. 8 (2), 186-188 (2000).

[3]　Ball, S., Rousell, J.: Virtual Disability: Simulations as an Aid to Lecturers' Understanding of Disability. Computers Helping People with Special Needs, pp. 624 (2004).

[4]　Bensch, M., Karim, A., Mellinger, J., Hinterberger, T., Tangermann, M., Bogdan, M., Rosenstiel, W., Birbaumer, N.: Nessi: an EEG-controlled web browser for severely paralyzed patients. Comp. Intell. Neurosci. 2007, 71, 863 (2007).

[5]　Biswas, P., Robinson, P.: Simulation to predict performance of assistive interfaces. In: Proceedings of the 9th International ACM SIGACCESS Conference on Computers and Accessibility, ACM, pp. 227-228 (2007).

[6]　Biswas, P., Robinson, P.: Automatic evaluation of assistive interfaces. In: Proceedings of the 13th International Conference on Intelligent User Interfaces, ACM, pp. 247-256 (2008).

[7]　Blankertz, B., Dornhege, G., Schäfer, C., Krepki, R., Kohlmorgen, J., Müller, K.R., Kunzmann, V., FLosch, Curio, G.: Boosting bit rates and error detection for the classification of fast-paced motor commands based on single-trial EEG analysis. IEEE Trans. Neural Syst. Rehabil. Eng. 11 (2), 127-131 (2003).

[8]　Blankertz, B., Lemm, S., Treder, M.S., Haufe, S., Müller, K.R.: Single-trial analysis and classification of ERP components-a tutorial. Neuroimage 56, 814-825 (2011).

[9]　Burgstahler, S., Doe, T.: Disability-related simulations: If, when, and how to use them in professional development. Rev. Disabil. Stud. 1 (2), 4-17 (2004).

[10]　Carlson, T., Demiris, Y.: Human-wheelchair collaboration through prediction of intention and adaptive assistance. In: Proceedings of the IEEE International Conference on Robotics and Automation (ICRA), pp. 3926-3931 (2008).

[11]　Chatterjee, A., Aggarwal, V., Ramos, A., Acharya, S., Thakor, N.: A brain-computer interface with vibrotactile biofeedback for haptic information. J. Neuroeng. Rehabil. 4, 40 (2007).

[12]　Cincotti, F., Kauhanen, L., Aloise, F., Palomaki, T., Caporusso, N., Jylanki, P., Mattia, D., Babiloni, F., Vanacker, G., Nuttin, M., Marciani, M.G., del R Millán, J.: Preliminary experimentation on vibrotactile feedback in the context of mu-rhythm based BCI. In: Annual International Conference of the IEEE Engineering in Medicine and Biology Society. IEEE Engineering in Medicine and Biology Society. Conference, pp. 4739-4742 (2007a).

[13]　Cincotti, F., Kauhanen, L., Aloise, F., Palomäki, T., Caporusso, N., Jylänki, P., Mattia, D., Babiloni, F., Vanacker, G., Nuttin, M., Marciani, M.G., del R Millán, J.: Vibrotactile feedback for brain-computer interface operation. Intell. Neurosci. 2007, 7 (2007b).

[14]　Curran, A., Stokes, M.J.: Learning to control brain activity: A review of the production and control of EEG components for driving brain-computer interface (BCI) systems. Brain Cogn. 51 (3), 326-336 (2003).

[15]　Dix, A., Finlay, J., Abowd, G., Beale, R.: Human-computer interaction. Prentice Hall, Hemel Hempstead (2004).

[16] Fait, H., Mankoff, J.: EASE: A Simulation Tool for Accessible Design. Computer Science Division, University of California (2003).

[17] Farwell, L.A., Donchin, E.: Talking off the top of your head: toward a mental prosthesis utilizing event-related brain potentials. Electroencephalogr. Clin. Neurophysiol. 70, 510-523 (1988).

[18] Fazli, S., Danóczy, M., Popescu, F., Blankertz, B., Müller, K.R.: Using rest class and control paradigms for brain computer interfacing. In: Proc. of the 10th Int. Work-Conferenceon Artificial Neural Networks: Part I: Bio-Inspired Systems: Computational and Ambient Intelligence, Heidelberg, IWANN '09, pp. 651-665. Springer, Berlin (2009).

[19] Felton, E.A., Radwin, R.G., Wilson, J.A., Williams, J.C.: Evaluation of a modified Fitts law brain-computer interface target acquisition task in able and motor disabled individuals. J. Neural Eng. 6 (5), 056, 002 (2009).

[20] Felzer, T., Strah, B., Nordmann, R.: Automatic and self-paced scanning for alternative text entry. In: Proc. IASTED Int. Conf. on Telehealth/Assistive Technologies, Telehealth/AT '08, pp. 1-6. ACTA, Anaheim, CA, USA (2008).

[21] Felzer, T., Nordmann, R., Rinderknecht, S.: Scanning-based human-computer interaction using intentional muscle contractions. Universal Access in Human-Computer Interaction Intelligent and Ubiquitous Interaction Environments, pp. 509-518 (2009).

[22] Flemisch, O., Adams, A., Conway, S., Goodrich, K., Palmer, M., Schutte, P.: The H-Metaphor as a guideline for vehicle automation and interaction. Tech. Rep. NASA/TM-2003-212672, NASA (2003).

[23] Gajos, K.Z., Everitt, K., Tan, D.S., Czerwinski, M., Weld, D.S.: Predictability and accuracy in adaptive user interfaces. In: Proc. of 26th annual SIGCHI conference on Human factors in computing systems, CHI '08, pp. 1271-1274. ACM, New York, NY, USA (2008).

[24] Goodrich, K., Schutte, P., Flemisch, F., Williams, R.: Application of the H-mode, a design and interaction concept for highly automated vehicles, to aircraft. In: Proc. IEEE Digital Avionics Syst. Conf., pp. 1-13 (2006).

[25] Guger, C., Schlogl, A., Neuper, C., Walterspacher, D., Strein, T., Pfurtscheller, G.: Rapid prototyping of an EEG-based brain-computer interface (BCI). IEEE Trans. Neural Syst. Rehabil. Eng. 9 (1), 49-58 (2001).

[26] Hailpern, J., Danilevsky, M., Harris, A., Karahalios, K., Dell, G., Hengst, J.: Aces: promoting empathy towards aphasia through language distortion emulation software. In: Proc. of the 2011 annual conference on Human factors in computing systems, CHI '11, pp. 609-618. ACM, New York, NY, USA (2011).

[27] Halder, S., Rea, M., Andreoni, R., Nijboer, F., Hammer, E.M., Kleih, S.C., Birbaumer, N., Kübler, A.: An auditory oddball brain-computer interface for binary choices. Clin. Neurophysiol. 121(4), 516-523(2010).

[28] Heger, D., Putze, F., Schultz, T.: Online workload recognition from EEG data during cognitive tests and human-machine interaction. In: Proc. 33rd annual German conference on Advances in artificial intelligence, KI'10, pp. 410-417. Springer, Berlin, Heidelberg (2010).

[29] Hill, J., Farquhar, J., Martens, S., Bießmann, F., Scholkopf, B.: Effects of Stimulus Type and of Error-Correcting Code Design on BCI Speller Performance. Adv. Neural Inf. Process. Syst. 21, 665-672 (2009).

[30] Hill, N., Lal, T.N., Tangermann, M., Hinterberger, T., Widman, G., Elger, C.E., Schölkopf, B., Birbaumer, N.: Classifying event-related desynchronization in EEG, ECoG and MEG signals. In: Dornhege, G., d R Millán, J., Hinterberger, T., McFarland, D., Muller, K.R. (eds.) Toward Brain-Computer Interfacing, pp. 235-260. MIT press, Cambridge, MA (2007).

[31] Hitchcock, D., Taylor, A.: Simulation for Inclusion-true user centred design. In: Proceedings of International Conference on Inclusive Design, Royal College of Art, London, Citeseer (2003).

[32] Hitchcock, D., Lockyer, S., Cook, S., Quigley, C.: Third age usability and safety-an ergonomics contribution

to design. Int. J. Hum. Comput. Stud. 55（4），635-643（2001）.

[33] Höhne，J.，Schreuder，M.，Blankertz，B.，Tangermann，M.：A novel 9-class auditory ERP paradigm driving a predictive text entry system. Front. Neuroprosthetics 99（5），（2011）.

[34] Houde，S.，Hill，C.：What do prototypes prototype? Handbook Hum. Comput. Interact. 2，367-381（1997）.

[35] Johnson，J.：Designing with the Mind in Mind：a Simple Guide to Understanding User Interface Design Rules. Morgan Kaufmann，Burlington（2011）.

[36] Kübler，A.，Kotchoubey，B.，Kaiser，J.，Wolpaw，J.P.，Birbaumer，N.：Brain-computer communication：Unlocking the locked in. Psychol. Bull. 127（3），358-375（2001）.

[37] Kübler，A.，Furdea，A.，Halder，S.，Hammer，E.M.，Nijboer，F.，Kotchoubey，B.：A brain-computer interface controlled auditory event-related potential（p300）spelling system for locked-in patients. Ann. N. Y. Acad. Sci. 1157，90-100（2009）.

[38] Langer，E.J.，Roth，J.：Heads I win，tails it's chance：The illusion of control as a function of the sequence of outcomes in a purely chance task. J. Pers. Soc. Psychol. 32（6），951-955（1975）.

[39] Leeb，R.，Lee，F.，Keinrath，C.，Scherer，R.，Bischof，H.，Pfurtscheller，G.：Brain-computer communication：Motivation，aim，and impact of exploring a virtual apartment. IEEE Trans. Neural Syst. Rehabil. Eng. 15（4），473-482（2007）.

[40] Lemm，S.，Blankertz，B.，Curio，G.，Müller，K.R.：Spatio-spectral filters for improving classification of single trial EEG. IEEE Trans. Biomed. Eng. 52（9），1541-1548（2005）.

[41] Millán，J.：On the need for on-line learning in brain-computer interfaces. In：Proceedings of the International Joint Conference on Neural Networks，Budapest，Hungary，iDIAP-RR 03-30（2004）.

[42] Millán JdR.，Rupp，R.，Mueller-Putz，G.，Murray-Smith，R.，Giugliemma，C.，Tangermann，M.，Vidaurre，C.，Cincotti，F.，Kübler，A.，Leeb，R.，Neuper，C.，Müller，K.R.，Mattia，D.：Combining brain-computer interfaces and assistive technologies：State-of-the-art and challenges. Front. Neurosci. 4，161（2010）.

[43] Mönßinger，J.，Halder，S.，Kleih，S.，Furdea，A.，Raco，V.，Hösle，A.，Kübler，A.：Brain painting：first evaluation of a new brain-computer interface application with als-patients and healthy volunteers. Front. Neurosci. 4，1-11（2010）.

[44] Müller，K.R.，Krauledat，M.，Dornhege，G.，Curio，G.，Blankertz，B.：Machine learning and applications for brain-computer interfacing. In：Smith，M.J.，Salvendy，G.（eds.）Human Interface，Part I，HCII 2007，LNCS，vol. 4557，pp. 705-714. Springer，Berlin，Heidelberg（2007）.

[45] Nielsen，J.：Usability Engineering. Academic Press，Morgan Kaufmann，San Francisco（1993）.

[46] Norman，D.：Emotional design. Basic Books，New York（2005）.

[47] Norman，K.L.：The Psychology of Menu Selection：Designing Cognitive Control at the Human/Computer Interface. Greenwood，Westport，CT，USA（1991）.

[48] Obermaier，B.，Neuper，C.，Guger，C.，Pfurtscheller，G.：Information transfer rate in a five-classes brain-computer interface. IEEE Trans. Neural Syst. Rehabil. Eng. 9（3），283-288（2001）. DOI 10.1109/7333.948456.

[49] Patel，S.H.，Azzam，P.N.：Characterization of N200 and P300：selected studies of the Event-Related Potential. Int. J. Med. Sci. 2，147-154（2005）.

[50] Plass-Oude Bos，D.，Poel，M.，Nijholt，A.：A study in user centered design and evaluation of mental tasks for BCI. In：Lee，K.T.，Tsai，W.H.，Liao，H.Y.M.，Chen，T.，Hsieh，J.W.，Tseng，C.C.（eds.）Proc. of the 17th International Multimedia Modeling Conference，MMM 2011，Taipei，Taiwan，Lecture Notes in Computer Science，vol. 6524，pp. 122-134. Springer，Berlin，（2011）.

[51] Polich, J.: Updating P300: an integrative theory of P3a and P3b. Clin. Neurophysiol. 118, 2128-2148 (2007).

[52] Polich, J., Ellerson, P.C., Cohen, J.: P300, stimulus intensity, modality, and probability. Int.J. Psychophysiol. 23, 55-62 (1996).

[53] Quek, M., Boland, D., Williamson, J., Murray-Smith, R., Tavella, M., Perdikis, S., Schreuder, M., Tangermann, M.: Simulating the feel of brain-computer interfaces for design, development and social interaction. In: Proc. of the 2011 annual conference on Human factors in computing systems, CHI '11, pp. 25-28. ACM, New York, NY, USA (2011).

[54] Ravden, D., Polich, J.: Habituation of P300 from visual stimuli. Int. J. Psychophysiol. 30 (3), 359-365 (1998).

[55] Schreuder, M., Tangermann, M., Blankertz, B.: Initial results of a high-speed spatial auditory BCI. Int. J. Bioelectromagn. 11 (2), 105-109 (2009).

[56] Schreuder, M., Blankertz, B., Tangermann, M.: A new auditory multi-class brain-computer interface paradigm: Spatial hearing as an informative cue. Plos One 5 (4), e9813 (2010).

[57] Schreuder, M.; Höhne, J.; Treder, M.; Blankertz, B.; Tangermann, M.;, Performance optimization of ERP-based BCIs using dynamic stopping. IEEE Eng. Med. Biol. Soc. (2011) pp.4580-4583.

[58] Shneiderman, B., Plaisant, C., Cohen, M., Jacobs, S.: Designing the User Interface: Strategies for Effective Human-Computer Interaction (5th edn.). Addison Wesley, Boston (2009).

[59] Simpson, R.C., Koester, H.H.: Adaptive one-switch row-column scanning. IEEE Trans.Rehabil. Eng. 7 (4), 464-473 (1999).

[60] Strachan, S., Murray-Smith, R., O'Modhrain, S.: Bodyspace: inferring body pose for natural control of a music player. In: CHI '07 extended abstracts on Human factors in computing systems, CHI EA '07, pp. 2001-2006. ACM, New York, NY, USA (2007).

[61] Szekely, P.: User interface prototyping: Tools and techniques. In: Software Engineering and Human-Computer Interaction, pp. 76-92. Springer, Heidelberg (1995).

[62] Thimbleby, H.: Understanding User Centred Design (UCD) for People with Special Needs. Computers Helping People with Special Needs, pp. 1-17 (2008).

[63] Tonin, L., Leeb, R., Tavella, M., Perdikis, S., del R Millán, J.: The role of shared-control in BCI-based telepresence. In: Proc. of 2010 IEEE International Conference on Systems, Man and Cybernetics (2010).

[64] Townsend, G., Graimann, B., Pfurtscheller, G.: Continuous EEG classification during motor imagery-simulation of an asynchronous BCI. IEEE Trans. Neural Syst. Rehabil. Eng. 12 (2), 258-265 (2004).

[65] Tractinsky, N., Hassenzahl, M.: Arguing for aesthetics in human-computer interaction. I-com 4 (3/2005), 66-68 (2005).

[66] Tractinsky, N., Katz, A., Ikar, D.: What is beautiful is usable. Interact. Comput. 13 (2), 127-145 (2000).

[67] Treder, M.S., Blankertz, B.: (C)overt attention and visual speller design in an ERP-based brain-computer interface. Behav. Brain Funct. 6, 28 (2010).

[68] Vidaurre, C., Kawanabe, M., von Bünau, P., Blankertz, B., Müller, K.R.: Toward unsupervised adaptation of lda for brain-computer interfaces. IEEE Trans. Biomed. Eng. 58 (3), 587-597 (2011a).

[69] Vidaurre, C., Sannelli, C., Müller, K.R., Blankertz, B.: Machine-learning based co-adaptive calibration. Neural Comput. 23 (3), 791-816 (2011b).

[70] Virzi, R.A., Sokolov, J.L., Karis, D.: Usability problem identification using both low-and high-fidelity prototypes. In: Proc. of the SIGCHI conference on Human factors in computing systems: common ground, CHI '96, pp. 236-243. ACM, New York, NY, USA (1996).

[71] Williamson，J.，Murray-Smith，R.，Blankertz，B.，Krauledat，M.，Müller，K.R.：Designing for uncertain，asymmetric control：Interaction design for brain-computer interfaces. Int. J. Hum. Comput. Stud. 67(10)，827-841 (2009)．

[72] Wilson，A.：Sensor-and recognition-based input for interaction. In：Sears，A.，Jacko，J.(eds.)The Human Computer Interaction Handbook，pp. 177-200. Lawrence Erlbaum Associates (2007)．

[73] Wolpaw，J.R.，Birbaumer，N.，McFarland，D.J.，Pfurtscheller，G，Vaughan，T.M.：Brain-computer interfaces for communication and control. Clin. Neurophysiol. 113 (6)，767-791 (2002)．

[74] Zhang，B.，Wang，J.，Fuhlbrigge，T.：A review of the commercial brain-computer interface technology from perspective of industrial robotics. In：2010 IEEE International Conference on Automation and Logistics ICAL 2010，pp. 379-384 (2010)．

第 10 章　BCI 与虚拟现实相结合：面向新的应用和改进的 BCI

10.1　引　　言

从历史上看，从过去到现在，BCI 研究的主要目标是为严重残疾患者设计通信、控制和运动替代应用产品[75]。这些年来的确看到了这些领域的巨大进步，一些研究组实现了包括假肢、轮椅和打字器等设备的 BCI 控制应用[49]。最近出现了能够同时被患者和健康用户所使用的新的 BCI 应用，特别是在多媒体和娱乐领域[52]。在这样的背景下，融合 BCI 与 VR 技术已经被迅速认为是非常有前途的技术[37, 39]。融合 BCI 和 VR 的技术，一般是通过设计一种为用户提供身临其境的 3D 图形场景，并利用 BCI 进行实时交互反馈的系统来实现。这样的 BCI-VR 融合技术可以明显分为两个层级。一方面，它被 VR 社区视为一个新的输入设备，可能彻底改变与 VE 交互的方式[37]。而且，BCI 也比传统的设备更加直观。在这个意义上，它可以被视为类似于能从几年前的触觉设备，引导向 VR 交互的新途径。另一方面，VR 技术也成为 BCI 研究的有用工具。对 BCI 用户而言，VR 也成为一种比通常在屏幕上显示简单二维条形的传统反馈具有更丰富内容和正向激励的反馈方式。因此，VR 反馈可以提高 BCI 系统的学习能力，即减少需要学习 BCI 技能的时间和提高使用 BCI 系统时对精神或心理状态的分类性能[39, 64]。虚拟环境也可以作为一种安全、性价比高、灵活的 BCI 应用原型样机的训练和试验平台。例如，它可以用来训练患者控制一个 BCI 轮椅[40]和测试控制轮椅的各种设计，这一切没有任何物理风险并且只需很低的成本。因此，VR 技术可以作为在现实生活中使用 BCI 应用之前的一个中间步骤。最后，VR 将是 BCI 新的应用基础，如为患者和健康用户提供 3D 视频游戏和艺术创作、虚拟旅游场景（如城市、博物馆等）和在线虚拟社区，以满足他们的社会需求。设计融合 BCI 和 VR 的系统面临几个重要的挑战。首先，BCI 被用作输入设备，在理想情况下，它应该像其他 VR 输入设备一样可以方便和直观地使用，这意味着：①在 BCI 应用中应能给用户提供几个命令；②用户应该能够随时发送这些命令，即 BCI 应该可以自定义节奏（即异步）；③精神或心理状态到命令之间的映射（即交互技术）应该直观、有效并且不会导致用户过度疲劳。最后一点特别具有挑战性，因为目前 BCI 典型的交互命令仅有两个或三个，而可以在典型的虚拟环境上执行的交互任务的数量非常多，通常远大于三个。从虚拟环境的设计和渲染的角度来看，所面临的挑战包括：①向用户提供有意义的 VR 反馈以使用户能控制 BCI；②整合基于诱发电位的 BCI 所需的刺激，使 BCI 刺激尽可能紧密无缝以避免降低 BCI 系统的可靠性，从而降低虚拟环境的沉浸感；③典型的虚拟环境和标准的 BCI 训练方案之间存在巨大的差异，如何设计一个可用和有效的应用。

本章概述融合 BCI 和 VR 并解决这些挑战的研究工作：①本章调研最近使用 BCI 与虚拟环境交互的工作；②强调基于 BCI 的 VR 应用设计的关键方面和解决方案；③讨论其他相关方面的进展。本章的组织结构如下：10.2 节给出一些关于 VR 的介绍性材料，以及使用 BCI 与虚拟环境交互的方式。10.3 节以驱动 BCI 的不同神经电生理信号为线索，综述现有的基于 BCI 的 VR 应用，其中 10.3.1 节更具体地讨论基于运动想象 BCI 控制的 VR 应用。10.3.2 节介绍基于 SSVEP 的 BCI 控制的 VR 应用，10.3.3 节介绍基于 P300 的 BCI 控制的 VR 应用。10.4 节阐述 VR 技术在 BCI 使用中的影响，特别是在 BCI 的性能和用户体验方面。最后，10.5 节对本章进行总结。

10.2　VR 和 BCI 控制的基本原理

本节将提供有关如何使用 BCI 控制虚拟环境的一些见解。10.2.1 节对 VR 进行定义并描述典型的交互任务，简要地提及不同 BCI 神经电生理信号（MI、P300、SSVEP）对每个交互任务的适用性。10.2.2 节提出一种通用的基于 BCI 的 VR 应用体系结构，这种结构通过一个使用 BCI 作为输入设备的 VR 应用示例来说明。

10.2.1　VR 的定义

VR 环境可以定义为一种沉浸式系统，该系统通过实时模拟合成的世界[36]看似真实的交互方式为用户提供一种临场感（在虚拟世界中"存在"的感觉[8]）。它得益于两类设备：输入设备和输出设备，让模拟真实的交互成为可能。首先，用户必须能够与虚拟世界实时交互。这可以通过使用游戏手柄、数据手套、运动跟踪系统或者如本章所述的 BCI 等输入设备来实现。其次，必须向用户提供虚拟世界状态的实时反馈。为此，通常使用各种输出设备来呈现虚拟世界的内容，如视觉显示、空间声音系统或触觉设备。

据 Bowman 等的研究[6]，典型的 3D-虚拟环境交互任务属于以下类别之一。

（1）对象选择：在虚拟世界的可选对象中选择一个对象，通常是为了随后操纵它。

（2）对象操作：更改虚拟世界中对象的属性，通常指改变它的位置和方向或外观和大小等其他属性。

（3）导航：包括为探索虚拟世界而改变用户在虚拟世界中的位置和方向。换句话说，导航可定义为在虚拟环境中移动并改变当前的视角。

（4）应用控制：包括向应用发出命令，如更改系统模式或激活各种功能。

所有这些类别的交互任务都可以使用 BCI 执行。然而，不同的 BCI 范例或多或少都适用于不同类型的交互任务。例如，基于 MI 和 SSVEP 的 BCI 更适用于导航任务和可能的对象操作任务，因为它们可以连续且可能以自定义节奏的方式发出命令。另外，基于 P300 的 BCI 通常允许用户从至少四个项目的列表中选择一个，且这种命令以离散和同步的方式发送。因此，它们更适用于对象选择任务。10.3.1 节～10.3.3 节将分别对每一个 BCI 范式的适用性以及更多的细节进行描述和讨论。

10.2.2 基于 BCI 的 VR 应用的总体架构

实现 VR 系统的 BCI 控制可以视为使用 BCI 作为输入设备与虚拟环境交互。因此，它为用户提供一种仅通过大脑活动就可以对虚拟世界起作用的方式，并使用可用的输出设备为用户提供有意义的反馈。到目前为止，在基于 BCI 的 VR 应用框架下，仅深入研究了视觉反馈，但是其他的方式，特别是音频和触觉，在未来也非常值得研究。基于 BCI 的 VR 设置通常涉及两个独立的软件系统：①用于记录、处理和提取大脑信号相关的特征并实时对精神或心理状态分类以转化为命令的 BCI 软件系统；②模拟和渲染虚拟世界，并提供用户反馈和处理接收到的命令的 VR 软件系统。因此，这两个软件必须能够进行通信，以交换信息和命令。图 10.1 提供了一个 VR 应用的 BCI 控制示意图。

当在虚拟环境中使用 BCI 技术时，除了这些软件方面的考量，也有一些硬件相关的问题必须考虑：①生物信号放大器必须能够在这样一个高噪声的环境下工作；②理想情况下，应该无线记录，同时避免环境中的碰撞和刺激；③BCI 系统必须与 VR 系统耦合，以便足够快地交换信息以用于实时实验；④在洞穴系统的情况下，大多数用户会想要走动，因此应该使用活动的 EEG 电极来避免运动伪迹。

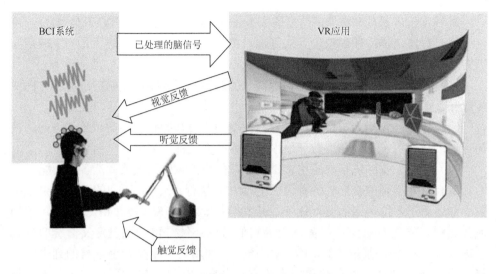

图 10.1　基于 BCI 的 VR 应用的总体架构

用户产生特定的大脑活动模式，由 BCI 系统处理并转化为命令发送到 VR 应用。作为回应，VR 应用向用户提供有意义的反馈（meaningful feedback），这种反馈可能是视觉、听觉或触觉反馈形式的任何组合。"对虚拟环境的控制"和"来自虚拟环境的反馈"的这种结合，可以引发用户的临场感（can elicit the sense of presence）

　　为了说明这种通用架构的实现以及提出一个完整的体系，我们以两个专门用于 BCI 和 VR 的软件作为示例：OpenViBE 和 Ogre3D。OpenViBE 是一个免费的设计、测试和使用 BCI 的软件平台[63]。OpenViBE 已成功地用于 BCI 的三大种类：运动想象[47]、P300 电位[10]和 SSVEP[44]。Ogre3D 是一个面向场景、灵活的 3D 引擎，能够实时产生虚拟世界的现实表征。Ogre3D 还包括空间声音、物理模拟等扩展。此外，它已成功地用于从基本的笔记本电脑到完全沉浸式系统如洞穴系统[11]等设备模拟虚拟环境。这两个软件可以使用虚拟现实的外部网络（virtual reality peripheral network，VRPN）通信及交换命令和响应等信息，VRPN 即一个通用的支持 VR 设备的抽象概念库[69]。由于 OpenViBE 和 Ogre3D 都支持 VRPN 本地或远程，因此它们能够支持高效通信以设计基于 BCI 的 VR 应用。OpenViBE 和 Ogre3D 软件已经用于设计如文献[44]、[46]、[47]中描述的那些基于 BCI 的 VR 应用。通常，不仅 VRPN，任何其他接口（如专有 TCP、UDP 连接）都可用于与现有 VR 系统通信。

　　当然，其他各种软件和硬件也可用来设计基于 BCI 的 VR 应用，如用于实时 EEG 信号处理的 MATLAB/Simulink，以及用于虚拟环境设计和应用的 XVR（eXtremeVR 3D 软件，VR Media 公司生产，意大利）[27, 30]。此外，采用 Qt4 应用框架的简单投影墙（诺基亚公司生产，芬兰）或立体显示技术如头戴式显示器（head-mounted display，HMD）和 VR Juggler，甚至完全身临其境的多投影立体型和头部跟踪 VE 系统（俗称"洞穴"[11]或"戴夫"[21]）与场景图形库 OpenSG 已经用于基于 MATLAB 的 BCI[38]。对于脑电的硬件部分，我们提到的 gMOBIlab + 5（g.tec 公司生产，奥地利）是一个移动的脑电记录装置，已成功地应用于虚拟环境中[24]。

10.3　BCI 控制的 VR 应用评述

本节介绍使用 BCI 与 VR 应用交互的工作。这些工作按用于驱动 BCI 的神经生理信号排序：运动想象（10.3.1 节）、SSVEP（10.3.2 节）和 P300（10.3.3 节）。应说明的是，10.3.1 节将介绍比另外两节更多的工作，因为更多研究组利用运动想象作为基于 BCI 的 VR 应用的输入信号。这可能是因为运动想象是一种受欢迎且经过大量研究的 BCI 神经生理信号[55]，并且与 SSVEP 和 P300 相反，运动想象不需要任何外部刺激，可以让用户更方便和更自然地使用 VR 应用。

10.3.1　运动想象控制的 VR 环境

本节将重点介绍基于运动想象的 BCI，即对想象特定运动（左手和右手的运动想象）期间产生的感觉运动 EEG 模式的分析和分类[55,58]。不同类型的运动想象使 EEG 在感觉运动皮层上的特征变化，也被称为事件相关去同步/同步[54]。计算机学习了用户特定的模式之后，用户可以想象以恒定速度左右旋转左手或右手运动的感觉。同样的原理可以用于控制虚拟环境中的简单动作。Leeb 和 Pfurtscheller 最先展示了基于运动想象的 BCI 控制 VR 的研究进展和效果比较，研究包含了从简单的柱状图反馈同步控制增加到控制高度沉浸式虚拟环境中自定义节奏的（异步）BCI[38]。在他们的第一项工作中，用户依据想象左右手运动的感觉来感受恒定速度左右旋转的感觉（图 10.2（a）），并且每次实验整合旋转信息[42]。有趣的是，头戴式显示器和 CAVE 反馈之间的用户表现没有差异，但都比标准柱状图反馈好。在虚拟环境中表现结果相同的原因是，用户在旋转时失去了空间方向，干扰了他们的空间定位。一个类似的实验中，腿部的运动想象用来控制在虚拟街道中向前行走[39,56]。正确分类的腿部运动想象伴随着向前以恒定的速度运动，而正确分类的手部运动想象用来停止运动。错误的手部运动想象的分类导致向后的运动（以相同的速度），同时不正确的腿部运动想象导致暂停。步行距离采用"累积实现里程"（CAM[39]）来评分，累积实现里程即足部运动想象中向前或向后移动距离的总和，可作为运动想象效果的测量评价方式。所有用户在洞穴中都取得了最佳的运动想象效果，在标准 BCI 条件下运动想象的效果最差，因此我们可以假设使用 VR 作为反馈会刺激参与者运动想象的效果。结果表明，在虚拟环境中腿部的运动想象是控制事件的一个合适的策略，因为腿部的运动想象是一种非常接近自然行走的运动想象任务。可以观察到，在洞穴条件（沉浸感最高）下的运动想象效果的变化范围比对照条件（标准柱状图反馈）的大。一种可能的解释是VR 反馈放大了正面和负面的反馈对运动想象效果的影响。错误行为的丰富视觉反馈可以改变脑电活动，从而导致性能进一步恶化[39]。

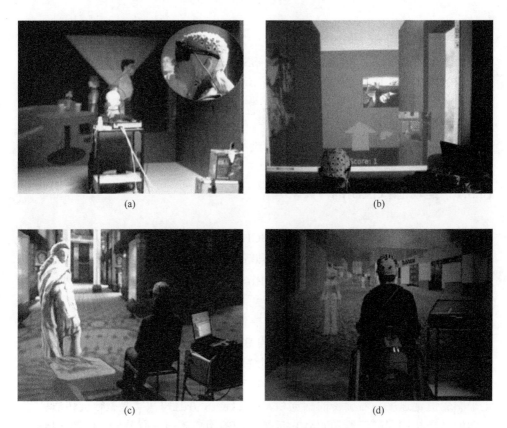

图 10.2　不同的运动想象控制 VE 的图片：（a）探察虚拟酒吧或（b）公寓，（c）参观国家
图书馆，以及（d）坐轮椅的人通过意念控制行走

　　下一个重要的步骤是超越基于线索的交互，并由用户自主决定（有意控制）。用户可以在虚拟公寓中自由行动（图 10.2（b）），在每个交叉点可以自己决定如何探索虚拟环境[41]。公寓（类似迷宫）可设计为类似于现实世界的应用，用户具有目标导向的任务（预先设定的目标房间）、高的心理或精神负荷和可变的决策时间。出于比较的原因，在与虚拟公寓交互实验的前后执行了具有标准 BCI 柱状图反馈的同步 BCI 交互，因此在正常的液晶显示器（thin film transistor，TFT）前和沉浸式虚拟环境中进行虚拟公寓实验。用户指出，相比于此前的反馈训练，公寓的任

务困难得多，因为它不仅需要执行"正确"的想象，而且必须找到通过公寓的最短路径。因此，认知负荷远远高于标准的 BCI 范式。作为比较，可以发现虚拟场景的多次训练的过程中，交互实验的性能在不断提高（误差减少），也发现具有统计学意义的显著的最低误差[41]。一项用户探索奥地利国家图书馆的研究展示了用户对时间和速度的完全控制（图 10.2（c））。参与者按自己的步调走过图书馆门厅，但必须在几个特定的点（如雕像、专栏）停下[43]。在一个可变的暂停时间（20～95s）后，实验参与者给出重新开始移动的命令。当用户执行足部运动想象时，BCI 的导航移动开始。七名用户仅以极少数的假阳性错误完成了这项研究。这项研究中最有趣的发现是用户故意不发送任何命令的暂停时间是非常长的（最长为 1.5min）。在文献[40]的研究中，一名四肢瘫痪的患者通过想象他瘫痪的脚来控制轮椅在 VR 中向前运动。任务是沿着一条虚拟的街道向上或向下走，并在遇到沿街排列的每个虚拟人物时停下（图 10.2（d））。瘫痪患者在一些实验轮次中取得了最高 100%和平均为 90%的正确率。这项工作首次展示了坐在轮椅上的四肢瘫痪的用户可以通过使用基于单个脑电记录的自定节奏 BCI 来控制他在虚拟环境中的运动。值得一提的是，虚拟环境对于坐轮椅的人尤其具有吸引力。首先，简单地使用虚拟环境可以让这些人重新接触到那些可能被长期遗忘的环境或经历（或者他们从未拥有过的环境或经历）。事实上，受伤多年而无法使用脚移动的用户仍然可以执行脚部运动想象，这证明了人类大脑的可塑性（类似于文献[34]的结果）。Grychtol 等[25]让健康用户执行了另一项 BCI 控制轮椅的研究。结果证实了 VR 反馈所带来的自主行为改变有助于提高 BCI 系统的性能。VR 反馈在用户良好的学习和执行活动能力方面发挥了重要作用。

　　虽然这些应用已经非常新颖并令人印象深刻，但也可以认为，大多数应用只向用户提供一个或两个命令。这对于用户而言不够方便，并且限制了用户能够交互的虚拟环境范围。这促使一些研究人员探索研究能为用户提供更多的命令的 BCI-VR 应用。例如，Scherer 等[67]提出了一种可以在虚拟环境中自由导航的三分类的自定节奏 BCI。通过这种 BCI，用户可以分别通过想象左手、右手或脚的运动，从而向左转、向右转或向前移动。虽然这种 BCI 已证实可以工作并且方便用户，但这也突显了 BCI 与 VR 交互的一些限制。首先，它突显了 BCI 众所周知的性能问题，随着识别的种类数量增加，性能通常较差并且逐步降低[32]。其次，它表明用 BCI 在 VR 中执行导航任务可能很容易让人疲惫，特别是当用户必须连续执行精神或心理任务以从一个点移动到另一个点或保持很长时间的想象时[43]。

　　一些研究组最近提出了使用基于特定的交互技术解决这些问题的方案。为了解决 BCI 系统有限的分类性能问题，DIANA（http://www.diana.uma.es）研究组提出仅使用基于一个或两个运动想象任务的自定节奏 BCI 来在虚拟环境中导航[65, 72]。实际上，分类类别越少，BCI 的分类性能越可能变好。尽管 BCI 仅识别一个或两个运动想象状态，但是文献[74]提出了具体的交互技术，为用户提供了三个或更多的命令（为了前进、左转或右转）。这些技术基于扫描原理（类似于Hex-O-Spell[74]）。这意味着要选择一个给定的交互命令，用户必须在给定的时间窗内执行运动想象任务，每个时间窗对应于不同的命令。他们的研究结果表明，通过这种方法，用户可以通过简单的脑开关自由地在虚拟环境中移动[72]。

为了缓解在 VR 中基于 BCI 的导航任务所引起的疲劳，以及有效地通过 BCI 识别少量的运动想象任务，INRIA 研究组还提出了一种基于 BCI 的 VR 应用的新型交互技术[47]。这种技术基于三个分类的自定义节奏 BCI，为用户提供高级命令，而让应用执行交互任务中复杂并且烦琐（低级方面）的细节。

因此，这些 BCI 交互技术可以看作共享控制的一种形式[51]。用户可以通过选择感兴趣的点如导航点（例如，路口、房间入口等）或艺术品来探索虚拟世界。非常有趣的是，这些导航点可以完全自动地从虚拟环境的几何形状中生成。用户可以通过一系列的二分类选择来选择这些点。除了用于执行这些二分类选择的两个命令之外，用户还可以通过使用第三个命令来取消自己的选择。一旦选择了导航点，应用将执行所有必要的行动来执行交互任务，例如，从当前导航点移动到下一个选定的导航点。探索虚拟博物馆的研究结果（图 10.3）表明，通过这种方法，用户可以从一个房间移动到另一个房间，移动速度几乎是采用低级别命令的两倍，并且疲劳度更低。

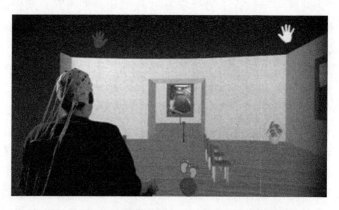

图 10.3　应用 BCI 和高级命令探索虚拟博物馆[47]

由于基于 BCI 的 VR 应用具有巨大的潜力，不仅对患者而且对健康用户而言，尽快在接近现实条件的实验室外环境下对其进行实验评估变得很有必要。这种实验评估在"使用力"应用[46]中进行，这是一款受《星球大战》电影启发的基于 BCI 的 VR 游戏。在这个游戏中，用户被要求使用真实的或想象的脚部运动来控制虚拟宇宙飞船的起飞（图 10.4）。该系统依赖于一个简单的脑开关，即在电极 Cz（电极专有名词）处检测真实或想象的脚部运动之后的 β 反弹。在一个致力于 VR 的公共展览会期间，该游戏评估了 21 位初学者。尽管 BCI 设计简单且在嘈杂噪声的环境下，但结果表明在没有训练的情况下，一半的用户可以通过使用真实的脚部动作来控制虚拟物体运动，四分之一的人可以通过想象的脚部动作来实现这一目标。此外，整个应用看起来很有趣且能激励用户。Scherer 等展示了 BCI 与复杂应用交互的另一个例子[66]。Brainloop 接口提供了一种与谷歌地球等复杂程序交互的新方式。可通过重新映射命令和选项来定制接口界面。在这项研究中，并行使用多级选择过程和精神或心理任务使用户能够向应用发送多个命令。

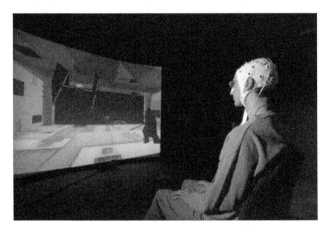

图 10.4　"使用力"娱乐应用[46]，应用使用户能够采用 BCI 来升降虚拟宇宙飞船

虽然不是基于运动想象，但在这里值得一提的是另外一个基于 BCI 的 VR 应用，因为它也在实验室外的公共场所进行了评估：AlphaWoW 应用[52]。在这个基于魔兽世界的游戏中，玩家使用经典键盘控制他的化身，但是通过使用 BCI，玩家可以将其从一个脆弱的小精灵变成一只强大的熊。更特别的是，化身形态（熊或精灵）取决于 α 波段（8~12Hz）的频带能量，而 α 节律与玩家的放松状态有关。换句话说，当玩家感觉到压力时，化身变成熊，并且必须放松才能将化身变回精灵。研究结果显示，尽管有时 BCI 的性能不佳，但玩家很积极地接受了这个游戏，不佳的 BCI 性能更多地被玩家视为挑战而非缺点。因此，这些不同的贴近现实生活的研究突显了基于 BCI 的 VR 应用的潜力以及推动了这些方向研究工作的必要性[45, 52, 66]。

表 10.1 总结了本章介绍的众多研究，描述了使用运动想象的基于 BCI 的 VR 应用的一些重要特征，表中展示出了几个有趣的点。首先，表 10.1 突显了自定节奏 BCI 设计在一般的 VR 应用中的重要性，特别是导航任务。的确，导航本质上是一项自定节奏的任务。此外，自定节奏的 BCI 系统是一个具有挑战性的研究课

题，尽管大多数前面提到的研究已经设计和使用了这样的 BCI，但尚未得到很好的探索研究[48]。还有一点要注意的是，虽然大多数基于 BCI 的 VR 应用使用运动想象任务为用户提供了许多指令集，但是通过使用适当的交互技术，提供比运动想象任务更多的指令集是可能的。最后，表 10.1 强调了运动想象几乎已经专门用于在 VR 中执行导航任务。的确，运动想象似乎特别适合导航这样的任务，因为它能够实现自主和自定节奏的控制，导航正是自主和自定节奏的任务。与此相反，用运动想象执行选择任务是不方便的，因为运动想象仅提供了有限的一些精神或心理状态，因此仅提供有限的一些命令，而要选择的虚拟对象可能很多。这个问题将在后续章节中突出介绍，基于诱发电位（SSVEP、P300）的 BCI 更适合选择任务，因为它们可以使用对应于不同大脑反应的数量众多的刺激。

表 10.1　基于运动想象 BCI 的 VR 应用总结

交互任务	运动想象任务的数量	命令的数量	同步或自定节奏	VE	参考文献
导航	2	2	同步	探索虚拟酒吧	[38]
导航	2	2	同步	沿虚拟街道导航	[39]、[56]
导航	2	2	同步	导航	[25]
导航	2	2	半同步	探索虚拟旅馆	[41]
导航	1	1	自定节奏	探索虚拟图书馆	[43]
导航	1	1	自定节奏	沿虚拟街道移动	[40]
导航	3	3	自定节奏	探索"自由空间"	[67]
导航	1 或 2	4	自定节奏	探索迷宫或公园	[65]、[72]
导航 + 选择	3	超过 3（取决于 VE）	自定节奏	探索虚拟博物馆	[47]
操作	1	1	自定节奏	升降虚拟宇宙飞船	[46]
导航 + 选择	3	超过 3	自定节奏	控制谷歌地球™	[66]

10.3.2　基于 SSVEP 的 VR/AR 环境

SSVEP 是当用户感知到以恒定频率闪烁的视觉刺激时发生的脑电反应[73]，可以在视觉皮层（枕区电极）观察到这种反应，它由与闪烁刺激及其谐波相同频率振荡的 EEG 模式组成。很有趣的是，SSVEP 可以通过注意力来调节，这意味着当用户把注意力集中在某个刺激上时，给定刺激的 SSVEP 的响应将更强（即具有更大的幅值）。Lalor 等[35]首次使用基于 SSVEP 的 BCI 来控制 3D 游戏环境中的角色。在这个游戏中，一个怪物沿着一条绳索从一个平台移动到另一个平台。有时怪物会失去平衡，并且用户必须使用 BCI 恢复它。为此，在虚拟环境的两侧放置两个闪烁的方格，以便以不同的频率引发 SSVEP。当系统检测到用户的注意力集中在左边或右边的方格时，它分别向左或向右恢复怪物的平衡。然后，Touyama致力于开发更具有沉浸感的基于 SSVEP 的 BCI 应用，并展示了在类似洞穴系统中的虚拟环境显示前，它们能用于向左或向右地改变视角[70]。

上述工作表明，基于 SSVEP 的 BCI 是与虚拟世界交互的合适且有效的方式，但它的一个局限就是需要闪烁刺激才能使用。在 VR 应用中，这主要是依靠覆盖在屏幕上静态闪烁的方块或棋盘来实现的。因此，虚拟世界可能看起来不自然，并且不太可能为用户带来强烈的临场感。为了解决这些局限性，Faller 等[20]提出了一个基于桌面的虚拟环境，其中刺激被紧密地融合在 3D 场景中，以允许控制化身交互和导航。在其中一个场景中，七名健康受试者成功地控制了一个角色，以异步方式交替按动两个按钮之一，刺激被固定在手上，因此能动态地跟随每一个化身移动。

在另一个呈现的场景中[20]，七个用户中有五个用户以第三方视角导航化身，并成功通过了如 Leeb 等所提到的[41]相同的公寓场景（图 10.5（a））。他们能以不连续的步骤引导化身，通过视觉注视固定在化身背后的三个 SSVEP 刺激中的一个来转向。每一次成功的分类将触发三个相关导航命令中的一个：向前迈一步、左转 45°或右转 45°（图 10.5（b））。

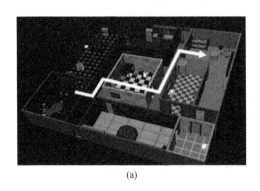 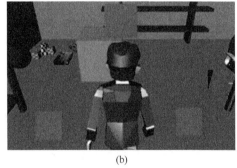

(a)　　　　　　　　　　　　　　　　　(b)

图 10.5　（a）显示了公寓场景方案的概貌。用户被指示导航虚拟化身沿着由白色箭头所描述的路径行走；（b）是一个实际在线场景的屏幕截图，其中用户以第三人称视角导航虚拟化身[20]

Légeny 等[44]也设计了融合在虚拟世界中的 SSVEP 刺激，朝着更加自然和适宜环境的方向努力。在他们的工作中，为了在虚拟森林中导航，产生 SSVEP 所需的闪烁刺激显示在蝴蝶翅膀上。三只这样的蝴蝶显示在屏幕上，在用户面前上下飞舞（图 10.6）。用户必须将注意力集中在左边、中心或右边的蝴蝶上，以便分别向左、向前或向右前进。蝴蝶的触角也用于给用户提供反馈。一只蝴蝶的两个触角离得越远，分类器选择的蝴蝶就越有可能是用户关注的蝴蝶。因此，这样的刺激能更自然地融入虚拟世界中，并且正式的实验结果表明它确实增加了用户在虚拟世界中的主观偏好和临场感。最后，Faller 等[18, 19]将以前的工作扩展到基于 SSVEP 的 BCI 系统中，该系统依赖呈现在沉浸式虚拟环境中的刺激，更有趣的是，在 AR 的环境中，这样的方式超越了传统的虚拟环境。在一项导航研究中，三名健康受试者能够通过基于嵌入 SSVEP 刺激的沉浸式 VR 障碍赛场景，成功导航化身。完整的场景通过虚拟现实眼镜（HMD）呈现，这三名志愿者中的两名也成功地处于沉浸式 AR 环境，相机安装在 HMD 上，并通过跟踪基准标记将障碍物情景的 3D 图形注入现场真实世界视频中（图 10.7）。

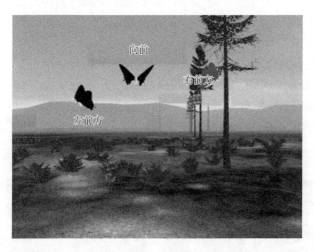

图 10.6　虚拟环境中 SSVEP 刺激和反馈的模拟融合[44]。蝴蝶翅膀以不同的频率闪烁以实现基于 SSVEP 的 BCI 控制，而它们的触角位置代表了实时反馈（real-time feedback），即依据分类器结果，用户最可能选择的蝴蝶

　　首次可行性研究的良好结果表明，基于增强现实的稳态视觉诱发 BCI 通过提供更丰富、更直接和直观的交互界面，有可能弥补低通信传输率等传统 BCI 的一些缺点，从而大大提高现实中 BCI 系统的实用性和可用性。这将允许更明确的目标导向和无缝式的现实世界互动。基于增强现实的稳态视觉诱发 BCI 系统中，刺激目标可以与物理世界中明确的兴趣点空间关联。这些刺激目标可能是抽象的，或可能与设备、人或控件等物理对象重叠，作为呈现给用户所有可能交互选项的一种简洁且直观的方式。通过引入更直观和有效的智能家居控制，这些系统可以给患者提供更高程度的自主性和功能独立性。除此之外，引入基于增强现实的稳态视觉诱发 BCI 还可以为用户提供一个有价值的额外通信或控制通道，如为飞行员、汽车驾驶员、办公室人员等提供一个无须手的操作方式。

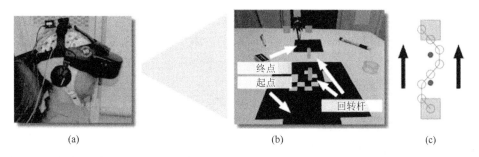

图 10.7　中间的图片（b）显示了用户如何通过（a）中的 HMD 看到场景的截图。跟踪三维图形到基本的基准标记，要求参与者引导虚拟化身通过（c）中的回旋路径运动[18, 19]

10.3.3　基于 P300 的 VR 控制

Bayliss 和 Ballard[3, 4]首次利用 P300 诱发电位将 VR 和 BCI 技术结合起来。P300 是在不常见的刺激之后大约 300ms 出现的[17, 75]正波形。为了使用基于 P300 的 BCI，用户必须将注意力集中在一个给定的随机刺激上，这个刺激和许多其他刺激同时出现，对应一个给定的命令[14]。所需刺激的出现是不常见且相关的，它将诱发用户大脑活动出现一个 P300 电位。在他们的研究中，Bayliss 介绍了一个简单的虚拟智能家居，用户可以使用基于 P300 的 BCI 控制不同的设备（如电视或灯）。三维球体随机出现在可被操纵的对象上，用户可以通过计数球体出现在所需对象中的次数来打开或关闭它们。

最近，文献[24]实现了一个内容更丰富和更具互动功能的智能家居 VR 版本。这个智能家居包括一个客厅、一个厨房、一个卧室、一个卫生间、一层楼和一个庭院，如图 10.8（b）所示。每个房间都有一些设备能够控制：电视、MP3 播放器、电话、灯、门等。因此，所有不同的命令在七个控制模块中进行了集成：一个灯控件、一个音乐控件、一个手机控件、一个温度控件、一个电视控件、一个移动控件和一个执行控件。图 10.8（a）、（b）显示了电视控件和作为客厅[15]的相应 XVR 图像的控件面板示例。例如，用户可以通过先看代表电视的符号控件来打开电视。然后，可以调节电视频道和音量。图 10.8（c）、（d）显示了一个执行控件及下方的智能家居的面板。在控件面板里，有一些字母提示了智能家居中不同的可访问的点，这些点在实验过程中不断闪烁。因此，用户必须集中注意力在那些代表他想去的地方的闪烁点上。BCI 系统决策之后，VR 程序移动到公寓的俯视图，并缩放至用户选择的点。这是一个目标导向的 BCI 控制方法，与 MI 的导航任务对比，其中每一个小的导航步骤都受到控制。实验中三个用户应用 BCI 系统的准确率为 83%～100%，并表明这样的 BCI 系统可用于智能家居的控制[29]。研究组用健康用户做了对比研究，标准的 P300 拼写平均准确率是 91%[28]。VR 是一种用于测试智能家居环境与 BCI 系统结合的高性价比的方式。目前在 EC 的 sm4all 项目中（http://www.sm4all-project.eu），BCI 技术与真实智能家居环境相连接。该项目旨在研究和开发一个新型的中间平台，用于在沉浸式和以人为中心的环境中实现智能嵌入式服务的交互[30]。

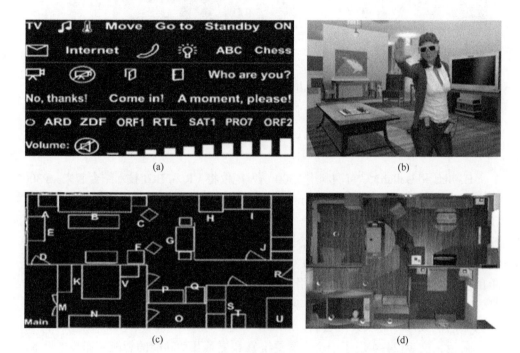

图 10.8　（a）为用于电视、电话等的智能家居控制图标；（b）为客厅的虚拟现实表示[15, 29]；
（c）和（d）为移动到公寓内某个位置的控制图标及其相应的公寓俯视图

　　这些不同的实验为基于 P300 的 BCI 系统提供了两个重要的新事实证据：①对于用户而言，似乎使用不同的图标代替显示字符和数字也可以取得好的效果；②BCI 系统不需要训练每一个单独的特征。BCI 系统使用拼写实验的脑电数据训练，并且将用户特定的信息用于智能家居控制，允许使用许多不同任务的图标，而无须让用户对每个单独的图标事先执行耗时且枯燥的用户训练。与其他的 BCI 系统实现相比，这减少了几小时甚至几周的必要训练时间[5, 26, 71]。这些训练时间对于长期集中注意力存在问题的闭锁综合征和 ALS 患者很重要。如果在控制面板中显示更多图标，P300 的概念和框架会工作得更好，因为如果目标图标出现的可能性显著下降，则 P300 响应更明显[33]。当然这也会导致较低的信息传输速率，但通过这种 BCI 系统几乎能够控制任何设备，而且能够支持需要可靠决策的特殊 BCI 应用。因此基于 P300 的 BCI 系统为智能家居控制提供了最优的控制方式。在进一步的研究中，基于 P300 的智能家居控制结合头部跟踪可以打开和关闭 BCI 系统。这意味着，如果用户正在注视 BCI 系统，则打开 BCI 系统，并可以进行后续的选择。如果该人转向 VR 投影，则 BCI 系统关闭。最近基于 P300 和 SSVEP 混合的 BCI 被用于控制智能家居环境。基于 P300 的 BCI 用来选择命令，基于 SSVEP 的 BCI 用于打开和关闭 BCI 系统[16]。因此，这些混合 BCI 系统表明，BCI 可以实际用于与虚拟智能家居交互，可能给在家中的患者提供新的和有前景的 BCI 应用。值得一提的是，Groenegress 等比较了基于 P300 方法的 BCI 控制和与导航棒相结合的基于注视的选择方法的 BCI 控制[24]。结果表明，基于 P300 方法的 BCI 性能表现分数较低，其原因可能是缺少与语义任务相关的运动动作和存在很多中断。

10.4　VR 对 BCI 的影响

与传统接口（如鼠标或键盘）相比，BCI 系统可提供更直接和直观的交互方式，从而克服在虚拟世界中导航的[68]一些局限性。这对依赖于刺激的 BCI-VR 系统尤为明显，用户可以通过简单地用他们的眼睛注视和/或将注意力集中在他们希望的单元上来控制虚拟世界中的物体（如注视电视以打开它，注视门以打开它[1]）。另外，运动想象提供了一种控制虚拟环境的直观方式，例如，在虚拟世界中想象脚的动作向前移动[43, 56]。

BCI 系统可以克服使用手持设备导航虚拟环境时出现的矛盾刺激问题，并可克服虚拟环境中临场感降低[68]的问题。众所周知，反馈是 BCI 的重要构成要素，因为反馈为用户提供了关于控制策略效率的信息并使学习成为可能。上述研究显示了与特定目标应用密切相关的真实且有趣的 VR 反馈场景。然而，这种逼真的反馈刺激的处理也可能干扰运动想象任务，从而可能影响 BCI 控制的发展[50]。而且，文献[56]中报道了虚拟环境条件下的脑电特征性变化，其中在"洞穴"（CAVE）应用中出现了一种长期存在的显著的 ERS 模式。而这个 ERS 模式在 HMD 中不太明显并且在正常反馈中根本不存在。不仅如此，10.3.1 节中介绍了 VR 环境提高了 BCI 性能。与正常反馈结果相比，用户在 VR[25, 39, 56]中获得了最佳结果，甚至在 VR 中获得了 100% 的正确率[40]，或者通过虚拟反馈实现了最低误差[41]。一般而言，VR 反馈在性能上同时放大了正面或负面的反馈。

除了 BCI 的性能参数，其他数据也可以用来研究 VR 技术对 BCI 的影响和作用。在 10.3.1 节开始部分提到的大多数运动想象的研究中，同时也记录了心电图并做了问卷调查。一个有趣的方面是，运动的心理模拟（运动想象）会引起心血管的变化，这可由两个因素来解释：对运动的心理准备以及中枢神经对运动的准备[12, 53]。在正常的 BCI 条件下，用户在运动想象过程中，心率普遍降低（无 VR

反馈）[38, 57]，这种现象类似于在准备主动运动过程中观察到的情况。在 VR 反馈的情况下，可以在努力运动想象时心率加快[38, 57, 59]。在虚拟环境中心率加速可以解释为：为了在虚拟环境中尽可能地移动，增加的心理努力产生的效应。这强调了 VR 反馈在改变情绪体验和增强自主神经活动与内脏反应方面的重要性。心率的变化可以是每分钟几次的量级（beats-per-minute，BPM），因此当同时分析脑电图和心率时，加入心率变化能提高基于 ERD 脑-机接口的分类精度[60]。

10.3.1 节中的大多数研究中发现了心率的以下变化。

（1）在"由想象而行走"的研究中[56]，发现心率加快 5%，而不是正常地降低 3%~5%。此外，结果提供了暂时性的证据，即向后移动（负向反馈）比向前移动（正向反馈）导致 HR 可更强和更持久地增加[57]。

（2）在虚拟公寓研究中[41]，心率分析表明在 BCI 条件下，能够发现准备阶段的心率减速，这与文献[57]的研究是一致的。但在虚拟世界条件下没有，因为没有预先准备的提示。通常，在良好的试验下明显可见心率降低，比在所有条件下的不良试验（除去准备阶段）更显著。此外，更好的分类精度伴随着更显著的心率降低[38]。

（3）与这些结果相反，在虚拟环境反馈期间观察到两个用户的心率加快[57]。有趣的是，用户在虚拟环境反馈条件提示之前的心率轻微增加（0.5%~1%）可能是因为受到用户下一个决定找到最佳和正确的方法而产生的焦虑心理的影响。此外，心率的加快在沉浸式虚拟环境条件中更为显著，这与报告的更高的动机水平相关。

（4）在虚拟图书馆[43]的自定节奏导航研究中，可以识别出 HR 和 EEG 之间的相位关系。大多数用户在运动开始发生时心率加快，仅一个用户心率降低，但没有统计上的显著性[38]。虽然用户参加了自定节奏的实验，但表现并非完全自定义节奏，而是与潜在的心血管变化节奏相一致。

（5）在四肢瘫痪患者的研究中[40]，分析表明诱导的 β 振荡伴随特征性的心率变化，即在运动准备期心跳在短期的 10~20BPM（每分钟心跳次数）降低后加快。这提供了证据，即运动性能的心理实践（运动想象）不仅伴随着运动皮层的活动，同样也伴随着位于脑干的神经核团中枢对心血管的指令。在运动准备期心跳加速的另一个原因可能是四肢瘫痪患者具有很强的主动性，因此在沉浸式的环境中注意力更集中于"行走"。

总而言之，VR 技术的使用提高了用户的 BCI 及其应用的性能，并提供了动机[38, 39, 56, 61, 64]。问卷调查和心率分析的结果支持这些研究结果，调查中用户的自我评价中成功多于失败，良好的分类结果伴随着更强的心率降低。在异步（自定节奏）BCI 的情况下，心率分析的结果特别有趣，可以推测用户的"自由意志"受到操作过程自动且无意识的影响[31]。经颅磁刺激在自定节奏手部运动时同样会引发类似的无意识影响[2]。

10.5　结　　论

本章介绍和讨论了如何将 BCI 和 VR 融合，并调研了相关工作。总结一下，最近的工作表明，BCI 可用于在虚拟世界中导航，主要得益于基于运动想象和 SSVEP 的 BCI，因为这些信号可以实现连续和自定节奏的控制。BCI 的诱发电位（P300、SSVEP）似乎是最常用和最合适的神经电生理信号，也用于选择和操纵虚拟对象。诱发电位信号使用户可以通过简单地注意相应的刺激来选择对象，并且 BCI 可以处理许多这样的刺激。相反，基于运动想象的 BCI 只能使用有限数量的精神或心理任务，因此不适合涉及选择和操纵众多虚拟对象的任务。这些工作也突显了基于 BCI 的 VR 应用的设计中的挑战，BCI 控制通常缓慢、容易出错和自由度有限，而 VE 则是复杂和高度交互的。在这种情况下，适当的交互技术和范式设计已被证明是一个减少这些限制的合适的方式，后续需要进一步研究如何设计 VR 环境。最后，本章强调了不仅 BCI 可以成为虚拟环境有用的交互设备，VR 也可以成为 BCI 的有用技术。特别地，VR 对于 BCI 用户来说是一个丰富且激励的环境，已经表明与传统的反馈形式相比，VR 可以改善 BCI 的性能表现，提高用户的动机水平和参与度并减少人为训练时间。因此，BCI 和 VR 可以看作互补的工具，BCI 可用作增强 VR 体验的交互设备，而 VR 可作为有利于 BCI 研究和性能的环境。

本章描述的各种工作也为激动人心和有前景的新研究课题打开了大门，以进一步发展 BCI 与 VR 之间的联系。事实上，研究如何在虚拟环境中更自然、透明和生态地使用 BCI，以使交互体验更具沉浸感是很有趣和很有意义的。除了研究如何使 BCI 具有较高识别率的典型需要，研究是否有新的精神或心理状态和其他神经电生理信号可以用来驱动 BCI 是很有趣的。例如，Plass-Oude Bos 等的研究表明在某种程度上从脑电信号中检测到了视觉空间注意力，为此对于方向的注意力检测结果可用于在虚拟环境中自然地环顾四周的控制指令[62]。

应鼓励可用于与虚拟环境互动的精神或心理状态指令集的研究工作。同样，在被动 BCI[23, 76]领域，应进一步研究可以帮助监测用户不同的精神或心理状态（如信息流、临场感、情绪、注意力等）并动态调整虚拟环境的相应内容，从而为用户提供更好的体验。由于已经证实了 VR 可以带来增强的 BCI 性能，因此进一步研究各种 VR 反馈形式（如视觉、触觉或音频）对 BCI 的影响，以确认 VR 技术如何最优化系统性能和学习能力也是有趣的。与传统接口技术相比，BCI 的特异性不依赖于外周神经和肌肉。BCI 也提出（或回答）了许多精神（或心理状态）的具体表现和认知相关的有趣问题。因此，结合 BCI 和 VR 系统，可为哲学和认知科学提供一个有价值的工具和研究课题[9]。最后，应用 BCI 与虚拟环境交互技术可开发一些实用和有价值的应用。对于残障人士而言，基于 BCI 的 VR 应用可以使他们接触到娱乐（例如，3D 视频游戏）、艺术和文化（例如，绘画的数字创作、博物馆和城市的虚拟访问）及更好的社交生活（例如，虚拟在线社区），而患者身体上的不便让他们原本无法接触到这些。这将让 BCI 在满足患者除恢复移动和基本沟通方面以外的其他重要需求上更有价值[77]。对于健康的用户，尽管可能需要在 BCI 设计[45]和艺术表达[22]上做更多的改进，但基于 BCI 的 VR 应用在娱乐和艺术表达等领域同样是有用的[52]。总之，BCI 和 VR 融合看来是一个很有前途的研究课题，值得进一步探索。

　　致谢　这项工作得到了欧盟研究计划 PRESENCIA（编号：IST-2001-37927）和 PRESENCCIA（编号：IST-2006-27731），以及法国国家研究服务项目 OpenViBE（编号：ANR-05-RNTL01601）和 OpenViBE2（编号：ANR-09-CORD-017）的支持。

参 考 文 献

[1] Allison，B.Z.，McFarland，D.J.，Schalk，G.，Zheng，S.D.，Jackson，M.M.，Wolpaw，J.R.: Towards an independent brain-computer interface using steady state visual evoked potentials. Clin. Neurophysiol. 119（2），399-408（2008）.

[2] Ammon，K.，Gandevia，S.C.: Transcranial magnetic stimulation can influence the selection of motor programmes. J. Neurol. Neurosurg. Psychiatry 53（8），705-707（1990）.

[3] Bayliss，J.D.: Use of the evoked potential P3 component for control in a virtual apartment. IEEE Trans. Neural Syst. Rehabil. Eng. 11（2），113-116（2003）.

[4] Bayliss，J.D.，Ballard，D.H.: A virtual reality testbed for brain-computer interface research. IEEE Trans. Rehabil. Eng. 8（2），188-190（2000）.

[5] Birbaumer，N.，Ghanayim，N.，Hinterberger，T.，Iversen，I.，Kotchoubey，B.，Kübler，A.，Perelmouter，J.，Taub，E.，Flor，H.: A spelling device for the paralysed. Nature 398，297-298（1999）.

[6] Bowman，D.，Kruijff，E.，Jr，J.L.，Poupyrev，I.: 3D User Interfaces: Theory and Practice. Addison-Wesley/Pearson Education，Redwood，USA（2005）.

[7] Burdea，G.: Force and touch feedback for virtual reality. Wiley，New York，USA（1996）.

[8] Burdea，G.，Coiffet，P.: Virtual Reality Technology. Wiley，New York，USA（2003）.

[9] Clark，A.: Supersizing the mind: Embodiment，action，and cognitive extension. Oxford University Press，USA（2008）.

[10] Congedo，M.，Goyat，M.，Tarrin，N.，Varnet，L.，Rivet，B.，Ionescu，G.，Jrad，N.，Phlypo，R.，Acquadro，M.，Jutten，C.: "Brain Invaders": a prototype of an open-source P300-based video game working with the OpenViBE platform. In: 5th International BCI Conference（2011）.

[11] Cruz-Neira，C.，Sandin，D.，Defanti，T.，Kentyon，R.，Hart，J.: The CAVE: audio visual experience automatic virtual environment. Commun. ACM35（6），64-72（1992）.

[12] Damen，E.J.，Brunia，C.H.: Changes in heart rate and slow brain potentials related to motor preparation and stimulus anticipation in a time estimation task. Psychophysiology 24（6），700-713（1987）.

[13] Decety，J.，Jeannerod，M.，Germain，M.，Pastene，J.: Vegetative response during imagined movement is

proportional to mental effort. Behav. Brain Res. 42, 1-5（1991）.

[14]　Donchin, E., Spencer, K.M., Wijesinghe, R.: The mental prosthesis: assessing the speed of a P300-based brain-computer interface. IEEE Trans. Neural Syst. Rehabil. Eng. 8, 174-179（2000）.

[15]　Edlinger, G., Holzner, C., Groenegress, C., Guger, C., Slater, M.: Goal-oriented control with brain-computer interface. In: Lecture Notes in Computer Science, Springer, Berlin/Heidelberg, vol. 5638, pp. 732-740（2009）.

[16]　Edlinger, G., Holzner, C., Guger, C.: A hybrid brain-computer interface for smart home control. In: Human Computer Interface Conference, Springer, Berlin/Heidelberg, 417-425（2011）.

[17]　Elshout, J., Molina, G.G.: Review of brain-computer interfaces based on the P300 evoked potential. Tech. Rep. PR-TN 2009/00066, Koninklijke Philips Electronics（2009）.

[18]　Faller, J., Allison, B., Brunner, C., Schmalstieg, D., Pfurtscheller, G.: A software SSVEP BCI integrating stimuli within motivating and immersive virtual and augmented reality environments. In: Real Actions in Virtual Environments（RAVE）conference, Barcelona, Spain（2010a）.

[19]　Faller, J., Leeb, R., Pfurtscheller, G., Scherer, R.: Avatar navigation in virtual and augmented reality environments using an SSVEP BCI. In: International Conference on Applied Bionics and Biomechanics（ICABB）2010, Venice, Italy（2010b）.

[20]　Faller, J., Müller-Putz, G.R., Schmalstieg, D., Pfurtscheller, G.: An application framework for controlling an avatar in a desktop based virtual environment via a software SSVEP brain-computer interface. Presence（Camb.）19（1）, 25-34（2010c）.

[21]　Fellner, D., Havemann, S., Hopp, A.: Dave-eine neue technologie zur preiswerten und hochqualitativen immersiven 3d-darstellung. In: Moller, R.（ed.）Proc. 8. Workshop: Sichtsysteme-Visualisierung in der Simulationstechnik, pp. 77-83. Shaker Verlag, Bremen（2003）.

[22]　Friedman, D., Donenfeld, A., Zafran, E.: Neurophysiology-based art in immersive virtual reality. Int. J. Arts Technol. 2（4）, 331-347（2009）.

[23]　George, L., Lécuyer, A.: An overview of research on passive brain-computer interfaces for implicit human-computer interaction. In: International Conference on Applied Bionics and Biomechanics（2010）.

[24]　Groenegress, C., Holzner, C., Guger, C., Slater, M.: Effects of P300-based BCI use on reported presence in a virtual environment. Presence（Camb.）19（1）, 1-11（2010）.

[25]　Grychtol, B., Lakany, H., Valsan, G., Conway, B.A.: Human behavior integration improves classification rates in real-time BCI. IEEE Trans. Neural Syst. Rehabil. Eng. 18（4）, 362-368（2010）.

[26]　Guger, C., Schlogl, A., Neuper, C., Walterspacher, D., Strein, T., Pfurtscheller, G.: Rapid prototyping of an EEG-based brain-computer interface（BCI）. IEEE Trans. Rehab. Eng. 9（1）, 49-58（2001）.

[27]　Guger, C., Holzner, C., Groenegress, C., Edlinger, G., Slater, M.: Control of a smart home with a brain-computer interface. In: 4th International Brain-Computer Interface Workshop, pp. 339-342（2008）.

[28]　Guger, C., Daban, S., Sellers, E., Holzner, C., Krausz, G., Carabalona, R., Gramatica, F., Edlinger, G.: How many people are able to control a P300-based brain-computer interface（BCI）? Neurosci. Lett. 462（1）, 94-98（2009a）.

[29]　Guger, C., Holzner, C., Groenegress, C., Edlinger, G., Slater, M.: Brain-computer interface for virtual reality control. In: Proceedings of ESANN 2009, pp. 443-448（2009b）.

[30]　Guger, C., Edlinger, G., Krausz, G.: Recent Advances in Brain-Computer Interface Systems, InTech, chap. Hardware/Software Components and Applications of BCIs, Rijeka, Croatia, 1-24（2011）.

[31]　Haggard, P.: Conscious intention and motor cognition. Trends Cogn. Sci. 9（6）, 290-295（2005）.

[32] Kronegg, J., Chanel, G., Voloshynovskiy, S., Pun, T.: EEG-based synchronized brain-computer interfaces: A model for optimizing the number of mental tasks. IEEE Trans. Neural Syst. Rehabil. Eng. 15(1), 50-58(2007).

[33] Krusienski, D., Sellers, E., Cabestaing, F., Bayoudh, S., McFarland, D., Vaughan, T., Wolpaw, J.: A comparison of classification techniques for the P300 speller. J. Neural Eng. 3, 299-305 (2006).

[34] Kuebler, A., Nijboer, F., Mellinger, J., Vaughan, T.M., Pawelzik, H., Schalk, G., McFarland, D.J., Birbaumer, N., Wolpaw, J.R.: Patients with ALS can use sensorimotor rhythms to operate a brain-computer interface. Neurology 64 (10), 1775-1777 (2005).

[35] Lalor, E., Kelly, S., Finucane, C., Burke, R., Smith, R., Reilly, R.B., McDarby, G.: Steady-state vep-based brain computer interface control in an immersive 3-d gaming environment. EURASIP J. Appl. Signal Process. 19, 3156-3164 (2005).

[36] Lécuyer, A.: Using eyes, hands, and brain for 3D interaction with virtual environments: A perception-based approach. Tech. rep., Habilitation thesis (2010).

[37] Lécuyer, A., Lotte, F., Reilly, R., Leeb, R., Hirose, M., Slater, M.: Brain-computer interfaces, virtual reality and videogames. IEEE Computer 41 (10), 66-72 (2008).

[38] Leeb, R.: Brain-computer communication: the motivation, aim, and impact of virtual feedback. PhD thesis, Graz University of Technology (2008).

[39] Leeb, R., Keinrath, C., Friedman, D., Guger, C., Scherer, R., Neuper, C., Garau, M., Antley, A., Steed, A., Slater, M., Pfurtscheller, G.: Walking by thinking: the brainwaves are crucial, not the muscles! Presence (Camb.) 15, 500-514 (2006).

[40] Leeb, R., Friedman, D., Müller-Putz, G.R., Scherer, R., Slater, M., Pfurtscheller, G.: Self-paced(asynchronous) BCI control of a wheelchair in virtual environments: a case study with a tetraplegic. Comput. Intell. Neurosci. 2007, 79, 642 (2007a).

[41] Leeb, R., Lee, F., Keinrath, C., Scherer, R., Bischof, H., Pfurtscheller, G.: Brain-computer communication: motivation, aim and impact of exploring a virtual apartment. IEEE Trans. Neural Syst. Rehabil. Eng. 15, 473-482 (2007b).

[42] Leeb, R., Scherer, R., Friedman, D., Lee, F.Y., Keinrath, C., Bischof, H., Slater, M., Pfurtscheller, G.: Combining BCI and virtual reality: scouting virtual worlds. In: Dornhege, G., Millán, J., Hinterberger, T., McFarland, D.J., Muller, K.R. (eds.) Toward brain-computer interfacing, chap 23, pp. 393-408. MIT Press, Cambridge/London (2007c).

[43] Leeb, R., Settgast, V., Fellner, D.W., Pfurtscheller, G.: Self-paced exploring of the Austrian National Library through thoughts. Int. J. Bioelectromagn. 9, 237-244 (2007d).

[44] Légeny, J., Viciana-Abad, R., Lécuyer, A.: Navigating in virtual worlds using a self-paced SSVEP-based brain-computer interface with integrated stimulation and real-time feedback. Presence-Teleoperators and Virtual Environments, vol 20 (6), 529-544, 2011.

[45] Lotte, F.: Brain-computer interfaces for 3D games: Hype or hope? In: Foundations of Digital Games, pp. 325-327 (2011).

[46] Lotte, F., Renard, Y., Lécuyer, A.: Self-paced brain-computer interaction with virtual worlds: a qualitative and quantitative study "out-of-the-lab." In: 4th International Brain-Computer Interface Workshop and Training Course, pp. 373-378 (2008).

[47] Lotte, F., Langhenhove, A.V., Lamarche, F., Ernest, T., Renard, Y., Arnaldi, B., Lécuyer, A.: Exploring large virtual environments by thoughts using a brain-computer interface based on motor imagery and high-level

commands. Presence（Camb.）19（1），54-70（2010）．

[48] Mason，S.，Kronegg，J.，Huggins，J.，Fatourechi，M.，Schloegl，A.：Evaluating the performance of self-paced BCI technology. Tech. rep.，Neil Squire Society（2006）．

[49] Millán JdR.，Rupp，R.，Müller-Putz，G.，Murray-Smith，R.，Giugliemma，C.，Tangermann，M.，Kübler，A.，Leeb，R.，Neuper，C.，Müller，K.R.，Mattia，D.：Combining brain-computer interfaces and assistive technologies：state-of-the-art and challenges. Front. Neuroprosthetics，4（161），1-15（2010）．

[50] Neuper，C.，Scherer，R.，Wriessnegger，S.，Pfurtscheller，G.：Motor imagery and action observation：modulation of sensorimotor brain rhythms during mental control of a brain-computer interface. Clin. Neurophysiol. 120（2），239-247（2009）．

[51] Nijholt，A.，Tan，D.，Pfurtscheller，G.，Brunner，C.，del R Millán，J.，Allison，B.，Graimann，B.，Popescu，F.，Blankertz，B.，Müller，K.R.：Brain-computer interfacing for intelligent systems. IEEE Intell. Syst. 23，72-79（2008）．

[52] Nijholt，A.，Bos，D.P.O.，Reuderink，B.：Turning shortcomings into challenges：Brain-computer interfaces for games. Entertain. Comput. 1（2），85-94（2009）．

[53] Oishi，K.，Kasai，T.，Maeshima，T.：Autonomic response specificity during motor imagery.J. Physiol. Anthropol. Appl. Human Sci. 19（6），255-261（2000）．

[54] Pfurtscheller，G.，Lopes da Silva，F.H.：Event-related EEG/MEG synchronization and desynchronization：basic principles. Clin. Neurophysiol. 110，1842-1857（1999）．

[55] Pfurtscheller，G.，Neuper，C.：Motor imagery and direct brain-computer communication. Proc. IEEE 89，1123-1134（2001）．

[56] Pfurtscheller，G.，Leeb，R.，Keinrath，C.，Friedman，D.，Neuper，C.，Guger，C.，Slater，M.：Walking from thought. Brain Res. 1071（1），145-152（2006a）．

[57] Pfurtscheller，G.，Leeb，R.，Slater，M.：Cardiac responses induced during thought-based control of a virtual environment. Int. J. Psychophysiol. 62，134-140（2006b）．

[58] Pfurtscheller，G.，Müller-Putz，G.R.，Schlögl，A.，Graimann，B.，Scherer，R.，Leeb，R.，Brunner，C.，Keinrath，C.，Lee，F.，Townsend，G.，Vidaurre，C.，Neuper，C.：15 years of BCI research at Graz University of Technology：current projects. IEEE Trans. Neural Syst. Rehabil. Eng. 14，205-210（2006c）．

[59] Pfurtscheller，G.，Leeb，R.，Friedman，D.，Slater，M.：Centrally controlled heart rate changes during mental practice in immersive virtual environment：a case study with a tetraplegic. Int. J. Psychophysiol. 68，1-5（2008）．

[60] Pfurtscheller，G.，Allison，B.，Bauernfeind，G.，Brunner，C.，Solis Escalante，T.，Scherer，R.，Zander，T.，Müller-Putz，G.，Neuper，C.，Birbaumer，N.：The hybrid BCI. Front. Neurosci. 4，42（2010）．

[61] Pineda，J.A.，Silverman，D.S.，Vankov，A.，Hestenes，J.：Learning to control brain rhythms：making a brain-computer interface possible. IEEE Trans. Neural Syst. Rehabil. Eng. 11，181-184（2003）．

[62] Plass-Oude Bos，D.，Duvinage，M.，Oktay，O.，Delgado Saa，J.，Guruler，H.，Istanbullu，A.，Van Vliet，M.，Van de Laar，B.，Poel，M.，Roijendijk，L.，Tonin，L.，Bahramisharif，A.，Reuderink，B.：Looking around with your brain in a virtual world. In：IEEE Symposium on Computational Intelligence，Cognitive Algorithms，Mind，and Brain（SSCI'2011 CCMB）（2011）．

[63] Renard，Y.，Lotte，F.，Gibert，G.，Congedo，M.，Maby，E.，Delannoy，V.，Bertrand，O.，Lécuyer，A.：OpenViBE：An open-source software platform to design，test and use brain-computer interfaces in real and virtual environments. Presence（Camb.）19（1），35-53（2010）．

[64] Ron-Angevin，R.，Diaz-Estrella，A.：Brain-computer interface：Changes in performance using virtual reality

technique. Neurosci. Lett. 449（2），123-127（2009）.

[65] Ron-Angevin，R.，Diaz-Estrella，A.，Velasco-Alvarez，F.：A two-class brain computer interface to freely navigate through virtual worlds. Biomedizinische Biomed. Tech.（Berl.）54（3），126-133（2009）.

[66] Scherer，R.，Schlogl，A.，Lee，F.，Bischof，H.，Jansa，J.，Pfurtscheller，G.：The self-paced Graz brain-computer interface: methods and applications. Comput. Intell. Neurosci. 2007，1-9（2007）（Article ID 79826）.

[67] Scherer，R.，Lee，F.，Schlögl，A.，Leeb，R.，Bischof，H.，Pfurtscheller，G.：Towards self-paced brain-computer communication: Navigation through virtual worlds. IEEE Trans. Biomed. Eng. 55（2），675-682（2008）.

[68] Slater，M.，Usoh，M.，Steed，A.：Taking steps: the influence of a walking technique on presence in virtual reality. ACM Trans. Comput. Hum. Interact. 2（3），201-219（1995）.

[69] Taylor，R.M.，Hudson，T.C.，Seeger，A.，Weber，H.，Juliano，J.，Helser，A.：VRPN: A device independent, network-transparent VR peripheral system. In: VRST '01，Proceedings of the ACM symposium on Virtual reality software and technology，pp. 55-61. ACM，New York，NY，USA（2001）.

[70] Touyama，H.：Advances in Human Computer Interaction，InTech Education and Publishing，chap Brain-CAVE Interface Based on Steady-State Visual Evoked Potential，pp. 437-450（2008）. No. 26 in ISBN 978-953-7619-15-2.

[71] Vaughan，T.M.，Wolpaw，J.R.，Donchin，E.：EEG-based communication: prospects and problems. IEEE Trans. Rehabil. Eng. 4，425-430（1996）.

[72] Velasco-Álvarez，F.，Ron-Angevin，R.：Free virtual navigation using motor imagery through an asynchronous brain-computer interface. Presence（Camb.）19（1），71-81（2010）.

[73] Vialatte，F.，Maurice，M.，Dauwels，J.，Cichocki，A.：Steady-state visually evoked potentials: Focus on essential paradigms and future perspectives. Prog. Neurobiol. 90，418-438（2010）.

[74] Williamson，J.，Murray-Smith，R.，Blankertz，B.，Krauledat，M.，Müller，K.：Designing for uncertain, asymmetric control: Interaction design for brain-computer Int. J. Hum. Comput. Stud. 67（10），827-841（2009）.

[75] Wolpaw，J.，Birbaumer，N.，McFarland，D.，Pfurtscheller，G.，Vaughan，T.：Brain-computer interfaces for communication and control. Clin. Neurophysiol. 113（6），767-791（2002）.

[76] Zander，T.，Kothe，C.：Towards passive brain-computer interfaces: applying brain-computer interface technology to human-machine systems in general. J. Neural Eng. 8（2），025005（2011）.

[77] Zickler，C.，Donna，V.D.，Kaiser，V.，Al-Khodairy，A.，Kleih，S.，Kuebler，A.，Malavasi，M.，Mattia，D.，Mongardi，S.，Neuper，C.，Rohm，M.，Rupp，R.：Brain computer interaction applications for people with disabilities: Defining user needs and user requirements. In: AAATE（2009）.

第 3 部分　应用接口和环境

第 11 章　BCI 与用户体验评价

11.1　引　　言

  BCI 旨在为残障人士提供康复辅助技术的可靠控制信号。随着人机交互和 BCI 领域的融合，开发了更多用于娱乐和教育的新应用，这对残障和健全的用户都是有吸引力的。将 BCI 系统整合到现有交互式应用的目的是创造正面的体验来丰富我们的生活，而不是提供稳定的控制。最近，大型 BCI 会议的多个主题演讲均表明可靠性是实现从技术向市场和社会转化过程中需要解决的最重要的问题。然而，完全可靠的系统也仅是必要条件之一。当不能保障使用性能时，可靠的康复辅助技术也可能被用户抛弃[35]，而使交互系统可用是人机交互领域的核心专长（见第 9 章）。人机交互领域交互系统的设计过程包括需求分析、系统设计与实现及用户评估。为了评估这样的系统，用户体验在 BCI 研究中需要起到更重要的作用。相较于第 8 章以用户为中心的设计，研究者还要注重控制信号的可靠性，以便我们更好地了解系统怎样才能够满足用户的需求。在这一点上，我们应该明确可用性的概念尽管与用户体验相关，然而却是不同的。被广泛接受的交互系统用户导向质量评估模型包括三个要素：功能性、可用性和用户体验[24]。功能性是这个系统可以处理什么？它实现了什么功能？技术方面如性能、可维护性、可靠性和耐用性是很重要的。可用性包含更高水平的概念，如满意度、效率、有效性、易学性和实用性。这些概念部分来源于功能，但主要是由用户与系统交互决定的。因此，这些概念需要真正的用户测试。用户体验是用户使用该系统的感觉和经验。用户体验因此有更高层次的概念，如沉浸感（用户参与和/或失去了时间轨迹的感知）、愉悦感、参与度、临场感（如在游戏中，用户体验则是多大程度"沉浸"的虚拟世界）等。即使在目前的 BCI 研究中，可用性和用户体验评价也是不常见的，用户体验可能会影响 BCI 的分类准确率等客观性能度量，以及对用户是否真的愿意用一个特定的系统有很大的影响。本章回顾 BCI 研究中用户体验的调查，以及此类调查的评估有效性工作。然后，讨论怎样使用人机交互领域的各种技术更好地评估 BCI。在本章的最后一部分，我们将详细叙述一些案例研究，并提供评估 BCI 用户体验的建议。

11.2　BCI 用户体验评价的现状

11.2.1　用户体验影响 BCI

以用户为中心的实现方案能提高系统可用性和用户认可度，这也是为什么一些 BCI 研究团队让用户参与设计过程。研究团队接触和了解用户的需求，开发和满足用户的需求，并评估可用性[14, 21, 33, 41]。然而，其经常忽略的是在与系统交互期间或之后以结构化的方式评估用户体验和用户接受度的重要性。包括用户体验评估在内的 BCI 研究表明了三个主要原因：它的潜力在于提高用户的接受度、提高系统的性能、增加愉悦感。这三个方面将在后续进行更详细的讨论。

在 Münßinger 等的一项研究中，使用 VAS 评估了 BCI 绘画应用中用户的情绪和动机[26]。ALS 患者比健康用户更有动机参与训练。相较于还有其他创作方式的选择机会的健康用户，这种 BCI 应用为瘫痪患者提供了仅有的机会。许多 BCI 研究表明，动机和 BCI 的任务性能存在相关性[20, 27]，研究人员通过使用调整后版本的当前动机问卷调查，发现相关性虽然数值比较小，却具有概率上显著性的影响[17]。本问卷评估了目前的学习和性能的动机情况[34]。类似地，用户对他们能如何精准控制 BCI 的信念会影响他们的实际控制表现。Barbero 和 Grosse-Wentrup 观察到通常表现接近机会水平的那些参与者，认为自己比实际做得更好时正确率更高（即正偏差）。然而，在不准确反馈时，无论正偏差还是负偏差，能胜任的参与者的正确率都更低[1]。动机可能只是受用户体验影响的性能相关因素之一。通过评估和改善用户体验，可利用用户和 BCI 识别性能的其他关系来改进性能度量，即间接影响机制。例如，一个系统外观漂亮，也可以认为其可用性高[38]。这样的感知会影响动机，随之会影响性能。类似地，更积极的体验可能让用户对较小的可用性问题更宽容，进而提高用户的接受度[29]。目前大多数 BCI 应用仍然仅作为一个概念的验证，这可能是其娱乐价值往往未被评估的原因。BCI 游戏 BrainBasher 是一个例外，其评估不同的图形界面和用户任务[18, 32]的影响。游戏体验问卷调查被用来评估沉浸感、紧张程度、能力、流程、负面影响、积极的影响和挑战[15]。在第一项研究中，通过临床试验，在屏幕上少量的信息反馈测定了用户体验和性能。相较于完全相同的任务和游戏设置，游戏版本的沉浸感更强。第二项研究比较了运动想象和实际运动的用户体验。运动想象被认为更具挑战性，但当实际运动时，参与者保持了更多的警觉性。迄今为止的少数研究表明，用户体验能以重要的方式影响 BCI 系统，尽管这样的结论可能仍需要更多的研究来验证。因此，适当评估 BCI 系统的用户体验是至关重要的。

11.2.2　BCI 影响用户体验

用户体验能够影响 BCI 系统的性能，但 BCI 会在两个方面影响用户体验：①通过使用特别的输入模态的效果；②利用用户的心理状态信息来调整界面或自身的互动，以提高可用性和用户体验为目标，这里有一些例子来说明，使用 BCI 输入本身可以影响用户体验（见第 10 章）。Friedman 等[9]研究了使用运动想象在虚拟世界中行走是否会增加其中的临场感，采用了结合非结构化访谈的 Slater-Usoh-Steed 临场感问卷调查[9, 36]。在后续的实验中，Groenegress 等比较了凝视 P300 界面和导航的临场感体验[10]。这两个实验推断出，BCI 目前在临场感的体验上并不存在积极的影响。在 Vilimek 和 Zander 的研究中[39]，通过眼睛凝视系统，增加了一个 BCI 系统模拟鼠标点击的指令。文献[13]设计的 NASA TLX 方法，比较了使用 BCI 方法或使用停留时间作为交互手段的最终工作量。两种交互驱动方法的工作量没有统计学上的显著性差异，因此 BCI 不会产生更高的认知需求。Hakvoort 等最近的研究[12]比较了 BCI 和非 BCI 的选择方法。在 BCI 和非 BCI 选择所需的时间和所做的努力相同的条件下，比较了基于效果和自我评价模型的评估结果，以及由 Jennett 等开发的问卷调查而得出的沉浸感[16]。在这种情况下，BCI 确实显得更具沉浸感并可产生更积极的体验。在 BCI 的帮助下，用户可以从他们试图完成的任务中得到支持，这种支持提高了用户满意度。例如，文献[40]能检测出与错误相关的大脑活动，并用于修复用户或系统错误以改进错误处理。可以根据用户工作量调整呈现在屏幕上的信息量[37]。BCI 也可以用来创建或维持特定的用户体验。作为一个例子，压力或厌倦的大脑活动指标可用于使用户在任务流程中保持最佳状态，其中任务的挑战与用户的技能相匹配[6, 7]，但是 BCI 对用户体验的影响可能会进一步扩展。Obbink 等[30]研究了在合作游戏中，社交互动时使用 BCI 的影响[30]。在言语量、话语数和手势方面对社交互动进行了评估。此外，在实验结束时提供定制问卷，以评估参与者自我报告的主观体验。由于与传统鼠标的点击相比，基于 BCI 的选择难度较高，所以有更多的话语和带有感情的手势（参见 11.4 节）。

总之，无论 BCI 专门用于改变用户体验还是仅仅通过使用 BCI 这种输入模式来实现，在这两种情况下，评估和了解其效果都很重要。11.3 节将展示不同评估方法，并讨论使用它们来评估 BCI 的具体含义。

11.3　将 HCI 用户体验评价应用于 BCI

虽然评估 BCI 系统的可用性和用户体验并不是普遍的做法，但在人机交互研究和开发中，特别是对于旨在提高用户幸福感的娱乐而言，用户体验是人们主要关注的一个问题。因此，用人机交互社区设计方案和测评开发方法来评价用户体验。目前在娱乐上评价用户体验的方法可分为由客观与主观轴、定量和定性轴组成的象限和平面[22]（图 11.1）。客观方法是基于在交互过程中的显性和隐性的用户响应，而主观的方法则基于互动后用户的表述。定量方法对收集的数据进行统计分析，而定性方法则是研究人员对用户反应的解释。下面描述这两个轴形成的对应象限的方法，并探讨其在评估 BCI 系统中的贡献。

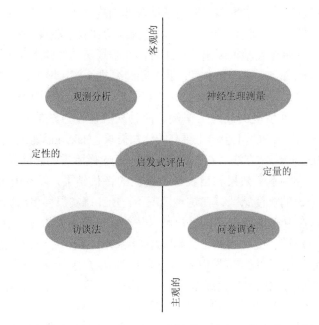

图 11.1　目前娱乐技术中人机交互使用的用户体验评价方法的分类（改编自文献[22]）

11.3.1　观测分析

　　观测分析是依赖于明显的用户响应的一种客观定性的方法。观察明显的用户行为的经典方式是通过视听记录手势、面部表情和口语，以提供定性的数据。但是，注释和分析这样丰富的数据时也存在一些困难。第一，在分析数据时，研究人员应该确认用户的偏好，解决因用户自身变化产生的数据可靠性问题，不采用未出现过的推论。第二，观察和分析需要大量的时间，分析所需时间与数据序列时间之比的范围从 5∶1 到 100∶1[23]。第三，视听记录器操作也有限制，例如，音频记录期间需要无噪声环境或在视频捕获期间的一致照明环境。脑活动记录装置也有一些限制。例如，脑电受用户移动的干扰[8]，通常要求用户保持身体和面部不动。为此，BCI 用户明显的活动是很少的，而且观测分析可能无法获得足够的数据来分析用户体验。此外，严重残疾的人，如除了垂直的眼球运动，所有的肌肉都失去了控制[3]的闭锁综合征的患者，也是一个不可忽略的 BCI 用户群，其无法表现出任何明显的行为。因此，在临床试验中，观测分析不是评价用户体验的有效手段，虽然它对于自然环境中的研究可能是有用的。

11.3.2　神经生理测量

任务的性能指标建议作为用户体验的客观定量的方法，但不是用户体验的必要指标。特别是在娱乐应用中，可能没有明确任务，或者用户可能更喜欢在虚拟环境中导航而没有任何需要完成的任务。最近，文献[23]提出了使用神经生理学信号来为游戏技术中用户的情绪状态建立模型。心理生理信号的示例可以是 EEG、皮肤电反应（测量皮肤电导率）和心电图（测量心脏电活动）。情绪测量通过与游戏体验相关的指标来捕捉可用性和可玩性，从而提供客观数据。它们解释了用户的情感和用户在一次实验中的表现。而与 BCI 系统交互时，至少一个神经生理信号即脑电，已经记录并作为输入信号。使用和输入信号相同的脑电信号提取用户体验相关的大脑特征信号是一个很好的机会。在记录心理生理信号的时候，可能会遇到下面的棘手问题。第一，利用神经生理传感器测量用户体验的研究还处于起步阶段。用户体验或其组成部分与神经生理学的相关性尚未明确定义，这使这种方法的有效性存疑。第二，传感器贴到用户身上可能会引起用户的不适，限制运动或影响体验。因此，研究人员对用于用户的传感器数量有所限制。第三，在通过神经生理学传感器测量和评价用户体验时，如果传感信息与应用控制一致，应将与用户体验相关的响应与任务相关的响应活动区分开来。

11.3.3　访谈和问卷调查

访谈和问卷调查为用户体验评估提供主观数据。访谈和问卷调查在与系统交互后进行，因此不引人注目，也无法提取交互过程中的瞬时体验。融合获得短期用户体验的一种方式可能是在多次实验中逐步进行问卷调查和访谈，而不是在交互发生后进行单一问卷调查和访谈。对于残疾用户，尤其是那些 ALS 的用户，使用主观方法似乎不是评估用户体验的最简单方法，因为这些人可能无法说话或者写字。然而，如果访谈和调查问卷的编写方式使得可以使用少量选项（如是和否）来回答，也许这些用户也可以完成这些选择。

访谈是一种定性主观的技术。在访谈过程中，研究人员交谈时要注意正确地提问，如有必要，可监测交互及检测突发事件。访谈人应保持中立，不要提出引导性问题。Gürkök 等在一个实例中展示了在 BCI 用户体验评价中访谈法的运用[11]。他们对参与者进行了访谈，试图找出在多模式游戏中，人们在 BCI 和语音控制之间切换的原因。

问卷调查是研究人员设计调查问卷以提供定量主观的数据。用户使用 Likert 量表或视觉模拟量表对调查问卷中的项目进行评分，得出对问卷描述项目的体验程度。娱乐应用用户体验调查问卷的发展已受到了研究人员的关注，特别是对游戏感兴趣的研究人员。最近开发的参与游戏调查问卷[5]包括与着迷程度、流畅感、临场感和沉浸感等相关的项目，还有一些调查问卷专门关注有助于用户体验的部分，如临场感[2]和沉浸感[16]。

11.3.4　其他方法

另一个与用户体验相关的概念通常是接口可用性。在视频游戏的可用性评估方面，人们已经提出了很多启发式方法[31]。然而，启发式评估不涉及实际用户，并且接口的可用性并不代表用户体验。在使用问卷调查评估 BCI 系统之前，接口的可用性评估可能需要调整。同时考虑到最先进的 BCI 应用相对简单，因此未必能提供丰富的用户体验，也应该考虑 BCI 系统的识别性能，因为相对较低的性能也可能会影响用户体验。

在许多研究中，分析记录软件数据也被认为是评估用户体验的定量客观方法。日志与用户体验没有直接的联系，但可能有助于理解互动的过程、确定问题或特定的偏好，从而有助于设计更好的用户体验。例如，在一个游戏中，通过分析按键的频率，可以提取出玩家反应性更好的事件集群，并且可以使用这样的新信息来设计更好的交互。

为 BCI 选择正确的用户体验评估方法的重要因素包含下列几点：评估是否方便执行、研究人员是否便于分析、评估安排对用户的舒适性、真实用户体验的强度和可靠性、用户范围是否足够大。正如在本节所见，所有的方法都部分满足了这些标准。然而，问卷调查仍然是一个强有力的候选方法，因为问卷调查既方便又舒适，适合于快速地提取统计分析结果，进行可靠的验证，并适用于大多数 BCI 用户。

11.4　案例研究

本节将详细阐述两个案例研究。我们采用了各种用户体验评估方法，并将尝试解释我们选择某种方法的原因，以及该方法如何回答我们的研究问题（其他经验参见第 8 章）。

11.4.1　案例研究：意识控制羊

本节使用我们开发的多模式游戏，名为 Mind the Sheep，做了一系列用户体验评价的研究。游戏世界（图 11.2）是一片牧场，牧场上有一群（白）羊群自主移动，还有由玩家指挥控制的（黑）牧羊犬群。当一只狗接近某一只绵羊时，羊就会倾向于羊群，并远离狗，这样羊朝着期望的方向放牧。游戏的目标是尽可能快地把羊聚在羊圈里。可通过不同模式的不同方法来玩游戏。在 BCI 游戏控制版本中，玩家将光标移动到狗应移动到的点上，命令一只狗。玩家保持鼠标按键按下的状态以提供选择某只狗的命令。同时，狗图像以不同频率闪烁的圆圈代替，玩家集中注视在圆圈中以替换他们想选择的狗（以便获得 SSVEP）。只要鼠标按键被按下，持续的刺激和脑电数据就会被记录、积累，当玩家释放鼠标按键时，该信号被分析，并基于分析结果选择一只狗。选中的狗会立即移动到鼠标释放时光标所在的位置。

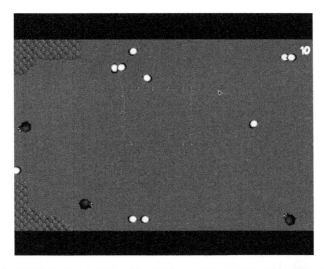

图 11.2　意识控制羊游戏的一个截图，用十只羊、三只狗和围栏来描绘游戏世界（见彩图）

在我们叙述的第一项研究中，我们将 BCI 控制与简单的鼠标控制进行了比较，以研究合作多模式游戏中玩家之间的社交互动[30]。用鼠标控制狗，玩家首先点击他们想选择的狗，然后点击想要狗移动到的位置。在多人合作版的游戏中，相同位置的玩家一起圈羊群，因此他们需要在玩游戏时交互以制定策略。

然而，互动方式如语音和身体的运动会产生脑电噪声，可能会影响 BCI 的准确性。因此，在游戏中需要在维持策略与维持一定的准确性之间进行权衡。我们做了一个实验，十对游戏参与者以共同控制的方式玩游戏。在游戏过程中，我们记录了视频数据并进行观察分析。在鼠标控制期间，参与者产生了更多的话语和工具手势，这些是明显的消息传递渠道，虽然并不显著。这意味着他们通过鼠标控制更自由地进行交互。另外，在 BCI 控制期间，参与者再次不显著地产生更多的话语和手势，这些是情绪信号通道。这一发现表明在 BCI 的游戏中参与者受到事件的影响更大。也许他们很惊讶使用话语控制经常出错，而他们使用 BCI 控制更经常出错。

在另一个单人版的研究中，我们通过调查问卷评估了用户体验中的沉溺度和效果[12]。我们比较了 BCI 控制与鼠标控制，但这一次，使用鼠标的方式不同。现在，玩家想做一个选择时，必须按住鼠标按键。在一段高亮显示的实验过程中，仅有一只牧羊犬高亮显示。当玩家释放鼠标按键时，当前高亮的牧羊犬被选中。为了做出准确的选择，玩家需要在他们想要选择的狗被高亮显示时做出反应。这种鼠标控制的方式变得类似于 BCI 的控制，都对玩家提出了一些挑战。在我们的实验中，让 17 名参与者使用 BCI 和鼠标控制玩游戏。在每次游戏后，使用自我评价的人体模型效果[4]和沉浸式问卷[16]评估用户体验。

评价结果表明了 BCI 控制比鼠标控制更具沉浸感（$p = 0.031$）且更有效（$p = 0.044$）。此外，分析游戏记录的数据显示了参与者似乎对 BCI 控制比鼠标控制有更多的耐心。这可能是参与者对 BCI 控制的好奇心或他们在鼠标控制期间的自我高估造成的。

11.4.2　案例：仓鼠实验室

本节的目的是调查控制水平对用户体验的影响。我们进行了一项实验，有200 名参与者，他们参与了一个具有不同控制命令的游戏：游戏被称为仓鼠实验室[19]。用户控制在实验室环境下在游戏迷宫中的仓鼠（图 11.3），通过按键盘上的箭头键进行控制。这样，用户有五种可能的控制选择：上、下、左、右、不动。游戏中的 15 个受控条件是通过一定程度的控制命令来指定执行的。在游戏中完美的控制就是每按下按键就会被直接翻译转化为相应的行动，而 20% 的控制概率即随机水平，某一按键行为可以翻译转化为五种可能的行动。使用这种操纵控制，我们能模拟 BCI 案例中输入不可靠的感觉。因此，控制和用户体验之间的关系在传统 BCI 实验中仅能通过相关分析来研究，而通过这种模拟，我们能使用受控条件研究效果。仓鼠实验室是一个适合在网络浏览器中玩的在线游戏。这使我们后续提到的研究更容易召集参与者。本实验是为了发现兴趣和控制的关系而实施的，在用户命令仓鼠到四个迷宫的出口之后，向用户呈现了一个简短的问卷。问卷的问题尽量少，总共有 9 个问题：6 个是 VAS 项目，

3 个是基本的人口统计学项目（年龄、性别和用户可以提供反馈的某个领域）。因为这是一个在线游戏，不是所有的参与者都能在实验后积极回答问卷问题。此外，我们想让参与者参加多次实验，以便收集更多的数据。基于 IP 地址，200 个参与者开始一轮实验，总共开展了 351 轮实验。212 轮次（60.4%）实验连续通过四个层级，并填写完整的问卷。大多数参与者都对这个简短的调查问卷表示赞赏（12 人共进行了 5 轮，共 4 个层级）。在余下 39.6%的实验轮次中，即使是 9 个问题，对于参与者来说也是太麻烦了，因为数据库中的一些条目展示了如"为什么有这些问题，我只想玩"的评论，以及仍然没有答案的问卷项目。这些轮次数量包括开始运行却中途终止的，例如，参与者不喜欢游戏，并关闭了他们的浏览器窗口。6 个 VAS 项目为我们提供了参与者用户体验的详细信息，包括以下概念：乐趣、沮丧、控制、支配和授权。首先，我们必须明确主张，用户也能感知到我们影响控制量的方式。对控制量和感知控制的回归分析呈极显著的线性趋势，因此，"给予"用户的控制量越高，他们感知的控制量越高。对于乐趣和控制的关系，我们假设乐趣受到控制的积极影响（用户可以做他们想做的事情），但在最大控制量之前，存在一个最优值（游戏太容易了和/或没有什么意外发生）。回归分析表明，使用三阶多项式（34.9%）比线性（29.1%）模型解释时，存在方差更大的趋势。三阶多项式在 100%控制标记之前显示出最佳值，而在比较高控制量的条件下的中位数时，也出现了相同的情况。这支

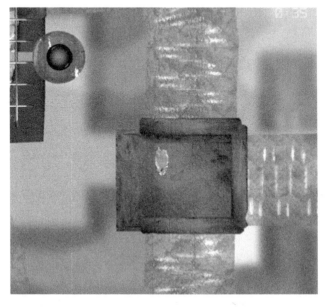

图 11.3　游戏仓鼠实验室的一个截图，描绘了在游戏的第一级中仓鼠的游戏世界

持了我们的假设，也符合用户玩游戏的想法，希望在游戏中有某种挑战。这样，BCI 不可靠的输入可以用作游戏中的挑战[28]。上述结果仅通过本游戏进行了验证，其他游戏可能显示出一条略有不同但具有相同特征的曲线。用户可能需要100%的控制，对游戏本身而言是一个很大的挑战，从中可以得到一个有趣的结论，人们若想使用 BCI 控制，则需要调整游戏难度以平衡用户技能和游戏挑战，以获得最佳的流程体验[6]。

11.5　讨论和结论

在本章中，我们强调了 BCI 应用中用户体验评估的需求。虽然对此已有一些研究，但它仍然是一个未成熟的研究领域。然而，我们可以借鉴人机交互领域已发展的方法。

评估 BCI 系统有几种可用的方法：观察分析可用于用户与 BCI 系统的整体交互非常重要的环境设置中，如 Mind the Sheep 案例。我们展示了在现实环境设置中评价系统的方法，特别是当用户还能够互相交流时，观测分析是一种有用的方法。当用户对系统的明显的响应有限时，如用户是残疾人的临床试验或者在不可观察的设置（如基于网页的实验）中，观测分析就不太有用了。

神经生理学测量是评估用户体验的定量客观方法。然而，这些技术仍然是研究的课题，目前大部分不是很可靠。与问卷调查的案例相比较，由于神经生理学信号有连续的性质，若能采用一种可靠的神经生理学方法，就提供了一个有价值的评估方式。

在探索研究中，访谈特别有用。询问开放性（非引导）问题可能导向用户为什么喜欢或不喜欢系统的某个方面，或用户做了他们所做的事情的原因。这样的信息很难通过其他的方法来获得，因为本质上这是非常细节的部分。调查问卷是自然的量化问卷，调查问卷的答案可以很容易地量化，以证明对参与者群体的影响，这使它成为评估系统经常使用的方法。用户体验评估的各方面存在标准化的调查问卷，然而，如果想要评估系统的所有方面，用户必须填写数百个问题，存在"问卷疲劳"（随机填写调查问卷或每个项目给出相同的答案）和用户选择安全的中间选项的现象，因为在某些时候，所有问题似乎是相同的。在研究仓鼠实验室的案例中，我们展示了当涉及大量参与者或通过多个实验收集数据时，应限制问卷中的问题数量，以准确回答研究问题所需的内容。

致谢　作者感谢新西兰教育文化和科学部、电子事务部的 BrainGain Smart Mix 项目的支持。这项工作也部分得到了 ITEA2 Metaverse1 项目（http://www.metaverse1.org）的支持。

参 考 文 献

[1]　Barbero，A.，Grosse-Wentrup，M.：Biased feedback in brain-computer interfaces. J. Neuroeng. Rehabil. 7（1），34（2010）.

[2]　van Baren，J.，IJsselsteijn，W.：Measuring presence：A guide to current measurement approaches. Deliverable 5 for OmniPres project（2004）.

[3]　Bauer，G.，Gerstenbrand，F.，Rumpl，E.：Varieties of the locked-in syndrome. J. Neurol. 221（2）77-91（1979）.

[4]　Bradley，M.M.，Lang，P.J.：Measuring emotion：The self-assessment manikin and the semantic differential. J. Behav. Ther. Exp. Psychiatry 25（1），49-59（1994）.

[5]　Brockmyer，J.H.，Fox，C.M.，Curtiss，K.A.，McBroom，E.，Burkhart，K.M.，Pidruzny，J.N.：The development of the game engagement questionnaire：A measure of engagement in video game-playing. J. Exp. Soc. Psychol. 45（4），624-634（2009）.

[6]　Csikszentmihalyi，M.：Flow：the psychology of optimal experience. Harper & Row，New York（1990）.

[7]　Fairclough，S.：Fundamentals of physiological computing. Interact. Comput. 21（1-2），133-145（2009）.

[8]　Fatourechi，M.，Bashashati，A.，Ward，R.K.，Birch，G.E.：EMG and EOG artifacts in brain computer interface systems：A survey. Clin. Neurophysiol. 118（3），480-494（2007）.

[9]　Friedman，D.，Leeb，R.，Guger，C.，Steed，A.，Pfurtscheller，G.，Slater，M.：Navigating virtual reality by thought：What is it like？Presence（Camb.）16（1），100-110（2007）.

[10]　Groenegress，C.，Holzner，C.，Guger，C.，Slater，M.：Effects of P300-based BCI use on reported presence in a virtual environment. Presence（Camb.）19（1），1-11（2010）.

[11]　Gürkök，H.，Hakvoort，G.，Poel，M.：Modality switching and performance in a thought and speech controlled computer game. In：Proceedings of ICMI 2011，ACM，New York，NY，USA（2011）.

[12]　Hakvoort，G.，Gürkök，H.，Plass-Oude Bos，D.，Obbink，M.，Poel，M.：Measuring immersion and affect in a brain-computer interface game. In：Campos，P.，Graham，N.，Jorge，J.，Nunes，N.，Palanque，P.，Winckler，M.（eds.）13th IFIP TC 13 International Conference on Human-Computer Interaction，INTERACT 2011，Lisbon，Portugal. Lecture Notes in Computer Science，vol. 6946，pp. 115-128. Springer，Berlin（2011）.

[13]　Hart，S.，Staveland，L.：Development of NASA-TLX（Task Load Index）：Results of empirical and theoretical research. Adv. Psychol. 52，139-183（1988）.

[14]　Huggins，J.，Wren，P.，Gruis，K.：What would brain-computer interface users want？opinions and priorities of potential users with amyotrophic lateral sclerosis. Amyotroph. Lateral Scler. 5，1-8（2011）.

[15]　Ijsselsteijn，W.A.，de Kort，Y.A.W.，Poels，K.：The Game Experience Questionnaire：Development of a self-report measure to assess the psychological impact of digital games.（Manuscript in Preparation）.

[16]　Jennett，C.，Cox，A.L.，Cairns，P.，Dhoparee，S.，Epps，A.，Tijs，T.，Walton，A.：Measuring and defining the experience of immersion in games. Int. J. Hum. Comput. Stud. 66，641-661（2008）.

[17]　Kleih，S.，Nijboer，F.，Halder，S.，Kübler，A.：Motivation modulates the p300 amplitude during brain-computer interface use. Clin. Neurophysiol. 121（7），1023-1031（2010）.

[18]　van de Laar，B.，Reuderink，B.，Plass-Oude Bos，D.，Heylen，D.：Evaluating user experience of actual and imagined movement in BCI gaming. Int. J. Gaming Comput. Mediated Simulat. 2（4），33-47（2010）.

[19]　van de Laar，B.，Plass-Oude Bos，D.，Reuderink，B.，Nijholt，A.：Optimizing fun with unreliable input. Internal report CTIT（2011）.

[20]　Leeb，R.，Lee，F.，Keinrath，C.，Scherer，R.，Bischof，H.，Pfurtscheller，G.：Brain-computer communication：motivation，aim，and impact of exploring a virtual apartment. IEEE Trans. Neural Syst. Rehabil. Eng. 15（4），473-482（2007）.

[21]　Lightbody，G.，Ware，M.，McCullagh，P.，Mulvenna，M.，Thomson，E.，Martin，S.，Todd，D.，Medina，V.，Martinez，S.：A user centred approach for developing brain-computer interfaces.In：2010 4th International Conference on Pervasive Computing Technologies for Healthcare，IEEE，Piscataway，NJ，USA，pp. 1-8（2010）.

[22]　Mandryk，R.L.，Atkins，M.S.，Inkpen，K.M.：A continuous and objective evaluation of emotional experience with interactive play environments. In：CHI '06：Proceedings of the SIGCHI Conference on Human Factors in Computing Systems，ACM，New York，NY，USA，pp. 1027-1036（2006）.

[23]　Mandryk，R.L.，Inkpen，K.M.，Calvert，T.W.：Using psychophysiological techniques to measure user experience with entertainment technologies. Behav. Infor. Technol. 25，141-158（2006）.

[24]　McNamara，N.，Kirakowski，J.：Functionality，usability，and user experience：three areas of concern. Interactions 13，26-28（2006）. DOI http://doi.acm.org/10.1145/1167948.1167972，URL http://doi.acm.org/10.1145/1167948.1167972.

[25]　Moore Jackson，M.，Mappus，R.：Applications for Brain-Computer Interfaces. In：Nijholt，A.，Tan，D.（eds.）Brain-Computer Interfaces：Applying our Minds to Human-Computer Interaction，pp. 89-103. Springer，London，UK（2010）.

[26]　Münßinger，J.，Halder，S.，Kleih，S.，Furdea，A.，Raco，V.，Hösle，A.，Kübler，A.：Brain painting：First evaluation of a new brain-computer interface application with als-patients and healthy volunteers. Front. Neuroprosthetics 4，182（2010）.

[27]　Nijboer，F.，Birbaumer，N.，Kübler，A.：The influence of psychological state and motivation on brain-computer interface performance in patients with amyotrophic lateral sclerosis-A longitudinal study. Front. Neurosci. 4，55（2010）.

[28]　Nijholt，A.，Plass-Oude Bos，D.，Reuderink，B.：Turning shortcomings into challenges：Brain-computer interfaces for games. Entertain. Comput. 1（2），85-94（2009）.

[29]　Norman，D.：Emotion & design：attractive things work better. Interactions 9（4），36-42（2002）.

[30]　Obbink，M.，Gürkök，H.，Plass-Oude Bos，D.，Hakvoort，G.，Poel，M.，Nijholt，A.：Social interaction in a cooperative brain-computer interface game. In：Proceedings 4th International ICST Conference on Intelligent Technologies for Interactive Entertainment（INTETAIN 2011）. Springer，Heidelberg，Germany（2011）.

[31]　Omar，H.，Jaafar，A.：Heuristics evaluation in computer games. In：Bakar，Z.A.，Sembok，T.M.T.，Zaman，H.B.，Bruza，P.，Crestani，F.，Urs，S.R.，Awang，Z.（eds.）2010 International Conference on Information Retrieval Knowledge Management，IEEE，Piscataway，NJ，USA，pp. 188-193（2010）.

[32]　Oude Bos D.，Reuderink，B.：BrainBasher: a BCI Game. In：Extended Abstracts of the International Conference on Fun and Games，Eindhoven TU/e（2008）.

[33]　Pasqualotto，E.，Simonetta，A.，Gnisci，V.，Federici，S.，Belardinelli，M.O.：Toward a usability evaluation of BCIs. International Journal of Bioelectromagnetism. 13（3），121-122，（2011）.

[34]　Rheinberg，F.，Vollmeyer，R.，Burns，B.：FAM: Ein Fragebogen zur Erfassung aktuller Motivation in Lern-und Leistungssituationen. Diagnostica 47（2），57-66（2001）.

[35]　Scherer，M.：Living in the State of Stuck：How Assistive Technology Impacts the Lives of People with Disabilities，3rd edn. Brookline Books，Cambridge，Massachusetts，USA（2000）.

[36]　Slater，M.，Steed，A.：A virtual presence counter. Presence（Camb.）9（5），413-434（2000）.

[37] Solovey，E.，Girouard，A.，Chauncey，K.，Hirshfield，L.，Sassaroli，A.，Zheng，F.，Fantini，S.，Jacob，R.：Using fNIRS brain sensing in realistic HCI settings：experiments and guidelines. In：Proc. of the 22nd ACM Symposium on User Interface Software and Technology，ACM，New York，NY，USA，pp. 157-166（2009）.

[38] Tractinsky，N.，Katz，A.，Ikar，D.：What is beautiful is usable. Interact. Comput. 13（2），127-145（2000）.

[39] Vilimek，R.，Zander，T.：Bc（eye）：Combining eye-gaze input with brain-computer interaction. Universal Access in Human-Computer Interaction Intelligent and Ubiquitous Interaction Environments，pp. 593-602（2009）.

[40] Zander，T.，Kothe，C.，Jatzev，S.，Gaertner，M.：Enhancing human-computer interaction with input from active and passive brain-computer interfaces. In：Nijholt，A.，Tan，D.（eds.）Brain-Computer Interfaces：Applying our Minds to Human-Computer Interaction，pp. 181-199.Springer，London，UK（2010）.

[41] Zickler，C.，Donna，V.D.，Kaiser，V.，Al-Khodairy，A.，Kleih，S.，Küebler，A.，Malavasi，M.，Mattia，D.，Mongardi，S.，Neuper，C.，Rohm，M.，Rupp，R.：BCI applications for people with disabilities：Defining user needs and user requirements. In：Assistive Technology from Adapted Equipment to Inclusive Environments：AAATE2009，pp. 185-189. IOS Press，Amsterdam，the Netherlands（2009）.

第12章 多模态交互和多任务环境下的 BCI 框架

12.1 引　　言

BCI 的初始发展专注于为有特殊需求（即其他交互方法都无法使用）的用户提供交流方式。然而对于健康的用户来说，也有一些很好的理由考虑使用BCI，如使控制或通信更直观或降低感官模式或运动系统[29]超负荷的风险。因此，正在研究的 BCI 应用的范围迅速扩大，并开始包括用于游戏和自适应的自动化应用。

对于有特殊需求的用户，BCI 通常为唯一的交互设备，用于单独执行特定的通信任务。在最近的应用中，BCI 是多模态用户接口的一部分，在多任务情况下使用，而用户可按顺序或并行执行不同的任务。本章介绍相对较新的用户系统交互问题，并且在这里，我们旨在更进一步地观察这些与（人类信息处理）模型相关的系统交互问题的实例。我们认为多模式交互和多任务环境中 BCI 合理、有效地融合是为健康用户开发成功的 BCI 应用的前提条件。BCI 应用的重要的问题涉及可用性、坚固且舒适的传感器和鲁棒性好的信号处理。

BCI 应用的扩展范围需要重新考虑通用 BCI 的定义。辅助技术社区经常使用文献[36]提供的严格定义：BCI 是一种通信和控制系统，它完全不依赖于大脑正常的神经肌肉输出通路，提供实时交互，并将结果反馈给用户。我们提出了一个更广泛、更适应于 HCI 社区的定义：BCI 使用来自大脑的信号来控制外部设备，或用户与设备实时（或接近于实时）地交互，并/或直接给大脑提供信号用于信息交流或改变大脑活动。这个定义包括使用大脑信号来评估用户状态的系统，如调整用户和系统之间的任务分配或交互方式。因此，可以认为脑信号是用户-系统交互中一系列生理指标（如心率变异性）的扩展，如心率变化。此外，BCI 既可以指从大脑到系统的通信，也可以指从系统到大脑的通信（有时也称为计算机脑接口（CBI）），或者两者兼而有之。然而，目前绝大多数健康用户使用的 BCI 仅指从大脑到设备的通信。

Zander 和他的同事[37]根据用户控制 BCI 的任务和所需的努力，有效地区分了主动式 BCI、反应式 BCI 和被动式 BCI。在主动式 BCI 中，用户主动地产生特定的脑信号以发出特定的指令，如执行心算或想象肢体运动。反应式 BCI 不需要主动产生脑信号，但解释为所谓的探针刺激大脑的自动反应。用户可以通过调整注意力来调节这种反应模式，可用于选择一个特定的探针刺激。最后，被动式 BCI 分析大脑信号，不需要用户执行特定的心理任务或处理探针刺激，而使用参与、心理工作负荷和困倦等概念的神经相关性[34]。

图 12.1 描述了 BCI 系统的经典视图。用户主动产生了特定脑模式（例如，运动想象）。传感器系统（例如，脑电仪）采集和处理脑信号，然后通过软件算法提取和分类脑信号特征（见文献[3]综述）。分类结果被转换成控制设备的命令，并由设备（例如，轮椅）执行，且用户可以感知执行结果。在这个经典设置中，只有一个任务且在用户和设备之间没有其他的交互通道。我们将讨论扩展情况：双重任务情况、结合两个 BCI 应用及其与其他用户系统交互模式的结合。

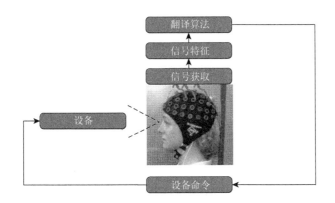

图 12.1　从辅助技术方法看 BCI 系统的经典视图

12.2　在双重任务环境中使用 BCI 面临的挑战

图 12.2 为用户-系统（闭环）交互模型，在模型中用户仅使用感知、认知和执行步骤。用户感知系统信息（这一阶段包含了在大脑里自底向上的处理，如通过感觉皮层），进一步处理大脑中的信息（如高阶认知过程）和执行影响系统的操作。对于后一阶段，我们专门提及外围运动系统，包含了计划执行—再随意执行—认知阶段。图 12.2 的框图表示了主动式、反应式和被动式 BCI 从单一任务模式（左栏）到双重任务模式（右栏）的扩展。注意到在当前的背景下，对感知、认知和执行的划分是有用的，因为双重任务模式能单独地影响这些阶段，然而从一个阶段到下一个阶段的影响是相当独立的，如错误率或误差的分布在早期是不受影响的[15, 13, 23]。

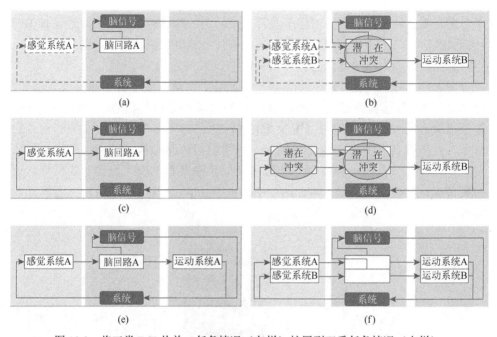

图 12.2　将三类 BCI 从单一任务情况（左栏）扩展到双重任务情况（右栏）

椭圆表示在双重任务情况下使用 BCI 可能会产生潜在的冲突。（a）主动式 BCI，单一任务；（b）主动式 BCI，双重任务；（c）反应式 BCI，单一任务；（d）反应式 BCI，双重任务；（e）被动式 BCI，单一任务；（f）被动式 BCI，双重任务

　　如前所述，经典的 BCI 可被视为一个主动式的单一任务 BCI。用户利用脑回路（例如，运动想象）执行任务 A（任务 A 是控制 BCI）。采集的大脑信号改变系统状态，并（可能）被用户通过感觉系统 A 感知，且此 BCI 系统中没有执行环节（请注意到对于主动式（开环）BCI，对是否存在一个特定的感觉系统 A 并没有严格要求，因此表示为图 12.2（a）中的虚线）。第二个任务 B（BCI 或非 BCI，认知或运动），用户可以利用脑回路 B，使用运动系统 B 给该系统发出命令，并可能通过感觉系统 B 感知到输入的结果。图 12.2（b）描述了把主动式 BCI 与任务 B 结合起来的情况。在这个"主动式，双重任务"的情况下，在认知水平和脑电信号采集之间可能会发生冲突。我们后续将会对细节进行说明。图 12.2（c）和图 12.2（d）描述了反应式 BCI 的情况。反应式 BCI 使用大脑对特定探针刺激的反应，这些探针刺激依靠特定感觉系统 A 的反应以及脑回路 A 对探针刺激的反应。图 12.2（c）的反应式单一任务 BCI 中没有包括运动动作环节。图 12.2（d）描绘了把任务 B 增加到反应式 BCI 的情况，并显示了在感觉系统和大脑中可能会发生潜在的冲突（例如，两者可能使用相同的感觉通道（例如，视觉）或大脑信息处理过程（例如，注意）。最后，图 12.2（e）和图 12.2（f）描述了被动式单一任务 BCI 和被动式双重任务 BCI 的情况。在这里，当用户执

行任务 A 时，BCI 使用自发的脑模式，当用户执行任务 A 和 B 时是一样的。当然，当用户执行这两个任务时可能会发生冲突，但这不会影响被动式 BCI 的工作。相反，BCI 的目标可能是检测这样的冲突。

本节简要介绍 Wickens 的多重资源理论（MRT，见文献[35]概述），该模型提供了如何减少双重任务干扰的相关指南。图 12.3 描述了 Wickens 和许多其他作者使用的信息处理环路。

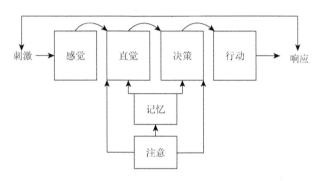

图 12.3　常用于人机交互领域的人类基本信息处理环路

MRT 的基础版本掌握了三个独立的维度，这里给出了与它们相关的脑回路：①加工的阶段——感知和认知（中央沟后面）对动作的选择和执行（中央沟前面）；②加工的编码——空间（右半球）和言语/语言（左半球）；③模态——听觉（听觉皮层）、视觉（视觉皮层）和可能的触觉（体感皮层）。大量的证据证实了这样的论断：两个任务在三个维度上使用不同水准的程度可以减少任务之间的干扰。近年来，基本 MRT 的一些变体（如文献[32]）和扩展已经被提出。例如，Boles 等通过区分空间位置、空间数量和其他资源（最近的工作，见文献[4]）扩展感性资源的数量。

在双重任务环境中应用反应式 BCI 可能导致感觉系统（知觉过程）和大脑（更高阶认知过程）阶段的冲突。在感觉系统中，反应式 BCI 需要的探针刺激，可能会干扰任务 B 所需的感觉处理。这种感觉过载的风险在用户-系统交互过程中相对常见，一些信息处理模型进一步详细描述了风险和可能的解决方案。减少潜在冲突影响的一种方法是对任务 A 的探针刺激和任务 B 的系统反馈采用不同的感觉系统（见文献[25]）。尽管以上两个任务通常均可以用视觉来呈现，但这里增加了听觉和触觉来呈现[30]。最近，在反应式 BCI 中，利用触觉刺激作为探针的案例（图 12.4）表明这是可行的，且性能可与视觉刺激相媲美[5,6]。有趣的是，在 BCI 的背景下，使用多感觉刺激还没有被广泛应用，而在其他领域，多感觉刺激已被证明是个有效的解决方案。

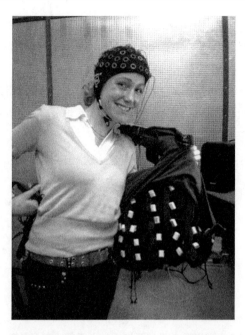

图 12.4　由荷兰 TNO 开发的触觉 BCI 示例[5, 30]（外套里的白色盒子里有小的振动器，
可以在反应式 BCI 范式中传递局部体感探测信号）

更为复杂和更具有挑战性的问题是，主动式和反应式 BCI 在认知水平上可能会出现潜在的冲突。这里实际上有两个问题。

第一个是类似上述的感觉冲突：不同任务可能使用相同的资源（大脑回路），从而导致了超负荷的情况（这等同于非 BCI 的任务使用相同的认知资源）。

第二个是即使任务 A 和任务 B 使用不同且不干扰的大脑回路，通过 BCI 获得的脑信号仍可能受到任务 B 的影响。这是目前使用的大多数信号采集系统所固有的。植入式信号采集系统受到的影响会少很多，但目前在严格的医疗条件之外还不是一个可行的选项。例如，用户外侧头皮的脑电传感器获得的电信号具有较低的空间特异性，不仅描述了采集脑电的电极下方脑区的活动，而且描述了几厘米以外的脑区。解决这一问题超出了本书的范围，传感器技术和计算算法研究的进展可能会减弱这一问题的影响。

应对使用相同认知资源（大脑回路）的双重任务是一个重要的挑战。在 BCI 领域，从单一任务的角度看，这个挑战已经得到了解决，例如，文献[8]提供了一个很好的综述。双重任务模式将进一步把挑战复杂化。首先，我们必须指出，人们并不擅长同时或连续地执行两个任务[22]，相较于在单一任务情境中同时使用两侧大脑的情况[7, 26]，大脑似乎通过将任务在左前额叶皮层和右前额叶皮层之间划分以适应双重任务情况，且它只适用于两个任务，而不是更多的任务。

除了可能的干扰之外，有些任务彼此间的干扰比其他任务要小。一个经验法则是，这两个任务共享（或竞争）相同的资源或大脑回路越多，它们的干扰就越大。虽然还有大量可能的任务组合尚未研究，但数据表明，这种竞争适用于最常见的组合。例如，工作记忆和视觉搜索在额叶中下皮质[1]存在竞争，手动跟踪和视觉检测似乎在初级运动和躯体感觉皮质存在竞争，其中涉及控制手[9]和手动跟踪（驾驶），而听觉影响顶叶[12]，两个运动任务在初级运动皮层[10]存在竞争。不幸的是，文献更热衷于报道互相干扰的任务而不是不互相干扰的任务。在涉及的脑回路在空间上分离的前提下，辨别两项任务不会有干扰或仅在一定程度上有干扰是一项重要挑战，必须基于神经科学和行为学的研究。一个好的分离点是 MRT 的维度。

另一个相关的方面是单纯地尝试并不能克服中枢认知瓶颈[20]的局限性，但是训练可以减少干扰量。这种训练效果不仅体现在可见的 BCI 性能提高方面，还体现为大脑回路重叠的减少。例如，Rémy 等[19]研究了双手任务和视觉搜索任务相结合的任务。在手动任务训练之后，两个任务涉及的大脑功能区域的重叠减少了。减少的原因可能是大脑对于手动任务的自动化处理。

12.3　组合 BCI

本节将更深入地了解不同 BCI 种类组合的结果。请注意，在辅助技术领域，术语"混合 BCI"被引入，指的是不同 BCI 的组合或 BCI 与其他控制设备的组合（例如，文献[18]）。在用户-系统交互领域中，常用的术语是多模态接口。在早期工作中，这一术语的主题被限定为连续使用两个 BCI（例如，一个 BCI 作为第二个 BCI 的开关量）或作为同一任务的额外的输入通道[18]。在这里，我们专注于多任务模式，即对两个不同的任务（同时）使用两个 BCI。再者，感觉系统（两个反应式 BCI 组合时）和/或涉及的大脑回路（两个主动式 BCI 组合，或一个主动式 BCI 和一个反应式 BCI 组合时）可能会发生冲突。对被动式 BCI 的组合，不涉及冲突。最近的例子是文献[18]所描述的多模式 BCI，在冗余设置中使用了事件相关去同步和稳态诱发电位（即两者都为同一任务提供输入，并被融合以提供此单一任务的输入），以及文献[17]使用（主动生成的）α 节律和稳态视觉诱发电位。

组合两个主动式 BCI 或一个主动式和一个反应性 BCI 可能导致其所涉及的脑回路间的冲突。组合两个主动式 BCI 本质上是一个双重任务，因此可能会受到前面（双重任务的冲突）所描述的相同影响，选择两个合适的任务是必不可少的。例如，Sangals 和 Sommer[21]表明，足部运动想象的简单选择任务干扰了男性手部运动想象选择任务的反应准备。这表明基于运动（想象）任务的两个主动式 BCI

可能不是一个好的选择。在双重任务的情况下，甚至比单个主动式 BCI 更加复杂，因为涉及的两个脑回路不仅应该"独立"，而且应该在空间分布上是分离的，或者感觉系统可能难以区分这两个任务。对主动式和反应式 BCI 的组合，脑回路的冲突可能不那么严重。原则上，执行心理任务与注意刺激是可组合的。由于反应式 BCI 所需的"注意脑波"将位于中心位置，所以建议对主动式 BCI 使用一项心理任务，其涉及位于更外侧或前额的脑回路，或者与"注意脑波"明显不同的信号（如基于频带特征）。

当组合两个反应式 BCI（即每一个 BCI 都连接到不同的任务）时，强烈建议对当前的探针刺激使用两种不同的感觉方式。但即便如此，用户是否能够对这两种模式中的目标给予足够的注意从而获得一种独特且可测量的脑模式，仍值得怀疑。这与两个 BCI 将在相同的中枢脑回路或资源存在竞争的事实相关，如听觉和视觉刺激[2, 14]。或者换言之，是否注意到一个刺激的相关脑信号的位置表明了其或多或少独立于刺激模式。例如，Brouwer 和其同事[5, 6]研究了视觉、触觉和双峰视觉/触觉的探针刺激，并发现在 P3 的位置作为感觉功能仅有很小的差异（即"注意脑波"）。这意味着探针刺激和脑电的精确时间锁定是至关重要的，两种模式的探针刺激应是相位不同步的。另一个可能出现的问题是，在感觉模式之间切换所涉及的成本（例如，所需时间[31, 24]），这意味着如果连续而非并行地使用两个 BCI，可能会引入一个新的瓶颈。

12.4　在多模态用户接口中集成 BCI：相关问题

在健康用户的应用中，BCI 可能不是用户和系统间独立的接口，而是多模态用户接口的一部分。与其他输入和输出方式一样，在多模态接口中融合 BCI 需要在几个方面仔细考虑。直到现在，在 BCI 应用的设计中都很少或没有关注实用性方面，如舒适性和易用性。本节列出与 BCI 特别相关的几个问题，但我们还想强调，应考虑到交互设计的通用准则，如调整用户的交互、任务及使用特性（见国际可用性标准 ISO 9241 系列）。

（1）BCI 的对话框设计应该考虑到用户的概念模型和任务序列。

（2）BCI 作为控制装置应与兼容的显示模式结合。多模态接口中已知的兼容组合，如手动控制-视觉显示和语音控制-听觉显示[27]，这是 BCI 的一个重要研究课题。

（3）对于特定的 BCI 类型的选择，应基于任务要求及特定 BCI 的优点和缺点，应尽量减少接口和任务语义间的映射。我们为显示模态的选择创造了术语"模态适当性"，为此我们建议使用 BCI 适当性来选择显示模态。

（4）最大限度地减少记忆负荷及过度激发识别回忆。

（5）BCI 应该在标签、菜单和快捷键等的使用上是一致的。

（6）一直提供一个退出（离开）选项。

（7）一个特别有趣的主题是如何将（主动式和反应式）BCI 与其他控制设备组合并禁止互相干扰[16]。

（8）对于被动式 BCI，必须发展 BCI 结果与其他生理数据融合的相关方法。

（9）BCI 的一个常见问题是怎样切换 BCI 的打开和关闭。由于用户不能简单地切换大脑活动的打开和关闭，因此需要特定的解决方案。还应确保当前系统的交互状态与用户通信，以及系统在初始模式更改时适当地提供反馈。

（10）如果分类精度受到限制，系统应确认其对用户输入的解释（采用融合模式，而不是孤立地针对每种模式）。在这种情况下，应该允许用户切换到不同的模式。

（11）在设计中包含终端用户及其特定的能力（见第 8 章和第 11 章）。

（12）BCI 系统应为其状态和决策提供充分的反馈。

12.5　讨论和结论

本章首先梳理了将不同类型 BCI 的使用从单一任务环境扩展到多任务环境所涉及的相关问题。虽然我们可以从用户-系统交互领域和相关信息处理模型（如 MRT）中吸取经验教训，但仍需更好地了解怎样选择 BCI 模态和任务将干扰最小化，即这些模态和任务在脑功能和空间上是分开的（即对应于脑区的）。我们预计非冲突任务的识别得益于高分辨率脑成像研究。MRT 相关内容的增加与任务目标的共享有关。例如，驾车和接听（手机）等通常会互相干扰的任务，在有相同的任务目标时，如驾驶和接听都听从导航指示时，干扰程度会降低。相同的情况可能也存在于多任务 BCI 环境中。我们还调研了 BCI 反馈或探针刺激可能会引发感知过载或干扰的情况。使用可替代的感觉方式或多感觉刺激可以降低这种风险，但感觉方式也应与 BCI 任务兼容。下一步重要的是对确定冲突的定量评价。

现在，BCI 技术正日渐成熟，而可能的应用范围也正在扩展，有必要在其通用可用性方面进行深入的研究。到目前为止，可用性似乎还没有发挥它在准备用于实验室外 BCI 的操作和面对越来越多的用户时应该发挥的作用。ISO 9241-11[11] 把可用性定义扩展为特定用户在特定应用环境下使用某产品以达到特定目标的有效性、效率和满意度。可用性指南能够帮助改善有效性和避免错误、提高性能、提高用户的舒适度和幸福感。

上面的表述也意味着 BCI 范式的范围应不局限于常用的主动式运动想象 BCI 和被动式 P3 矩阵拼写 BCI。一个相关的问题是多用途 BCI 的设计和应用。多用途 BCI 可用于通信、家用电器控制和视频游戏等不同的应用场景，这需要 BCI 的设计要么独立于任务要求，要么能够很容易调整。系统性地研究任务需求和使用环境能让作为控制设备的 BCI 和其他用户-系统交互组件[28]更好地匹配。尽管如此，我们还想强调的是，BCI 应用仍然在雏形阶段，在硬件开发、信号处理和系统集成方面的许多技术问题应该得到解决。基于我们讨论过的问题和通用的用户-系统指南，我们为 BCI 设计和多模态交互制定的初步指南如下。

（1）如果 BCI 在给定用户、任务和使用背景的条件下，能够达到满意度、效率或其他方面的性能要求，则应该使用 BCI。

（2）BCI 类型应匹配任务要求。

（3）BCI 编码方式应匹配任务要求（如编码字母用于拼写设备，编码方向用于导航任务）。

（4）给用户的反馈或 BCI 的探针刺激应匹配 BCI 编码方式，并以适当的感觉方式呈现（如对字母通过视觉方式，对方向通过空间音频）。

（5）给用户的反馈应该与 BCI 的优点、缺点和可能性匹配，而不超出其能力范围。

（6）确保显示方式在时间和空间上都能很好地同步。

（7）最小化 BCI 任务和其他任务间的可能干扰，包括功能上及与 BCI 信号采集系统的空间特性相关的干扰。

（8）目标是将具有相同任务目标的任务组合起来。

（9）最小化 BCI 和其他用户-系统交互组件所涉及的感觉系统间可能的干扰。

（10）采用顺序执行任务而不是同时执行任务的方式可能会减少感觉或认知冲突，但也可能增加涉及任务和/或模式切换的成本。

致谢　作者非常感谢新西兰教育文化和科学部、电子事务部的 BrainGain Smart Mix 项目的支持。这项工作也得到了新西兰科学研究组织的 GATE 项目和新西兰信息与通信技术研究与创新局的支持。

参 考 文 献

[1]　Anderson, E.J., Mannan, S.K., Rees, G., Sumner, P., Kennard, C.: Overlapping functional anatomy for working memory and visual search. Exp. Brain Res. 200（1），91-107（2010）.

[2]　Arnell, K.M.: Visual, auditory, and cross-modality dual-task costs: Electrophysiological evidence for an amodal bottleneck on working memory consolidation. Percept. Psychophys. 68（3），447-457（2006）.

[3]　Bashashati, A., Fatourechi, M., Ward, R.K., Birch, G.E.: A survey of signal processing algorithms in brain-computer interfaces based on electrical brain signals. J. Neural Eng. 4（2），R32-R57（2007）.

[4]　Boles, D.B., Bursk, J.H., Phillips, J.B., Perdelwitz, J.R.: Predicting dual-task performance with the multiple resource questionnaire. Hum. Factors 49，32-45（2007）.

[5]　Brouwer, A.-M., Van Erp, J.B.F.: A tactile P300 brain-computer interface. Front. Neurosci. 4（19），1-12（2010）.

[6] Brouwer, A.-M., Van Erp, J.B.F., Aloise, F., Cincotti, F.: Tactile, visual and bimodal P300s: Could bimodal P300s boost BCI performance? SRX Neurosci. 2010, 1-9 (2010).

[7] Charron, S., Koechlin, E.: Divided representation of concurrent goals in the human frontal lobes. Science 328 (5976), 360-363 (2010).

[8] Curran, E.A., Stokes, M.J.: Learning to control brain activity: A review of the production and control of EEG components for driving brain-computer interface (BCI) systems. Brain Cogn. 51 (3), 326-336 (2003).

[9] Gazes, Y., Rakitin, B.C., Steffener, J., Habeck, C., Butterfield, B., Ghez, C., Stern, Y.: Performance degradation and altered cerebral activation during dual performance: Evidence for a bottom-up attentional system. Behav. Brain Res. 210 (2), 229-239 (2010).

[10] Hiraga, C.Y., Garry, M.I., Carson, R.G., Summers, J.J.: Dual-task interference: Attentional and neurophysiological influences. Behav. Brain Res. 205 (1), 10-18 (2009).

[11] ISO ISO 2941-11.: Ergonomic requirements for office work with visual display terminals (VDTs) Guidance on usability. International Organization for Standardization (1998).

[12] Just, M.A., Keller, T.A., Cynkar, J.: A decrease in brain activation associated with driving when listening to someone speak. Brain Res. 1205 (C), 70-80 (2008).

[13] Kamienkowski, J.E., Sigman, M.: Delays without mistakes: Response time and error distributions in dual-task. PLoS ONE 3 (9), (2008). art. no. e3196.

[14] Low, K.A., Leaver, E.E., Kramer, A.F., Fabiani, M., Gratton, G.: Share or compete? Load-dependent recruitment of prefrontal cortex during dual-task performance. Psychophysiology 46 (5), 1069-1079 (2009).

[15] Marois, R., Larson, J.M., Chun, M.M., Shima, D.: Response-specific sources of dual-task interference in human pre-motor cortex. Psychol. Res. 70 (6), 436-447 (2006).

[16] Mochizuki, H., Tashiro, M., Gyoba, J., Suzuki, M., Okamura, N., Itoh, M., Yanai, K.: Brain activity associated with dual-task management differs depending on the combinations of response modalities. Brain Res. 1172 (1), 82-92 (2007).

[17] Mühl, C., Gürkök, H., Plass-Oude Bos, D., Thurlings, M.E., Scherffig, L., Duvinage, M., Elbakyan, A.A., Kang, S., Poel, M., Heylen, D.: Bacteria Hunt: Evaluating multi-paradigm BCI interaction. J. Multimodal User Interfaces 4 (1), 11-25 (2010).

[18] Pfurtscheller, G., Allison, B.Z., Bauernfeind, G., Brunner, C., Solis-Escalante, T., Scherer, R., Zander, T.O., Müller Putz, G., Neuper, C., Birbaumer, N.: The hybrid BCI. Front. Neurosci. 4, 30, 1-12 (2010).

[19] Rémy, F., Wenderoth, N., Lipkens, K., Swinnen, S.P.: Dual-task interference during initial learning of a new motor task results from competition for the same brain areas. Neuropsychologia 48 (9), 2517-2527 (2010).

[20] Ruthruff, E., Johnston, J.C., Remington, R.W.: How strategic is the central bottleneck: Can it be overcome by trying harder? J. Exp. Psychol. Hum. Percept. Perform. 35 (5), 1368-1384 (2009).

[21] Sangals, J., Sommer, W.: The impact of intervening tasks on response preparation. J. Exp. Psychol. Hum. Percept. Perform. 36 (2), 415-429 (2010).

[22] Sigman, M., Dehaene, S.: Dynamics of the central bottleneck: Dual-task and task uncertainty. PLoS Biol. 4 (7), 1227-1238 (2006).

[23] Sigman, M., Dehaene, S.: Brain mechanisms of serial and parallel processing during dual-task performance. J. Neurosci. 28 (30), 7585-7598 (2008).

[24] Spence, C., Driver, J.: Cross-modal links in attention between audition, vision, and touch: implications for interface design. Int. J. Cogn. Ergon. 1 (4), 351-373 (1997).

[25] Stelzel, C., Brandt, S.A., Schubert, T.: Neural mechanisms of concurrent stimulus processing in dual tasks. NeuroImage 48 (1), 237-248 (2009).

[26] Stelzel, C., Kraft, A., Brandt, S.A., Schubert, T.: Dissociable neural effects of task order control and task set maintenance during dual-task processing. J. Cogn. Neurosci. 20 (4), 613-628 (2008).

[27] Stelzel, C., Schumacher, E.H., Schubert, T., D'Esposito, M.: The neural effect of stimulus-response modality compatibility on dual-task performance: An fMRI study. Psychol. Res. 70 (6), 514-525 (2006).

[28] Thurlings, M.E., Van Erp, J.B.F., Brouwer, A.-M., Blankertz, B., Werkhoven, P.J.: Control-display mapping in brain-computer interfaces. Ergonomics, 55 (5), (2012).

[29] Thurlings, M.E., Van Erp, J.B.F., Brouwer, A.-M., Werkhoven, P.J.: EEG-Based navigation from a Human Factors perspective. In: Tan, D.S., Nijholt, A. (eds.) Brain-Computer Interfaces, Human-Computer Interaction series, pp. 117-132. Spinger, London (2010).

[30] Van Erp, J.B.F., Van Veen, H.A.H.C.: Vibrotactile in-vehicle navigation system. Transp. Res. Part F Traffic Psychol. Behav. 7 (4-5), 247-256 (2004).

[31] Van Erp, J.B.F., Werkhoven, P.J.: Vibro-tactile and visual asynchronies: Sensitivity and consistency. Perception 33, 103-111 (2004).

[32] Van Erp, J.B.F., Werkhoven, P.J.: Validation of Principles for Tactile Navigation Displays. HFES 50th annual meeting, 1687-1691. Santa Monica: Human Factors and Ergonomics Society. (2006).

[33] Van Erp, J.B.F., Tangermann, M., Lotte, F.: Brain-Computer Interfaces: Beyond Medical Applications. IEEE computer, 45 (4), 26-34 (2012).

[34] Van Erp, J.B.F., Veltman, J.A., Grootjen, M.: Brain-Based Indices for User System Symbiosis. In: Tan, D.S., Nijholt, A. (eds.) Brain-Computer Interfaces, Human-Computer Interaction series, pp. 201-219. Spinger, London (2010).

[35] Wickens, C.D.: Multiple resources and mental workload. Hum. Factors 50 (3), 449-455 (2008).

[36] Wolpaw, J., Birbaumer, N.: Brain-computer interfaces for communication and control. In: Selzer, M., Clarke, S., Cohen, L., Duncan, P., Gage, F. (eds.) Textbook of neural repair and rehabilitation: neural repair and plasticity, pp. 602-614. Cambridge University Press (2006).

[37] Zander, T.O., Kothe, C., Jatzev, S., Gaertner, M.: Enhancing Human-Computer Interaction with Input from Active and Passive Brain-Computer Interfaces. In: Tan, D.S., Nijholt, A., (eds.) Brain-Computer Interfaces, Human-Computer Interaction series, pp. 181-200. Spinger, London (2010).

第 13 章　脑电激活的人机交互及应用

13.1　引　　言

21 世纪人类大脑仍然是未解之谜,近年来,脑电设备的发展使得在人机接口上增加启用脑电的维度成为可能。研究者开发的实时脑电系统能用于医疗应用、电子学习、娱乐、市场营销,甚至高风险环境中的工作效能训练。神经反馈系统可以监测用户的脑电信号,给用户实时的视觉、听觉或触觉反馈以帮助用户主动改变大脑状态。传统上,神经反馈系统用于医疗应用以帮助有心理障碍的患者,如注意力缺陷多动障碍(attention deficit hyperactivity disorder,ADHD)、自闭症谱系障碍(autism spectrum disorder,ASD)、中枢性疼痛等。近年来,神经反馈训练系统开始应用于非医疗领域,如提高人在数学、运动技能、创造力、驾驶等方面的成绩。人类大脑可以像身体的其他部位一样训练。神经反馈系统的有效性已在研究和临床论文中获得证实。随着近年来脑电设备在易于安装、便携性、移动性、低成本等方面的研究进展,脑电技术不仅可以在有专业人员帮助的实验室,而且可以在家中使用。大脑状态识别算法能在不同的应用中实现和融合,用于提高个人的短期或长期表现,提供心理支持,使游戏角色具有用户情感、与游戏中的物体或对象交互等。

本章描述了一种基于时空分形实时识别大脑状态的方法。我们提出并实现了基于时空分形的实时大脑状态识别算法,该算法能从脑电信号中识别用户的注意力、压力水平和情感等大脑状态。传统上神经反馈系统的信号处理算法是基于频域分析或者事件相关电位分析的。频率训练是临床应用的定量脑电(quantitative EEG,QEEG)方案[17]中最普遍的方法。在本章的工作中,我们研究了脑电信号的非线性分形维数(fractal dimension,FD)[51]特征并用于大脑状态分类。

分形维数能够量化脑电信号的复杂度,我们的假设是分形维数的大脑三维时空模型对应于大脑状态的变化。在情感识别中,我们使用二维唤醒-效价情感模型,在此模型中,所有情感可以被定义为二维空间中的椭圆球。我们能建立 FD 值与二维情感模型的映射,通过这个方法,如"快乐"可定义为高唤醒和正面的情感,而"悲伤"则定义为低唤醒和负面的情感。基于脑电的方法提供了能用于实时脑状态识别系统的高时间分辨率。采样频率为 128Hz 的设备每秒获取 128 个样本,能为我们的脑状态评估算法提供足够的样本量。为了提高基于脑电信号方法的空间表征，我们提出了脑电信号样本的实时三维可视化。通过这样的系统，我们能评估对应于不同大脑状态的三维脑电分布模式。例如，我们能可视化地了解大脑所有认知过程中都有哪些部分（脑区）参与。我们还证实了假设，即情感最终可以仅从额叶识别出来，而消极和积极的情感具有偏侧化模式。

本章组织结构如下：13.2 节综述神经反馈系统的医疗和非医疗领域的应用、神经反馈和情感识别算法；13.3 节描述基于一般分形方法的大脑状态识别；13.4 节提出和描述启用脑电的应用用于人的效能增强以及启动情感的应用；13.5 节为结论。

13.2   脑状态识别算法和系统

13.2.1   医疗应用的神经反馈系统

这里给出神经反馈的传统定义[24]："正如其他形式的生物反馈，神经反馈使用监控设备对个体的生理功能状态提供实时的监控信息。神经反馈区别于其他生物反馈的特点是聚焦于中枢神经系统和大脑状态。神经反馈训练在神经科学及基于数据的临床实践中有一定的基础。神经反馈训练需要考虑行为、认知和主观方面以及大脑活动。神经反馈训练前需要有对大脑活动和心理状态的客观评价。"上述定义在神经反馈研究和临床应用的大多数网站中使用。神经反馈的另一个短的定义如下：神经反馈是一种基于采集用户头皮的脑电信号，以视频显示和/或声音的形式向用户提供实时反馈的技术[18]。

传统上，神经反馈系统一般应用在医疗领域中。神经反馈研究揭示了 EEG 能量和 ERP 的异常总是伴随着精神类疾病，如注意缺陷多动障碍[15, 36]，自闭症谱系障碍[10, 28]，包括酒精和药物、毒品滥用等的物质滥用障碍[41, 44]。类似于身体的其他部位，大脑功能也一样可以训练。神经反馈是药物治疗之外的这些疾病治疗的另一个选择。许多神经反馈游戏都是通过 ADHD 的治疗效果来评估的，ADHD 是一种最常见的具有显著脑电异常的精神类疾病。文献[9]报道了 ADHD 的脑电 θ/β 频带比值异常行为。此外，文献[16]也报道了 ADHD 的皮层慢电位的异常。频率神经反馈训练和皮层慢电位神经反馈训练对于多动症有良好的治疗效果[16]。目前疼痛综合征的治疗采用多学科方法，如化学（药物）、物理（运动疗法、针灸）、心理（音乐放松、生物反馈、催眠）或上述方法的结合。文献[11]和[55]报道了虚拟游戏应用于疼痛治疗的案例，三维虚拟游戏在给疼痛儿童的烧伤敷料或创伤治疗[54, 55]等过程中应用。最近报道了基于脑电的游戏在中枢疼痛综合征（central pain syndrome，CPS）治疗疼痛和偏头痛中的成功应用。

13.2.2　神经反馈系统的信号处理算法

传统的用于神经反馈系统的信号处理算法大体可分为两种，即频域分析与事件相关电位分析。频率训练是临床应用的定量脑电方案[17]中最普遍的方法。EEG信号可以划分成几个不同的频带，即 δ 频带（<4Hz）、θ 频带（4~7Hz）、α 频带（8~12Hz）、β 频带（12~30Hz）和 γ 频带（>30Hz）。特别是感觉运动节律活动（12~15Hz）也常用于神经反馈系统。每个频段都与不同的脑功能相关。一般情况下，δ 频带普遍存在于婴儿脑电或受试者睡眠时；当受试者感到困倦时，θ 频带在脑信号中是普遍存在的；当受试者放松时，α 频带在脑信号中是显著的；β 频带与快速活动相关；γ 频带则与解决问题和记忆有关[12]。从患者脑电中采集和提取不同的频带能量，并与量化脑电数据库（量化方案）比较，或统计分析以生成病理学分析结果与对应的康复方案。频率训练法是神经反馈训练系统和其他脑电应用中最常用的方法，因为频带能量特征能轻易地获得，并可用现有信号分析工具处理。

事件相关电位是分析脑电信号中事件同步的过程。慢皮层电位和 P300 是神经反馈治疗中重要的事件相关电位方法。慢皮层电位反映了皮层极化，即负向或正向的极化趋势，慢皮层电位是在事件刺激后 300ms 到几秒钟内脑电信号中出现的持续信号[4]。文献[16]研究了 ADHD 患者慢皮层电位异常情况，制定了相应能提高患者的持续表现的神经反馈方案。事件相关电位中的 P300 成分出现在Oddball（新奇/小概率刺激）范式刺激后的 300~600ms。研究表明，P300 分量的振幅与注意力资源的分配有关，潜伏期反映刺激评价和分类时间。文献[44]报道了药物滥用患者 P300 成分的病理性变化，提出了基于 P300 成分训练的神经反馈。

虽然加入神经反馈信号处理算法的游戏可以很好地用于临床治疗，但脑电中提取的线性特征（频带能量谱或振幅）因脑电自身的非线性特性并不能完全表征脑活动。非线性方法如熵分析和分形维数分析在许多医疗应用的脑电处理中更受欢迎，且用于实时神经反馈系统的脑活动建模[13, 47, 56]。我们的假设是非线性分形维数方法能够量化不同的大脑状态且具有更好的精度，能够使用更少的电极并识别不同层次的大脑状态，如注意力、专注力、压力水平等。

13.2.3　神经反馈系统用于增强效能

最近，神经反馈系统开始用于健康人的效能增强。正如在 13.2.2 节所提到的，用于神经反馈系统的信号处理算法大多基于频率分析和事件相关电位分析。已提出的健康人效能增强的方法如下：通过 SMR/θ 波的训练增强集中注意力过程（通

过 α 和 θ 波的训练提高心理旋转能力）。通过皮层慢电位的训练提高记忆力和注意力。表 13.1 中描述了一些人体效能增强工作的例子。在本章工作中，我们提出了基于分形维数的算法并将其应用于人体效能增强系统，其精度优于基于频率的算法。然后，我们设计并实现了压力管理游戏"射击"和专注力游戏"破墙"。

表 13.1　人体效能方法示例

训练结果	脑电频带和定位	协议细节
高尔夫表现提高 25%[3]	个性化配置文件（定量脑电方案）采用所有频带作为特征	在评估中，把 FPz 位置的脑电概况确定为成功与不成功的推杆。由两位评分者从概况图中提取出标记最佳前额叶脑状态的目标频带和振幅
视觉注意力、射击表现提升[26]	T3 位置的 γ 功率（>30Hz）与 α 功率	在 T3 位置，射击专家有更高的 α 功率（8~12Hz）、较低的 β 和 γ 功率
集中注意力过程[53]	使用 SMR（8~13Hz）/θ（4~8Hz）训练	经过 8 次神经反馈（训练）后，SMR 组（增强 SMR 频带功率的训练）能够选择性地增强其 SMR 活动，采用语义工作记忆任务（a semantic working memory task）提示了回忆的能力，并在较小程度上显示出注意力集中的准确性也有所提高
提高心理旋转能力[19]	α 上段频带与 θ（4~8Hz）训练	正如预期的那样，那些能够增强 α 上段频带功率的受试者在 α 上段频带神经反馈（训练）后，其立方体旋转表现得更好
提升记忆力与注意力过程[21]	慢皮层电位训练（事件相关电位）	事件相关电位训练
多动症患者[16]	Cz 和 C3 位置 θ（4~8Hz）与 β（13~30Hz）比值	频率训练降低 θ 活动，增加 β 从而增加唤醒度
工作记忆负荷[32]	额叶处 θ（4~8Hz）	结果表明，增强的工作记忆负荷可使额叶的 θ 功率升高，α 功率降低
驾驶负荷[32]	位于顶叶的 α（8~12Hz）活动	驾驶任务负荷的增加导致顶叶 α 功率的下降

13.2.4　情感识别算法

脑电的实时情感识别能揭示用户的"内在"感觉，并可应用于情感状态监测、工作负荷优化、创伤后治疗、人体效能增强等。一般而言，情感识别算法由两部分组成：特征提取和分类。对于实时应用，目标是开发快速算法用于识别更多的情感，且使用更少的电极。目前，大部分已提出的离线情感识别算法如表 13.2 所示。基于脑电信号的情感识别算法可以分为两组：个体独立组和个体相关组。在表 13.2 中，针对特征提取算法类型、使用的分类方法、可识别的情感种类和算法的准确性对算法进行了比较。如果应用了多个特征提取算法或分类方法，则给出最佳分类精度。在情感识别中根据使用的电极数量，算法也有所不同。表 13.2 中文献[25]和[38]的工作使用了 2～5 个电极。所有其他工作采用 32 个以上的电极采集脑电数据和识别情感。

表 13.2　离线情感识别算法

	作者	特征及分类器	情感	分类精度
与受试者相关的情感识别工作	Ishino 和 Hagiwara[25]	特征：快速傅里叶变换（FFT）、小波变换、方差、均值 分类器：神经网络	快乐、悲伤、愤怒、放松	快乐：54.5% 愤怒：67.7% 悲伤：59% 放松：62.9%
	Zhang 和 Lee[58]	特征：主成分分析（PCA） 分类器：线性核支持向量机、径向基函数（RBF）核函数	正性的和负性的情感	73%
	Chanel 等[8]	特征：六个不同位置的频带 分类器：朴素贝叶斯、线性判别分析（LDA）	三个唤醒度	58%
	Ansari-Asl 等[2]	特征：同步、似然性 分类器：线性判别分析	兴奋的/消极的退出/正性的平静/中性的	55.3%
	Chanel 等[7]	特征：短时傅里叶变换、互信息 分类器：判别分析、支持向量机、相关向量机	正性的/唤醒中性的/平静负性的/唤醒	63%
	Lin 等[33]	特征：活动形状模型（ASM 12） 分类器：支持向量机	快乐、愤怒、悲伤、愉快	90.72%
	Schaaff 和 Schultz[42]	特征：α 频率峰值、α 功率和互相关特征 分类器：支持向量机	愉快的、中性的、不愉快的	66.7%
与受试者无关的情感识别工作	Khalili 和 Moradi[27]	特征：统计特征与相关维数相结合 分类器：二次判别分析	平静、正性唤醒、负性唤醒	76.66%
	Takahashi[50]	特征：统计特征 分类器：支持向量机、神经网络	快乐、愤怒、悲伤、恐惧和觉悟	五种情绪：41.7%
	Petrantonakis 和 Hadjileontiadis[38]	特征：统计特征、基于小波的特征、高阶交叉 分类器：SVM、二次判别分析（QDA）、K 近邻（KNN）、马氏距离	快乐、惊讶、愤怒、恐惧、厌恶、悲伤	单通道：62.3% 联合通道：83.33%

虽然在过去的几年中，基于脑电的情感识别领域得到了越来越多的关注，但它仍然是个相对较新的领域。它具有如下局限性：大多数工作的算法是离线实现的，所使用的电极数量通常很大，可识别的情感类型是有限的。在文献[34]中，我们提出了一种仅使用三个通道脑电（AF3、F4 和 FC6）的实时算法。分形维数算法用于计算分形特征，并且根据训练环节中分析得到的预定义阈值实现了基于脑电的实时情感识别算法。

13.3　时空分形方法

本节描述了在文献[35]中首次提出的基于时空分形的脑科学研究方法。时空分形方法结合了两种方法：基于时空分析和基于分形分析。时空分析包括脑电信号幅值、（隐函数定义的球状模型）分形维度值等参数的实时三维映射，且应用集合论方法对运动中的形状进行运算以分离提取实验时段内的共有活动和独有活动。已提出的基于分形的方法让我们能够估计随时间变化的信号复杂度并识别大脑状态。

13.3.1　用于可视化分析的脑电三维映射

本节提出一种基于三维脑电数据映射的脑电可视化分析方法，采用动态三维球状体的概念将脑电随时间的变化可视化[30, 48]。用隐函数定义了一个时间相关的球状体，由此让我们能提出并实现集合论运算以改变球状体的形状，从而更进一步进行分析。采用集合论（布尔）运算应用于运动的形状，以分离提取每个时间点上这两个形状的共有活动，以及其中一个形状的独有活动。为获得更好的视觉效果，球状体形状叠加在一个三维头模型上。

对于一个数据集，我们采用所有形状的交集来显示一段时间内的持续活动，并合并所有形状来显示整体最大活动。对于两个数据集，我们可以应用交集来表示共有活动，用并集来表示整体最大活动，做减法运算来表示一个集合所特有的活动。球状体的大小和外观可视化地反映了大脑活动。在图 13.1（a）中，用户可实时观察到通过 Blobby 函数可视化的脑参数随着时间的变化。用户能实时"观察他的大脑"。图 13.1（b）显示了两张对应不同时刻的颜色映射的参数可视化快照。我们提出和实现了 VisBrain 软件，优点是使用随时间变化的 Blobby 新模型，并

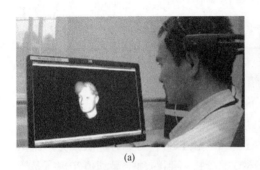
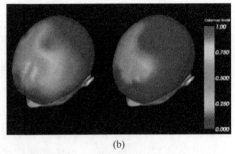

(a)　　　　　　　　　　　　　　　(b)

图 13.1　可视化分析（a）三维 Blobby 函数；（b）颜色映射

且可以在实时访问原始数据后与任何 EEG 设备兼容工作。如上面所提到的系统，我们改善了基于脑电的脑活动的空间分辨率。

13.3.2 基于分形的方法

分形维数是一种基于熵分析的物体复杂度的度量方法。熵是对物理系统中无序程度的一种度量，或者是从无序系统的观测中获得的一个信息量。一个区分时间序列中可能的类的常见做法是确定其所谓的关联维数。这种关联维数则属于一个无限集合的分形维数[22]。因此，与仅使用其中一些维度相比，使用整个分形维数族可能更有利，概率分布的广义熵概念是由 Renyi[39]提出的。基于概率的阶矩，Renyi 得到了下面的熵表达式：

$$s_q = \frac{1}{q-1} \log_2 \sum_{i-1}^{n} p_i^q \tag{13.1}$$

式中，q 不必是一个整数，注意对于 $q \to 1$，式（13.1）得到离散概率分布的已知熵[43]：

$$s_1 = -\sum_{i-1}^{n} p_i \tag{13.2}$$

计算分形维数的方法有多种。文献[29]和[30]研究了基于 Renyi 熵的通用 Renyi 方法和计算分形维数的整个频谱以量化脑状态的方法。在我们的项目中，我们将研究整个频谱的分形维数，并提出用于实时应用的分形维数估计的新算法。到目前为止，我们在式（13.1）中采用 Hausdorff 维数，实现了著名的 Higuchi[23]和盒计数[5]算法用于分形维数计算。这两个算法都采用了 Brownian 和 Weierstrass 分形函数，在这两个分形函数中理论的分形值是已知的[37]。当实际的分形值更接近于理论值时，Higuchi 算法提供了更好的准确性。在图 13.2 中，显示了当 FD = 1.25 和 FD = 1.75 时的 Weierstrass 函数，以可视化评估信号复杂度和分形之间的关系。

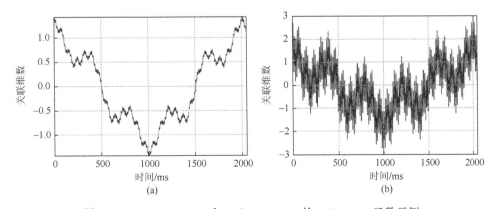

图 13.2　（a）FD = 1.25 和（b）FD = 1.75 的 Weierstrass 函数示例

13.3.3　实时脑状态识别

本节提出了用于实时系统的时空方法,如图 13.3 所示的系统示意图。用户接收来自计算机系统的如视觉、音频、触觉等刺激。然后,其心理过程则从脑电设备采集到的脑电信号中识别。在实时应用中使用的整个识别算法包括以下步骤:数据采样和滤波等预处理,特征提取和机器学习算法。然后根据识别结果生成给反馈系统的命令。根据不同的应用情况,该命令可以是识别情感、注意力水平等。

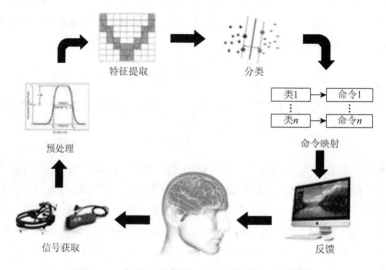

图 13.3　非侵入实时基于脑电的系统示意图[49]

采集到的数据通过 2～42Hz 的带通滤波器滤波,因为脑电的主要波形成分在这个频段。

13.3.4　特征提取

数据预处理后的下一步是特征提取,我们将采用滑动窗口计算每个样本的每个通道的 FD 值。用于识别算法的通道数定义了一组特征向量如下:

$$F = \{FD_1, FD_2, \cdots, FD_m\} \qquad (13.3)$$

式中,m 是通道数。

在注意力水平识别算法的初步研究中,因为仅使用一个通道[57],我们得到一个特征。在情感识别算法中,因为使用三个通道 AF3、F4 和 FC6[34],所以有三个特征向量。为了提高算法的精度,我们提出每一个通道使用不同阶的分形值。

1. 分类算法

目前，我们使用一个简单的受试者个体相关的实时分类算法，算法的分形阈值由短期训练计算得到。请注意，基于脑电情感和专注力的支持向量机分类器的离线分类处理与已实现的实时分形阈值方法有近似的分类精度[46]。

2. 脑电数据

脑电数据由 14 电极的 Emotiv 装置[14]来收集，其电极位于美国脑电学会[1]标准化的 AF3、F7、F3、FC5、T7、P7、O1、O2、P8、T8、FC6、F4、F8、AF4 位置，如图 13.4 所示。Emotiv 装置的采样率为 128Hz。为了能够使用任何脑电设备，需要实现读取原始 EEG 信号的程序。目前，我们的应用还可以用于 Pet 2 和 Mindset 24。在系统中所有电极都是可激活使用的。实时应用的整体算法步骤如下：首先，从 EEG 设备读取原始数据，用 2~42Hz 带通滤波器滤波，并通过相应的大脑状态识别算法处理；然后，识别的结果提供给已开发完成的游戏、网站或任何其他实时软件。

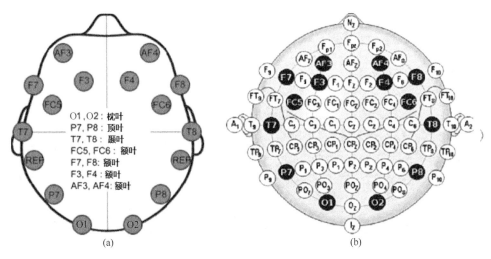

图 13.4　电极位置示意图（a）Emotiv 装置[14]；（b）标准化系统[40]

13.4　实时脑电激活的应用

脑电是一种非侵入性的技术，其记录了大脑皮层的活动电位且反映了大脑状态。不同于基于功能核磁分析等其他的精神状态分析方法，在合适的信号处理与分类算法的帮助下，脑电技术给我们提供了一种简易且便携式的方式来监测脑活动。基于脑电方法的主要优点是其脑状态识别的高时间分辨率，便携性和移动性的现代 EEG 设备使其能开发实时、便携和移动的应用。

13.4.1 神经反馈训练系统

我们提出并且开发了基于分形模型的注意力和压力管理训练系统。基于脑电的训练系统设计主要包括两个部分：信号处理算法和二维/三维或虚拟现实游戏。设备从用户大脑采集到原始脑电信号，采用与受试者相关的分形算法对该信号进行实时滤波和分析，得到的结果值在游戏中可以理解为仅使用"脑力"或"思维"的力量，作为一种额外的游戏控制方式。这种系统的训练效果是将游戏的分心效应和用户通过自主改变大脑状态来学习如何控制游戏的能力相结合。例如，用户能学习怎样提高专注力。目前，提出的受试者个体相关的分形算法从脑电中识别出两种专注力或压力状态[57]。提出的算法比传统的神经反馈算法有着更好的精度。基于提出的算法，我们设计并实现了"射击"和"破墙"游戏。图 13.5（a）显示了我们提出并实现的压力管理游戏"射击"。用户只有在压力水平小于用户预定义的阈值时才能够射击飞行物体。因此，用户可以主动改变其压力水平。图 13.5（b）显示了启用 EEG 的专注力训练系统"破墙"。在"破墙"系统中，当用户从脑电信号中实时识别的用户专注力达到阈值水平时，"墙"会被打破。

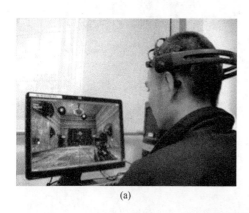
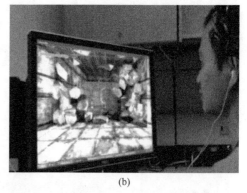

(a)　　　　　　　　　　　　　　　(b)

图 13.5 （a）脑电激活的压力管理"射击"游戏；（b）脑电激活的注意力"破墙"游戏

13.4.2 基于实时脑电的情感监测与识别

目前还没有一个容易获得的带有情感标签的脑电数据基准数据库。但是有用于情感诱导的有标记的音频刺激数据库——国际情感数字化语音（international affective digitized sounds，IADS）[6]和视觉刺激数据库——国际情感图片系统

（international affective picture system，IAPS）[31]。文献[34]提出并实施了情感诱导实验，使用了国际情感数字化语音数据库中有标签的音频刺激。我们还提出并实施了一个使用音乐刺激的实验，通过播放音乐作品来诱导情感，并为参与者准备了问卷以记录与脑电数据相应的情感标签。为了避免脑电信号包含面部表情、眨眼等伪迹干扰，在实验过程中受试者需要安静并闭上眼睛。在前期工作中[35]，通过分形维数算法对脑电数据的分析，我们提出并实现了一种基于分形的受试者个体相关的实时情感识别算法，算法能将分形维数值映射到二维唤醒-效价情感模型。由于额叶被认为在情感中起着重要作用[52]，我们部分证实了可以通过额叶通道识别情感的假设。因此，在文献[34]和[35]的工作中只使用了 AF3、F4 和 FC6这三个通道。应激程度的识别准确率为 84.9%，而心理效价程度的识别准确率为90%。通过结合应激和效价程度，我们能实时识别以下情感：满意、愉快、快乐、沮丧、悲伤和恐惧。图 13.6（a）显示了六种情感在二维空间的映射图形。通过Haptek 系统的可视化[20]，图 13.6（b）显示了六种情感的用户头像。

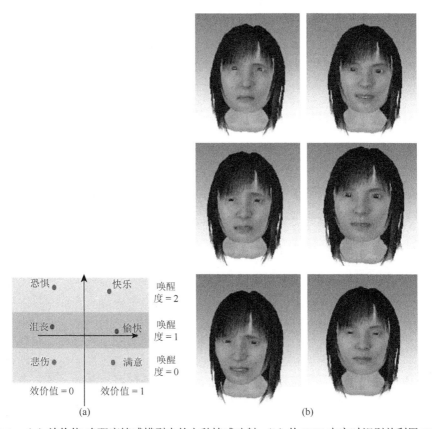

图 13.6　（a）效价值-唤醒度情感模型中的六种情感映射；（b）从 EEG 中实时识别并利用 Haptek系统可视化用户化身的快乐、愉快、满意、恐惧、沮丧、悲伤情感[35]

　　基于分形的情感识别算法，我们开发了针对压力和抑郁管理的音乐治疗网站、音乐播放器和情感游戏，设计并实现了情感启动游戏"跳舞企鹅"。在图 13.7（a）中，利用脑电实时识别通过耳机音频刺激诱导用户产生的情感，并在用户的 3D 企鹅化身上将情感可视化。用户的情感则被解释和表现为企鹅的舞蹈动作。

　　目前，企鹅化身有六个舞蹈动作对应于识别的情感：满意、愉快、快乐、沮丧、悲伤和恐惧。图 13.7（b）中显示了"快乐"情感舞蹈动作的例子。文献[45] 中展示了已实现的实时脑电启动应用的视频。

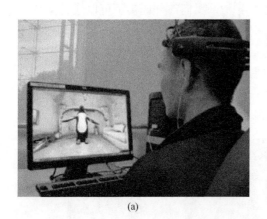
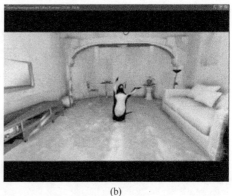

(a)　　　　　　　　　　　　　　(b)

图 13.7　　（a）情感激活的"跳舞企鹅"游戏；（b）"快乐"情感动画的快照

13.5　结　　论

　　实时大脑状态识别和脑电启动的应用需要多学科融合的方法，包括信号和生物信息处理研究、模式识别和认知信息学、人机接口、游戏设计等。目前，神经反馈系统嵌入式算法主要是基于脑电信号的频带能量评估。这些线性方法也许不能代表非线性的大脑信息处理过程，本章的工作实现了使用分形维数算法提取非线性分形维数特征，以描述随时间变化的信号复杂度。我们提出并开展了对外界刺激诱发的不同大脑状态的脑电记录实验，实现了包括压力、专注力程度识别和情感识别的大脑状态识别算法。在大脑状态识别算法中，非线性的分形维度特征的使用可能会提高大脑状态的分类精度。本章提出并实现了情感启动游戏"跳舞企鹅"、压力管理游戏"射击"和专注力训练游戏"破墙"，所提出的基于时空分形的方法性价比高，因为基于它实现的训练系统是自成体系的，且不需要对任何员工进行培训，提出的基于时空分形方法的训练系统是自带的，不需要增加任何人员引导训练，具有较高的性价比。

　　由于每个系统都包含了娱乐元素，特别是如果在训练前说明游戏能提高人的能力的诱因，则系统使用起来很容易。通过添加一个人机接口维度，提出的大脑状态量化算法包括压力、专注力和情感识别，将推进人类认知与人机交互的研究。

　　致谢　这个项目得到了新加坡国家研究基金传媒数字局的"共同空间中基于情绪的个人数字传媒体验"（编号：NRF2008IDM-IDM004-020）的经费支持。

参 考 文 献

[1] American electroencephalographic society.: American electroencephalographic society guidelines for standard electrode position nomenclature. J. Clin. Neurophysiol. 8（2），200-202（1991）.

[2] Ansari-Asl，K.，Chanel，G，Pun，T.: A channel selection method for EEG classification in emotion assessment based on synchronization likelihood. In: Proc. 15th European Signal Processing Conference，Poznan 2007，pp. 1241-1245.

[3] Arns，M.，Kleinnijenhuis，M.，Fallahpour，K.，Breteler，R.: Golf performance enhancement and real-life neurofeedback training using personalized event-locked EEG profiles. J. Neurother. 11（4），11-18（2007）.

[4] Birbaumer，N.: Slow cortical potentials: Plasticity，operant control，and behavioral effects. Neuroscientist 5（2），74-78（1999）.

[5] Block，A.，Von Bloh，W.，Schellnhuber，H.J.: Efficient box-counting determination of generalized fractal dimensions. Phys. Rev. A 42（4），1869-1874（1990）.

[6] Bradley，M.M.，Lang，P.J.: The International Affective Digitized Sounds（2nd edn. IADS-2）: Affective ratings of sounds and instruction manual. University of Florida，Gainesville，（2007）.

[7] Chanel，G，Kierkels，J.J.M.，Soleymani，M.，Pun，T.: Short-term emotion assessment in a recall paradigm. Int. J. Hum. Comput. Stud. 67（8），607-627（2009）.

[8] Chanel，G，Kronegg，J.，Grandjean，D.，Pun，T.: Emotion Assessment: Arousal Evaluation Using EEG's and Peripheral Physiological Signals. In: Multimedia Content Representation，Classification and Security，vol. 4105. Lecture Notes in Computer Science，pp. 530-537. Springer，Berlin/Heidelberg（2006）.

[9] Clarke，A.R.，Barry，R.J.，McCarthy，R.，Selikowitz，M.: Electroencephalogram differences in two subtypes of Attention-Deficit/Hyperactivity Disorder. Psychophysiology 38（2），212-221（2001）.

[10] Coben，R.，Linden，M.，Myers，T.E.: Neurofeedback for autistic spectrum disorder: A review of the literature. Appl. Psychophysiol. Biofeedback 35（1），83-105（2010）.

[11] Current Statistics on Chronic Pain. http://www.beyondchronicpain.com/site/media/currentStatisticsOnChronicPain. php.

[12] Demos，J.N.: Getting Started with Neurofeedback. WW Norton and Company，New York（2005）.

[13] Easwaramoorthy，D.，Uthayakumar，R.: Improved generalized fractal dimensions in the discrimination between Healthy and Epileptic EEG Signals. J. Comput. Sci. 2（1），31-38（2011）.

[14] Emotiv. http://www.emotiv.com.

[15] Fuchs，T.，Birbaumer，N.，Lutzenberger，W.，Gruzelier，J.H.，Kaiser，J.: Neurofeedback treatment for attention-deficit/hyperactivity disorder in children: A comparison with methylphenidate. Appl. Psychophysiol. Biofeedback 28（1），1-12（2003）.

[16] Gevensleben，H.，Holl，B.，Albrecht，B.，Schlamp，D.，Kratz，O.，Studer，P.，Wangler，S.，Rothenberger，A.，Moll，G.H.，Heinrich，H.: Distinct EEG effects related to neurofeedback training in children with ADHD: A randomized controlled trial. Int. J. Psychophysiol. 74（2），149-157（2009）.

[17] Hammond, D.C.: QEEG-guided neurofeedback in the treatment of obsessive compulsive disorder. J. Neurother. 7 (2), 25-52 (2003).

[18] Hammond, D.C.: What is neurofeedback? J. Neurother. 10 (4), 25-36 (2006).

[19] Hanslmayr, S., Sauseng, P., Doppelmayr, M., Schabus, M., Klimesch, W.: Increasing individual upper alpha power by neurofeedback improves cognitive performance in human subjects. Appl. Psychophysiol. Biofeedback 30 (1), 1-10 (2005).

[20] Haptek. http://www.haptek.com.

[21] Heinrich, H., Gevensleben, H., Strehl, U.: Annotation: Neurofeedback-Train your brain to train behaviour. J. Child. Psychol. Psychiatry 48 (1), 3-16 (2007).

[22] Hentschel, H.G.E., Procaccia, I.: The infinite number of generalized dimensions of fractals and strange attractors. Physica D 8 (3), 435-444 (1983).

[23] Higuchi, T.: Approach to an irregular time series on the basis of the fractal theory. Physica D 31 (2), 277-283 (1988).

[24] International Society of Neurofeedback & Research. http://www.isnr.org/information/index. cfm.

[25] Ishino, K., Hagiwara, M.: A feeling estimation system using a simple electroencephalograph. In: Proc. IEEE International Conference on Systems, Man and Cybernetics, 2003, pp. 4204-4209, vol. 4205, 5-8 Oct. 2003.

[26] Janelle, C.M., Hatfield, B.D.: Visual attention and brain processes that underlie expert performance: Implications for sport and military psychology. Military Psychol. 20 (suppl. 1), S39-S69 (2008).

[27] Khalili, Z., Moradi, M.H.: Emotion recognition system using brain and peripheral signals: Using correlation dimension to improve the results of EEG. In: Proc. International Joint Conference on Neural Networks 2009, pp. 1571-1575.

[28] Kouijzer, M.E.J., van Schie, H.T., de Moor, J.M.H., Gerrits, B.J.L., Buitelaar, J.K.: Neurofeedback treatment in autism. Preliminary findings in behavioral, cognitive, and neurophysiological functioning. Res. Autism Spectr. Disord. 4 (3), 386-399 (2010).

[29] Kulish, V., Sourin, A., Sourina, O.: Analysis and visualization of human electroencephalograms seen as fractal time series. J. Mech. Med. Biol. 6 (2), 175-188 (2006a).

[30] Kulish, V., Sourin, A., Sourina, O.: Human electroencephalograms seen as fractal time series: Mathematical analysis and visualization. Comput. Biol. Med. 36 (3), 291-302 (2006b).

[31] Lang, P.J., Bradley, M.M., Cuthbert, B.N.: International affective picture system (IAPS): Affective ratings of pictures and instruction manual. Technical Report A-8. University of Florida, Gainesville, FL, (2008).

[32] Lei, S., Roetting, M.: Influence of task combination on EEG spectrum modulation for driver workload estimation. Hum. Factors 53 (2), 168-179 (2011).

[33] Lin, Y.P., Wang, C.H., Wu, T.L., Jeng, S.K., Chen, J.H.: EEG-based emotion recognition in music listening: A comparison of schemes for multiclass support vector machine. In: Proc ICASSP, IEEE International Conference on Acoustics, Speech and Signal Processing, Taipei 2009, pp. 489-492.

[34] Liu, Y., Sourina, O., Nguyen, M.K.: Real-time EEG-based Human Emotion Recognition and Visualization In: Proc. 2010 Int. Conf. on Cyberworlds, Singapore, pp. 262-269, 20-22 Oct. 2010.

[35] Liu, Y., Sourina, O., Nguyen, M.K.: Real-Time EEG-based Emotion Recognition and Applications. Trans. Comput. Sci. XII, LNCS 6670 TOC, 256-278 (2011).

[36] Lubar, J.F., Swartwood, M.O., Swartwood, J.N., O'Donnell, P.H.: Evaluation of the effectiveness of EEG neurofeedback training for ADHD in a clinical setting as measured by changes in T.O.V.A. scores, behavioral ratings, and WISC-R performance. Biofeedback Self Regul. 20 (1), 83-99 (1995).

[37] Maragos，P.，Sun F-K.：Measuring the fractal dimension of signals：morphological covers and iterative optimization. IEEE Trans. Signal Process. 41（1），108-121（1993）.

[38] Petrantonakis PC.，Hadjileontiadis，L.J.：Emotion recognition from EEG using higher order crossings. IEEE Trans. Inf. Technol. Biomed. 14（2），186-197（2010）.

[39] Renyi，A.：Probability Theory. Dover，Mineola，NY（2007）.

[40] Sanei，S.，Chambers，J.A.：EEG Signal Processing. WILEY，San Francisco（2007）.

[41] Saxby，E.，Peniston，E.G.：Alpha-theta brainwave neurofeedback training：An effective treatment for male and female alcoholics with depressive symptoms. J. Clin. Psychol. 51（5），685-693（1995）.

[42] Schaaff，K.，Schultz，T.：Towards emotion recognition from electroencephalographic signals. In：IEEE International Workshop on Robot and Human Interactive Communication 2009，pp. 792-796.

[43] Shannon，C.E.：A mathematical theory of communication. Bell System Tech. J. 27（4），623-656（1948）.

[44] Sokhadze，T.M.，Cannon，R.L.，Trudeau，D.L.：EEG biofeedback as a treatment for substance use disorders：Review，rating of efficacy，and recommendations for further research. Appl. Psychophysiol. Biofeedback 33（1），1-28（2008）.

[45] Sourina，O.：IDM-Project.（2008），Emotion-based personalized digital media experience in Co-Spaces. http://www3.ntu.edu.sg/home/eosourina/CHCILab/projects.html.

[46] Sourina，O.，Liu，Y.：A Fractal-Based Algorithm of Emotion Recognition from EEG Using Arousal-Valence Model. In：Proc. Biosignals 2011，Rome，Italy，pp. 209-214，26-29 Jan 2011.

[47] Sourina，O.，Liu，Y.，Wang，Q.，Nguyen，M.K.：EEG-based Personalized Digital Experience. In：Stephanidis C.（ed.）Universal Access in HCI，Part II，HCII 2011，Heidelberg 2011，pp. 591-599. Springer，Heidelberg（2011）.

[48] Sourina，O.，Sourin，A.，Kulish，V.：EEG Data Driven Animation and Its Application. In：Proc. Computer Vision/Computer Graphics Collaboration Techniques 2009. Lecture Notes in Computer Science，pp. 380-388.

[49] Sourina，O.，Wang，Q.，Liu，Y.，Nguyen，M.K.：A Real-time Fracal-based Brain State Recognition from EEG and Its Application In：Proc. Biosignals 2011，Rome Italy，pp. 82-91，26-29 Jan. 2011.

[50] Takahashi，K.：Remarks on emotion recognition from multi-modal bio-potential signals. In：Proc. IEEE ICIT '04，vol. 1133，pp. 1138-1143，8-10 Dec. 2004.

[51] Theiler，J.：Estimating fractal dimension. J. Opt. Soc. Am. A 7，1055-1073（1990）.

[52] Train，B.：Introduction to psychology. Pearson Education，South Africa（2007）.

[53] Vernon，D.，Egner，T.，Cooper，N.，Compton，T.，Neilands，C.，Sheri，A.，Gruzelier，J.：The effect of training distinct neurofeedback protocols on aspects of cognitive performance. Int. J. Psychophysiol.47（1），75-85（2003）.

[54] Video Game Therapy Helping Soldiers. http://www.myfoxaustin.com/dpp/news/local/111909-Video-Game-Therapy-Helping-Soldiers.

[55] Virtual Pain Relief. http://videos.howstuffworks.com/sciencentral/2888-virtual-pain-reliefvideo.htm.

[56] Wang，Q.，Sourina，O.，Nguyen，M.K.：EEG-based "Serious" Games Design for Medical Applications. In：Proc. 2010 Int. Conf. on Cyberworlds，Singapore 2010，pp. 270-276.

[57] Wang，Q.，Sourina，O.，Nguyen，M.K.：Fractal dimension based neurofeedback. Vis. Computer 27，299-309（2011）.

[58] Zhang，Q.，Lee，M.：Analysis of positive and negative emotions in natural scene using brain activity and GIST. Neurocomputing 72（4-6），1302-1306（2009）.

第 14 章　视觉诱发电位的相位检测在 BCI 中的应用

14.1　引　言

　　SSVEP 是指由注视恒定频率振荡的重复视觉刺激（repetitive visual stimulus，RVS）而诱发的大脑皮质活动。SSVEP 表现为头皮记录的 EEG 中刺激频率及其谐波的振荡成分。因为顶叶和枕叶更接近于初级视觉皮层[18]，在顶叶和枕叶附近 SSVEP 更为显著。在图 14.1 中，在 Oz 和 Cz 位置之间记录的 EEG 信号清楚地显示了由 15Hz 重复视觉刺激（repetitive visual stimuli，RVSi）诱发出现的 SSVEP 响应。

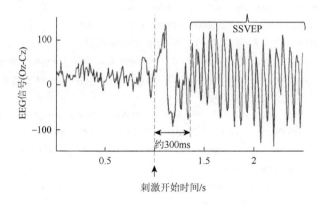

图 14.1　重复视觉刺激 15Hz 诱发的 SSVEP

顶部信号显示 RVS 随时间变化的光强度，EEG 信号（Oz-Cz）显示由这种刺激引起的 SSVEP。必须注意的是，SSVEP 并不是在刺激开始后立即出现，而是在刺激开始后几百毫秒出现

　　在基于非侵入式脑电的 BCI 中，基于 SSVEP 的 BCI 具有信息传输速率（information transfer rate，ITR）更高和所需校准时间更短的优点[4]。基于 SSVEP 的 BCI 通过向用户呈现一组重复视觉刺激来操作，这组刺激通常含有不同的刺激频率[7, 9, 14]。对应于用户显性或隐性[23]注意的重复视觉刺激的 SSVEP 更加显著且能从动态脑电中检测到。每个重复视觉刺激与特定的动作或指令相关联，当检测到相应的 SSVEP 时，BCI 系统执行相应的动作或指令。

　　目前大多数基于 SSVEP 的 BCI 使用 4～30Hz 的刺激频率，因为 SSVEP 在这个频率范围内更为显著[24]。但是与高频刺激相比，4～30Hz 频率下的视觉刺激具有以下缺点：①视觉疲劳发生得更快且降低了 SSVEP 的幅值；②存在更高的诱发癫痫的风险[6]。因此，出于对 BCI 应用安全性和舒适性的考虑，高频 SSVEP 更适合。

30Hz 以上的频率中仅有有限的某些频率能诱发足够强的 SSVEP 用于 BCI 的频率[25]。在传统的基于 SSVEP 的 BCI 操作中，每个重复视觉刺激都有一个单独的刺激频率，这一局限性意味着可能的命令数量减少，而且限制了比特率。

为了解决这一局限性，一种可能的方法是组合两个以上的频率来驱动单个重复视觉刺激[3, 16]。如果有 N 个频率可以使用，并且可以将它们中的 k 个频率组合以驱动特定重复视觉刺激，则重复视觉刺激的数目为 $\binom{N}{k}$($N > k+1$ 且 $k > 1$)，远比 N 大。

另一种方法是使用相同的刺激频率但相位不同[12, 15, 20]，检测受到用户注意的刺激的相位是可能的，因为 SSVEP 是锁相的[18]（图 14.1）。

SSVEP 相位可以使用傅里叶分析[13, 20, 21]来估计。为了确保得到合理、准确的精度，这些方法需要相对长的信号段，其持续时间包含多个刺激周期。对于同步的 BCI 操作，锁相分析是精确检测注意阶段所必需的。同步 BCI 意味着 BCI 操作由系统控制，因为每当系统准备好接收命令时，都会通知用户。如果刺激信号（即驱动重复视觉刺激的某个频率信号）与脑信号同步记录，则用户可以通过 SSVEP 相位实现异步操作。然后，驱动重复视觉刺激的某个频率信号可以用作受到用户注意的刺激的相位检测参考。

本章介绍了允许异步操作的基于高频 SSVEP 并采用相位编码的 BCI 实现。14.2 介绍信号处理方法，14.3 节介绍实验证据，14.4 节对本章进行总结，并提出未来研究的可能方向。

14.2 信号处理和模式识别方法

本节提出了一种从多通道脑电记录中提取二维特征向量的信号处理方法。这里用脑电数据段（EEG epoch）指代给定持续时间的一组 EEG 信号。模式识别方法应用于处理特征向量以识别用户的预期命令。图 14.2 给出了这个过程的基本示意图。首先，通过空间滤波将脑电数据段中所有通道的脑电信号线性组合成一个单变量的信号。14.2.1 节将详细介绍估计线性组合系数的算法。

特征向量的第一个成分是 SSVEP 的能量。算法采用以刺激频率为中心的峰值滤波器处理空间滤波后的单变量信号，对得到的结果做平方并在整个脑电数据段内求平均值，估计出 SSVEP 的能量。SSVEP 的能量用作特征是为了确保用户的注意力足够高以诱发 SSVEP。特征向量的第二个成分是 SSVEP 相位，SSVEP

相位通过计算刺激信号的瞬时相位与空间滤波信号之间的平均相位差来估计。根据刺激频率估计瞬时相位，我们将这个过程称为相位同步分析[25]。通过使用概率神经网络对特征向量的分类来估计受到用户注意的重复视觉刺激。

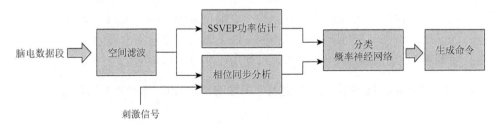

图 14.2   在对脑电数据段进行空间滤波后，得到一个二维特征向量，该特征向量由 SSVEP 功率和相位组成。产生的向量由神经网络处理，其输出估计出受到用户注意的 RVS

14.2.1   空间滤波

考虑脑电数据段 X，X 可以写成 $T \times N$ 的矩阵，T 是样本信号 X_i 的长度；X_i 对应于在电极位置 i 处记录的信号，$i = 1, 2, \cdots, N$。

考虑空间滤波器 X_w，其对应于 $\{X_i\}$ 的线性组合，如 $X_w = \sum_i w_i X_i = Xw$，其中，$w = [w_1, \cdots, w_N]^T$，"T"为转置运算。

选择空间滤波器系数 w_i 可以用这样的方式，即使 X_w 中由 SSVEP 带来刺激频带的能量与由背景脑活动带来的刺激频带之间的比值最大化。通过这样的方式选择的系数引出了称为最大化对比组合[8]的方法，其中通过在每个脑电数据段上求解下面的最优化方程来估计 w：

$$w = \arg\max_{\tilde{w}} \frac{\tilde{w}^T X^T X \tilde{w}}{\tilde{w}^T (X - QX)^T (X - QX) \tilde{w}} \tag{14.1}$$

式中，Q 是矢量空间上从刺激频率到刺激频率 H 次谐波的正弦信号范围的投影矩阵。

令 $\Phi = \{\sin(2\pi hft), \cos(2\pi hft) \mid h = 1, 2, \cdots, H\}$ 和 $t = [0, 1, \cdots, T-1]^T$ 是在刺激频率和刺激频率 H 次谐波范围的正弦信号集。然后，Q 可以写成 $Q = S(S^T S)^{-1} S^T$，其中 S 是一个矩阵，矩阵的列包含 Φ 中的信号成分。

在这个模型中，$Xw - QXw$ 与矢量空间中 Φ 的成分正交，并且其欧几里得范数可用于大脑活动背景下刺激频率的能量估计。如 14.1 节所述，本章仅考虑高刺激频率（大于 30Hz）。因为对于大多数实际应用，限制 EEG 频率低于 60Hz，为此谐波数 H 被设置为 1。

在式（14.1）中，每个实验时段的协方差矩阵 $X^T X$ 和 $(X - Q)^T (X - QX)$ 分别用于估计 SSVEP 和背景活动。通过对几个 EEG 实验时段的协方差矩阵求平均，可以获得协方差矩阵更好和更稳定的估计。因此，我们提出通过求解下面的优化问题来估计最佳空间滤波器：

$$w = \arg \max_{\tilde{w}} \frac{\tilde{w}^{\mathrm{T}} \sum_{k=1}^{K} X_k^{\mathrm{T}} X_k \tilde{w}}{\tilde{w}^{\mathrm{T}} \sum_{k=1}^{K} (X_k - QX_k)^{\mathrm{T}} (X_k - QX_k) \tilde{w}} \tag{14.2}$$

式中，X_k 是第 k 个实验时段的 EEG；K 是所有实验时段的总数。

SSVEP 功率（特征向量的第一个分量）通过应用以刺激频率（峰值滤波器）为中心的窄带宽为 1Hz 的 FIR 滤波器对信号 $X_w(t)$ 滤波进行估计。滤波结果产生了一个窄带信号 $z(t)$，用公式 $E = \frac{1}{\Delta t} \int_{t}^{t+\Delta t} |z(t)|^2 \, \mathrm{d}t$ 可以估计出 SSVEP 在时间窗 $[t, t + \Delta t]$ 的功率 E。

14.2.2 相位同步分析

本节通过称为相位同步分析的过程来估计相位（特征向量的第二个分量）。首先计算 $z(t)$ 和刺激信号 $l(t)$ 的希尔伯特变换，得到的分析信号 $A_z(t)$ 和 $A_l(t)$ 如下：

$$A_z(t) = z(t) + \mathrm{j}H_z(t) = \rho_z(t)\mathrm{e}^{\mathrm{j}\theta_z(t)}$$

$$A_l(t) = l(t) + \mathrm{j}H_l(t) = \rho_l(t)\mathrm{e}^{\mathrm{j}\theta_l(t)} \tag{14.3}$$

式中，$H_z(t)$ 和 $H_l(t)$ 分别是 $z(t)$ 和 $l(t)$ 的希尔伯特变换，瞬时幅度和相位分别为 $\rho(\cdot)$ 和 $\theta(\cdot)$。对应于每个数据段的 SSVEP 相位差可以由一个脑电数据段期间的瞬时相位差的中值 $\delta_f(t) = \theta_z(t) - \theta_l(t)$ 来估计。

14.3 实 验 证 据

本章使用的 BCI 实现展示了 14.2 节中提到的原则，BCI 实现建立在 BCI 2000 平台上[19]。该应用是沿着计算机渲染的 2D 迷宫的光标导航任务。此任务中允许的运动沿着四个可能的方向，即左上、右上、左下和右下，见图 14.3（a）。

这些方向与布置在计算机屏幕周围的视觉刺激相关联，如图 14.3（b）所示。每个刺激通过一个 10cm×10cm 的方块呈现，其中包含了扩展屏幕里的闪烁高能 LED 灯。刺激信号是具有刺激频率的 50% 占空比的方波。四个相位 $\left(\phi, \phi + \frac{\pi}{2}, \phi + \pi, \phi + \frac{3\pi}{2}\right)$ 用于重复视觉刺激的命令集，见图 14.3（d），其中 ϕ 是刺激信号开始时的初始相位。相应的刺激信号由四个同步函数发生器（来自 Agilent Technologies 公司，型号为 33220A）生成。

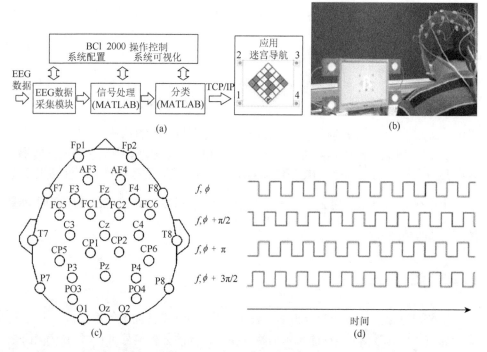

图 14.3　（a）BCI 实现的软件架构。该应用由一个 2D 迷宫组成，在这个迷宫中，光标向接收用户注意力的 RVS 方向移动。在这个特定的配置中，数字 1、2、3 和 4 分别表示左下、左上、右上和右下四个方向。成功完成这个迷宫配置的命令序列是"2232323344144111"；（b）计算机屏幕周围排列的 RVSi；（c）测量脑电的位置；（d）显示相位差的刺激信号

在正常办公室照明条件下使用 BioSemi Active-two 采集系统[2]采集脑电信号，采集的 32 电极的信号显示在图 14.3 中。记录来自图 14.3（c）中的 32 个电极的信号。在预处理环节将信号参考重置为所有采集信号的平均值（即共平均参考）。采样频率为 2048Hz，在预处理环节，信号降采样到 256Hz。

刺激信号通过位于具有相位 ϕ 的重复视觉刺激附近的光电二极管产生。光电二极管的信号与 EEG 信号同步记录，以便相位同步分析（见 14.2.2 节）。

14.3.1　最佳刺激频率

不同刺激频率的 SSVEP 响应取决于个体因素[10]。为了确定具有足够舒适水平的刺激频率范围，本书中给参与者呈现了 15～60Hz（步长为 5Hz）频率范围内时长为 10s 的刺激，并要求参与者用 1～5 的分值主观评价他们的视觉舒适度（5 分是最舒适的）。刺激呈现的顺序是随机的。图 14.4 展示了不同频率的平均视

觉舒适度。可以看出，对于高于 30Hz 的刺激频率，舒适度超过 3。因此，我们编写了一种程序，旨在确定 30～40Hz 范围内的个体最佳刺激频率。刺激频率的上限是由 SSVEP 可检测性的相关因素决定的。

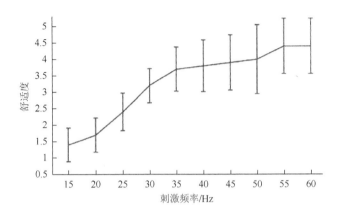

图 14.4　不同刺激频率下的平均视觉舒适度，垂直条对应于每个刺激频率的标准差

对于给定的用户，估计最佳刺激频率的过程包括在 30～40Hz 内的所有整数刺激频率下呈现重复视觉刺激，刺激频率呈现是随机的。

对于每个刺激频率，刺激以四个间隔的序列呈现。每个间隔由 4s 的刺激时间和其后 4s 的休息时间组成。为了在几个刺激频率中确定可能引发最强 SSVEP 响应的刺激频率，遵循以下步骤。

（1）如 14.2.1 节所述，第一个间隔中的刺激周期用于估计空间滤波器。

（2）用此滤波器对四个间隔的 EEG 信号滤波，得到一维空间滤波后信号的结果。

（3）通过以刺激频率为中心的峰值滤波器对空间滤波后的信号进行时间滤波，再对这个操作的结果求平方。

（4）前述的结果点在每个 1s 长的时间窗内估计 SSVEP 能量。结果有 32 个值，即对应于刺激期的 16 个 SSVEP 能量值和中断休息期的 16 个值。

（5）使用 32 个值的集合，执行基于阈值的刺激期 SSVEP 检测。由于这构成了具有单个阈值的检测问题，ROC 曲线[5]可以通过逐步改变阈值来确定从刺激期的最低 SSVEP 能量到中断期的最高 SSVEP 能量。ROC 曲线下面积（area under the ROC curve，AUC）是刺激频率下 SSVEP 可检测性的良好指标。最佳刺激频率对应于最高 AUC 结果的刺激频率。

14.3.2 节中将会描述这种最佳刺激频率的空间滤波器将会被用于 BCI 的标定阶段。

14.3.2　BCI 操作的标定

BCI 操作标定的目标是确定最佳分类器参数，以检测用户注意力集中的刺激的相位。与 14.3.1 节中的方案类似，刺激以 16 个间隔的顺序呈现，每个间隔由 4s 的刺激期和其后的 4s 休息时间组成。在刺激期，四个重复视觉刺激都以最佳刺激频率闪烁，但具有彼此不同的相位，如图 14.3（d）所示。在每个间隔开始时，提示用户注意一个特定的重复视觉刺激。注意的顺序是随机的。

使用在频率选择环节（14.3.1 节）中得到的最佳空间滤波器，对刺激期的每个 1s 长的数据段估计两个参数：SSVEP 相位和 SSVEP 功率。然后用四个上述考虑的相位的特征向量来设置概率神经网络分类器的参数。

14.3.3　BCI 操作和信息传输速率

在操作期间，指示参与者在二维迷宫内沿着预先指定的路径尽可能快地移动光标。在这项研究中，允许参与者明确地将他们的注意力（即通过移动他们的眼睛）集中在重复的视觉刺激上。

当检测到估计的用户预期移动方向时，仅当该移动方向与预先指定的路径相同时，光标才沿着该方向移动。这种限制有助于估计信息传输速率。光标移动伴有低音调，对应于非预设允许方向的检测伴随有高音调以通知用户出现错误。

如图 14.3（b）所示，成功地通过这个迷宫的命令序列为"2232323344144111"，其中 1、2、3 和 4 与方向有关，分别为左下、左上、右上、右下。这个序列是均衡的，每个方向都出现四次。这避免了由于存在优先选择方向而导致的结果偏差。

比特率是根据用户在移动光标穿过迷宫和沿着指定路径方面的熟练程度来估计的。每个用户被要求通过迷宫两次，我们用正确的移动次数和总的移动次数的比值来估计正确率。为了估计比特率，我们使用最普遍的方法：文献[22]中定义的信息传输速率。

该定义建议用以下公式来计算类别数 C 和分类准确率 p 的比特率与信息传输速率：

$$R(\text{bit} / \text{symbol}) = \log_2 C + p\log_2 p + (1-p)\log_2[(1-p) / (C-1)] \qquad (14.4)$$

$$\text{ITR}(\text{bit} / \text{min}) = R \times 60 / \tau \qquad (14.5)$$

式中，τ 是检测符号模式或执行命令所需的平均时间（以秒为单位）；类别数 C 等于 4。在操作过程中，使用时长 1.5s 的窗口来决定移动方向。该窗口被细分为三个时长 1s 的重叠率为 75% 的子窗口。对于每个子窗口，提取二维特征向量并用于分类。根据所有子窗口的多数票做出分类决策。在票数相同的平局情况下，不做决策，因此光标不移动。十五名志愿者（S1～S15）参加了实验，所有人都能够完成迷宫导航任务，所有人的表现如表 14.1 所示。对于每一个参与者，最佳刺激频率展示在表 14.1 的第二列。15 名参与者中有 6 名的最佳刺激频率为 40Hz。这种频率的普遍存在可能是由于 α 峰值频率的共振过程[11]。每个参与者的准确率展示在表 14.1 的第三列。五名参与者能够没有任何错误地完成导航任务。所有参与者的平均准确率为 0.92。在帮助解决患者运动的几个 BCI 应用中，这样高的准确率是一个理想的特性。

表 14.1　实验结果

受试者	频率/Hz	准确率	每个命令的时间/s	ITR/(bit/min)
S1	40	1.00	4.17	28.78
S2	40	1.00	2.95	40.68
S3	39	0.89	2.29	39.71
S4	40	1.00	3.05	39.34
S5	39	0.84	2.41	34.06
S6	40	1.00	3.70	32.43
S7	40	0.80	4.30	17.45
S8	38	0.96	2.40	44.55
S9	39	1.00	4.01	29.12
S10	40	0.88	3.52	25.14
S11	37	0.82	2.91	26.90
S12	33	0.86	2.48	34.17
S13	31	0.95	3.02	34.96
S14	35	0.92	3.15	30.66
S15	39	0.90	2.32	39.93
平均	37.9	0.92	3.11	33.19
标准偏差	2.88	0.07	0.69	7.13

第四列中的每个命令所需时间是将受试者完成迷宫导航所花费的总时间除以命令总数得出的。该术语在式（14.5）中用 τ 表示，用以估计每分钟比特数的信息传输速率。ITR 展示在表 14.1 的第五列。在表 14.1 的最后几行中列出了所有受试者的平均值和相应的标准偏差。

我们的结果显示了平均 ITR 为 33.19bit/min。这表明了我们的方法在 SSVEP 特别是在高频重复视觉刺激与相位编码一起使用时的潜在优势。由于高频刺激，所有参与者都反馈了由视频闪烁引发视觉不适的程度较低，见图 14.4。

14.4　讨论和结论

本章介绍了一种在基于 SSVEP 的 BCI 中使用高频重复视觉刺激和相位编码的方法。出于舒适度和安全性的考虑，期望使用高频，但是在高频范围内仅有很少的频率可以引发足够强的 SSVEP。解决方案包括使用单频率下的不同相位以克服频率的限制。

频率越高，视觉不适感就越低。虽然希望提高刺激频率，采用超过本章所采用的 40Hz 限制的高频视觉刺激，但高频视觉刺激仍需要考虑 SSVEP 的可检测性。文献[17]报道了在检测超感知阈值的 SSVEP 方面有前景的方向。

本章提出的信号处理方法基于最优空间滤波器和相位同步分析。实验证据表明，15 名志愿者的平均准确率为 0.92，平均 ITR 为 33.19bit/min。文献[1]中报道了在低频范围（大约 15Hz）内 ITR 高达 92bit/min。然而，这是以视觉不适为代价的，会限制系统的可用性。

较为常见的最佳刺激频率为 40Hz，这表明 α 峰值频率的共振过程还需要进一步研究，以确定 40Hz 频率是否有可能成为一个通用的刺激频率。这对于提高基于 SSVEP 的 BCI 的可用性非常有意义。

可以混合频率和相位调制，以进一步增加 BCI 应用中可能的刺激数量。这种低频闪烁刺激的方法在文献[12]中提出，类似的原则可以应用于高频刺激。然而，需要考虑的是在实际应用中可能仅需要几个不同的命令。

致谢　感谢 Vojkan Mihajlovic 博士为提高本章内容质量提出的宝贵建议。本章的工作结果得到了欧盟 Seventh Framework 项目基金（编号：224156）的支持。

参 考 文 献

[1]　Bin，G.，Gao，X.，Wang，Y.，Hong，B.，Gao，S.: VEP-based brain-computer interfaces: time，frequency，and code modulations [Research Frontier]. IEEE Comput. Intell. Mag. 4（4），22-26（2009）.

[2]　Biosemi system. http://www.biosemi.com.

[3]　Cheng，M.，Gao，X.，Gao，S.，Xu，D.: Multiple color stimulus induced steady state visual evoked potentials. In: Proceedings of the 23rd Annual International Conference of the IEEE Engineering in Medicine and Biology Society，vol. 2，pp. 1012-1014（2001）.

[4]　Cheng，M.，Gao，X.，Gao，S.，Xu，D.: Design and implementation of a brain-computer interface with high transfer rates. IEEE Trans. Biomed. Eng. 49，1181-1186（2002）.

[5]　Fawcett，T.: An introduction to ROC analysis. Pattern Recogn. Lett. 27，861-874（2006）.

[6]　Fisher，R.S.，Harding，G.，Erba，G.，Barkley，G.L.，Wilkins，A.: Photic-and pattern-induced seizures: a review for the Epilepsy Foundation of America Working Group. Epilepsia 46，1426-1441（2005）.

[7]　Friman，O.，Lüth，T.，Volosyak，I.，Gräser，A.: Spelling with steady-state visual evoked potentials. In: Proceedings of the 3rd International IEEE EMBS Conference on Neural Engineering，pp. 354-357（2007a）.

[8]　Friman, O., Volosyak, I., Gräser, A.: Multiple channel detection of steady-state visual evoked potentials for brain-computer interfaces. IEEE Trans. Biomed. Eng. 54, 742-750 (2007b).

[9]　Gao, X., Xu, D., Cheng, M., Gao, S.: A BCI-based environmental controller for the motion-disabled. IEEE Trans. Neural Syst. Rehabil. Eng. 11, 137-140 (2003).

[10]　Garcia-Molina, G., Mihajlovic, V.: Spatial filters to detect steady state visual evoked potentials elicited by high frequency stimulation: BCI application. Elektromed Biomed. Tech. 55 (3), 173-182 (2010).

[11]　Herrmann, C.: Human EEG responses to 1-100 Hz flicker: resonance phenomena in visual cortex and their potential correlation to cognitive phenomena. Exp. Brain Res. 137 (3-4), 346-353 (2001).

[12]　Jia, C., Gao, X., Hong, B., Gao, S.: Frequency and phase mixed coding in SSVEP-based brain computer interface. IEEE Trans. Biomed. Eng. 58 (1), 200-206 (2010).

[13]　Kluge, T., Hartmann, M.: Phase coherent detection of steady-state evoked potentials: Experimental results and application to brain-computer interfaces. In: Proceedings of the 3rd International IEEE EMBS Conference on Neural Engineering, pp. 425-429 (2007).

[14]　Lalor, E.C., Kelly, S.P., Finucane, C., Burke, R., Smith, R., Reilly, R.B., McDarby, G.: Steady-state VEP-based brain-computer interface control in an immersive 3D gaming environment. EURASIP J. Appl. Signal Process. 2005, 3156-3164 (2005).

[15]　Lee, P., Sie, J., Liu, Y., Wu, C., Lee, M., Shu, C., Li, P., Sun, C., Shyu, K.: An SSVEP-actuated brain computer interface using phase-tagged flickering sequences: A cursor system. Ann. Biomed. Eng. 38 (7), 2383-2397 (2010).

[16]　Mukesh, T.M.S., Jaganathan, V., Reddy, M.R.: A novel multiple frequency stimulation method for steady state VEP based brain computer interfaces. Physiol. Meas. 27, 61-71 (2006).

[17]　Porbadnigk, A., Scholler, S., Blankertz, B., Ritz, A., Born, M., Scholl, R., Müller, K., Curio, G., Treder, M.: Revealing the Neural Response to Imperceptible Peripheral Flicker with Machine Learning. In: Conf. Proc. IEEE. Eng. Med. Biol. Soc. (2011).

[18]　Regan, D.: Human brain electrophysiology: evoked potentials and evoked magnetic fields in science and medicine. New York, NY, United States Elsevier (1989).

[19]　Schalk, G., McFarland, D., Hinterberger, T., Birbaumer, N., Wolpaw, J.: BCI2000: A General-Purpose Brain-Computer Interface (BCI) System. IEEE Trans. Biomed. Eng. 51 (6), 1034-1043 (2004).

[20]　Wang, Y., Gao, X., Hong, B., Jia, C., Gao, S.: Brain-computer interfaces based on visual evoked potentials. IEEE Eng. Med. Biol. Mag. 27, 64-71 (2008).

[21]　Wilson, J.J., Palaniappan, R.: Augmenting a SSVEP BCI through single cycle analysis and phase weighting. In: Proceedings of the 4th International IEEE EMBS Conference on Neural Engineering, pp. 371-374 (2009).

[22]　Wolpaw, J.R., Birbaumer, N., McFarland, D.J., Pfurtscheller, G., Vaughan, T.M.: Brain-computer interfaces for communication and control. Clin. Neurophysiol. 113, 767-791 (2002).

[23]　Zhang, D., Maye, A., Gao, X., Hong, B., Engel, A., Gao, S.: An independent brain-computer interface using covert non-spatial visual selective attention. J. Neural Eng. 7 (1) 16010 (11 pp) (2010).

[24]　Zhu, D., Bieger, J., Garcia-Molina, G., Aarts, R.: A survey of stimulation methods used in SSVEP-based BCIs. Comput. Intell. Neurosci. (2010a).

[25]　Zhu, D., Garcia-Molina, G., Mihajlovic, V., Aarts, R.: Phase synchrony analysis in SSVEP-based BCIs. In: The 2nd International Conference on Computer Engineering and Technology (ICCET-2010), vol. 2, pp. 329-333 (2010b).

第 15 章　干电极脑电传感器能否提高基于 SMR、P300 和 SSVEP 的 BCI 的可用性

15.1　BCI 研究的动机

BCI 的基本思想是建立一个新的通信通道，它绕过正常的神经通路和输出通道来控制外部设备[28]。从最初开始，BCI 技术研究的一个主要的目标就是帮助残障人士实现肢体功能替代或交流功能。那些患有 ALS、脑卒中或脊髓损伤的人可能会失去完全控制（外围的）肌肉活动的能力。这取决于疾病影响了控制肌肉运动的神经通路还是肌肉本身。在第一次尝试中，残障受试者用功能正常的残存神经通路或肌肉实现受损的神经通路或肌肉的代偿。这种方法对受试者可能是非常有益的，尽管该方法也可能有局限性，例如，受试者可以使用眼球运动来进行通信或控制。在这种 BCI 方法中，通过检测高于损伤水平的适当神经或肌肉活动来恢复肢体功能。这些活动信号可以作为 BCI 的输入信号，BCI 正确编码这些活动的模式，然后将活动信号转化为控制命令。经过一定时间的训练，BCI 可以预测用户的意图而且用户可以进行操作，如关闭/打开机械手或者控制轮椅。然而，最近 BCI 技术已用于非医学领域，例如，控制计算机游戏、控制其他设备如移动电话或控制智能家居和在虚拟现实环境中的人物。

大脑的活动可以通过很多方法来观测，如功能磁共振成像、功能近红外光谱、正电子发射断层扫描、脑磁图或更具侵入性的方法如皮层脑电或单个神经元记录以及其他方法。在实际应用中，考虑到可用性、成本以及最终用户在家庭中使用是否方便，脑电活动的无创测量 EEG 仍然是许多研究组选择的方式。迄今为止，基于不同的脑电现象已成功实现了 BCI 系统，其中大部分的研究一直专注于以下两大类 BCI。

（1）内源性 BCI：在这种类型的 BCI 中，受试者通过执行特定的心理任务的学习和训练来有意识地改变大脑活动。这种类型的 BCI 包括基于慢皮层电位和感觉运动节律及事件去同步/同步的 BCI。

①基于慢皮层电位的 BCI：非常早期的 BCI 方法包括慢皮层电位的应用[2]，这种方法需要几个月的训练时间。今天，慢皮层电位的方法不再广泛应用于 BCI 的控制中。

②基于慢皮层电位和事件相关去同步/同步的 BCI：基于振荡脑电活动的 BCI 系统运用运动想象策略在 EEG 的 α 和 β 频段内产生事件相关去同步/同步现象。

在皮层脑电中，γ 频带活动已经被用于构建 BCI 控制[22]。更加具体地说，与想象的手或脚运动相关的感觉运动节律的变化主要用于实现这种类型的 BCI，甚至开发出的更不具体的特定运动想象通过训练也能使用[3, 19, 28]。这种所谓的慢皮层电位 BCI 已经被用于控制计算机屏幕上的光标、用于轮椅导航或虚拟环境控制（见文献[6]、[15]、[16]、[19]和第 6 章及第 10 章）。

（2）外源性 BCI：在这种类型的 BCI 系统中，外部刺激的呈现会诱发大脑活动的特定变化。这种在持续的脑电中发现的基于对外部刺激的集中或选择性注意力的典型诱发电位就是 P300 响应和 SSVEP。

①基于 P300 的 BCI：P300 的 BCI 方法需要用户将注意力集中于一个视觉或触觉刺激，从而使脑电波因用户注视或忽视刺激而不同。这个系统利用新奇事件在脑电中诱发 P300 成分，也就是在新奇事件出现 300ms 后在脑电信号中产生一个正向偏转[7, 23]。在典型的拼写应用中，一些字母以行、列的格式显示在计算机屏幕上，所有的字母都是瞬时闪现的。用户通过注视并简单计数想要选择的字母闪烁的次数来选择。然后，这个 BCI 系统就可以确定用户注视的是哪几个视觉目标。到目前为止的应用主要包括 P300 拼写设备或环境控制[5, 6, 14, 24]。通过类似的方式，最近 P300 的 BCI 采用基于触觉刺激的方式实现，把几个触觉器安装到身体的不同部位并瞬时接通，这个 BCI 系统可以确定这几个触觉目标中哪一个包含所需的信息。这种应用应该有助于触觉刺激比视觉提示更适合的情况[4]。

②基于 SSVEP 的 BCI：SSVEP 的方法利用了闪烁频率为 5～20Hz 的闪烁光源，其诱发大脑产生与闪烁频率相同的脑电振荡。与 P300 的 BCI 类似，这里脑电波因用户注视与忽视刺激而不同。到目前为止的应用包括机器人控制或移动电话控制[8, 17]。

因此，BCI 系统用于通信、控制机器人设备或轮椅、控制游戏或用于康复活动。这意味着 BCI 系统不仅可以为特殊的用户群体建立，也可以为健康的人建立。一个限制 BCI 广泛应用的因素是在准备放置湿电极时使用磨砂膏和导电膏。以作者的个人经验，受试者报告了参与湿电极脑电实验的不适感，或因为要在实验后洗发甚至拒绝参与实验。

所以，许多研究小组现在正在致力于干电极的实际可用性研究，以完全避免电极导电膏的使用。在把脑电电极放置在头皮之前，皮肤通常用一种磨砂膏来清洗，除去干燥的表皮，以获得更低的皮肤电极阻抗来确保获得持久且高质量的脑电记录。由于电极位置偏移小，皮肤外层可贡献高达数毫安直流电，因此要执行该步骤。Tam 和 Webster 表明细砂纸的 20 次轻轻擦拭，可以减少表皮层的阻抗，并减少通过拉伸皮肤[26]等的运动伪迹的产生。

这种擦拭虽然没有达到毛细血管层，但去除了保护皮肤的屏障（角质层）。此外，皮肤电极阻抗也受温度和湿度的影响。阻抗越低，采集到的伪迹和噪声信号就会越少。对于皮肤的准备工作的缺点是清洗耗时，甚至可能导致疼痛，特别是如果每天对受试者在同一个电极位置做这样的准备工作。此外，在长期记录过程中干燥的凝胶和磨损后再生的皮肤会降低脑电电极性能[13]。因此，研究者已研发了所谓的主动式电极，即电极本身已经自带一个放大器。这样的电极可以容许有更高的皮肤阻抗。主动式电极采集较少的伪迹，对于电极连接方式（包括单极导联和双极导联）而言，用研磨凝胶对皮肤做准备工作不是必需的。然而，使用导电膏来确保皮肤和电极之间的电连接仍然是需要的。主动式电极的尺寸要比一般的电极更大，它本身还包含了其他的电子元件，就更昂贵了。干电极使用微型针头穿透皮肤的第一层并接触到导电层，或者使用电容传感器通过机械弹簧按压电极，使其压入皮肤[20, 25]。早期的工作集中在使用主动式电极和干式电极记录心电图信号方面[21]，这是因为信噪比更大和更容易在胸部设置。

所有这些基于脑电的 BCI 都用安放在人头皮的特定位置上的电极来采集大脑活动，以便提取控制信号来控制外部设备。几种不同的外部噪声源能影响脑电测量：①由附近给其他设备供电的线路中流经的电流产生的电磁干扰；②由于导体和绝缘体之间的摩擦产生的摩擦电噪声；③皮肤层中具有不同的离子电荷，因此由电极的运动产生的皮肤电极电位发生移动[25]。在线实时显示的脑电幅度约为 $\pm 50\mu V$ 并包含从直流电到约 40Hz 频率的范围。由于脑电幅度较小，在其从模拟信号转换为数字信号并在计算机系统中处理之前，采用低噪声的生物信号放大器输入级（在感兴趣的频率范围内，小于 $0.3\mu V$ 有效值）是很重要的。对于无创的 BCI 系统，脑电信号需采集 0.1～40Hz 范围的信号，以便能用于事件相关去同步/同步、SSVEP 或 P300。此外，脑电数据应尽可能无噪声和伪迹。

柏林 BCI 研究小组展示了使用六个干电极的运动想象单次实验分类[20]，其结果与用凝胶电极的实验结果相比较，信息传输速率降低了大约 30%。Gargiulo 等[9]用导电橡胶构建的干电极系统表明了凝胶电极与干电极之间的高相关性，使用一个 3mm 的不锈钢盘电极来证明这个系统对自发脑电和诱发电位的有效性[25]。在另一种不用电极凝胶的方法中，Volosyak 等[27]表明了基于生理盐水的电极在稳态视觉诱发电位 BCI 上的成功应用。

本章说明了内源性和外源性 BCI 方法的结果，并讨论了基于干电极传感器的概念。因此比较了基于 SSVEP、P300 和感觉运动节律等三种 BCI 设置的原始脑电数据、功率谱、产生诱发电位的时间、ERD/ERS 值和 BCI 精度。这项研究的重点是 P300 诱发电位，因为干电极系统中的信噪比在低频脑电范围内较低是可预期的。另外，本章也评估了干传感器概念用于感觉运动节律和稳态视觉诱发电位 BCI 的可行性。

15.2　方　　法

在 BCI 相关文献中发现 BCI 较难应用的另一个障碍是，由于各种原因，有一定比例的人不能操作特定类型的 BCI。受试者的个体间差异以及受试者自身的变化常常导致所谓的 BCI 低效者[1]。在不同的 BCI 方法中，20%～25%的受试者无法以令人满意的方式控制某种类型的 BCI[11]。因此，文献中引入了混合 BCI，利用体感节律 BCI、P300 或基于稳态视觉诱发电位 BCI 的输出，使受试者能够在这些不同的方法中选择，以达到 BCI 控制的最佳效果[18]。由此，干电极传感器的概念应该支持所有主要的 BCI 方法。因此，下列问题必须得到解决。

（1）脑电传感器的设置必须是可重置的，即传感器应该可以在对应于扩展的 10/20 电极系统的任意位置放置。

（2）使用的传感器数量应该是可变的。

（3）根据 BCI 方法的类型，电极放置在大脑的中部、顶区和枕区；传感器的设置应该适用于不同头部形状以及不同头发的厚度和发型。

（4）电极的使用应该不会给受试者带来任何风险，而对于一些可能会断开的微针电极，则不能排除这种风险[10]。

为了满足要求，相关 BCI 文献研究并利用以下概念实现干电极传感器：选择了一种弹性织物作为合适的头帽的基础；根据扩展 10/20 系统孔，预先确定了固定传感器的位置；弹性材料可以保证传感器的正确固定，同时还可以根据实验范式选择任意位置进行最佳的记录；此外，弹性材料提供必要的压力，以确保传感器与皮肤的物理接触。电极本身的构造是圆形排列（$d = 10mm$）的板上插入七个金色涂层的引脚。电极本身装有一个小的前置放大器来确保电极即使在皮肤电极阻抗非常高的情况下也可以工作。引脚的长度可以根据要求而改变，但是在本实验的情况下，长度固定为 8mm。图 15.1 展示了干电极传感器的构造。

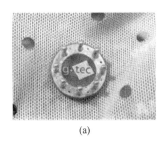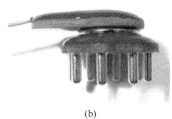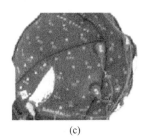

(a)　　　　　　　　　　　　(b)　　　　　　　　　　　　(c)

图 15.1　（a）附在或连接到弹性头帽上的七针 8mm 镀金传感器元件；（b）可拆卸的干电极传感器元件与有源夹式引线连接器相结合（active clip lead connector）；（c）可重新配置的干电极传感器连接到枕叶/顶叶区

15.3　实　验　设　置

共 13 名受试者（3 名女性，10 名男性，年龄为 19～41 岁，P300 为 11 名，运动想象为 1 名，SSVEP 为 1 名）参加了为期四周的研究。受试者无药物治疗史，视力正常或矫正后视力正常，无中枢神经系统异常史。受试者坐在笔记本电脑前，受指示放松并尽可能保持静止。图 15.2 显示了研究用到的电极配置和电极位置。使用 g.USBamp（奥地利 g.tec 医疗工程股份有限公司的 24 位生物信号放大单元）采集 EEG 数据，采样频率设置为 256Hz。将接地电极接在左乳突上，并将参考电极接在右乳突上。两个位置均使用一次性预凝胶电极垫。根据扩展的国际 10/20 电极系统，将 EEG 电极固定到 EEG 电极帽（g.GAMMAcap）上。基于凝胶电极的 EEG 记录使用 g.BUTTERfly 电极（金色环电极类型，中间有一个孔以注入凝胶）和基于干电极的 EEG 记录使用 g.SAHARA 电极（七个金色涂层引脚，长度为 8mm，安装呈圆形排列，直径为 10mm）。两种类型的电极都是主动式 EEG 电极，包含了小的前置放大器位于电极内部。

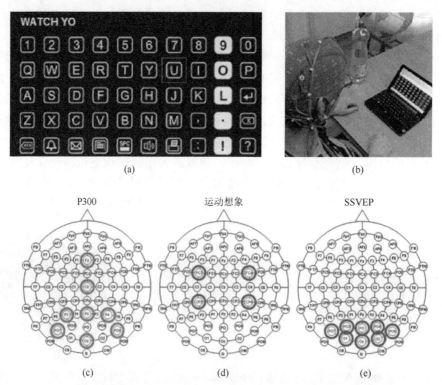

图 15.2　（a）intendiX 拼写矩阵；（b）用有源（主动）电极的测量设置；（c）P300 实验的电极布局；（d）运动想象实验的电极布局；（e）SSVEP 实验的电极布局。左乳突接地，右乳突做参考

15.4　P300 的 BCI

参与 P300 研究的受试者使用 intendiX 行/列（RC）拼写器，如图 15.1 所示。11 名受试者使用干电极，一名受试者使用基于凝胶的电极作为比较，一名受试者因信号质量太差而不得不退出实验，因为其头发浓密而几乎不可能有电极皮肤接触。RC 拼写器在计算机屏幕上显示 50 个字符（A，B，…，Z；0，1，…，9；特殊字符），并突出显示整列或整行 100ms。闪烁之间的时间很短，其间仅有灰色矩阵符号可见（60ms）。受试者的任务是注意（或观看）被提示拼写的字符并计算字符被突出显示的次数。计数任务有助于受试者保持专注于拼写任务。在突出显示每行和每列 15 次之后，信号处理单元计算每个字符的诱发电位并执行线性判别分析分类以确定受试者正在关注哪个矩阵项[11]。然后突出显示序列再次开始，并提示受试者需关注的下一个字符。BCI 系统必须首先对单个 EEG 数据进行校准。要求受试者“选择”（或关注）单词 WATER，一次一个字母，这个训练程序大约需要 5min。在使用校准数据训练 BCI 系统之后，要求受试者再花大约 5min 写单词 LUCAS，且一次一个字母。

15.5　运 动 想 象

本研究的目的是比较通过干电极和凝胶电极得到感觉运动节律 BCI 的结果，一名训练有素的受试者执行了运动想象实验。首先，凝胶电极和干电极被放置在彼此旁边，几乎从同一个脑区（彼此间距 1.5cm）来记录脑电数据（第一轮实验包括 80 次左手和右手运动想象试验）。其次，受试者用干电极执行了160 次试验（第二轮实验），然后用凝胶电极执行了 160 次试验（第三轮实验）。第一个实验（第一轮）持续了约 30min，第二个实验大约是 2h（第二轮和第三轮）。

运动想象实验开始时屏幕中心显示一个固定十字。2s 后，给出一个警告提示的刺激“嘟嘟”声。在 3s 后，一个箭头（提示刺激）指向左或右，显示时间为1.25s。根据箭头的方向引导受试者想象一个右手或左手运动，直到试验结束。一次试验持续了 8s，且两次试验的时间间隔在 0.5～2.5s 范围内随机改变以避免适应性，没有将信息反馈给受试者以防止其分心。

运动想象的 BCI 估计脑电数据的两个不同频带中的频带能量，从功率谱和ERD/ERS 活动的时频评价（ERDMaps）中识别出 α 和 β 范围内的反应频带。通过线性判别分析对频带能量特征进行分类，得到受试者特定的权重向量[12]。

15.6　SSVEP 的 BCI

　　一个受试者执行了 SSVEP 实验。第一轮实验用的是干电极，第二轮实验使用基于凝胶的电极。受试者的任务是注视四个以固定频率（10Hz、11Hz、12Hz、13Hz）闪烁的发光二极管中的一个，时长为 14s，然后休息 6s。对剩下的三个发光二极管也执行同样的任务，整个循环重复三次。四个发光二极管排列在一个 12cm×12cm 的盒子里，由一个微控制器控制，使频率误差小于 0.025Hz。

　　SSVEP 分析过程使用包含 512 个样本（2s EEG）的滑动窗口，重叠了 448 个样本，并包括四个步骤：预处理、特征提取、分类和变化率/多数权重分析。这几个步骤每 250ms 执行一次。

　　采用两种不同的方法来计算脑电数据的特征。第一种方法基于最小能量法（minimum energy，ME），不需要训练[8]。该算法输入原始脑电信号通道，因为它自己选择最佳的脑电信号通道组合。首先，从脑电数据中清除潜在的 SSVEP 信号。这是通过将具有刺激频率和谐波的人工振荡投影到脑电信号的正交互补上来实现的。在这种运算之后，信号清除了不需要的噪声。现在生成了一个权重向量，它具有以某种方式组合通道的特性，且结果具有最小能量的方式。现在，SSVEP 的检测是通过使用检测统计量来完成的，该统计量计算了信号与 SSVEP 刺激响应的比率，以及与不存在视觉刺激的信号之间的比率。这是针对所有刺激频率和所有脑电波通道的。该分类器的输出是信噪比最高的频率指标。

　　第二种方法是基于快速傅里叶变换和线性判别分析，在这种方法的预处理步骤中，计算拉普拉斯导数。首先，输入数据经过拉普拉斯求导，用快速傅里叶变换转换为频谱。通过刺激频率和它们的第一和第二次谐波的值来提取特征向量。利用这些特征向量，在训练过程中，为每个用户生成权重/偏置向量。当训练顺利完成时，线性判别分析分类器就可以用来将新的特征向量分类为一个刺激频率指标。在本章描述的实验模型中，四类运动想象分类单元和四种快速傅里叶变换＋线性判别分析分类单元分别使用了不同的脑电信号通道作为输入。

　　最后一步是一个称为变化率/多数权重分析的过程。通过多个分类单元配置稍有不同的输入数据，通常会在噪声输入上产生随机分类结果。当分类器的输出变化很大且非常不同时，这种效果一方面用来产生没有类别的决策；另一方面，低变化率和多数权重（不同算法指向同一方向的分类数）可以用来增强决策的稳健性。

15.7　结　　果

　　第一个有趣的步骤是比较干电极和凝胶电极在大脑中央、顶叶和枕部采集到的原始脑电数据。9s 的脑电片段按样本幅值缩放，显示在图 15.3 中。数据是同一个受试者在不同的实验时段采集得到的，因此当然是不同的。需要注意的是，干电极能够从所有记录点采集脑电数据，并且并未发现明显的噪声差异。在两段脑电成分中，眨眼产生的脑电在额叶中通常可见，在中央区和顶区较少。

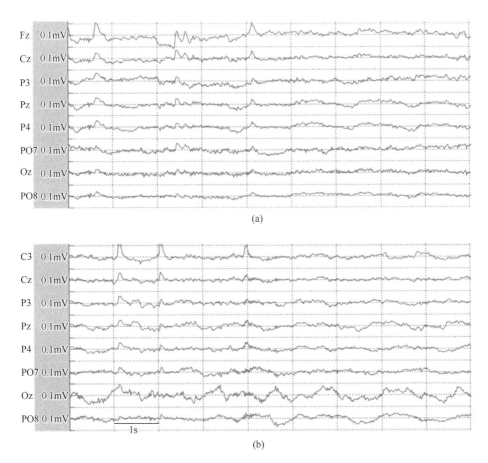

图 15.3　采用位于中央区、顶叶和枕部位置的干电极和凝胶电极采集 P300 实验的 8 通道脑电数据。（a）干电极采集；（b）凝胶电极采集

在这两种采集方式中，眼电（EOG）伪迹大多出现在 Fz、Cz、P3、Pz 和 P4 上。y 轴按 ±0.1mV 标度，x 轴以秒为单位，数据经过 0.1~30Hz 的带通滤波以及 50Hz 工频陷波

15.8　P300 实验范式

P300 的 BCI 系统将目标字符的诱发电位作为控制信号。因此，所有目标特征的平均值都是以 100ms 的刺激前间隔和 700ms 的刺激后间隔计算的。事先以前

100ms 为输入进行基线校正，受试者使用干电极和凝胶电极执行训练和复制拼写实验，在 Cz 位置的诱发电位如图 15.4 所示。选择电极 Cz 是因为它是 P300 拼写实验最重要的一个电极。在干电极和凝胶电极实验中，诱发电位都在大约 240ms 后达到最大值约 6V。采用干电极和凝胶电极情况下的诱发电位看起来很相似，训练和复制拼写实验轮次的比较表明随着时间的推移，诱发电位是非常稳定的。

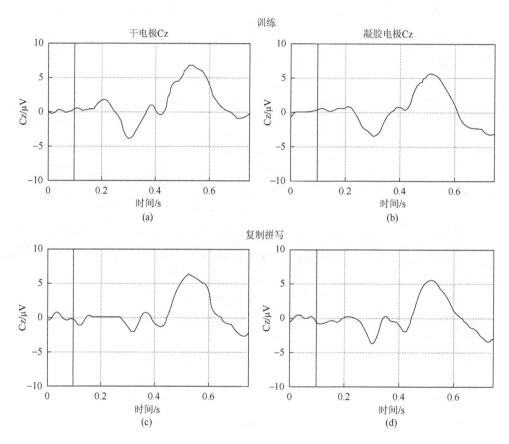

图 15.4　一名受试者在训练实验轮次和复制拼写（复写）实验轮次中采用干电极和凝胶电极时的 P300 响应

每一轮实验有 5 个字符，每个字符闪烁 30 次（15 行，15 列），每个实验轮次的时间总共约 5min。y 轴按 ±10μV 标度，x 轴以秒为单位。P300 BCI 的准确度随着屏幕上字符闪烁次数的增加而上升，但通信速率下降。因此，对于 BCI 控制而言，减少闪烁次数是很重要的

　　图 15.5 显示了使用干电极和凝胶电极，不同闪烁次数下的分类精度。对于这两种记录方式，分类精度都达到了 100%。然而，对于凝胶电极，仅需较少的闪烁次数。

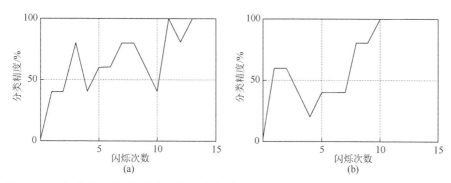

图 15.5　一名受试者采用干电极和凝胶电极时 P300 BCI 的分类精度随闪烁次数的变化。
（a）采用干电极时；（b）采用凝胶电极时

表 15.1 显示了用凝胶电极的一组研究结果（$N=81$）[11]和在本章中用干电极的一组研究结果（$N=11$）。最重要的实验结果是：凝胶电极的平均正确率为 91.0%，干电极为 89.1%。受试者拼写准确率为 100%（即通过线性判别法正确选择 LUCAS 的五个字符的比例）时，对应的干电极（63.6%）比凝胶电极（72.8%）比例低。这里必须指出，这是一个在线的实验结果而不是一个交叉验证的结果。尽管如此，88.9% 的凝胶电极和 90.9% 的干电极能够不出现或只出现一个错误。此外，只有 1.2% 的凝胶电极和 0% 的干电极不能够正确拼写一个字。

表 15.1　按一定正确率分类的实验时段的百分比（N 表示参与的受试者人数）

行-列拼写器分类正确率/%	凝胶电极（$N=81$）[11]	干电极（$N=11$）
100	72.8	63.6
80～99	88.9	90.9
60～79	6.2	0
40～59	3.7	9.1
20～39	0	0
0～19	1.2	0
所有受试者的平均正确率/%	91.0	89.1

15.9　运动想象的干电极

如图 15.6 所示，我们计算并比较了使用干电极和凝胶电极的基于运动想象的 BCI 系统的 ERD 图和功率谱。首先，观察和检测脑电数据，并除去约 5% 的含有伪迹的实验试次。在干电极和凝胶电极实验中，可以发现在 α 波和 β 波范围的事件相关去同步现象。用干电极记录的脑电显示在 β 频率范围内有更广泛的激活现象。功率谱可以识别脑电数据中有反应的频率成分。在基线期（没有运动想象），对于这个受试者，在功率谱中都可以找到两个 α 峰（干电极和凝胶电极）。从先前的实验可知，这个受试者在手部运动想象过程中较高的 α 频带活动更受抑制，因此 α 频带用于 BCI 控制。符号检测（$p < 0.05$）证明了基线和想象之间存在统计学上的显著差异。EEG 功率谱显示了与使用凝胶电极相比，使用干电极的 β 频带区域有更高的差异。一个原因可能是虽然干电极和凝胶电极的采样点都邻近，但仍然在不同的位置。比较两种功率谱后，一个明显区别是，在 3Hz 以下干电极信号的能量较高。然而比较 α 和 β 频段范围内的能量水平后，可以说 ERD 图和功率谱显示了两种类型电极有非常相似的结果（图 15.7 和图 15.8）。

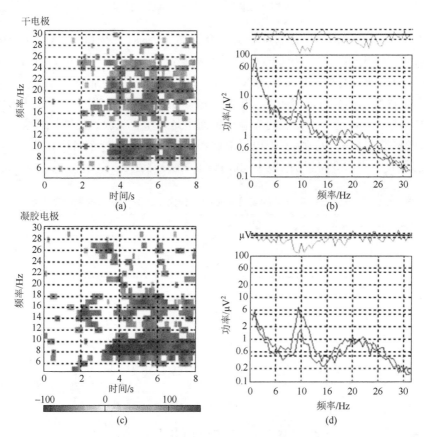

图 15.6　采用（a）干电极和（c）凝胶电极时右手运动想象期间 C3 电极位置的 ERD 图。两种记录方式都在电极 C3 上 3.5～8s α 频带范围内显示有强的事件相关去同步现象。干电极下显示有更宽频带的 β 频带 ERD 现象。只显示具有显著 ERD/ERS 值的像素（自举检验（bootstrap），$p < 0.05$）；采用（b）干电极和（d）凝胶电极时在电极 C3 上参考期间（0～2s，蓝色）和活动期间（6～8s，绿色）有反应性的频率成分（reactive frequency components）。如果每个功率谱上方的图中的线条穿越虚线，则表明存在显著性的变化（符号检验，$p < 0.05$）（见彩图）

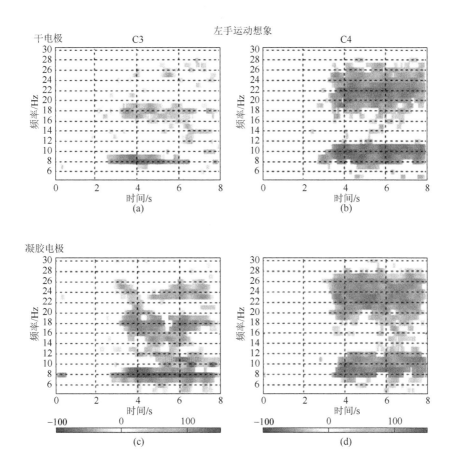

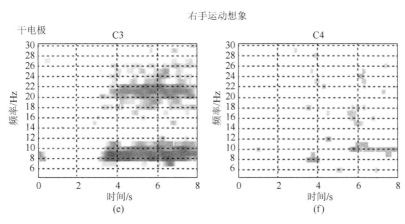

凝胶电极

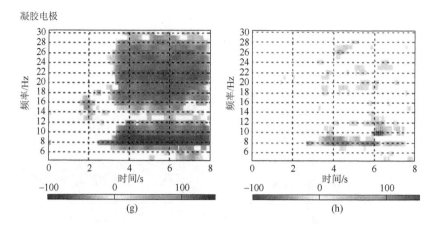

(g)　　　　　　　　　　　　　(h)

图 15.7 （a）～（d）为在电极位置 C3 和 C4 上计算的左手运动想象的 ERD 图；（e）～（h）为在电极位置 C3 和 C4 上计算的右手运动想象的 ERD 图（见彩图）

　　即使不同电极之间的距离很小（1.5cm），从不同的电极位置记录的大脑活动也一直是不同的。因此，干电极和凝胶电极的 ERD 对比图在同一位置是先后记录的。图 15.9 显示了左手和右手运动想象的结果。一个受试者在左手运动想象实验过程中，C4 电极位置的 α 和 β 频带范围内产了一个 ERD，干电极和凝胶电极都非常相似。在同一侧，在这两种采集方式下都可以发现 ERD 和 ERS。ERS 在凝胶电

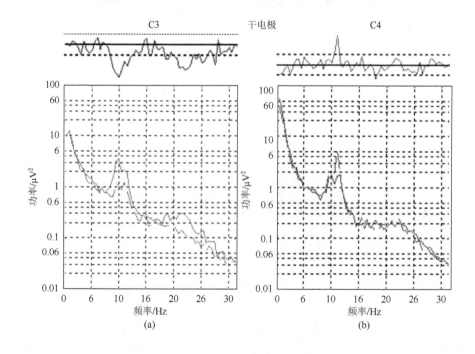

(a)　　　　　　　　　　　　　(b)

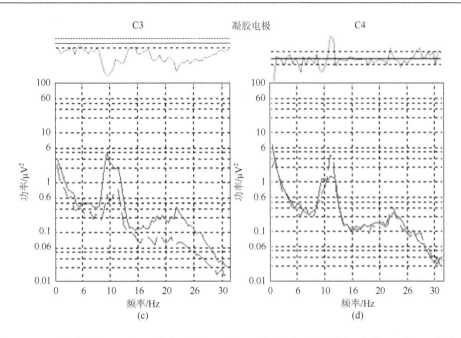

图 15.8　右手动作想象。采用干电极时［(a) 和 (b)］和采用凝胶电极时［(c) 和 (d)］在电极 C3/C4 上，参考期间（0～2s，蓝色）和活动期间（6～8s，绿色，虚线）有反应性的频率成分。如果每个功率谱上方的图中的线条穿越虚线，则表明存在显著性的变化（符号检验，$p < 0.05$）（见彩图）

极时表现得更加明显。对于右手运动想象，可以发现在 C3 电极位置 α 和 β 频带内的 ERD。在 C4 电极的对侧，可以发现 ERD 和 ERS，而且非常相似。凝胶电极在 C4 位置显示了另外一个 β 频带的 ERS。

　　图 15.9 显示了右手运动想象实验第 2 轮实验（干电极）和第 3 轮实验（凝胶电极）起反应频率成分的功率谱。记录位置的对侧，可以在 α 和 β 频段范围内发现基线和运动想象之间的显著性差异。需要注意，凝胶电极在 β 频带范围的差异更强。这与图 15.6 相反，图中干电极表现出更高的差异性，同侧的功率谱看起来非常相似。

　　除了 ERD 图和功率谱，干电极和凝胶电极的 BCI 精度对比也很有意义，如表 15.2 所示。这里采用了 10 倍交叉验证技术来比较运动想象 BCI 精度，交叉验证将数据混合并随机分割出训练和测试数据。放置在彼此旁边的干电极和凝胶电极在实验第 1 轮次的误差分别是 15% 与 18%。干电极表现得略好，而且有一个较早的最佳分类时间点（7.5s）。实验第 2 轮次的干电极达到 14% 的误差，与之相较，实验第 3 轮次的凝胶电极为 5% 的误差。

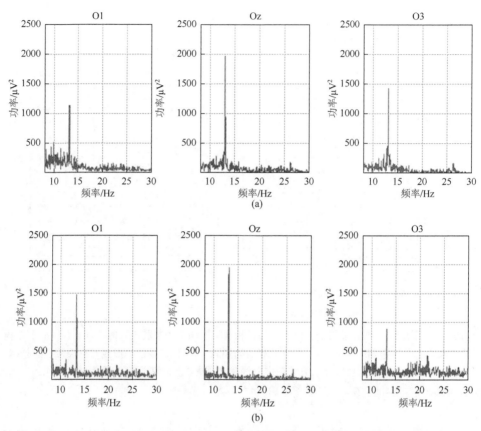

图 15.9　在 13Hz 的 LED 刺激期间，O1、Oz 和 O3 电极脑电数据的功率谱。（a）采用干
电极时；（b）采用凝胶电极时

表 15.2　使用干电极和凝胶电极时的运动想象误差

电极	实验轮数	误差/%	时间点/s
干电极	1	15	7.5
凝胶电极	1	18	8
电极	实验轮数	误差/%	时间点/s
干电极	2	14	7
凝胶电极	3	5	7

15.10　SSVEP 训练

基于 SSVEP 的 BCI 系统是用离散频率峰值来控制的，该频率峰值显示受试
者是否在看某个 LED。图 15.9 显示了当受试者注视闪烁频率为 13Hz 的 LED 时，

从三个完整的 14s 时间计算的干电极和凝胶电极在三个重要电极位置（O1、Oz 和 O3）的功率谱。在两种方式下，能在 Oz 电极位置发现闪烁频率为 13Hz 的最高的且非常相似的峰值。干电极在 O1 位置的峰值较小，凝胶电极在 O2 位置的峰值较小。

最后，我们研究了干电极和凝胶电极在每个单一时间步长实验下的准确率。干电极达到 53.7% 的准确率，只有 3.9% 的错误决策。这意味着，大多数 BCI 系统不能做出确定的决策，但也仅做出少量错误决策。凝胶电极达到了 44.5% 的准确率和 3% 的错误决策。

15.11　讨　　论

本章展示了干电极传感器思想可以用于基于运动想象、SSVEP 和 P300 的 BCI 系统。由于干电极采集方式不使用导电膏，因此可以预测干电极与凝胶电极相比，具有一个更高的皮肤电极阻抗。高电极阻抗会采集到更多的伪迹，且对电极的移动和电极线的波动很敏感，从而导致信号幅度远高于正常的脑电。高电极阻抗也会采集周围环境的静电电压和电磁噪声。为了解决这些问题，我们将每个与皮肤接触的电极引脚用镀金涂层的方式减少阻抗。其次，我们将一个放大器单元集成到电极中，使其能够抵抗伪影，并能够在高电极阻抗条件下记录脑电。干电极也显示出比凝胶电极更高的极化电压，因此记录设备必须能够接受高达几毫伏的直流电压。这个问题通过一个高输入范围的放大单元结合一个 24 位 ADC（g.USBamp，g.tec 医疗工程股份有限公司生产）来解决。

除了避免和最小化技术带来的伪迹，还有一个大问题：信噪比是干电极频率的函数。P300 的 BCI 系统采用具有较低截止频率 0.1Hz 的脑电数据，基于运动想象的 BCI 系统采用 α（8~12Hz）和 β（14~32Hz）频率范围内的脑电数据，基于 SSVEP 的 BCI 系统采用刺激频率（大多为 6Hz 和 30Hz）的脑电数据。

为了测试 P300 的 BCI 中干电极的实用性，我们进行了 11 名受试者的群组研究，并比较了诱发电位（对一个受试者）和准确度（对于所有受试者）。对于干电极和凝胶电极，P300 的潜伏期和振幅似乎是相似的。在一项针对 81 名受试者的群组研究中，计算了所有受试者在电极 Cz 位置的总平均最大 P300 响应为 7.9μV，在当前的研究中大约是 6μV。这个现象可以通过受试者间和受试者自身的变化来解释。干电极和凝胶电极的平均准确度在同一范围内，但我们不得不将一名受试者排除在干电极脑电实验之外，其头发太密导致干电极的针与皮肤接触不好。这是干电极的一个明显局限，只能用更长的引脚来解决。而对于凝胶电极，仅需注入更多的凝胶来解决这个问题。这意味着有更多的受试者因为发型问题不能使用干电极。相比于凝胶电极，干电极也显示了 3Hz 频率以下较高的信号漂移。

对于运动想象的 BCI，通过彼此很近位置的干电极和凝胶电极同时记录脑电，这导致它们的 ERD 图和功率谱都非常相似，但并不完全相同。当然，不同的脑电位置会得到不同的结果，但必须是相似的。运动想象的 BCI 显示出受试者间和受试者自身的变化很大，为此，不同实验时段进行比较可能是困难的。我们用一个有经验的 BCI 受试者来执行一个干电极的实验和一个凝胶电极的实验。实验过程中没有任何反馈以避免干扰受试者。实验产生的 ERD 图和功率谱又非常相似，且表现出典型的 α 频段和 β 频段的 ERD 和 ERS。尽管如此，与实验第 2 轮次的 14% 相比，实验第 3 轮次的 BCI 错误率为 5%。这种差异似乎很大，但也可以通过实验前的训练效果来解释，且认为变化在正常范围内。

基于 SSVEP 的 BCI 的一大优势是我们确切地知道 LED 刺激调制的脑电频率。因此，电极必须能够在这个频率提取脑电数据。SSVEP 系统在 10Hz、11Hz、12Hz 和 13Hz 四个频率点进行测试，结果显示，对于干电极和凝胶电极，峰值频率和振幅都是类似的。

通过脑电帽解决干电极设置的问题，以使电极可以没有限制地记录额叶区、中央区、颞叶区和枕叶区。脑电帽是由弹性材料制成的，使每一个电极对皮肤的压力大小都是相似的。这个脑电帽可以很容易地设置，并且适合许多不同的受试者，而不需要对用户进行特定的调整。其他机械式的电极固定系统更难调整以适应个体头形，干电极采集大多是记录中央区和前额区的脑电，且使用较少的电极。能与脑电帽一起使用的电极数量仅受电极机械尺寸的限制。

干电极的连接时间比凝胶电极短。如果利用预先配置好的、电极已插入期望位置的脑电帽，则可以在约 10min 内用磨料凝胶完成 P300 拼写器的固定电极的连接。如果利用预先配置好的脑电帽和主动式电极，连接时间可以减少到 1～3min。然而，如果使用相同的脑电帽，干电极的连接时间约为 1min 或更少。但在脑电帽连接好后，干电极需要几分钟时间来调整，因此，连接所需的准备时间与主动式电极相当。干电极最大的优点是没有磨料和导电膏留在头发上，因此，可以避免清洗头发。除此之外，一个很大的优点是电极不需要接触水来清洗，因此提高了使用寿命。没有受试者反映使用干电极有不适感。

这项研究结果有重要的意义，干电极的使用加快了电极设置的速度、增强了可接受性。因此，这项技术更容易服务于更多人，且延长了可能的记录时间。然而，由于低频漂移，干电极采集的脑电信号在 3Hz 以下显示出更高的信号功率。考虑到实验结果，干传感器的概念及其可伸缩电极帽、任意位置的活动电极和可调引脚长度等相互作用的成分，我们得出结论，干电极概念对于基于感觉运动节律、P300 和 SSVEP 的 BCI 非常适用。

参 考 文 献

[1] Allison, B., Luth, T., Valbuena, D., Teymourian, A., Volosyak, I., Graser, A.: BCI demographics: How many(and what kinds of)people can use an SSVEP BCI? IEEE Trans. Neural Syst. Rehabil. Eng. 18(2), 107-116 (2010).

[2] Birbaumer, N., Ghanayim, N., Hinterberger, T., Iversen, I., Kotchoubey, B., Kubler, A., Perelmouter, J., Taub, E., Flor, H.: A spelling device for the paralysed. Nature 398, 297-298 (1999).

[3] Blankertz, B., Losch, F., Krauledat, M., Dornhege, G., Curio, G., Muller, K.-R.: The Berlin brain-computer interface: Accurate performance from first-session in BCI-naive subjects. IEEE Trans. Biomed. Eng. 55 (10), 2452-2462 (2008).

[4] Cincotti, F., Kauhanen, L., Aloise, F., Palomaki, T., Caporusso, N., Jylanki, P., Babiloni, F., Vanacker, G., Nuttin, M., Marciani, M.G., Del, R.M., Mattia, D.: Preliminary experimentation on vibrotactile feedback in the context of mu-rhythm based BCI. Conf. Proc. IEEE Eng. Med. Biol. Soc., 2007, pp. 4739-4742 (2007).

[5] Donchin, E., Spencer, K.M., Wijesinghe, R.: The mental prosthesis: assessing the speed of a P300-based brain-computer interface. IEEE Trans. Rehabil. Eng. 8, 174-179 (2000).

[6] Edlinger, G., Holzner, C., Guger, C., Groenegress, C., Slater, M.: Brain-computer interfaces for goal orientated control of a virtual smart home environment. 4th International IEEE/EMBS conference on Neural Engineering. NER09, pp. 463-465 (2009).

[7] Farwell, L.A., Donchin, E.: Talking off the top of your head: toward a mental prosthesis utilizing event-related brain potentials. Electroencephalogr. Clin. Neurophysiol. 70, 510-523 (1988).

[8] Friman, O.: Multiple channel detection of steady-state visual evoked potentials for brain-computer interfaces. IEEE Trans. Biomed. Eng. 54 (4), 742 (2007).

[9] Gargiulo, G., Bifulco, P., Calvo, R.A., Cesarelli, M., Jin, C., van Schaik, A.A.: mobile EEG system with dry electrodes. IEEE Biomedical Circuits and Systems Conference, pp. 273-276 (2008).

[10] Grozea, C., Voinescu, C.D., Fazli, S.: Bristle-sensors-low-cost flexible passive dry EEG electrodes for neurofeedback and BCI applications. J. Neural Eng. 8 (2), 025008 (2011).

[11] Guger, C., Daban, S., Sellers, E., Holzner, C., Krausz, G., Carabalona, R., Gramatica, F., Edlinger, G.: How many people are able to control a P300-based brain-computer interface (BCI)? Neurosci. Lett. 462 (1), 94-98 (2009).

[12] Guger, C., Edlinger, G., Harkam, W., Niedermayer, I., Pfurtscheller, G.: How many people are able to operate an EEG-based brain-computer interface(BCI)? IEEE Trans. Neural Syst. Rehabil. Eng. 11(2), 145-147(2003).

[13] Ko, W.H., Hynecek, J.: Dry electrodes and electrode amplifiers, In: Miller, H.A., Harrison, D.C. (eds.) Biomedical Electrode Technology, pp. 169-181. Academic Press, New York (1974).

[14] Krusienski, D.J., Sellers, E.W., McFarland, D.J., Vaughan, T.M., Wolpaw, J.R.: Toward enhanced P300 speller performance. J. Neurosci. Methods 167, 15-21 (2008).

[15] Leeb, R., Lee, F., Keinrath, C., Scherer, R., Bischof, H., Pfurtscheller, G.: Brain-computer communication: Motivation, aim, and impact of exploring a virtual apartment. IEEE Trans. Neural Syst. Rehabil. Eng. 15 (4), 473-482 (2007).

[16] Millán, J.R., Carmena, J.M.: Invasive or noninvasive: understanding brain-machine interface technology. IEEE Eng. Med. Biol. Mag. 29 (1), 16-22 (2010).

[17] Muller-Putz, G.R., Pfurtscheller, G.: Control of an electrical prosthesis with an SSVEP-based BCI. IEEE Trans. Biomed. Eng. 55, 361-364 (2008).

[18] Pfurtscheller, G., Allison, B.Z., Brunner, C., Bauernfeind, G., Solis-Escalante, T., Scherer, R., Zander, T.O., Mueller-Putz, G., Neuper, C., Birbaumer, N.: The Hybrid BCI. Front. Neurosci. 21 (4), 42 (2010).

[19] Pfurtscheller, G., Neuper, C., Müller, G.R., Obermaier, B., Krausz, G., Schlögl, A., Scherer, R., Graimann, B., Keinrath, C., Skliris, D., Wörtz, M., Supp, G., Schrank, C.: Graz-BCI: state of the art and clinical applications. IEEE Trans. Neural Syst. Rehabil. Eng. 11 (2), 177-180 (2003).

[20] Popescu, F., Fazli, S., Badower, Y., Blankertz, B., Muller, K.-R.: Single trial classification of motor imagination using 6 dry EEG electrodes. PLoS One 2 (7), e637 (2007).

[21] Portnoy, W., David, R., Akers, L.: Insulated ECG Electrodes. In: Miller, H.A., Harrison, D.C. (eds.) Biomedical Electrode Technology. Academic Press, New York (1974).

[22] Schalk, G., Kubanek, J., Miller, K.J., Anderson, N.R., Leuthardt, E.C., Ojemann, J.G., Limbrick, D., Moran, D., Gerhardt, L.A., Wolpaw, J.R.: Decoding two-dimensional movement trajectories using electrocorticographic signals in humans. J. Neural Eng. 4 (3), 264-275 (2007).

[23] Sellers, E.W.: Brain-computer interface research at the University of South Florida cognitive psychophysiology laboratory: the P300 speller. IEEE Trans. Neural Syst. Rehabil. Eng. 14 (2), 221 (2006).

[24] Sellers, E.W., Krusienski, D.J., McFarland, D.J., Vaughan, T.M., Wolpaw, J.R.: A P300 event-related potential brain-computer interface (BCI): The effects of matrix size and inter stimulus interval on performance. Biol. Psychol. 73, 242-252 (2006).

[25] Taheri, B.A., Knight, R.T., Smith, R.L.: A dry electrode for EEG recording. Electroenceph. Clin. Neurophysiol. 90 (5), 376-383 (1994).

[26] Tam, H.W., Webster, J.G.: Minimizing electrode motion artifact by skin abrasion. IEEE Trans. Biomed. Eng. 24 (2), 134-139 (1977).

[27] Volosyak, I., Valbuena, D., Malechka, T., Peuscher, J., Graser, A.: Brain-computer interface using water-based electrodes. J. Neural Eng. 7 (6), 066007 (2010).

[28] Wolpaw, J.R., Birbaumer, N., McFarland, D.J., Pfurtscheller, G., Vaughan, T.M.: Brain-computer interfaces for communication and control. Clin. Neurophysiol. 113 (6), 767-791 (2002).

第 4 部分　实用的 BCI 基础设施：新出现的问题

第 16 章　BCI 软件平台

16.1　引　　言

早在 1973 年，BCI 研究就开始了，当时 Vidal 第一次提出了大脑-计算机直接通信的概念[60]（有趣的是，第一个 BCI 也可以归功于 Grey Walter 博士，他在 1964 年的一次演讲中报告了 BCI 实验，但是他没有公布他的研究结果[21]）。从那时起，许多研究组依托这个新想法开发了功能原理样机。尽管仍有许多有待解决的问题，但第一个 BCI 系统已经在实验室外使用，如在医院或家庭中[41, 54, 58]。

随着现代个人计算机的发展，其计算能力足以满足大多数 BCI 的需求。此外，对用户友好的开发环境开始出现，应用程序开始更加依赖于对象和对象关系之间的图形化表示。例如，MATLAB 和 Simulink 的结合（MathWorks 公司开发）可能是开发各种科学应用程序的最受欢迎的商业通用平台之一。

专门针对 BCI 开发的软件平台应该提供常用的基本模块，如数据采集、特征提取、分类和反馈呈现模块。多年来，许多实验室已经根据不同的要求、编程语言和潜在用户开发了各自的自定义工具软件。这些工具软件源代码通常是封装的且不向公众开放的，它们主要用于快速的原型设计和内部测试。此外，这些工具软件可能因为缺乏足够的文档而不易被实验室外的人使用。

另外，在过去的几年中也发布了一些开源的 BCI 软件平台。这些框架要么面向 BCI 开发人员，要么面向 BCI 用户，要么同时面向两者。有些平台是在流行的开源许可下发布的（如 GNU 通用公共许可证），允许所有人检查、修改和重新发布源代码。此外，许多框架是跨平台的，意味着它们可以运用于几个不同的操作系统，而其他框架只能用于特定的操作系统和/或商业软件。

本章将概述当前可用于开发和部署 BCI 的平台与框架。我们确定了七个主要的 BCI 软件平台和一个专门用于反馈与刺激呈现的平台。这些平台是：①BCI2000；②OpenViBE；③TOBI 通用实现平台（common implementation platform，CIP）；④BCILAB；⑤BCI＋＋；⑥xBCI；⑦BF＋＋。用于反馈和刺激呈现的框架被称为 Pyff，而且目前还没有任何其他与之功能类似的框架。在这七个平台之中，TOBI CIP 扮演着一个特殊的角色，因为它不是一个完全成熟的 BCI 平台。相反，这个平台定义了不同 BCI 组件之间的标准化接口。这使得其他遵循 TOBI CIP 协议且实现了特定功能模块（如数据采集、特征提取或分类模块）的 BCI 平台能相互通信和交互。

16.2　BCI2000

　　BCI2000 是 BCI 研究的通用软件平台，它也可以用于各种数据的采集、刺激呈现和大脑监测应用。自从 2000 年以来，BCI2000 一直由位于美国纽约奥尔巴尼的纽约州卫生署下属 Wadsworth 中心的 BCI R&D 项目领衔开发，德国蒂宾根大学医学心理学与行为神经生物学研究所也在这个项目中做出了重要贡献。此外，世界各地的许多实验室，尤其是位于佐治亚州亚特兰大的佐治亚理工学院的 BrainLab 和位于意大利罗马的 Fondazione Santa Lucia 也在该项目的开发中发挥了重要作用。目前，BCI2000 由六名科学家和程序员组成的核心团队来维护和进一步开发，并依靠工作人员和大量用户组成的社区不断地扩展系统功能，如添加对新硬件设备的支持功能。BCI2000 的核心团队包括 Gerwin Schalk（项目总监和首席发布者）、Jlirgen Mellinger（首席软件工程师）、Jeremy Hill（项目协调员）、Griffin Milsap（软件测试工程师）、Adam Wilson（用户管理和支持）和 Peter Brunner（研讨会和教程）。

　　1）主要特点

　　BCI2000 支持不同的数据采集硬件、信号处理例程和实验范式。具体来说，BCI2000 支持不同厂家的 19 种不同的数据采集系统，包括所有主流的数字脑电信号放大器。它支持对脑电振荡、诱发电位、ECoG 活动和单个神经元动作电位的适当处理，由此产生的输出可以控制光标移动和拼写字符。BCI2000 还可以提供高度可定制的与大脑信号同步采集的听觉/视觉刺激。除了脑信号外，来自其他设备如操纵杆、键盘或眼动仪的输入，都可以被记录下来。

　　2）模块化

　　BCI2000 的设计是在多层次上的模块化。首先，它把一个 BCI 系统分成多个专门用于数据采集、信号处理、用户应用程序和系统控制的模块。这些模块通过单独的程序来实现，它们彼此通过 TCP/IP 连接通信，且可分布在网络上。除了控制模块（"操作员"），所有的模块可以在运行时自由地组合。存在源模块对应于所有支持的放大器；信号处理模块通过不同的方法用于谱估计，并用于 ERP 的分析；用户应用模块提供光标反馈、刺激呈现和拼写界面。在 BCI 实验中使用这些模块无须编程或重新编译。图形用户界面允许选择启动一个实验应有的模块组合。所有模块允许高度定制而无须通过"操作员"GUI 调整参数来重新编译。参数和模块的版本信息都存储在记录数据文件中，使得数据分析时可以获取实验的所有信息。"操作员"GUI 本身可以自动操作和配置，使得仅有少量的配置步骤显示给记录工作人员。

在第二层次，BCI2000 模块化为一系列对信号操作的滤波器。这些滤波器共享一个公共的编程接口，并形成一个跨越模块边界的链。每个滤波器的输出可以用信号时间序列或适应于多通道时间频率谱颜色场的形式可视化。在模块内，滤波器链可以由现有滤波器串行和并行组合来构建，使大脑信号的处理可以分割成任意数量的并行数据流。此配置的更改需要重新编译模块，但不需要实际的编程知识。

模块化的第三个层次以可重用的软件构建模块的形式存在。这些基本构建模块支持新建信号处理滤波器，或实现反馈模块的应用，或刺激呈现范式。使用这些基本模块需要一些编程的知识，但是通过使用编程向导简化了这一过程。类似向导的工具用于创建包含了模板代码和指导性注释的滤波器和模块项目。

3）文档化

BCI2000 为研究人员和程序员提供全面的文档。文档为研究人员描述了如何操作和配置现有的 BCI2000 组件。文档也为程序员描述了 BCI2000 在线系统中的数据结构、数据类型以及内部事件。文档还介绍了如何用新的采集模块、信号处理组件或应用程序模块来扩展 BCI2000。对于研究人员和程序员，详细信息可以从教程或详细的文档形式中获取。BCI2000 安装时，就提供了 BCI2000 的文档，这些文档资料也可以在线获得。另外，还有一个关于 BCI2000 和 BCI 系统问题的公告系统。最后，有一本关于 BCI2000 系统的书，书中包括对 BCI 操作中所有主要方面的介绍[49]。

4）编程语言和兼容性

BCI2000 是用 C＋＋编写的，因此它在资源利用方面很有效率。它提供了一个编程接口，允许用户以简洁和直观的方式访问系统参数、数据信号和事件信息。此外，BCI2000 支持在 MATLAB 上编写在线信号处理代码，并且包括 Python 兼容性的整个层级。这个 Python 层级允许编写全部的 BCI2000 模块以支持数据采集、信号处理或应用程序输出。为了与更多的编程语言和外部应用程序兼容，BCI2000 的核心功能是作为一个可加载库，并且可以封装到访问这个库的应用程序中。此外，BCI2000 通过 UDP 接口显示其内部状态，外部应用程序可以通过 UDP 接口来读写。对于代码编译，BCI2000 支持 Visual Studio，包括免费的高速版本以及 GCC/MinGW，除了最初被开发的 Borland C＋＋编译器。这一套编译器允许 BCI2000 在多种平台上编译，包括 Windows 和 Mac OS X，尽管它目前仅在 Windows 上经过了全面测试和支持。BCI2000 可根据 GNU 通用公共许可证的条款免费获得。

5）软件部署

BCI2000 这个平台不依赖于第三方软件组件。一个完整的 BCI2000 安装包包含在单一的目录树中。BCI2000 可以通过复制目录树来简单地运用，不需要管理权限，且无须安装额外的软件。跨多个研究站时序点维护 BCI2000 安装就像在站点之间同步集中维护的安装一样简单。

6）实时性能

BCI2000 通常在 Windows 操作系统上执行。Windows 对实时操作没有专门的支持。然而，BCI2000 的时序行为非常适合于 BCI 实验。一般情况下，刺激和反馈以毫秒的精度来呈现[62]。BCI2000 附带了一个全面刻画不同配置的时序行为工具。

7）影响

BCI2000 已经对 BCI 和相关研究产生了重大影响。截至 2011 年 4 月，BCI2000已被世界各地超过 900 个用户使用。描述 BCI2000 系统的原始文献（文献[50]）已被引用近 400 次（谷歌学术搜索，2011 年 4 月 29 日），并且荣获由 IEEE 生物医学工程汇刊授予的最佳论文奖。此外，文献综述表明，BCI2000 已用在 150 多篇同行评审出版的研究论文中。这些论文包括迄今为止报道的一些最令人印象深刻的 BCI 演示和应用，例如，第一个使用脑磁图（MEG）信号[37]或皮层脑电信号的在线 BCI[20, 28, 29, 61]；第一个使用 ECoG 信号的多维 BCI[53]；用于人类最快的BCI[13]；第一个在慢性脑卒中患者功能恢复上的 BCI 技术应用[14, 63]；应用 BCI 技术来辅助控制技术[17]；第一个实时高分辨率脑电的 BCI 应用技术[16]；第一个触觉P300 的 BCI[11]；表明了非侵入式 BCI 系统可以在不需要[36, 64, 65]和需要[35]选择的情况下支持多维光标的运动控制；通过非侵入式 BCI 控制的仿生机器人[3]；首次展示了 ALS 导致严重瘫痪的人可以操作基于感觉运动节律的 BCI[26]。对于严重残疾的人，BCI2000 同样是现有的唯一支持长期在家庭应用的 BCI 技术[54]。

许多与 BCI 相关的研究领域都在使用 BCI2000，这包括第一个使用 ECoG 信号大范围的运动皮层图谱研究[30, 39]、使用 ECoG 的实时皮质功能映射研究[12, 38, 52]、BCI 信号处理流程的最优化研究[15, 48, 66]、SSVEP 用于 BCI 的评价研究[1]、证明了二维手部和手指动作可以从 ECoG 信号中解码的研究[25, 51]、硬脑膜的脑电特性测定及其对皮层脑电记录的影响研究[57]。由于 BCI2000 能够方便地交换数据和实验范式，许多这样的研究是在几个地理分布广泛的实验室之间合作进行的。

16.3　OpenViBE

OpenViBE 是一个用于设计、测试和使用 BCI 的免费开源软件平台。该平台由一系列易于高效整合以开发功能完善的 BCI 系统的软件模块组成。OpenViBE给非程序员提供了一个易于使用的用户图形界面，下面的内容描述了这个平台的几个主要方面。

1）开发团队和社区

OpenViBE 是在 GNU 通用公共许可证（第 2 版或更高版本）下获得许可的。它适用于 Windows（Windows XP 到 Windows 7）和 Linux（Ubuntu 和 Fedora）平台，其他操作系统已经通过社区得到解决。OpenViBE 由法国国家计算机科学与控制研究所（INRIA）每三个月发布更新一次。INRIA 的核心开发团队不断致力于开发新功能、整合社区的贡献，然后发布。对 OpenViBE 做出贡献的人包括 A. L'ecuyer、Y.Renard、F. Lotte、L. Bougrain、L.Bonnet、J. Leg'eny、V. Delannoy、B. Payan、M. Clerc、T. Papadopoulo 和 J. Fruitet（INRIA）；O. Bertrand、J.-P. Lachaux、G. Gibert、E. Maby 和 J. Mattout（INSERM）；M. Congedo、G. Ionescu、M. Goyat、G. Lio 和 N. Tarrin（GIPSA-LAB）；A. Souloumiac、B. Rivet（CEA）；Dieter Devlaminck（根特大学）。

很难准确地估计 OpenViBE 的用户数量，因为人们可以在没有任何形式的注册时，下载 OpenViBE 并使用它。OpenViBE Windows 的安装程序在 2010 年的一个月中下载量超过 300 次，OpenViBE 网站每个月被访问已经超过 3000 次。OpenViBE 网站上提供了非详尽的 OpenViBE 认证用户表，其中包括世界各地的许多大学、科研院所以及医疗中心。OpenViBE 也应用于各种项目，涉及工业或医疗合作，例如，在视频游戏或残疾人的辅助设备中的应用。

2）模块化和可重用性

OpenViBE 由一系列专注于脑数据采集、预处理、分析处理和大脑数据可视化的软件模块组成。该平台还具有处理应用程序交互的模块。OpenViBE 是一个通用平台，且允许用户根据自己的需求方便地添加新的软件模块。这在很大程度上得益于 OpenViBE 的工具包概念。工具包是分析处理过程中基本组件的图形表示。一个完整的 BCI 技术方案中，工具包的软件组件可以连接和组合在一起。这种设计使软件组件可以低成本地重复使用、缩短开发时间并有利于快速扩展功能。最后，在一个技术方案中，工具包的连接数量没有内置限制，并允许在新的 BCI 技术方案中融合目前最先进的 BCI 技术方案。

3）不同的用户类型

OpenViBE 是专为不同类型的用户设计的，包括研究人员、开发人员和临床医师。OpenViBE 解决了他们的各种需求，并根据每类用户的编程能力和脑生理学知识为其提供了不同的工具。

4）可移植性

OpenViBE 平台独立于其他软件系统和硬件设备来运行，它包括一个抽象的表示层，以支持各种采集设备，如 EEG 或 MEG 放大器。OpenViBE 在 Windows 和 Linux 平台上运行，OpenViBE 基于免费和便携式的软件，如 GTK＋、IT＋＋、VRPN 和 GCC。

5）与外部应用程序的连接

OpenViBE 很容易与高级应用程序集成，如虚拟现实应用。OpenViBE 在任意真实或虚拟环境中作为外围设备，它还通过场景图形管理库来实现虚拟现实显示，以直观的方式实现了大脑活动的可视化或用于创建神经反馈应用的激励训练环境。

6）OpenViBE 工具

OpenViBE 平台包括大量有用的工具：用于 BCI 系统或神经反馈应用的采集服务器、设计器、二维可视化工具和示例场景。

采集服务器为各种采集设备提供了通用接口，它允许用户通过一个通用的采集工具包来创建独立于硬件设备的设计方案。这个采集工具包通过网络从连接到硬件的采集服务器接收数据，并以通用方式转换记录的数据。采集服务器连接到设备的方式主要取决于硬件制造商访问该设备的方式。有些设备附带了一个专用的 SDK，而其他设备则包含了通过网络、串行接口或 USB 连接的通信协议。

设计器可以使用专用的图形语言来创建完整的设计，见图 16.1（a）。用户可以从面板上拖动现有的模块到脚本窗口。每个模块显示为一个有输入、输出和专用配置面板的矩形框。矩形框之间可以通过其输入和输出来连接。设计器还允许用户配置可视化窗口的排列。最后，嵌入式播放器引擎支持当前场景的实时测试和调试。

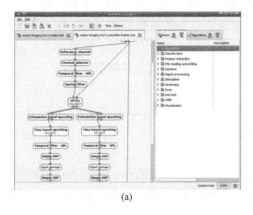
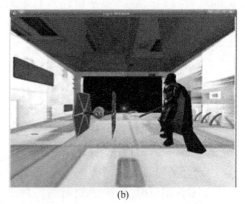

(a)   (b)

图 16.1 （a）OpenViBE 设计器支持 BCI 系统的直观图形化开发；（b）采用 OpenViBE 开发的基于运动想象自定节奏 BCI 的视频游戏[31]

OpenViBE 可视化功能可以作为专门的工具包来使用，包括二维/三维的大脑活动图。OpenViBE 提供多种可视化插件，例如，原始信号显示、测量仪、功率谱、时频图谱和二维/三维脑地形图（脑电活动映射到头皮表面）。事实上，场景方案中的任何数据都可以通过可视化工具包来可视化，例如，原始或滤波后的信号、提取的特征或分类器的输出。OpenViBE 还提供了小插件，向用户显示指令，例如，在典型 BCI 范式中使用的插件：经典的基于提示的运动想象范式或 P300 拼写器。

OpenViBE 提供如下现有的和预先配置的可用方案来帮助用户。

（1）基于运动想象的 BCI 技术方案想象左手和右手的运动并利用 OpenViBE 作为外围的交互设备。

（2）自定节奏的 BCI 方案以自定进度的方式实现基于真实或想象脚部运动的 BCI（图 16.1（b））。

（3）神经反馈方案显示神经反馈应用中大脑活动中特定的频带能量。

（4）实时可视化方案在二维或三维头部模型中实时显示用户的脑活动。这个方案除了头皮表面的可视化，还可以和求逆解的方法一起使用来可视化整个脑球体的脑活动。

（5）P300 拼写器方案实现了著名的 P300 拼写器，即通过视觉事件相关电位的 P300 成分来拼写字母的典型 BCI 系统。

（6）SSVEP 方案允许用户通过注视屏幕上闪烁的目标来控制一个简单的游戏。这个方案在枕叶检测 SSVEP 来移动一个虚拟的目标。

可获取的大量的在线文献也可以用于帮助所有类型的用户（无论程序员还是非程序员）使用该软件。

7）OpenViBE 工作流程

使用 OpenViBE 来设计和操作在线 BCI 遵循一个通用的方法，包括以下三个步骤。

（1）必须为执行特定心理任务的特定受试者记录训练数据集。

（2）包括对这些记录数据的离线分析，以找到这个受试者的最佳校准参数（例如，最佳特征、相关通道等）。

（3）在闭环方案中在线使用 BCI，在数据获取和离线训练时可选择性地采用迭代方法以优化参数。

最近的 BCI 研究一直关注自适应算法，算法能自动调整 BCI 以适应受试者的大脑活动。目前有些算法并非完全适合这个工作流程。因此，OpenViBE 的后续版本将开发新的特定的软件构建机制来满足这些新的需求。

16.4　TOBI

TOBI CIP 是一套连接不同 BCI 系统部件的跨平台接口集。这些接口以标准化方式通过网络传输原始数据、提取的特征、分类器输出和事件。因此，TOBI CIP

不是另一个 BCI 平台，相反，它有助于分布式 BCI 研究以及不同 BCI 系统和平台之间的互操作性。因此，CIP 主要针对那些希望使他们开发的 BCI 与其他人的设备兼容和可能还想使用其他研究人员的 BCI 组件和工具的人。此外，它还试图把标准化引入 BCI 领域，从而使 BCI 技术进一步朝着终端用户市场发展。

1）设计

CIP 的设计是基于 Mason 和 Birch 提出的 BCI 模型完成的[34]。如图 16.2 所示，CIP 是基于管线流程的系统，通过一个数据采集系统获取数据，发送给数据处理模块，显示了不同的处理流程，因为 TOBI CIP 支持多个（潜在的分布式的）处理流。模块标记为 TiA、TiB 和 TiC（TOBI 接口 A、B 和 C）的不同接口相互连接。在 BCI 系统中，每个接口传输特定类型的信号。第四个接口（TiD）在 CIP 中用于传输事件和标记。如果是多个处理流，融合模块将输入信息合并为一个信息流。这个合并过程基于静态或自适应规则。融合模块的输出可用于控制不同类型的应用程序或图形用户界面。CIP 通过接收每个接口的包含块号和时间戳的数据来同步数据流。

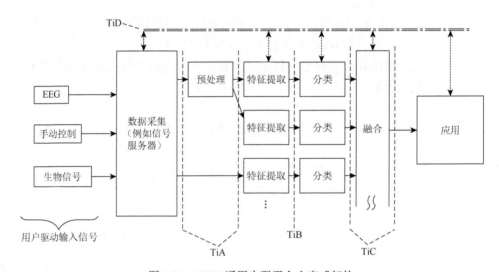

图 16.2　TOBI 通用实现平台方案或架构

2）TiA

TiA 是一种实时传输原始生理信号和从辅助设备或传感器收集信息的接口[9, 10]。数据经由数据采集和预处理模块通过 TiA 发送。TiA 为获取的数据信号（例如，脑电、眼电、按钮、操纵杆等）分配不同类型，并支持同时进行多速率和多通道的数据传输。此外，多个客户端在运行时可以连接到 TiA 服务器。元信息通过定义的基于可扩展标记语言（XML）的握手过程进行交换。原始数据可以通过使用传输控制协议（TCP）或使用 TiA 数据包的 UDP 来传送。TiA 的详细资料可以在线获得。

3）TiB

TiB 是用于传输信号特征的接口，如频带功率。目前还没有进一步的定义或实现。

4）TiC

TiC 是一个在 BCI 系统中传输已检测的类和类标签的接口，信息以 XML 消息进行编码。每个 TiC 消息可以由不同的分类器和类组成，它们都有标签和值字段。因此，融合模块或应用程序模块能以标准化的方式翻译接收的 TiC 消息。

5）TiD

TiD 是传输 BCI 系统中使用的标记和事件的接口。它基于 XML 消息，就像使用多个 TCP 连接的总线系统。模块可以发送事件到总线上，并且该事件由 TiD 服务器分派（必须整合或附加到数据采集系统）到所有连接的客户端。

6）实现

对应于 TiA 的跨平台库（用 C＋＋来实现）可在线获取。对应于 TiB、TiC 和 TiD 的库正在开发中，不久将发布。另外，还可以下载名称为"信号服务器"（它实现 TiA）的一个跨平台数据采集系统。信号服务器支持来自不同设备的不同种类信号的同时多速率数据采集。信号服务器和 TiA 库已顺利通过各种时序和稳定性测试。此外，这两款软件产品都有丰富的资源和高效率的内存，因为它们是用 C＋＋来实现的。对于跨平台的兼容性，在信号服务器或 TiA 库中仅使用已建立的库，如 Boost 或 SDL。TiA 已经成功地集成到 MATLAB 和 Simulink、BCI2000 和 Linux 嵌入式主板（FOX 板 G20、ARM 400MHz、64MB RAM）中。MATLAB 客户端目前可用于 TiA 和 TiC，虽然目前没有适用于 Mac OS X（或相关平台如 iOS）的官方版本，但可以在这些平台上构建库。例如，我们通过使用 TOBI 库，成功实现了 iOS 应用程序（在 iPhone、iPod Touch 和 iPad 上运行）。TiA 库可以集成到嵌入式板或基于 iOS 的设备中，证明了其可移植性和低的资源要求。不同的接口可以通过自己重新实现协议来使用，也可以仅仅通过将提供的库包含到现有的 BCI 框架中来使用。所提供的库很简单，因此只需要很少的编程经验（最好是 C＋＋）就可以使用它们。此外，还提供了 MATLAB 和 MATLAB/Simulink 客户端，以便于 CIP 的分布式开发。

7）益处

通过使用 TOBI 的通用实现平台，用最少量的额外工作来实现不同 BCI 系统互相连接是可能的。由于 CIP 使用网络连接，因此构建分布式的 BCI 系统也很简单。信号服务器可能同时从不同的设备中以不同的采样速率获取数据。因此，BCI 系统和其他辅助技术可以组合成一种增强的辅助装置，成为混合 BCI[40]。另外，作为多个数据流的结果，可以很容易添加额外的处理模块如精神状态监视或被动式 BCI 到现有系统中。用于监测原始信号（范围）或分类器输出的附加工具将在项目网站上继续提供。

16.5　BCILAB

BCILAB 是一个用于高级 BCI 研究的基于 MATLAB 的开源工具箱。它的图形和脚本化的用户界面提供了大量公认有效的算法，如常见的共空间模式[46]和缩减线性判别分析[8]，以及最近发展的算法[24, 56]。由于 BCILAB 基于 MATLAB，工具箱的主要优势是实现快速原型设计、实时检测、新 BCI 应用程序的离线性能评估，以及 BCI 方法的比较评估。尽管 BCILAB 的编译版本可用于运行独立的 BCI 方法，但 BCILAB 的设计不太关注临床或商业开发。

1）工作流程

大多数 BCI 方法依赖于参数，而这些参数在不同人和/或实验时段之间可能会有很大的变化。一般必须通过机器学习方法，在预先记录的训练或校准数据上学习这些参数。因此，构建和使用 BCI 通常包括记录校准实验，在此数据上执行离线分析来学习或改进一个 BCI 模型，并使用学习后的模型来（实时）预测用户的认知状态、响应或意图的变化。在 BCILAB 中的离线分析包含了从训练数据获得的计算模型，但也经常扩展到在单独测试数据上对 BCI 模型性能的事后/模拟评估，从而避免了在有足够可用的数据时，还需开展成本高昂的在线方法测试实验。为此，BCILAB 自动执行严格的交叉验证，以评估测试集性能、自动参数搜索、嵌套交叉验证和在线仿真。BCILAB 还对模型可视化，这有助于通过模型对不同种类可区分的数据特征进行心理生理学解释。对于在线处理，BCILAB 提供了一个通用的实时数据流和信号处理框架，与数据采集和刺激适应软件（BCI2000、OpenViBE、ERICA）兼容，详细描述如下。

2）特点

BCILAB 着重于结合机器学习、信号处理、统计建模和电生理成像的现代方法，以促进跨学科的方法导向研究。为此，它提供了几个插件框架来加速 BCI 新方法的测试和整合。目前，BCILAB 提供 15 种机器学习方法、20 种信号处理方法（不包括变种）和 10 种特征提取方法，所有这些方法都可以通过 GUI（图 16.3）和命令行脚本自由配置与组合。除了这些面向数据流的组件之外，还可以实现 BCI 模型构建方法，这些方法跨越传统的不同处理阶段，例如，涉及联合优化和/或概率建模的方法。为了缩短实现特定 BCI 方法所需的时间，工具箱在可能的情况下大量使用默认设置，并提供了一个预先配置好的成熟方法或最近提出的 BCI 方法库，其中许多方法可以在经过少量改动的情况下重复使用。大量文档可在项目网站上获得。

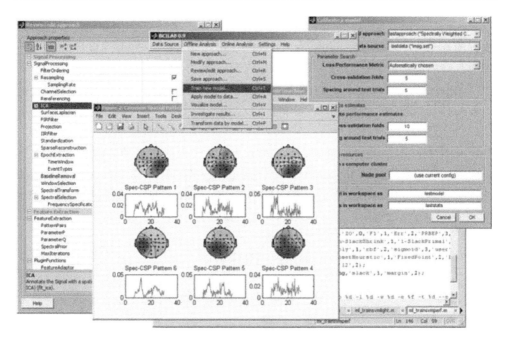

图 16.3　BCILAB 图形用户界面。显示了主菜单（顶部中间）、模型可视化窗口（底部中间）、BCI 方法的参数设置对话框（左侧）、方法配置窗口（右侧）以及 MATLAB 编辑工作区（右下角）

通过链接到 EEGLAB[18]，BCILAB 提供了大量的神经科学工具，包括使用独立成分分析（ICA）的方法操作独立成分的能力[32]，尤其是 Infomax[2]和自适应混合 ICA（AMICA）[42]。更多功能包括基于 ICA 源定位的或概率脑谱图查询的相关脑解剖结构先验信息的使用和提取高质量源信号的时频表征方法，其中包括瞬时源间相干性分析方法。此外，与许多当前的神经科学工作流程不同，这些步骤在大多数情况下都是完全自动运行的。

为了支持移动脑/体成像（MOBI）研究[33]，BCILAB 可用于包括脑电、眼动、身体运动捕捉和其他生物信号的记录，也可用于 ERICA 数据驱动框架下同步记录的[19]多种数据模态的分类。这一特性可能特别适用于临床环境之外的 BCI 方法的应用，特别是在包括游戏等认知感知的人机交互应用中被动监测认知状态[67]。BCILAB 使用插件来链接到实时记录和刺激环境。目前，它可以在独立模式下使用（当前得到 BioSemi、TCP 和 OSC 数据协议的支持），或者在通用 BCI 平台中作为信号处理模块使用。目前，它已在 BCI2000[50]和 ERICA[19]得到兼容支持，计划在 OpenViBE[47]得到兼容支持。对于实时操作，同时输出数据流的数量只受处理能力的限制（在版本 0.91＋中，高达 50～100 个滤波模块可以在一个 2007-PC 上同时执行，例如，配置为 10 个并行输出流，每个输出流有 5～10 级流水线）。当使用计算量大的滤波器，如在重叠窗口上进行时频分析时，可同时执行的数量进一步减少。虽然这个平台的优势在于计算更复杂的设计，但也相应地具有较高的时延。在个人台式计算机上处理 32 通道脑电（在 256Hz 采样）使用共空间模式时，使用 BCILAB 的处理时延大约为 5ms，还要加上所涉及的设备和呈现系统的时延。

3）可利用性

BCILAB 已经由位于加利福尼亚大学圣迭戈分校的计算神经科学 Swartz 中心开发。它的设计灵感来自由柏林科技大学的 C. Kothe 和 T.Zander 早期开发的 PhyPA 工具箱。BCILAB 是开源的（GPL）并支持 MATLAB 的大多数版本（在 Windows/Linux 操作系统/Mac OS X 上运行）。

16.6　BCI + +

BCI + + 是一个基于复杂图形引擎的开源框架。总的来说，这个平台为快速发展的 BCI 和人机交互提供了一套工具箱。

1）系统的结构

BCI + + 的框架由两个主要模块组成，它们彼此通过 TCP/IP 进行通信。第一个模块是硬件接口模块（HIM），提供信号的采集、存储、可视化和实时处理。第二个模块称为 AEnima，提供了一个图形用户界面。这个模块专用于创建和管理基于高级二维/三维图形引擎的不同协议。设计这种结构是为了将实时 BCI 系统的开发分成两部分，即信号处理算法和图形用户界面。

2）HIM

HIM 为信号采集、存储、可视化和实时处理提供了可靠的软件解决方案。HIM 与 AEnima 通过 TCP/IP 通信，但这两个软件模块也可以在同一机器上运行。HIM 在 GNU GPL 环境下是开源的，源代码可以从 Sensibilab 网站下载，或从 Subversion 存储库中检出（最新的开发版本）。HIM 是使用跨平台的 wxWidgets 库，基于 C + + 编写的，但实际的发行版本仅适用于 Windows。HIM 有一个核心模块，此模块可以处理所有协议通用的全部任务并加载插件。这些插件封装在动态链接库中，并且包含了用户开发的算法。实时信号处理的算法可以在 C/C + + 和 MATLAB 中设计开发。BCI + + 提供了一个 Visual C + + 2010 项目向导来帮助开发人员创建新的算法类。该框架还附带了一些 SSVEP 和运动想象工具来帮助研究人员快速创建新的 BCI 系统。总之，BCI + + 配备了一套坚实的工具，它简化了开发流程，使得更新无须重建所有内容，并允许在无须重新编译它们的情况下共享应用程序和算法。图 16.4（a）分别显示了主窗口、信号图窗口和 HIM 的反馈窗口。

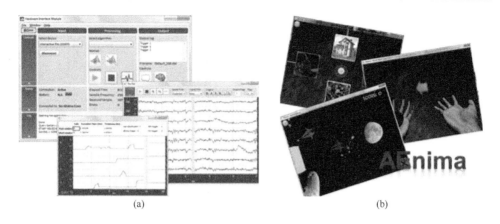

(a)　　　　　　　　　　　　　　　　　　(b)

图 16.4　（a）硬件接口模块的图形用户界面；（b）AEnima 协议的例子

HIM 支持多种信号采集设备，有些是真实的设备，有些是用于调试和仿真目的的虚拟设备。兼容设备的列表包括 BrainProducts 公司的 Brain Vision Recorder（支持大多数 BrainProducts 的设备）、Vamp，g.tec 公司的 g.Mobilab、g.USB 放大器、Compumedics Neuroscan、Braintronics Brainbox（该系列的四种设备），SXT-telemed ProtheoII 和 SXT-telemed Phedra。

BCI＋＋还提供了一些选定实验室开发的设备的兼容性，包括一个基于 Arduino 的放大器，它最多可以采集 16 个通道，采样率为 256Hz（Arduino 的草图和电路结构可以从 BCI＋＋网站下载）。也可以通过从基础仪器类派生一个特定的类来添加新设备。在源代码中，一个例子说明了如何实现新的设备，更多的介绍也在资料文件中有记录。

3）图形用户接口（AEnima）

AEnima 是一个灵活的工具，是为简化基于 BCI 应用程序的操作方案原型样机的实施而开发的。这里有两种版本的 AEnima：一种是用 C＋＋编写的，使用的是多平台的图形引擎（Irrlicht）；另一种是用 C#编写的，使用的是 XNA Game Studio，在 Xbox360 平台上使用 BCI＋＋，Windows Phone 或 Windows 7 平板电脑平台的版本仍在开发。这两个版本都是开源的，可以从 Sensibilab 网站下载或从 Subversion 版本库中检出。

用户接口软件基于一个复杂的图形引擎来给 BCI 用户提供更真实和更有挑战性的体验，并保证在应用程序开发中的通用性和效率。与 HIM 一样，AEnima 有一个基于这些图形引擎的内核和一个包含了真实 GUI 的插件。两个版本（Irrlicht 和 XNA）支持 OpenGL 和 DirectX（版本 8、9 和 10）。因此，这个引擎在快速和慢速计算机上运行时的性能类似（例如，软件在一台有嵌入式显卡的旧奔腾 3 机器上测试成功）。AEnima 包含了一个音频引擎，该引擎提供了一系列的高级功能，允许以不同格式（如 WAV、MP3 和 OGG）复制和管理声音效果与音频文件。该引擎还支持位源性音频和三维立体声音频，这是一种有用的方法来开发听觉刺激或反馈相关的实验范式和规程。此外，AEnima 有两个刺激模块，第一个刺激模块通过 USB 发送信息来控制外部刺激，就像通常用于 SSVEP BCI 范式的刺激一样[43]。第二个刺激模块可以通过 TCP/IP 向用于 BCI 系统的功能性电刺激（FES）控制器发送命令以用于康复目的。AEnima 还实现了一个特定的软件模块，提供一个家庭自动化系统的应用层。在最新的版本中，AEnima 还包括基于 ARtoolkit 的增强现实功能，图 16.4（b）显示了 AEnima GUI 的一些例子。

4）结论

BCI＋＋系统简化了 BCI 系统与外部设备的接口（如一个基于 FES 的康复 BCI 应用）。先进的图形引擎使开发人员能够专注于人机交互方面的设计，而无须花费很长的时间从头开始开发一个新系统。BCI＋＋支持不同种类的采集设备，既可用于终端用户的日常活动（例如，家庭自动化控制），也可以由研究人员在 BCI 实验室中开发有用的新实验设计、算法和软件模块。这个框架是非常灵活的，并且大量的调试工具大大简化了一个新系统的调试和测试。

然而，BCI＋＋最大的特色是让不熟练的开发人员有可能开发和测试自己的工作，并积极帮助增加框架中可用工具的数量。所有的软件模块和源代码以及一些例子和文档都可以在我们的网站得到。该框架还通过 SSVEP 和运动图像 BCI 系统在 100 多个（健康和残疾）用户上进行了验证和测试。

16.7　xBCI

xBCI 是开发在线 BCI 的通用平台[55]。这种平台为用户提供了一个易于使用的系统开发工具，缩短了 BCI 系统开发所需的时间，主要开发人员是 I. P. Susila 和 S. Kanoh。

1）特点

该平台的主要特点如下。

（1）可扩展和模块化的系统设计：功能模块可以由用户添加，PC 或数据采集设备（如脑电或 fNIRS 放大器）可以方便地整合到 xBCI 中。

（2）基于 GUI 的系统开发：提供了一个基于 GUI 的编辑器，用于构建和编辑 BCI 系统。使用这个编辑器，即使没有经验的用户也可以轻松构建自己的系统。

（3）多线程并行处理：用户可以构建多线程并行处理系统，而无须对操作系统或线程编程有任何详细的了解。

（4）多操作系统支持：这个平台支持多种操作系统，如 Windows 和 Linux GNU。

（5）开源：该平台是用 GNU C/C++ 编译器实现的，仅有开源的库用于实现组件和平台本身，它不依赖于任何商业软件产品。

2）工作流程

这个平台由多个功能模块（组件）组成，可用于实现特定的 BCI 系统。通过组合基于 GUI 的编辑器中的组件，用户可以设计并构建不同类型的 BCI 系统。准备好的可用组件如下。

（1）基本的数学运算：逻辑运算、标量和矩阵的运算、基本的数学函数如三角函数和对数函数等。数学表达式通过这些专用组件进行计算和求值。

（2）数据处理：时间和空间滤波器、频率分析、平均值、模式分类、数据输入和输出等。

（3）数据采集：测量的数据或数字事件标记信号通过接口面板（如 A/D 转换器）或并行端口获得。

（4）网络通信：通过 TCP/IP 或 UDP，从其他 PC 或数据采集设备接收或发送数据。这些组件让用户能够轻松使用与网络连接的多台 PC 或数据采集设备，构建了一个实验系统。

（5）数据可视化：用于显示和监控测量或处理后数据的实时数据范围。

（6）实验控制：精确时间精度的实验控制设计。

（7）实时反馈呈现：多种方法可构建呈现神经反馈实验的反馈信息。

用户也可以添加自定义的组件来扩展平台的功能。一个自定义的组件可以通过使用 C++ 编程或脚本语言添加到该平台。每个组件是完全独立的一个插件，并且这些组件可以被添加或修改而无须重建整个平台。然后，插件可以在平台中独立分布。

每个组件都在自己的线程中执行，并在任何有效数据传入时开始并行处理。数据以包的形式在组件之间传输，一个包包含了包头和待处理的数据。系统参数，如采样频率和测量通道的数量，通过包头在组件之间共享。

3）输入和输出

xBCI 能通过接口面板从/到外部设备中传输模拟和数字信号。这意味着可以使用具有模拟输出的通用数据采集设备（如生物信号放大器）。在 Linux 上，这个接口用 COMEDI 实现，以支持多种接口面板。在 Windows 中，目前支持 National Instruments 公司（位于美国得克萨斯州奥斯汀）和 Interface Corp 公司（位于日本广岛）的数据采集板。

xBCI 平台也可以通过 TCP/IP 或 UDP 与外部设备进行通信。

4）性能和定时

我们评估了 xBCI 的实时处理性能，并展示了：①xBCI 可以获取多输入通道（在 16 通道上测试）的数据并以 1kHz 的采样率数字化，应用快速傅里叶变换处理实时数据（处理的时间除以处理的样本数，约为 1μs）；②处理后的数据可以通过网络传输到其他 PC，信号不稳定范围为毫秒级（详见文献[55]）。因为 xBCI 只占用很少的 CPU 和存储器资源，输入和输出数据流的数量主要受限于接口面板或外部设备的性能。

5）应用

图 16.5 和图 16.6 显示了 xBCI 应用于基于脑开关的在线 BCI 神经反馈训练系统[22,23]，系统通过检测从单一双极脑电通道中记录的运动想象期间引发的脑电频带能量上升来确定二进制指令（开/关）。图 16.5 显示了数据处理链的框图。数据采集、在线处理和神经反馈控制实验在 PC-I 上进行，所测量的数据被发送到 PC-II，并且在线监测显示。由 xBCI 实现的系统显示在图 16.6 中。这个数据处理链通过连接 GUI 编辑器（左上）中的组件实现，并且显示了所记录的脑电数据（中间）、频谱（左下）以及神经反馈信息（右边）。

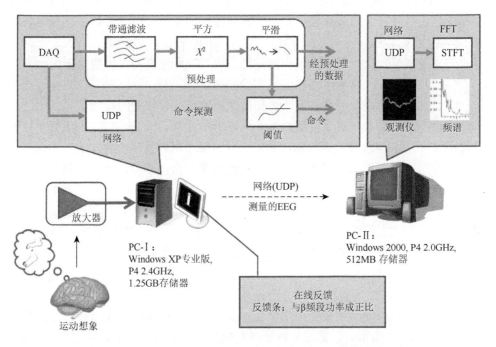

图 16.5　一个神经反馈应用实例中的数据处理链示意图

6）结论

综上所述，xBCI 平台为用户提供了一个易于使用的系统开发工具，缩短了开发 BCI 系统所需的时间。完整的平台、文献和设计实例可以从项目网站上获得，并在 GNU 通用公共许可证下免费提供。

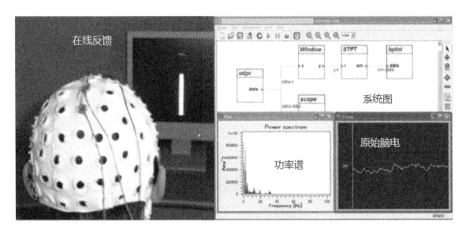

图 16.6　一个使用 xBCI 的神经反馈应用实例

16.8　BF++

　　BF++（C++中的主体语言框架）的目的是为 BCI 和人机交互系统的实现、建模和数据分析提供工具。BF++的主要目标是创建独立于具体的实验设计，如 P300、SSVEP 或 SMR 的 BCI 系统的独特方法、术语和工具。BF++基于一个已定义好的抽象模型，在此模型的基础上，已实现了各种方法和工具。BF++是高度可扩展的、跨平台的，并且只采用成熟的技术，如 C++用于编程语言、XML 用于存储、通用建模语言（UML）用于描述和存档。BF++是跨平台的 BCI 平台之一[4, 5]，但它主要是面向数据分析和 BCI 系统描述与评估的。

　　1）比较不同 BCI 系统的性能

　　文献[34]已经做了很多的工作来比较不同系统的可靠性及其性能的优化。这是通过一个独特的静态功能模型[34]来实现的，如图 16.7 所示。在这个模型中，两个主要的单元是转换器，负责神经生理信号的采集和分类以及控制接口。控制接口处理分类器的输出，并通过输入应用程序来控制外部外围设备。

　　这个模型最近通过加入动态行为和使用 UML 序列图的模型描述[45]来扩展。应用这一模型，同样的执行器（面向对象编程术语中的类）已成功地应用于五种不同的 BCI 设计方案中，证明了其鲁棒性和达到的高抽象层次。这样做的主要优点是，无论哪种 BCI 方案都更容易共享软件工具，且更容易比较 BCI 设计方案。

　　BF++的另一个重要方面是，它提供了一个独特和可靠的性能指标，即模型的效率[6]。它基于传感器或控制接口的特性，能够处理它们的自适应问题。相较于其他常用的指标（如分类准确性、信息传送速率等），模型效率更适合于系统的描述、仿真，更重要的是，适合于系统的优化。因为这个原因，BF++已经发布了一些软件工具（BF++Toys）。使用相同的模型和方法而不用考虑特定BCI实验方案设计的优点最大限度地提高了工具之间的一致性及其（再次）可用性。

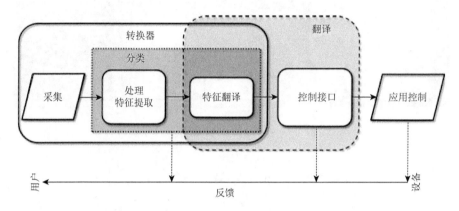

图 16.7　一个用于 BF++的 BCI 系统的功能模型

2）文件格式

此外，BF++还使用 XML 实现了特定的文件格式，它允许通过添加数据进行扩展，而不破坏与现有工具的向后兼容性。为了便于不同实验室之间的数据交换，这里提供了几种支持的数据格式（例如，BCI2000、GDF、Brain Vision Analyzer、EDF、CTF MEG 等）。然而，只有 BF++本身的 NPX 文件格式（在 XML 中的神经生理数据）能够利用所有 BF++软件包[7]。这些软件包允许进行脑电和 ERP 分析、频谱分析、统计、空间滤波（如独立成分分析和共同空间模式）、分类和二维/三维脑地形图绘制。所有的软件包可以从该项目网站下载。

16.9　Pyff

Pyff（Pythonic 反馈框架）是一个快速开发实验范式的框架和运行神经科学实验的平台。最重要的设计目标是使 BCI 反馈和刺激应用程序的开发尽可能快并容易。随着刺激和反馈范式变得越来越耗时和复杂，范式软件实际开发成为 BCI 实验执行过程中的一个瓶颈。这个问题在一些没有软件开发计算机人员的实验室中显得更加严重。因此，我们决定用 Python 语言实现这个框架。Python 是一个高层次的编程语言，相比于 C 或 C++这种低层次的编程语言，Python 以其平坦的学习曲线而闻名。

　　经验已经告诉我们，非专业的程序员通常能在两天之内学会用 Pyff 编程反馈和激励应用程序。而用 C 或 C++ 这样低层次的编程语言实现相同的应用程序则一般需花费 20 天（一个数量级以上）的时间，即使对于有经验的程序员来说，通常也需要 4 天的时间[44]。

　　Pyff 是完全用 Python 编写的，没有绑定到一个特殊的操作系统。在所有 Python 运行的平台上，包括所有主要的平台，如 Linux、Mac OS X 和 Windows，Pyff 都可以使用。此外，我们尽最大努力使 Pyff 独立于特定的 BCI 系统。也就是说，我们的目标是 Pyff 和尽可能多的 BCI 系统兼容。我们通过使用 UPD 和 XML 将 Pyff 和其他 BCI 系统耦合实现了这个目标。网络协议用于将数据从 BCI 系统传输给 Pyff，XML 用于将任意数据转换成 Pyff 能处理的格式。几乎所有主流编程语言包括 XML 都支持 UDP。Pyff 接口的完整描述可以在文献[59]中找到。此外，Pyff 还支持 TOBI 接口与其他 BCI 系统的通信。

　　值得注意的是，Pyff 不提供完整的 BCI 软件堆栈。在典型的 BCI 环境中，一个 BCI 系统由三部分组成：①数据采集；②信号处理；③反馈或刺激呈现。Pyff 只提供这个堆栈的第三部分。此外，它在 BCI 系统上创建了一个层，并允许实现反馈和刺激，而不必担心底层的 BCI 系统。因此，Pyff 不仅是快速开发反馈和刺激应用的框架，也是一个运行独立于 BCI 系统的神经科学实验的平台。这样的平台可促进不同研究组间实验范式的大量交换，减少重新编写标准范式的需要，便于已发表结果的可重复性，提高反馈和刺激呈现的标准化水平。

　　Pyff 配备了各种已实现的随时可用的实验范式，如六角拼写器或矩阵拼写器。Pyff 由一个开发人员主动维护，且其他几个人经常贡献新代码。

　　1）Pyff 的概述

　　Pyff 由四部分组成：①反馈控制器；②图形用户界面；③一组反馈范例和刺激；④基类的集合。

　　反馈控制器接收从 BCI 系统输入的信号，并将其转换和发送到反馈与刺激应用程序上。反馈控制器还负责控制这些应用程序的执行，如启动、暂停或停止它们。图形用户界面通过网络控制远程反馈控制器。实验者可以选择、开始、暂停、停止反馈和激励的应用，以及在运行时检查和修改变量。能够很快地修改所有变量，提供了在预实验中探索不同设置的方式，这个功能使 GUI 成为一个有价值的调试工具。GUI 使用 UDP/XML 协议与反馈控制器通信，这点与 BCI 系统是相同的。这使 GUI 的选项是完全开放式的，而 BCI 系统通过 GUI 可以直接发出每个命令。

　　Pyff 还提供了一系列数量持续增加的已准备好随时可以用的反馈与刺激应用，可以在不修改或少量修改的情况下使用这些应用。Pyff 支持将反馈和刺激应用程序的参数加载并保存到 JSON 文件，这个文件在为研究论文提供支撑材料时有用，也便于结果的可重复性。

反馈基类的集合提供了许多反馈和激励应用程序共享的方法与功能。这些方法可以用于派生类，从而减少了开发新应用时的花费并避免了不必要的代码重复。例如，Pygame 通常用于刺激的图形化呈现。应用程序使用 Pygame 共享大量的代码，如用于屏幕初始化或 Pygame 事件队列计数的代码。在 PygameFeedback 基类中所有这些功能都是可用的，并且无须在派生类中重写。所有的反馈基类还提供与反馈控制器通信的方法。因此，从反馈基类派生的每个类都自动成为一个有效的反馈（或刺激）类。

由于 Python 可以利用现有的库（例如，共享对象或 DLL），在 Pyff 中能很方便地使用特殊的硬件。Pyff 已能为 Alea Technologies 公司的 IntelliGaze 眼动仪和 g.tec 公司的 g.STIMbox 提供支持。

2）许可和可用性

Pyff 在 GNU 通用公共许可证的条款下是完全开源和免费的软件。Pyff 包括文档和其他信息可供下载，且下载链接在项目网页上。此外，源代码还可以从公共的 GIT 存储库中得到。当前，运行 Pyff 的要求是安装 Python 2.6.6 和 PyQt4。

16.10　总　　结

用户友好型 BCI 软件平台的数量在过去几年中显著增加。研究人员必须从头开始开发所有必需的 BCI 组件的时代几乎结束了，或者至少有了可行的替代方案。如今，想要使用或开发 BCI 系统的人可以在许多公开可用的 BCI 平台中选择。在本章中，我们已经描述了七个最受欢迎的 BCI 框架和一个致力于反馈与刺激呈现的平台。一些 BCI 平台已经运行了很多年，并提供了大量功能（例如，BCI2000 和 OpenViBE），每个平台都有其独特的特点和优势。

我们解决了可能对潜在用户非常重要的问题，如许可问题、多个平台的可用性、可支持的硬件设备、与其他的软件应用程序的交互等。表 16.1 比较了所有平台支持的操作系统、许可证和要求（见说明文字的详细信息）。值得注意的是，所有平台（除了 BF++）都采纳了 GPL 或 LGPL 作为它们的许可证。此外，大多数平台可在多个（至少非官方的）操作系统上运行。然而，Windows 仍然是官方支持的版本中最受欢迎的对象。大多数平台是用 C/C++ 编写的，C/C++ 是非常高效的编程语言。然而，C/C++ 相比于受许多研究者欢迎的快速原型开发环境 MATLAB 更难学。为了解决 BCI 研究者中非编程人员使用这个潜在问题，一些用 C/C++ 编写的平台提供了一个图形用户界面和/或结合了其他更简单的编程语言。

表 16.1　BCI 平台的特点比较。2～4 列表明操作系统是否得到官方支持。如无其他说明，支持的 Windows 系统包括 XP、Vista 和 7 版本，支持的 Mac OS X 系统包括 10.5 和 10.6 版本。如果支持 Linux 系统，则应让平台在已发布的 Linux 系统上运行。最后一列给出了所有非开源或免费提供的必需软件组件

平台	Windows	Mac OS X	Linux	许可	要求
BCI2000	.	-[a]	-[a]	GPL	Windows[b]
OpenViBE	.[c]	-	.	LGPL[d]	-
TOBI	.	-[e]	.	GPL，LGPL[f]	-
BCILAB	.[g]	.[g]	.[g]	GPL	MATLAB[h]
BCI++	.	-[i]	-[i]	GPL	Windows[i]
xBCI	.	.	.	GPL	-
BF++	.[j]	-[i]	-[i]	Free[k]	Windows[i]
Pyff	.[l]	.[l]	.[l]	GPL	-

注："."表示支持这个运行环境，"-"表示不支持这个运行环境；

a 下一个版本将会得到官方支持，当前版本应在 Mac OS X 和 Linux 系统下运行；

b 下一个版本同样可以在 Mac OS X 和 Linux 系统下运行；

c 同样可以在 Windows 2000 系统下运行；

d 版本 2 及其之后的版本；

e 非正式的，TOBI 库运行在 Mac OS X 和 iOS 平台上；

f TiA 在 LGPL 下获得许可；TOBI 信号服务器在 GPL 下获得许可；

g 所有版本均可在 MATLAB R2006a 及其更高版本上运行；

h MATLAB 无须运行 BCILAB，只需要对源代码的级别进行修改；

i 非官方的，不过同样可以在 Mac OS X 和 Linux 系统下运行和编译；

j 非官方的，不过 BF++ 同样可以在 Windows CE 系统下编译；

k 可免费用于非商业用途；

l 所有版本均可在 Python 2.6.6 上运行。

　　未来的研究方向包括发挥平台间的协同效应和减少平台间的重复冗余功能。TOBI CIP 能在实现此目标方面发挥重要作用，或至少完成一个小的短期目标，如让不同的平台相互通信。TOBI CIP 允许使用第一个平台的数据采集设备、第二个平台的特征提取功能和第三个平台的可视化功能。调整现有平台以支持 TOBI 接口和本地数据交换格式应该相对简单。即使由于缺乏 TOBI 协议的支持而不得不舍弃特定平台的功能，使用这种标准格式可能也会带来大量的机会。实现 TOBI 接口（尤其是 TiA）的工作已经在一些平台上开始了，并计划在其他平台框架上也实现。例如，Pyff 已经为 TOBI 接口提供了几个月的内置支持。

　　总之，对每个人而言，可能没有最好的平台。通过本章中提供的信息，有兴趣的用户应该能够发现可能适合他们特定用途的平台。

　　致谢　本章内容仅表达了作者的观点和结论，不代表公共政策或相应资助机构的官方解释。作者感谢相关项目的经费支持，具体经费支持如下。

BCI2000：这项工作得到了美国国防研究机构（编号：W911NF-07-1-0415、W911NF-08-1-0216）和国立卫生研究院生物医学影像及医学工程所（编号：EB006356、EB000856）的经费支持。

OpenViBE：这项工作的一部分得到了法国国家研究局的 OpenViBE 项目（编号：ANR-05-RNTL-016）和 OpenViBE2（编号：ANR-09-CORD-017）的经费支持。

TOBI：这项工作得到了欧洲信息通信技术项目（编号：FP7-224631）的支持。

BCILAB：研究得到了美国国防研究实验室的项目（编号：W911NF-10-2-0022）资助。初始研发得到了 Swartz 基金会（欧菲尔德，纽约）和美国海军研究机构基础研究费的支持。

Pyff：这项工作的一部分得到了德国联邦教育及研究部（编号：FKZ 01IB001A，01GQ0850）的项目和欧盟 FP7-ICT 研究下的 PASCAL2 Network of Excellence 项目（编号：ICT-216886）的经费支持。

参 考 文 献

[1]　　Allison, B.Z., McFarland, D.J., Schalk, G., Zheng, S.D., Jackson, M.M., Wolpaw, J.R.: Towards an independent brain-computer interface using steady state visual evoked potentials. Clin. Neurophysiol. 119, 399-408 (2008).

[2]　　Bell, A.J., Sejnowski, T.J.: An information-maximization approach to blind separation and blind deconvolution. Neural Comput. 7, 1129-1159 (1995).

[3]　　Bell, C.J., Shenoy, P., Chalodhorn, R., Rao, R.P.: Control of a humanoid robot by a noninvasive brain-computer interface in humans. J. Neural Eng.5, 214-220 (2008).

[4]　　Bianchi, L., Babiloni, F., Cincotti, F., Salinari, S., Marciani, M.G.: An object oriented approach to biofeedback applications for disabled people. In: 3rd International Conference on BioElectroMagnetism, pp. 1-3. Bled, Slovenia (2000).

[5]　　Bianchi, L., Babiloni, F., Cincotti, F., Mattia, D., Marciani, M.G.: Developing wearable bio-feedback systems: the BF + + framework approach. In: 1st International IEEE EMBS Conference on Neural Engineering, pp. 607-609. Capri, Italy (2003).

[6]　　Bianchi, L., Quitadamo, L., Garreffa, G., Cardarilli, G., Marciani, M.: Performances evaluation and optimization of brain computer interface systems in a copy spelling task. IEEE Trans. Neural Syst. Rehabil. Eng. 15, 207-216 (2007).

[7]　　Bianchi, L., Quitadamo, L.R., Abbafati, M., Marciani, M.G., Saggio, G.: Introducing NPXLab 2010: a tool for the analysis and optimization of P300 based brain-computer interfaces. In: 2nd International Symposium on Applied Sciences in Biomedical and Communication Technologies, pp. 1-4 (2009).

[8]　　Blankertz, B., Lemm, S., Treder, M., Haufe, S., Müller, K.R.: Single-trial analysis and classification of ERP components-a tutorial. NeuroImage 56, 814-825 (2011).

[9]　　Breitwieser, C., Daly, I., Neuper, C., Müller-Putz, G. R.: Proposing a standardized protocol for raw biosignal transmission. IEEE Trans. Biomed. Eng. 59, 852-859 (2012).

[10]　　Breitwieser, C., Neuper, C., Müller-Putz, G.R.: A concept to standardize raw biosignal transmission for brain-computer interfaces. In: Proceedings of the 33rd Annual International Conference of the IEEE Engineering in

Medicine and Biology Society（2011b）.

[11]　Brouwer，A.M.，Van Erp，J.B.F.：A tactile P300 brain-computer interface. Front. Neurosci. 4（2010）.

[12]　Brunner，P.，Ritaccio，A.L.，Lynch，T.M.，Emrich，J.F.，Wilson，J.A.，Williams，J.C.，Aarnoutse，E.J.，Ramsey，N.F.，Leuthardt，E.C.，Bischof，H.，Schalk，G.：A practical procedure for real-time functional mapping of eloquent cortex using electrocorticographic signals in humans. Epilepsy Behav. 15，278-286（2009）.

[13]　Brunner，P.，Ritaccio，A.L.，Emrich，J.F.，Bischof，H.，Schalk，G.：Rapid communication with a "P300" matrix speller using electrocorticographic signals（ECoG）. Front. Neurosci. 5（2011）.

[14]　Buch，E.，Weber，C.，Cohen，L.G.，Braun，C.，Dimyan，M.A.，Ard，T.，Mellinger，J.，Caria，A.，Soekadar，S.，Fourkas，A.，Birbaumer，N.：Think to move：a neuromagnetic brain-computer interface（BCI）system for chronic stroke. Stroke 39，910-917（2008）.

[15]　Cabrera，A.F.，Dremstrup，K.：Auditory and spatial navigation imagery in brain-computer interface using optimized wavelets. J. Neurosci. Methods 174，135-146（2008）.

[16]　Cincotti，F.，Mattia，D.，Aloise，F.，Bufalari，S.，Astolfi，L.，De Vico Fallani F.，Tocci，A.，Bianchi，L.，Marciani，M.G.，Gao，S.，Millán，J.，Babiloni，F.：High-resolution EEG techniques for brain-computer interface applications. J. Neurosci. Meth. 167，31-42（2008a）.

[17]　Cincotti，F.，Mattia，D.，Aloise，F.，Bufalari，S.，Schalk，G.，Oriolo，G.，Cherubini，A.，Marciani，M.G.，Babiloni，F.：Non-invasive brain-computer interface system：towards its application as assistive technology. Brain Res. Bull. 75，796-803（2008b）.

[18]　Delorme，A.，Makeig，S.：EEGLAB：an open source toolbox for analysis of single-trial EEG dynamics including independent component analysis. J. Neurosci. Meth. 134，9-21（2004）.

[19]　Delorme，A.，Mullen，T.，Kothe，C.，Acar，Z.A.，Bigdely-Shamlo，N.，Vankov，A.，Makeig，S.：EEGLAB，SIFT，NFT，BCILAB，and ERICA：new tools for advanced EEG processing. Comput. Intell. Neurosci. 2011，130，714（2011）.

[20]　Felton，E.A.，Wilson，J.A.，Williams，J.C.，Garell，P.C.：Electrocorticographically controlled brain-computer interfaces using motor and sensory imagery in patients with temporary subdural electrode implants-report of four cases. J. Neurosurg. 106，495-500（2007）.

[21]　Graimann，B.，Allison，B.，Pfurtscheller，G.：Brain-computer interfaces：a gentle introduction. In：Graimann，B.，Allison，B.，Pfurtscheller，G.：（eds.）Brain-Computer Interfaces：Revolutionizing Human-Computer Interaction，pp. 1-28. Springer Berlin Heidelberg，（2011）.

[22]　Kanoh，S.，Scherer，R.，Yoshinobu，T.，Hoshimiya，N.，Pfurtscheller，G.："Brain switch" BCI system based on EEG during foot movement imagery. In：Proceedings of the Third International Brain-Computer Interface Workshop and Training Course，pp. 64-65（2006）.

[23]　Kanoh，S.，Scherer，R.，Yoshinobu，T.，Hoshimiya，N.，Pfurtscheller，G.：Effects of long-term feedback training on oscillatory EEG components modulated by motor imagery. In：Proceedings of the Fourth International Brain-Computer Interface Workshop and Training Course，pp. 150-155（2008）.

[24]　Kothe，C.，Makeig，S.：Estimation of task workload from EEG data：new and current tools and perspectives. In：Proceedings of the 33rd Annual International Conference of the IEEE Engineering in Medicine and Biology Society（2011）.

[25]　Kubánek，J.，Miller，K.J.，Ojemann，J.G.，Wolpaw，J.R.，Schalk，G.：Decoding flexion of individual fingers using electrocorticographic signals in humans. J. Neural Eng. 6，066，001（2009）.

[26]　Kübler，A.，Nijboer，F.，Mellinger，J.，Vaughan，T.M.，Pawelzik，H.，Schalk，G.，McFarland，D.J.，

Birbaumer, N., Wolpaw, J.R.: Patients with ALS can use sensorimotor rhythms to operate a brain-computer interface. Neurology 64, 1775-1777 (2005).

[27] Lancaster, J.L., Woldorff, M.G., Parsons, L.M., Liotti, M., Freitas, C.S., Rainey, L., Kochunov, P.V., Nickerson, D., Mikiten, S.A., Fox, P.T.: Automated Talairach atlas labels for functional brain mapping. Hum. Brain Mapp. 10, 120-131 (2000).

[28] Leuthardt, E.C., Schalk, G., Wolpaw, J.R., Ojemann, J.G., Moran, D.W.: A brain-computer interface using electrocorticographic signals in humans. J. Neural Eng. 1, 63-71 (2004).

[29] Leuthardt, E.C., Miller, K.J., Schalk, G., Rao, R.P., Ojemann, J.G.: Electrocorticography-based brain computer interface-the Seattle experience. IEEE Trans. Neural Syst. Rehabil. Eng. 14, 194-198 (2006).

[30] Leuthardt, E.C., Miller, K.J., Anderson, N.R., Schalk, G., Dowling, J., Miller, J., Moran, D.W., Ojemann, J.G.: Electrocorticographic frequency alteration mapping: a clinical technique for mapping the motor cortex. Neurosurgery 60, 260-270 (2007).

[31] Lotte, F., Renard, Y., Lécuyer, A.: Self-paced brain-computer interaction with virtual worlds: a qualitative and quantitative study "out-of-the-lab." In: Proceedings of the Fourth International Brain-Computer Interface Workshop and Training Course, pp. 373-378 (2008).

[32] Makeig, S., Bell, A.J., Jung, T.P., Sejnowski, T.J.: Independent component analysis of electroencephalographic data. In: Touretzky, D., Mozer, M., Hasselmo, M. (eds.) Advances in Neural Information Processing Systems, pp. 145-151. MIT Press (1996).

[33] Makeig, S., Gramann, K., Jung, T.P., Sejnowski, T.J., Polzner, H.: Linking brain, mind and behavior. Int. J. Psychophysiol. 73, 95-100 (2009).

[34] Mason, S.G., Birch, G.E.: A general framework for brain-computer interface design. IEEE Trans. Neural Syst. Rehabil. Eng. 11, 70-85 (2003).

[35] McFarland, D.J., Krusienski, D.J., Sarnacki, W.A., Wolpaw, J.R.: Emulation of computer mouse control with a noninvasive brain-computer interface. J. Neural Eng. 5, 101-110 (2008).

[36] McFarland, D.J., Sarnacki, W.A., Wolpaw, J.R.: Electroencephalographic (EEG) control of three-dimensional movement. J. Neural Eng. 7, 036, 007 (2010).

[37] Mellinger, J., Schalk, G., Braun, C., Preissl, H., Rosenstiel, W., Birbaumer, N., Kübler, A.: An MEG-based brain-computer interface (BCI). NeuroImage 36, 581-593 (2007).

[38] Miller, K.J., Dennijs, M., Shenoy, P., Miller, J.W., Rao, R.P., Ojemann, J.G.: Real-time functional brain mapping using electrocorticography. Neuroimage 37, 504-507 (2007a).

[39] Miller, K.J., Leuthardt, E.C., Schalk, G., Rao, R.P., Anderson, N.R., Moran, D.W., Miller, J.W., Ojemann, J.G.: Spectral changes in cortical surface potentials during motor movement. J. Neurosci. 27, 2424-2432 (2007b).

[40] Millán, J., Rupp, R., Müller-Putz, G.R., Murray-Smith, R., Giugliemma, C., Tangermann, M., Vidaurre, C., Cincotti, F., Kübler, A., Leeb, R., Neuper, C., Müller, K.R., Mattia, D.: Combining brain-computer interfaces and assistive technologies: state-of-the-art and challenges. Front. Neurosci. 4 (2010).

[41] Müller-Putz, G.R., Kaiser, V., Solis-Escalante, T., Pfurtscheller, G.: Fast set-up asynchronous brain-switch based on detection of foot motor imagery in 1-channel EEG. Med. Biol. Eng. Comput. 48, 229-233 (2010).

[42] Palmer, J.A., Makeig, S., Kreutz-Delgado, K., Rao, B.D.: Newton Method for the ICA Mixture Model. In: Proceedings of the 33rd IEEE International Conference on Acoustics and Signal Processing (ICASSP), pp. 1805-1808 (2008).

[43] Parini, S., Maggi, L., Turconi, A.C., Andreoni, G.: A robust and self-paced BCI system based on a four class

SSVEP paradigm: algorithms and protocols for a high-transfer-rate direct brain communication. Comput. Intell. Neurosci. 2009, 864, 564（2009）.

[44]　Prechelt, L.: An empirical comparison of seven programming languages. IEEE Comput. 33, 23-29（2000）.

[45]　Quitadamo, L.R., Marciani, M.G., Cardarilli, G.C., Bianchi, L.: Describing different brain computer interface systems through a unique model: a UML implementation. Neuroinformatics 6, 81-96（2008）.

[46]　Ramoser, H., Müller-Gerking, J., Pfurtscheller, G.: Optimal spatial filtering of single trial EEG during imagined hand movement. IEEE Trans. Rehabil. Eng. 8, 441-446（2000）.

[47]　Renard, Y., Lotte, F., Gibert, G., Congedo, M., Maby, E., Delannoy, V., Bertrand, O., Lécuyer, A.: OpenViBE: an open-source software platform to design, test, and use brain-computer interfaces in real and virtual environments. Presence 19, 35-53（2010）.

[48]　Royer, A.S., He, B.: Goal selection versus process control in a brain-computer interface based on sensorimotor rhythms. J. Neural Eng. 6, 016, 005（2009）.

[49]　Schalk, G., Mellinger, J.: A Practical Guide to Brain-Computer Interfacing with BCI2000: General-Purpose Software for Brain-Computer Interface Research, Data Acquisition, Stimulus Presentation, and Brain Monitoring. Springer London（2010）.

[50]　Schalk, G., McFarland, D.J., Hinterberger, T., Birbaumer, N., Wolpaw, J.R.: BCI2000: A General-Purpose Brain-Computer Interface（BCI）System. IEEE Trans. Biomed. Eng. 51, 1034-1043（2004）.

[51]　Schalk, G., Kubanek, J., Miller, K.J., Anderson, N.R., Leuthardt, E.C., Ojemann, J.G., Limbrick, D., Moran, D., Gerhardt, L.A., Wolpaw, J.R.: Decoding two-dimensional movement trajectories using electrocorticographic signals in humans. J. Neural Eng. 4, 264-275（2007）.

[52]　Schalk, G., Leuthardt, E.C., Brunner, P., Ojemann, J.G., Gerhardt, L.A., Wolpaw, J.R.: Realtime detection of event-related brain activity. NeuroImage 43, 245-249（2008a）.

[53]　Schalk, G., Miller, K.J., Anderson, N.R., Wilson, J.A., Smyth, M.D., Ojemann, J.G., Moran, D.W., Wolpaw, J.R., Leuthardt, E.C.: Two-dimensional movement control using electrocorticographic signals in humans. J. Neural Eng. 5, 75-84（2008b）.

[54]　Sellers, E.W., Vaughan, T.M., Wolpaw, J.R.: A brain-computer interface for long-term independent home use. Amyotroph. Lateral Scler. 11, 449-455（2010）.

[55]　Susila, I.P., Kanoh, S., Miyamoto, K., Yoshinobu, T.: xBCI: a generic platform for development of an online BCI system. IEEE Trans. Electr. Electron. Eng. 5, 467-473（2010）.

[56]　Tomioka, R., Müller, K.R.: A regularized discriminative framework for EEG analysis with application to brain-computer interface. NeuroImage 49, 415-432（2010）.

[57]　Valderrama, A.T., Oostenveld, R., Vansteensel, M.J., Huiskamp, G.M., Ramsey, N.F.: Gain of the human dura in vivo and its effect on invasive brain signals feature detection. J. Neurosci Methods 187, 270-279（2010）.

[58]　Vaughan, T.M., McFarland, D.J., Schalk, G., Sarnacki, W.A., Krusienski, D.J., Sellers, E.W., Wolpaw, J.R.: The Wadsworth BCI Research and Development Program: at home with BCI. IEEE Trans. Neural Syst. Rehabil. Eng. 14, 229-233（2006）.

[59]　Venthur, B., Scholler, S., Williamson, J., Dähne, S., Treder, M.S., Kramarek, M.T., Müller, K.R., Blankertz, B.: Pyff-a pythonic framework for feedback applications and stimulus presentation in neuroscience. Front. Neurosci. 4（2010）.

[60]　Vidal, J.J.: Toward direct brain-computer communication. Ann. Rev. Biophys. Bioeng. 2, 157-180（1973）.

[61]　Wilson, J.A., Felton, E.A., Garell, P.C., Schalk, G., Williams, J.C.: ECoG factors underlying multimodal

control of a brain-computer interface. IEEE Trans. Neural Syst. Rehabil. Eng. 14，246-250（2006）.

[62]　Wilson，J.A.，Mellinger，J.，Schalk，G.，Williams，J.：A procedure for measuring latencies in brain-computer interfaces. IEEE Trans. Biomed. Eng. 7，1785-1797（2010）.

[63]　Wisneski，K.J.，Anderson，N.，Schalk，G.，Smyth，M.，Moran，D.，Leuthardt，E.C.：Unique cortical physiology associated with ipsilateral hand movements and neuroprosthetic implications. Stroke 39，3351-3359（2008）.

[64]　Wolpaw，J.R.，McFarland，D.J.：Multichannel EEG-based brain-computer communication. Clin. Neurophysiol. 90，444-449（1994）.

[65]　Wolpaw，J.R.，McFarland，D.J.：Control of a two-dimensional movement signal by a noninvasive brain-computer interface in humans. Proc. Natl. Acad. Sci. USA 101，17，849-17，854（2004）.

[66]　Yamawaki，N.，Wilke，C.，Liu，Z.，He，B.：An enhanced time-frequency-spatial approach for motor imagery classification. IEEE Trans. Neural Syst. Rehabil. Eng. 14，250-254（2006）.

[67]　Zander，T.O.，Kothe，C.：Towards passive brain-computer interfaces：applying brain-computer interface technology to human-machine systems in general. J. Neural Eng. 8，025，005（2011）.

第17章 重要问题：报告 BCI 性能的准则

近年来 BCI 研究迅速增长，对如何报告 BCI 性能提出了挑战。然而，不同的研究团队以不同的方式报告性能，因此，至关重要的是，评估过程必须有效，并且有充分详细的报告。

本章将概述现有的性能指标，如分类正确率、Cohen's Kappa、信息传输速率和书写符号速率（written symbol rate，WSR），我们展示了如何使用正确率或 Kappa 的置信区间来区分结果与机会水平。此外，我们还指出了从离线分析到在线分析的常见陷阱，并就如何对 BCI 结果进行统计检验提供了指南。

17.1 引　　言

BCI 的研究正以许多方式扩展，在学术研究界，新的文章、事件和研究团队日益涌现。研究实验室已经开发了用于通信[7, 19, 27, 34, 43-45, 67]、控制轮椅[24, 53]和神经假肢装置[31, 46]的 BCI。虽然 BCI 研究至今已经进行了 20 多年，但目前只有一些研究实验室成功地将 BCI 应用于患者[30, 36-38, 47, 49, 51, 52, 65]。大众媒体对 BCI 的兴趣也日益增长，BCI 在科幻小说和主流群体中占据了突出位置。此外，随着各种各样作为娱乐用途的 BCI 产品的销售，新兴的 BCI 相关企业获得了越来越多的关注。

因此，人们对 BCI 性能的关注越来越多，报告性能改善的压力也越来越大（如果性能得不到改善，难以发表论文）。最近研发高速 BCI 的文章公开指出了这一点[6, 12, 63]。文章通常强调与早期工作相比提高正确率或减少 BCI 低效者的方法和结果[3, 4, 10, 11, 33, 55, 62]。然而，不同的研究团队使用不同的方法来报告性能，并且至关重要的是：①从统计学和机器学习的角度来看评估过程是有效的；②对这一过程进行了足够详细的描述。

同样重要的是要区分任何报告的 BCI 性能与机会水平（即仅凭偶然性即可获得的预期最佳性能）。机会水平依据性能指标、BCI 任务分类数以及可用试次数而变化，应当在每项研究中加以考虑[48]。

本章将介绍常用的性能指标（如分类正确率、Cohen's Kappa 和信息传输速率）。此外，将讨论分类正确率和 Cohen's Kappa 的置信区间来估计相应的机会水平，还总结在预先记录的数据集上评估性能的离线分析技术发展进程，并讨论常见的交叉验证误区。最后描述 BCI 研究中经常使用的统计检验，如 t 检验、重复测量方差分析以及合适的事后检验。本章还将提到对多重比较进行校正的必要性。

17.2 性 能 指 标

17.2.1 混淆矩阵

可以使用多个指标来度量 BCI 的性能，包括由分类器得出的正确分类数和错误分类数。最简单的分类例子是二分类，其中分类器只需区分两类。例如，由 Farwell 和 Donchin[22] 首先提出的最经典的 P300 拼写器就是二分类的例子。分类器的任务是确定在 EEG 特定的时间段中是否存在 P300 事件。因此，这两个类别要么是"是的，有 P300 存在"，要么是"否，不存在 P300"。在考虑这种二分类问题时，可能有以下四种分类结果。

（1）当 P300 存在时，试次被分类为包含 P300（真阳性（true positive，TP））。

（2）当 P300 不存在时，试次被分类为包含 P300（假阳性（false positive，FP））。

（3）当 P300 不存在时，试次被分类为不包含 P300（真阴性（true negative，TN））。

（4）当 P300 存在时，试次被分类为不包含 P300（假阴性（false negative，FN））。

对于两个及以上类别，使用所谓的混淆矩阵来呈现结果是非常有用的。混淆矩阵显示了数据集中实际已知的项目类别与若干试次分类结果的对比，从而允许评估哪些类被正确分类，哪些类被错误分类。上述二分类的混淆矩阵的结构如表 17.1 所示。

表 17.1　二分类的混淆矩阵的结构

类别		预测的类别		合计
		类别 1	类别 2	
实际的类别	类别 1	TP	FN	TP + FN
	类别 2	FP	TN	FP + TN
合计		TP + FP	FN + TN	N

考虑基于运动想象的 BCI 有三种可能类别的情况。BCI 用户可以想象左手运动、右手运动或脚的运动来控制 BCI。在表 17.2 所示的分类示例中，450 个试次被分类为三个可能类别。表格中的列给出了分类器的输出，而行给出试次实际对应的类别。例如，86 个试次被正确地归类为对应于左手想象，而 45 个与左手想

象对应的试次被错误地分类为对应于右手想象。从这个例子中可以清楚地看到，沿着混淆矩阵的对角线可以找到每个类的正确分类数。每一行中的元素总和反映了类的先验分布，即每类的相对频率。相反，每一列中的元素总和显示了分类器对一个（或多个）类的潜在偏差。

表 17.2　三个类的混淆矩阵示例

类别		预测的类别			合计
		左手	右手	脚	
实际的类别	左手	86	45	19	150
	右手	73	45	32	150
	脚	10	14	126	150
合计		169	104	177	450

注：对角线包含所有 257 种正确的分类（86+45+126），而 193 个错误分类在非对角线上（45+19+32+73+10+14）。所有元素之和为 450，等于试次总数（即右下角所示）。每一行中的元素总和反映了每个类（最右边的列）的相对频率。在本例中，类是平衡的，因为每个类发生 150 次。每一列中的元素总和显示了有多少试次被分类为特定的类。在本例中，分类器将 169 个试次归为左手想象，104 个试次归为右手想象，177 个试次归类为脚想象。由于这些数字不相等，而且这些类是均匀分布的，所以分类器偏向于左手类和脚类。

　　虽然混淆矩阵包含了分类过程结果的所有信息，但很难比较两个及以上的混淆矩阵。因此，大多数研究通常报告标量性能指标，这些指标可以从混淆矩阵中导出来。用于报告 BCI 结果的常用指标包括分类正确率、Cohen's Kappa(κ)、敏感性和特异性、正负预测值、F-测度和 r^2 相关系数[57]。

17.2.2　正确率和错误率

　　正确率 p 是进行正确分类的概率，可以用正确分类的数目除以试次总数来估计：

$$p = \frac{\sum C_{i,i}}{N} \qquad (17.1)$$

式中，$C_{i,i}$ 是混淆矩阵对角线的第 i 个元素；N 是试次总数。错误率或错误分类率 $e = 1-p$ 是做出错误分类的概率。

　　正确率和错误率不考虑类平衡。如果一个类比其他类出现的频次更高，那么即使对于无法区分类的分类器，正确率也可能很高。参见表 17.3 和表 17.4 的例子。

表 17.3　当两类不平衡时的二分类混淆矩阵（第 1 类比第 2 类多）。左：分类器以 50%的概率选择类；右：分类器总是选择第一类

类别		预测类别		合计	类别		预测类别		合计
		1	2				1	2	
实际类别	1	45	45	90	实际类别	1	90	0	90
	2	5	5	10		2	10	0	10
合计		50	50	100	合计		100	0	100
$p = 0.5,\quad \kappa = 0$					$p = 0.9,\quad \kappa = 0$				

表 17.4　当两类不平衡时的二分类混淆矩阵（第 1 类比第 2 类多）。左：分类器以 90%的概率选择第一类和以 10%的概率选择第二类；右：分类器对所有试次进行正确分类

类别		预测类别		合计	类别		预测类别		合计
		1	2				1	2	
实际类别	1	81	9	90	实际类别	1	90	0	90
	2	9	1	10		2	0	10	10
合计		90	10	100	合计		90	10	100
$p = 0.82,\quad \kappa = 0$					$p = 1,\quad \kappa = 1$				

17.2.3　Cohen's Kappa

Cohen's Kappa（κ）是度量名义尺度（nominal scales）之间一致性的一种指标[15]，因此，可以用来度量真正的类标签和分类器输出之间的一致性。它的值在 1（完全一致）和 0（纯机会水平一致）之间。式（17.2）说明了如何从正确率 p 和机会水平 p_0 中得到 κ：

$$\kappa = \frac{p - p_0}{1 - p_0} \tag{17.2}$$

机会水平 p_0 是假设所有协议都是偶然发生时的精度（见 17.3.1 节）。p_0 可以根据式（17.3）从混淆矩阵中估算出来：

$$p_0 = \frac{\sum C_{i,:} C_{:,i}}{N^2} \tag{17.3}$$

式中，$C_{i,:}$ 和 $C_{:,i}$ 是混淆矩阵的第 i 行和第 i 列；N 是试次总数。

表 17.3 中两个混淆矩阵 $\kappa = 0$，表示在机会水平进行分类。尽管其正确率分别为 0.5 和 0.9，但是这些混淆矩阵都不能代表一个有意义的分类器。

17.2.4　敏感性和特异性

BCI 研究中报告的可选指标包括敏感性和特异性[5, 21, 25, 60]，用于测量正确识别的阳性结果（真阳性）的比例和正确识别的阴性结果（真阴性）的比例。敏感性定义为

$$H = \mathrm{Se} = \frac{\mathrm{TP}}{\mathrm{TP} + \mathrm{FN}} \tag{17.4}$$

特异性定义为

$$\mathrm{Sc} = \frac{\mathrm{TN}}{\mathrm{TN} + \mathrm{FP}} \tag{17.5}$$

敏感性又称为真阳性率（TPR）或召回率。假阳性率（FPR）则等于 1−特异性。

误检率（错误检测率）F 可以计算为

$$F = \frac{\mathrm{FP}}{\mathrm{TP} + \mathrm{FP}} \tag{17.6}$$

由此，可以将阳性预测值（也称为精确度）计算为 1−F，然后推导出文献[32]中提出的 HF 差（H−F）。

这些指标还可用于测量 ROC 曲线[18, 29, 41]。该曲线描绘了随着分类阈值在最小限度和最大限度间变化时，二值分类器真阳性率与假阳性率之间的变化规律。ROC 曲线的 x 轴为假阳性率（1−特异性），y 轴为真阳性率（敏感性）。对于许多阈值，ROC 曲线下面积越大，真阳性率越大，假阳性率越小。因此，从图的左下角到右上角形成对角线的 ROC 曲线是理论上的机会水平，而达到左上角的 ROC 曲线则报告了最佳的分类结果。

17.2.5　F-测量

精确度和召回率（敏感性）可以用来描述分类结果的正确率。精确度（也称为阳性预测值）度量正确分类的比例，而召回率度量真实阳性分类的比例。

随着精确度的提高，召回率降低，反之亦然。因此，对于给定的分类器来说，测量这两种指标的调和平均值是很有用的。F-测量用于执行此操作，并将其定义为

$$F_\alpha = \frac{(1+\alpha) \cdot (1-F) \cdot H}{\alpha \cdot (1-F) + H} \tag{17.7}$$

式中，α 是指标的显著性水平，可以在 0～1 范围内变化。因此，F-测量类似于 ROC 曲线，因为它提供了在不同显著性水平下分类器性能的度量。

17.2.6　相关系数

相关系数可用于特征提取或分类结果的验证[13, 41, 60]。它通过皮尔逊（Pearson）相关系数定义为

$$r = \frac{\sum_i (y_i - \overline{y})(x_i - \overline{x})}{\sqrt{\left(\sum_i (y_i - \overline{y})^2\right)\left(\sum_i (x_i - \overline{x})^2\right)}} \tag{17.8}$$

式中，x_i 表示输出值；y_i 表示类标签；$\overline{x}$ 表示 x 的平均值；$\overline{y}$ 表示 y 的平均值。

皮尔逊相关应该用于高斯数据，而对于非高斯数据，建议使用秩相关。秩相关的定义与上面的差别是：用秩（x_i）和秩（y_i）代替 x_i 和 y_i。

相关性取值为–1～1，相关系数为 0 表示分类结果之间没有相关性，为 1 表示完全正相关，为–1 表示完全负相关，如果选择平方相关度量（如文献[13]），则相关系数会减小。

17.3　分类的重要性

只提供性能指标来报告分类结果往往是不够的。如果试次数过少或类不平衡，即使正确率高达 90%也可能毫无意义，见表 17.3。

实际的机会水平[48]提供了一个方便的工具，以快速验证正确率是否显著高于机会水平。这种实际的机会水平被定义为随机分类器正确率的置信区间上限。给定试次数，BCI 实验的正确率结果若高于实际的机会水平，那么可以说 BCI 的表现明显优于机会水平。

最初的研究假定类别是平衡的[48]。在本节中，我们描述了一种可以处理任意的类分布的通用方法。

17.3.1　随机分类的理论水平

为了检验分类结果的随机性，需要对随机分类进行合理的定义：随机分类器的输出在统计上与真实的类标签无关，这种随机性并不一定是由分类器单独造成的。BCI 用户在任务中失败、电极故障或特征不足/不适当都可能会降低估计的类标签与真实类标签之间的一致性程度。随机性的实际来源与此分析无关，更正式地说：

$$P(c_e = c \mid c_t) = P(c_e = c) \tag{17.9}$$

式中，c_e 是估计的类标签；c_t 是真实的类标签。

这样一个随机分类器正确分类一个试次的概率是

$$p_0 = \sum_{c \in C} P(c_e = c) \cdot P(c_t = c) \qquad (17.10)$$

式中，C 是所有可用类标签的集合。

然而，一个试次属于类别 c 的概率 $P(c_t = c)$ 是由实验设置来确定的，需要仔细考虑分类器返回类别 c 的概率 $P(c_e = c)$。最保守的方法是为给定的实验找到最高可能性 p_0。一个分类器总是返回最常出现的类，就是这种情况。直观地说，这样的分类器不会被认为是随机的，因为它的输出是完全确定的，但是输出独立于真实的类标签，因此式（17.9）适用。

或者，可以使用混淆矩阵式（17.3）从实验结果中计算出 $P(c_e = c)$ 的值。这产生了与用于计算 Cohen's κ 相同的 p_0，这是实际分类器的理论机会水平。这种方法不那么保守，因为机会水平不再仅取决于实验设置，还取决于分类器选择每一类的概率。然而，这种方法只能在进行分类之后才能应用。

17.3.2　置信区间

BCI 能否比机会水平更准确地识别用户的意图信息或指令？这个问题可以用统计检验来正式定义，其中零假设 H_0 表示 BCI 的分类不比随机分类器更准确。正如后面讨论的，高于机会水平的性能是有效 BCI 的一个必要条件，但不是充分条件。BCI 的表现通常必须远远高于机会水平才能发挥作用。例如，一个拼写器以 50% 的准确率识别 36 个目标中的一个，它的性能要比机会水平好得多，但这并不能进行有用的通信。在形式上，假设检验可以写成

$$H_0: p \leqslant p_0$$
$$H_1: p > p_0$$

式中，p 是真实分类正确率；p_0 是随机分类器的分类正确率。我们把 p 的单侧置信区间与理论上的机会水平 p_0 相比较。如果 p_0 位于 p 的置信区间之外，我们可以接受 H_1，拒绝 H_0，从而表明分类器性能在所选的显著性水平上显著优于机会水平。

无论类别的数量如何，分类都可以归结为两种结果之一：正确或错误的分类。一个试次的正确分类称为"成功"。当成功的概率为 p 时，从 N 个独立试次中恰好获得 K 次成功的概率服从二项分布：

$$f(K; N, p) = \binom{N}{K} p^K (1-p)^{N-K} \qquad (17.11)$$

在 BCI 实验中，分类正确率是对 p 的估计，是正确分类一个试次的真实概率。给定观测到的分类正确率 $\hat{p}$，可以以 $1-\alpha$ 的概率计算出包含真实 p 的置信区间。

相关文献中已经提出了不同的置信区间。Clopper-Pearson "精确"区间和 Wald 区间过于保守，不应使用，而应使用调整后的 Wald 区间或 Wilson 评分区间[8]。由于调整后的 Wald 区间简单，我们重点讨论。

1. 分类正确率的已调整 Wald 置信区间

考虑我们有 N 个独立试次，其中 K 个试次被正确分类的情况。在实验结果中加入两次成功和两次失败产生正确分类概率 $\hat{p}$ 的无偏估计即式（17.12）。式（17.13）和式（17.14）分别给出了 $\hat{p}$ 的置信上限和置信下限：

$$\hat{p} = \frac{K+2}{N+4} \tag{17.12}$$

$$p_u = \hat{p} + z_{1-\alpha/2}\sqrt{\frac{\hat{p}(1-\hat{p})}{N+4}} \tag{17.13}$$

$$p_1 = \hat{p} - z_{1-\alpha/2}\sqrt{\frac{\hat{p}(1-\hat{p})}{N+4}} \tag{17.14}$$

$z_{1-\alpha/2}$ 是标准正态分布的 $1-\alpha/2$ 分位点。对于单侧置信区间，可以用 $z_{1-\alpha}$ 代替 $z_{1-\alpha/2}$。

2. Cohen's Kappa 的已调整 Wald 置信区间

Cohen's Kappa 是根据式（17.2）通过把正确率从区间 $[p_0, 1]$ 转化到 $[0,1]$ 来计算的。类似地，可以转换分类正确率的置信区间，从而得到 κ 的置信区间：

$$\kappa_{1/u} = \frac{p_{1/u} - p_0}{1 - p_0} \tag{17.15}$$

这产生了一个修正的零假设，检验 κ 与 0 相比及其相应的置信区间：

$$H_0 : \kappa \leqslant 0$$
$$H_1 : \kappa > 0$$

引入 κ 的原始出版物[15]提出了一个从 Wald 区间导出的置信区间，根据文献[8]，这个置信区间太过于保守。相反，应用调整后的 Wald 区间可得到式（17.16）～式（17.19）：

$$\hat{p} = \frac{K+2}{N+4} \tag{17.16}$$

$$\hat{\kappa} = \frac{\hat{p} - p_0}{1 - p_0} \tag{17.17}$$

$$\kappa_1 = \hat{\kappa} - z_{1-\alpha/2}\frac{\sqrt{\hat{p}(1-\hat{p})}}{(N+4)(1-p_0)} \tag{17.18}$$

$$\kappa_{\mathrm{u}} = \hat{\kappa} + z_{1-\alpha/2} \frac{\sqrt{\hat{p}(1-\hat{p})}}{(N+4)(1-p_0)} \qquad (17.19)$$

式中，$\hat{\kappa}$ 是由式（17.16）中的无偏估计得出的 Cohen's Kappa 值。

17.3.3　总结

重要的是，不仅要考虑性能指标的点估计量，而且要使用适当的统计量来验证实验结果。在本节中，我们展示了如何根据随机分类的预期结果来检验分类正确率和 Cohen's Kappa(κ)的估计。

必须谨慎选择合适的随机分类模型，在不了解分类器行为的情况下，必须对机会分类做出保守的假设。当获得分类结果时，可以从分类器输出中估计出不那么保守的机会水平。

17.4　包含时间的性能指标

在任何通信系统中，另一个关键因素是速度——完成目标所需的时间，如拼写句子或在房间中导航。BCI 通常用 ITR 或比特率来评估性能，ITR 或比特率是测量给定时间内发送的信息的常用指标[58, 66]。我们将以每分钟的比特率测量 ITR，以每个试次的比特数测量比特率，这可以通过式（17.20）计算：

$$B = \log_2 C + \hat{p}\log_2 \hat{p} + (1-\hat{p})\log_2 \frac{1-\hat{p}}{C-1} \qquad (17.20)$$

式中，$\hat{p}$ 是估计的分类正确率；C 是类别的总数（即可能的选择）。式（17.20）提供了与单个选择进行通信的信息总量（以比特来表示）。许多 BCI 文章用 B 乘以每个单位时间的选择数量来得到 ITR，以每分钟比特数作为单位测量。在基于试次的 BCI 中，这是通过将 ITR 乘以每分钟执行的实际试次数来实现的。

然而，在典型的 BCI 拼写器中，用户通过"退格"功能来纠正错误，该功能可以通过检测神经元错误电位手动或自动激活[56]。与 ITR 不同，WSR 结合了这样的纠错功能[23]，如式（17.21）和式（17.22）所示：

$$\mathrm{SR} = \frac{B}{\log_2 C} \qquad (17.21)$$

$$\mathrm{WSR} = \begin{cases} (2\mathrm{SR}-1)/T, & \mathrm{SR} > 0.5 \\ 0, & \mathrm{SR} \leqslant 0.5 \end{cases} \qquad (17.22)$$

式中，SR 称为符号率；T 是用分钟表示的试次持续时间（包括最终延迟）。

WSR 通过两个附加选择（退格和新选择）对错误进行校正。然而，在校正过程中可能会发生另一个错误。这已经通过实际比特率（practical bit rate，PBR）[61] 来解决了，通过式（17.23）计算：

$$PBR = \begin{cases} B(2p-1)/T, & \hat{p} > 0.5 \\ 0, & \hat{p} \leqslant 0.5 \end{cases} \qquad (17.23)$$

然而，WSR 或 PBR 可能不适合于使用其他机制来纠正错误[1, 17]的系统，或者如果用户选择忽略某些或所有错误的系统。

ITR 的计算似乎依赖于一些简单的公式。然而，ITR 经常被误报，一部分是为了夸大 BCI 的性能，另一部分是因为对 ITR 计算的许多假设理解不足。只报告传递单个信息或命令所需时间的文章可能会忽略在现实世界 BCI 操作中不可避免的许多延迟。由于许多原因，BCI 往往会导致选择之间的延迟。BCI 系统可能需要时间来处理数据以达到分类决策、向用户呈现反馈、清除屏幕、允许用户选择新的目标和/或提供下一试次将开始的提示。如果用户决定纠正错误，也会发生延迟。

此外，各种因素都会影响有效的信息传输速率[2]，其中包括可以帮助用户在不提高原始比特率的情况下更快地实现目标的高级功能。有些 BCI 可能具有自动工具来纠正错误或完成单词或句子，这些工具可能会引入一些延迟，这可能是受欢迎的，因为它们避免了手动纠正错误以完善其信息所需的更大延迟。类似地，一些 BCI 可能会专注于目标导向（面向目标）的选择，而不是过程导向（面向过程）的选择[1, 64]。考虑两个 BCI，它们允许用户每 10s 准确地选择八个项目中的一项。每个 BCI 有一个 18bit/min 的原始 ITR，但是第一个 BCI 允许用户在每次选择时沿八个方向之一移动轮椅 1m，而第二个 BCI 可以让用户选择一个目标房间（让系统来计算到那里所需的细节），其他 BCI 可能以各种方式与环境结合。BCI 可能改变从脑信号到结果的映射。例如，如果一个机器人在一个开放的空间里，那么想象左手的移动可以把机器人往左移动，但是如果一堵墙在机器人的左边，那么同样的心理指令就可以指示机器人沿着墙移动[42]。BCI 还可以使用环境来更改用户可用的选项。例如，如果用户关闭了灯，或者灯泡烧坏了，那么打开灯的选项可能根本不可用[1]。

此外，ITR 还有其他局限[4]。例如，ITR 只对某些类型的 BCI 有意义，ITR 最适合同步 BCI。用户可以自由选择何时进行通信（或者不进行通信）的自定步调（节奏）的 BCI 不太适合 ITR 估计。ITR 也不考虑不同类型的错误，如假阳性（误报）和漏报，这些错误可能会影响纠错所需的时间。报告 ITR 可能会鼓励开发者专注于最大化 ITR，尽管一些用户可能喜欢更高的正确率，即使它降低了 ITR。

总之，ITR 的计算比看起来要复杂得多。报告 ITR 的文章应包括现实世界的延迟，说明可能提高有效 ITR 的工具，并考虑 ITR 是否是最佳指标。在某些情况下，文章提出了不同的 ITR 计算方法，如实际比特率或原始比特率[33, 63]。在这种情况下，作者应明确说明 ITR 计算方法的差异，并解释为什么要探讨不同的方法。

17.5　估计离线数据的性能指标

BCI 研究人员通常对离线数据进行初步分析，以检验新的方法，如新的信号处理方法、新的控制范式等。例如，文献[4]、[10]在将混合特征集应用于在线 BCI[11]之前，报道了其离线结果。

由于数据可离线使用，因此可能以在线数据无法实现的方式对其进行操作。在离线数据分析中常用的操作包括但不限于交叉验证、参数空间上的迭代以及机器学习技术的使用。在应用任何离线分析方法时，重要的是，首先要考虑报告结果的统计显著性，其次要考虑如何将结果很好地转化为在线 BCI 操作。

必须报告数据集分类结果的统计显著性，该数据集与用于训练分类函数的数据集是分开的。将报告结果的数据集称为验证（或测试）集，而将训练分类器的数据集称为训练集。将训练集和验证集分离，使我们能够估计训练后的分类器对未知数据的预期性能。

将离线分析结果转化为在线 BCI 操作的能力取决于许多因素，包括在线分析中的反馈效应、信号中的任何时间漂移效应（信号特征分布的变化），以及如何建立良好的离线分析方法，以确保所得结果具有良好的推广性（泛化能力）。这些问题将在后面各节中进一步考虑。

17.5.1　数据集操作

在在线 BCI 操作中，任何参数（如分类器权重、特征指标）都必须在 BCI 开始操作之前先学习。但是，对于离线数据，数据集中的试验可以自由操作。

最直接的方法是简单地将数据集分割成训练集和验证集。无论是否对试次进行重新排序，都可以做到这一点。如果不进行重新排序，并且在试验开始时的试次用于训练，这类似于在线分析。另外，在分割成训练集和验证集之前，有望通过重新排序试次顺序从数据集中去掉序列的规律性。

一种常用的方法是使用 k 折交叉验证或留一交叉验证，在 k 折交叉验证中，数据集被分割成 k 个子集，其中一个子集（子集 l）被省略（表示为保留集），其余子集用于训练分类器函数。然后利用经训练的函数对第 l 个保留集中的试次进行分类。此操作重复 k 次，每个子集被略去一次。留一交叉验证是相同的，只是每个保留集只包含一个试次。因此，每个试次都会从训练集中略去一次。

交叉验证要求试次是独立的，但在一般情况下，由于基线的缓慢变化、背景活动和噪声的影响，试次并非是独立的。记录时间间隔接近的试次可能比记录时间间隔较远的试次更加相似。这个问题是通过 h-块交叉验证（h-block cross validation）[39] 解决的。为了避免由于记录时间间隔接近的试次相似而过拟合，与验证集中的每个试次最接近的 h 个试次被排除在训练集之外。

另一种方法是使用自举方法，特别是在可用数据集较小的情况下。通过原始数据集的自举复制来创建训练（可能还包括验证）集，自举复制是从原始数据集中创建新试次（new trial），该方式保留了原始试次（original trial）的某些统计或形态学特性。例如，文献[40]描述了一种方法，通过在少量原始试次之间随机交换特征来增加 BCI 操作的训练集，从而创建更大的自举复制集。

17.5.2　注意事项

最终，离线分析报告的结果应该很容易转化为在线的 BCI 操作。因此，在决定任何数据操作和/或机器学习技术时，应考虑以下因素。

（1）数据集中的时间漂移。在在线 BCI 操作中，疲劳、学习和动机等因素会影响 BCI 用户的控制能力。如果在离线分析中对试次进行随机重新排序，信号中这种依赖时间的变化的影响就会被破坏。

（2）反馈的影响（效应）。在在线 BCI 操作中，分类结果通过控制反馈给用户，这会影响用户的动机，进而影响用户记录的信号。

（3）过度学习和稳定性。分类方法在应用于长时间记录的大型数据集时应是稳定的。因此，必须确保在离线分析期间对数据集的操作不会导致过度学习效应，否则会造成泛化性较差和性能不稳定。

17.6　假　设　检　验

在研究中获得的结果的统计显著性是通过检验零假设（H_0）来报告的，零假设对应于一般情况或默认情况（通常与预期或期望的结果相反）。例如，在报告分类正确率的研究中，零假设分类是随机的，即分类结果与类标签不相关（见 17.3 节）。在 17.3 节，我们讨论了置信区间在零假设检验中的应用。本节将进一步阐述检验零假设的其他方法、可能出现的问题以及如何正确报告结果。

许多 BCI 论文提出了新方法或改进的方法，如新的信号处理方法、新的模式识别方法或新的范式，旨在提高整体 BCI 的性能（overall BCI performance）。从科学的角度来看，一种方法优于另一种方法的情况只有建立在可靠的统计分析基础上才是合理的。

以下各节中描述的所有统计检验的先决条件是足够大的样本量。最佳样本大

小取决于 α 型错误（Ⅰ型错误）和 β 型错误（Ⅱ型错误）的水平和效应量 ϵ [9]。效应量是指总体中仍然具有真正显著性的最小效应的大小（在备择假设 H_1 有效的情况下）。对于较小的效应量，需要更大的样本量，反之亦然。Cohen 提出了小、中、大效应量的数值及其对应的样本大小[16]。

下文是比较不同方法的常用统计检验的粗略总结，应该有助于找到 BCI 性能统计分析的适当方法。

17.6.1　学生 *t* 检验与方差分析

为了找出两种方法之间的性能是否存在显著差异，选择的统计可以是学生 *t* 检验。但是，这种方法不适用于对两种以上方法进行比较的情况。原因是每一个统计检验都有产生Ⅰ型错误的概率，也就是说，错误地拒绝了零假设。在 *t* 检验的情况下，这意味着尽管总体没有差异，但该检验表明存在显著差异（这称为Ⅰ型错误、假阳性或 α 型错误）。对于 *t* 检验，我们建立了产生Ⅰ型错误的概率上界，这就是检验的显著性水平，用 *p* 值表示。例如，$p \leqslant 0.04$ 的检验表明Ⅰ型错误的概率不超过 4%。如果计算了多个 *t* 检验，则这种（α）Ⅰ型错误概率随独立检验次数而累加。

处理这种 α 型错误累加的方法有两种。首先，可以对多个检验进行校正，如 Bonferroni 校正（见 17.6.3 节）。其次，方差分析（analysis of variances，ANOVA）结合适当的事后检验，避免了 α 型错误累加的问题。ANOVA 的优点是它不进行多个检验，在多于一个因素或自变量的情况下，也可以揭示出这些变量之间的相互作用（见 17.6.2 节）。

17.6.2　重复测量

有不同的方法来研究新方法的效果，一种方法是通过将每种方法应用到一个样本的单独亚组中来比较这些方法，这意味着每个受试者只接受一种方法的测试。另一种方法是将每一种方法应用于每个受试者，即每个受试者都要经过重复测试，在进行统计分析时，必须考虑到收集数据的方式；如果是重复测量，与分离的亚组相比，必须使用不同的统计检验。对于常规 *t* 检验和方差分析，假设样本是独立的，如果相同受试者接受重复测量，则不满足这一要求。依赖样本的 *t* 检验和重复测量的方差分析考虑了亚组的依赖性，因此是重复测量的选择方法。

在重复测量方差分析设计中，数据必须满足球形假设。这必须得到验证（即 Mauchly 的球形检验），如果违反了球形假设（sphericity assumption），则必须应用 Greenhouse Geisser 校正之类的校正方法。大多数统计软件包提供球形检验和可能的校正。

总之，在相同数据集上比较不同方法也需要重复测量检验，这是大多数离线分析的经典设置。

17.6.3　多重比较

17.3.2 节展示了如何根据随机分类的零假设检验单个分类结果。在报告单一分类正确率时，这种方法足够了。但是，请考虑同时尝试多个分类的情况。例如，如果一个数据集包含跨越一系列不同时频位置的特征集，则可以独立地对每个特征训练分类器，如果这些分类器中至少有一个分类器的性能高于随机水平，则在期望的显著性水平（如 $p<0.05$）上报告显著优于随机水平。在这种情况下，我们错误地报告单个分类器的性能优于随机水平的概率是 5%（I 型错误率）。然而，如果我们有 100 个分类器，每个分类器都针对一个独立的特征进行训练，那么我们预期这些分类器中平均有 5 个（5%）错误地显示出显著优于随机水平。因此，如果我们的分类器中有不到 6 个独立地表现出优于随机水平，我们就不能在 5% 的显著性水平上拒绝随机分类的零假设。

为调整该多重比较问题，通常采用 Bonferroni 校正方法，该方法尝试确定族系错误率（family-wise error rate）（当同时检验多个假设时，犯 I 型错误的概率）。对于 n 重比较，显著性水平调整为 $1/n$。因此，如果同时进行 100 个独立统计检验，则每个检验的显著性水平乘以 1/100。在前面的例子中，我们原来的显著性水平 0.05（5%）将被降低到 0.05/100 = 0.0005。如果随后选择的任何单个分类器在这个调整的显著性水平上表现得显著优于随机分类水平，那么我们可以确信，在实际应用中，它的表现在 5% 的显著性水平上可能优于随机水平。

BCI 研究经常报告生物信号中识别的特征，这些特征可能有助于 BCI 的控制。由于时间、空间或功率谱维度的联合探索，这些信号会产生非常高维的特征空间。传统的分析方法认为需要对多重比较进行校正，但在生物医学信号处理中，这种校正往往被证明过于保守。

例如，在来自多个实验室的大量研究中，已经成功证明了由事件相关去同步导出的特征能够通过想象的运动可靠地控制 BCI[20, 35, 41, 50, 54]。

然而，如果试图报告 ERD 效应在时频谱中的统计显著性，将每个时频位置作为一个独立的单变量检验（采用 Bonferroni 校正），则该效应可能无法通过统计显著性检验。例如，我们观察到一组时频特征中的 ERD 效应，这些特征时间间隔为 2s（采样频率为 250Hz），频率范围为 1～40Hz，以 1Hz 为步长递增。假设我们有 100 个试次，其中 50 个包含 ERD 效应，另外 50 个不包含。我们的数据集包含 250×2×40 个特征，我们感兴趣的是，在 50 个观察到 ERD 的试次和 50 个没有观察到 ERD 的试次之中哪些特征具有统计上的显著差异。我们进行 20000 次比较，因此，Bonferroni 对我们的显著性水平调整为 1/20000。通过如此大的调整，我们发现在包含 ERD 的那些时频特征上训练的分类器没有表现出超过这个严格的显著性阈值的性能。事实上，通过这么多的比较，如果想要继续使用 Bonferroni 校正，在我们看到显著效果之前，需要大量的试次。

这突出了应用 Bonferroni 校正 BCI 特征的一个基本问题，即 Bonferroni 校正假设比较的独立性。在考虑硬币投掷（和其他一些更有趣的实验范式）时，这是一个充分的假设。然而，用于 BCI 分类特征的生物信号，通常来自信号共同依赖的时间、空间和功率谱维度，不能假定是独立的，在校正多重比较时必须考虑到这一点。

已提出的错误发现率（false discovery rate，FDR）允许多重比较控制，该方法没有 Bonferroni 校正那么保守，特别是在个别检验可能不独立的情况下。这有增加Ⅰ型错误可能性的风险。控制假阳性的比例，而不是控制单个假阳性的概率。这种方法通常用于控制功能性磁共振成像、EEG/MEG 和功能近红外光谱中的Ⅰ型错误[14, 26, 28]。然而，时间、频率和空间位置之间的依赖关系可能没有得到充分考虑。

文献[59]中提出的一种新的分层显著性检验方法可以提供一种解决方案。EEG 被分解为时间-频率层次结构（time-frequency hierarchy）。例如，在不同时间-频率位置上的 EEG 特征族（a family of EEG features）可以被分解为频带子族（子假设）。这些频率族（frequency families）中的每一个都可以被进一步分解为时间子族（time sub-families）。如果我们不能拒绝该节点的零假设，假设检验在树的每一个节点上进行修剪。如果子假设的上一级零假设被拒绝，则递归检查子假设。这种修剪方法在考虑到时频相关性的同时，可以防止多重比较校正过于保守。

17.6.4 报告结果

为了正确报告统计分析结果，必须提供检验统计量的值（t 检验：t 值，ANOVA：F-值）、自由度（检验统计量值的下标，如 t_{df}、$F_{df1, df2}$，其中 df1 代表组间自由度（介于自由度之间），df2 代表组内自由度（自由度之内））以及显著性水平 p（如 $p = 0.0008$，$p < 0.05$；$p < 0.01$；$p < 0.001$；或 n.s.，表示结果不显著）。如果应用了违反假设（如球形或正态性）的检验，这些检验的结果和适当的校正也应进行报告。

17.7 结 论

BCI 用于计算机或设备的在线控制。然而，离线分析，包括初步分析和参数优化仍然是在线 BCI 技术成功开发的重要工具，必须特别注意，以使离线分析容易转化为准确的在线 BCI 操作。必须考虑数据中时间漂移的影响、训练数据中可能没有的反馈以及过度拟合的可能性。

有许多指标可用于报告分类性能。在这些指标中，分类正确率可能是最容易理解的，因为它直接对应于进行正确分类的概率，但只报告正确率是不够的。根据类别的数量和分布，即使性能不佳也可能会导致高正确率，因此，理论机会水平和置信区间应该总是与正确率指标一起报告。此外，混淆矩阵或 ROC 曲线可提供一个更完整的分类性能刻画。

在报告包含时间的性能指标时，应该始终考虑达到某个特定目标所需的实际时间。这包括试次持续时间、重复次数、错误纠正、处理或反馈的延迟，甚至是两个试次之间的间歇。此外，可以通过应用特定的工具来缩短这一时间。例如，考虑 BCI 拼写系统，拼写完整句子所需的时间可能是 BCI 用户最重要的标准。比特率衡量单个试次提供的信息量，比特率乘以试次重复率，可以确定单个字母的拼写速度。自动完成单词功能可以缩短完成单词和句子所需的时间。

最后，与几乎所有其他应用科学一样，BCI 研究的结果需要经过统计检验。研究人员经常试图证明，BCI 可以在特定的性能水平上运作，或证明新方法比先前发表的方法的性能提高了，或将一个群体中的 BCI 性能与对照组的 BCI 性能进行比较。必须选择适当的统计方法，如有重复测量设计或没有重复测量设计的 t 检验或 ANOVA，并在必要时注意考虑多重比较。

致谢　本章所提出的意见和结论是作者的意见和结论，不应被解释为代表相应的资助机构的官方政策，无论是明示的还是暗示的。

这些研究已经获得了来自欧盟第七框架计划 FP7/2007—2013 的资金支持，授予基金协议 248320。另外，作者想要感谢以下项目及资金来源：

（1）BCI 耦合测量，FWF 项目 P20848-N15。

（2）TOBI：脑-机交互工具，欧盟项目 D-1709000020。

（3）中国国家自然科学基金，基金编号为 61074113。

我们想向审稿人表达我们的感激之情，他们为提高本章质量提供了非常宝贵的全面和建设性的反馈意见。

参 考 文 献

[1]　Allison，B.Z.：The I of BCIs：Next Generation Interfaces for Brain-Computer Interface Systems That Adapt to Individual Users. Human-Computer Interaction. Novel Interaction Methods and Techniques，vol. 5611，pp. 558-568. Springer Berlin/Heidelberg（2009）.

[2]　Allison，B.Z.：Toward Ubiquitous BCIs. Brain-Computer Interfaces. The Frontiers Collection，pp. 357-387. Springer Berlin/Heidelberg（2010）.

[3]　Allison，B.Z.，Neuper，C.：Could Anyone Use a BCI？Brain-Computer Interfaces. Human Computer Interaction Series，pp. 35-54. Springer London（2010）.

[4]　Allison，B.Z.，Brunner，C.，Kaiser，V.，Müller-Putz，G.R.，Neuper，C.，Pfurtscheller，G.: Toward a hybrid brain-computer interface based on imagined movement and visual attention. J. Neural Eng. 7，026，007（2010）. DOI 10.1088/1741-2560/7/2/026007.

[5]　Atum，Y.，Gareis，I.，Gentiletti，G.，Ruben，A.，Rufiner，L.: Genetic feature selection to optimally detect P300 in brain computer interfaces. In: 32nd Annual International Conference of the IEEE EMBS（2010）.

[6]　Bin，G.，Gao，X.，Wang，Y.，Li，Y.，Hong，B.，Gao，S.: A high-speed BCI based on code modulation VEP. J. Neural Eng. 8，025，015（2011）. DOI 10.1088/1741-2560/8/2/025015.

[7]　Birbaumer，N.，Ghanayim，N.，Hinterberger，T.，Iversen，I.，Kotchoubey，B.，Kübler，A.，Perelmouter，J.，Taub，E.，Flor，H.: A spelling device for the paralysed. Nature 398，297-298（1999）. DOI 10.1038/18581.

[8]　Boomsma，A.: Confidence intervals for a binomial proportion. Unpublished manuscript，university of Groningen，Department of Statistics & Measurement Theory（2005）.

[9]　Bortz，J.: Statistik für Sozialwissenschaftler. Springer，Berlin，Heidelberg，New York（1999）.

[10]　Brunner，C.，Allison，B.Z.，Krusienski，D.J.，Kaiser，V.，Müller-Putz，G.R.，Pfurtscheller，G.，Neuper，C.: Improved signal processing approaches in an offline simulation of a hybrid brain-computer interface. J. Neurosci. Methods 188，165-173（2010）. DOI 10.1016/j.jneumeth.2010. 02.002.

[11]　Brunner，C.，Allison，B.Z.，Altstätter，C.，Neuper，C.: A comparison of three brain-computer interfaces based on event-related desynchronization，steady state visual evoked potentials，or a hybrid approach using both signals. J. Neural Eng. 8，025，010（2011a）. DOI 10.1088/1741-2560/8/2/025010.

[12]　Brunner，P.，Ritaccio，A.L.，Emrich，J.F.，Bischof，H.，Schalk，G.: Rapid communication with a "P300" matrix speller using electrocorticographic signals（ECoG）. Front. Neurosci. 5，5（2011b）.

[13]　Cabestaing，F.，Vaughan，T.M.，Mcfarland，D.J.，Wolpaw，J.R.: Classification of evoked potentials by Pearson's correlation in a brain-computer interface. Matrix 67，156-166（2007）.

[14]　Chumbley，J.R.，Friston，K.J.: False discovery rate revisited: FDR and topological inference using Gaussian random fields. NeuroImage 44（1），62-70（2009）. DOI 10.1016/j.neuroimage. 2008.05.021，http://www.ncbi.nlm.nih.gov/pubmed/18603449.

[15]　Cohen，J.: A coefficient of agreement for nominal scales. Psychol. Meas. 20，37-46（1960）.

[16]　Cohen，J.: A power primer. Psychol. Bull. 112（1），155-159（1992）.

[17]　Dal Seno，B. Matteucci，M.，Mainardi，L.: Online detection of P300 and error potentials in a BCI speller. Computational Intelligence and Neuroscience，pp. 1-5（2010）.

[18]　Daly，I.，Nasuto，S.，Warwick，K.: Single tap identification for fast BCI control. Cogn. Neurodyn. 5，21-30（2011）.

[19]　Dornhege，G.，del R Millán，J.，Hinterberger，T.，McFarland，D.J.，Müller，K.R.:（eds.）Towards Brain-Computer Interfacing. MIT Press（2007）.

[20]　Eskandari，P.，Erfanian，A.: Improving the performance of brain-computer interface through meditation practicing. In: Engineering in Medicine and Biology Society，2008. EMBS 2008. 30th Annual International Conference of the IEEE，pp. 662-665（2008）. DOI 10.1109/IEMBS. 2008.4649239.

[21]　Falk，T.，Paton，K.，Power，S.，Chau，T.: Improving the performance of NIRS-based brain-computer interfaces in the presence of background auditory distractions. In: Acoustics Speech and Signal Processing（ICASSP），2010 IEEE International Conference on，pp. 517-520（2010）. DOI 10.1109/ICASSP.2010.5495643.

[22]　Farwell，L.A.，Donchin，E.: Talking off the top of your head: toward a mental prosthesis utilizing event-related brain potentials. Electroencephalogr. Clin. Neurophysiol. 70，510-523（1988）.

[23] Furdea, A., Halder, S., Krusienski, D.J., Bross, D., Nijboer, F., Birbaumer, N., Kübler, A.: An auditory oddball (P300) spelling system for brain-computer interfaces. Psychophysiology 46, 1-9 (2009). DOI 10.1111/j.1469-8986.2008.00783.x.

[24] Galán, F., Nuttin, M., Lew, E., Ferrez, P.W., Vanacker, G., Philips, J., del R Millán, J.: A brain-actuated wheelchair: asynchronous and non-invasive brain-computer interfaces for continuous control of robots. Clin. Neurophysiol. 119, 2159-2169 (2008). DOI 10.1016/j.clinph.2008.06. 001.

[25] Gareis, I., Gentiletti, G., Acevedo, R., Rufiner, L.: Feature extraction on brain computer interfaces using discrete dyadic wavelet transform: preliminary results. Journal of Physics: Conference Series (IOP) 313, pp. 1-7 (2011).

[26] Genovese, C., Wasserman, L.: Operating characteristics and extensions of the false discovery rate procedure. J. R. Stat. Soc. Series B Stat. Methodol. 64 (3), 499-517 (2002). DOI 10.1111/1467-9868.00347, http://doi .wiley.com/10.1111/1467-9868.00347.

[27] Guger, C., Ramoser, H., Pfurtscheller, G.: Real-time EEG analysis with subject-specific spatial patterns for a brain-computer interface (BCI). IEEE Trans. Neural Syst. Rehabil. Eng. 8, 447-450 (2000). DOI 10.1109/86.895947.

[28] Hemmelmann, C., Horn, M., Süsse, T., Vollandt, R., Weiss, S.: New concepts of multiple tests and their use for evaluating high-dimensional EEG data. J. Neurosci. Methods 142 (2), 209-217 (2005). DOI 10.1016/ j.jneumeth.2004.08.008, http://ukpmc.ac.uk/abstract/MED/15698661/reload = 1.

[29] Hild II, K.E., Kurimo, M., Calhoun, V.D.: The sixth annual MLSP competition, 2010. Machine Learning for Signal Proc (MLSP '10) (2010).

[30] Hoffmann, U., Vesin, J.M., Ebrahimi, T., Diserens, K.: An efficient P300-based brain-computer interface for disabled subjects. J. Neurosci. Methods 167, 115-125 (2008). DOI 10.1016/j.jneumeth.2007.03.005.

[31] Horki, P., Solis-Escalante, T., Neuper, C., Müller-Putz, G.: Combined motor imagery and SSVEP based BCI control of a 2 DoF artificial upper limb. Med. Biol. Eng. Comput. (2011). DOI 10.1007/s11517-011-0750-2.

[32] Huggins, J.E., Levine, S.P., BeMent, S.L., Kushwaha, R.K., Schuh, L.A., Passaro, E.A., Rohde, M.M., Ross, D.A., Elisevich, K.V., Smith, B.J.: Detection of event-related potentials for development of a direct brain interface. J. Clin. Neurophysiol. 16 (5), 448 (1999).

[33] Jin, J., Allison, B., Sellers, E., Brunner, C., Horki, P., Wang, X., Neuper, C.: Optimized stimulus presentation patterns for an event-related potential EEG-based brain-computer interface. Med. Biol. Eng. Comput. 49, 181-191 (2011). doi: 10.1007/s11517-010-0689-8.

[34] Kalcher, J., Flotzinger, D., Neuper, C., Gölly, S., Pfurtscheller, G.: Graz brain-computer interface II: towards communication between humans and computers based on online classification of three different EEG patterns. Med. Biol. Eng. Comput. 34, 382-388 (1996). DOI 10.1007/BF02520010.

[35] Karrasch, M., Laine, M., Rapinoja, P., Krause, C.M.: Effects of normal aging on event-related desynchronization/synchronization during a memory task in humans. Neurosci. Lett. 366 (1), 18-23 (2004). DOI 10.1016/j.neulet.2004.05.010, http://dx.doi.org/10.1016/j.neulet.2004.05. 010.

[36] Krausz, G., Ortner, R., Opisso, E.: Accuracy of a brain computer interface (p300 spelling device) used by people with motor impairments. Stud. Health Technol. Inform. 167, 182-186 (2011).

[37] Kübler, A., Birbaumer, N.: Brain-computer interfaces and communication in paralysis: extinction of goal directed thinking in completely paralysed patients? Clin. Neurophysiol. 119, 2658-2666 (2008). DOI 10.1016/j.clinph. 2008.06.019.

[38] Kübler, A., Nijboer, F., Mellinger, J., Vaughan, T.M., Pawelzik, H., Schalk, G., McFarland, D.J.,

Birbaumer, N., Wolpaw, J.R.: Patients with ALS can use sensorimotor rhythms to operate a brain-computer interface. Neurology 64, 1775-1777 (2005).

[39] Lemm, S., Blankertz, B. Dickhaus, T., Müller, K.R.: Introduction to machine learning for brain imaging. NeuroImage 56 (2), pp. 387-399 (2011).

[40] Lotte, F.: Generating artificial EEG signals to reduce BCI calibration time. In: Proceedings of the 5th International Brain-Computer Interface Conference 2011, pp. 176-179 (2011).

[41] Mason, S.G., Birch, G.E.: A brain-controlled switch for asynchronous control applications. IEEE Trans. Biomed. Eng. 47, 1297-1307 (2000).

[42] Millán, J., Mourino, J.: Asynchronous BCI and local neural classifiers: an overview of the adaptive brain interface project. IEEE Trans. Neural Syst. Rehabil. Eng. 11, 159-161 (2003).

[43] Millán, J., Mourino, J., Franzé M., Cincotti, F., Varsta, M., Heikkonen, J., Babiloni, F.: A local neural classifier for the recognition of EEG patterns associated to mental tasks. IEEE Trans. Neural Netw. 13, 678-686 (2002).

[44] Müller, K.R., Anderson, C.W., Birch, G.E.: Linear and nonlinear methods for brain-computer interfaces. IEEE Trans. Neural Syst. Rehabil. Eng. 11, 165-169 (2003).

[45] Müller, K.R., Tangermann, M., Dornhege, G., Krauledat, M., Curio, G., Blankertz, B.: Machine learning for real-time single-trial EEG analysis: from brain-computer interfacing to mental state monitoring. J. Neurosci. Meth. 167, 82-90 (2008). DOI 10.1016/j.jneumeth.2007.09.022.

[46] Müller-Putz, G.R., Pfurtscheller, G.: Control of an electrical prosthesis with an SSVEP-based BCI. IEEE Trans. Biomed. Eng. 55, 361-364 (2008). DOI 10.1109/TBME.2007.897815.

[47] Müller-Putz, G.R., Scherer, R., Pfurtscheller, G., Rupp, R.: EEG-based neuroprosthesis control: a step towards clinical practice. Neurosci. Lett. 382, 169-174 (2005).

[48] Müller-Putz, G.R., Scherer, R., Brunner, C., Leeb, R., Pfurtscheller, G.: Better than random? A closer look on BCI results. Int. J. Bioelectromagn. 10, 52-55 (2008).

[49] Neuper, C., Müller, G.R., Kübler, A., Birbaumer, N., Pfurtscheller, G.: Clinical application of an EEG-based brain-computer interface: a case study in a patient with severe motor impairment. Clin. Neurophysiol. 114, 399-409 (2003).

[50] Pfurtscheller, G., Neuper, C.: Motor imagery and direct brain-computer communication. Proc. IEEE 89, 1123-1134 (2001). DOI 10.1109/5.939829.

[51] Pfurtscheller, G., Müller, G.R., Pfurtscheller, J., Gerner, H.J., Rupp, R.: "Thought"-control of functional electrical stimulation to restore handgrasp in a patient with tetraplegia. Neurosci. Lett. 351, 33-36 (2003). DOI 10.1016/S0304-3940 (03) 00947-9.

[52] Piccione, F., Giorgi, F., Tonin, P., Priftis, K., Giove, S., Silvoni, S., Palmas, G., Beverina, F.: P300-based brain computer interface: reliability and performance in healthy and paralysed participants. Clin. Neurophysiol. 117, 531-537 (2006). DOI 10.1016/j.clinph.2005.07.024.

[53] Rebsamen, B., Guan, C., Zhang, H., Wang, C., Teo, C., Ang, M.H., Burdet, E.: A brain controlled wheelchair to navigate in familiar environments. IEEE Trans. Neural Syst. Rehabil. Eng. 18 (6), 590-598 (2010). DOI 10.1109/TNSRE.2010.2049862, http://dx.doi.org/10.1109/TNSRE.2010.2049862.

[54] Roberts, S., Penny, W., Rezek, I.: Temporal and spatial complexity measures for electroencephalogram based brain-computer interfacing. Med. Biol. Eng. Comput. 37, 93-98 (1999). doi: 10.1007/BF02513272.

[55] Ryan, D.B., Frye, G.E., Townsend, G., Berry, D.R., Mesa-G, S., Gates, N.A., Sellers, E.W.: Predictive

spelling with a P300-based brain-computer interface: Increasing the rate of communication. Int. J. Hum. Comput. Interact. 27, 69-84（2011）. DOI 10.1080/10447318. 2011.535754.

[56]　Schalk, G., Wolpaw, J.R., McFarland, D.J., Pfurtscheller, G.: EEG-based communication: presence of an error potential. Clin. Neurophysiol. 111, 2138-2144（2000）.

[57]　Schlogl, A., Kronegg, J., Huggins, J.E., Mason, S.G.: Evaluation criteria for BCI research. In: Toward brain-computer interfacing. MIT Press（2007）.

[58]　Shannon, C.E., Weaver, W.: A mathematical theory of communication. University of Illinois Press（1964）.

[59]　Singh, A.K., Phillips, S.: Hierarchical control of false discovery rate for phase locking measures of EEG synchrony. NeuroImage 50（1）, 40-47（2010）. DOI 10.1016/j.neuroimage. 2009.12.030, http://dx.doi.org/10.1016/j.neuroimage.2009.12.030.

[60]　Sitaram, R., Zhang, H., Guan, C., Thulasidas, M., Hoshi, Y., Ishikawa, A., Shimizu, K., Birbaumer, N.: Temporal classification of multichannel near-infrared spectroscopy signals of motor imagery for developing a brain-computer interface. NeuroImage 34, 1416-1427（2007）.

[61]　Townsend, G., LaPallo, B.K., Boulay, C.B., Krusienski, D.J., Frye, G.E., Hauser, C.K., Schwartz, N.E., Vaughan, T.M., Wolpaw, J.R., Sellers, E.W.: A novel P300-based brain-computer interface stimulus presentation paradigm: Moving beyond rows and columns. Clin. Neurophysiol. 121, 1109-1120（2010）.

[62]　Vidaurre, C., Blankertz, B.: Towards a cure for BCI illiteracy. Brain Topogr. 23, 194-198（2010）. DOI 10.1007/s10548-009-0121-6.

[63]　Volosyak, I.: SSVEP-based Bremen-BCI interface-boosting information transfer rates. J. Neural Eng. 8, 036, 020（2011）. DOI 10.1088/1741-2560/8/3/036020.

[64]　Wolpaw, J.R.: Brain-computer interfaces as new brain output pathways. J. Physiol. 579, 623-619（2007）. DOI 10.1113/jphysiol.2006.125948.

[65]　Wolpaw, J.R., Flotzinger, D., Pfurtscheller, G., McFarland, D.J.: Timing of EEG-based cursor control. J. Clin. Neurophysiol. 14（6）, 529-538（1997）.

[66]　Wolpaw, J.R., Birbaumer, N., Heetderks, W.J., McFarland, D.J., Peckham, P.H., Schalk, G., Donchin, E., Quatrano, L.A., Robinson, C.J., Vaughan, T.M.: Brain-computer interface technology: a review of the first international meeting. IEEE Trans. Rehabil. Eng. 8, 164-173（2000）. DOI 10.1109/TRE.2000.847807.

[67]　Wolpaw, J.R., Birbaumer, N., McFarland, D.J., Pfurtscheller, G., Vaughan, T.M.: Brain-computer interfaces for communication and control. Clin. Neurophysiol. 113, 767-791（2002）. DOI 10.1016/S1388-2457（02）00057-3.

第 18 章　混合 BCI 的原理

18.1　引　　言

各种原因导致严重残疾的人士可以使用各种辅助器具（assistive devices，AD）来满足他们的日常需求，以及使用它们来达到通信和娱乐的目的。辅助器具的范围从连接到遥控器的简单开关，到与计算机和眼动追踪系统相连的复杂传感器（如嘴巴鼠标（mouth mouse）），所有这些系统在针对每个人进行单独调整后都能正常工作（运行良好）。然而，仍然存在这些系统不能正常工作的情况，例如，在残余肌肉疲劳的情况下。在这种情况下，BCI 可能是一个不错的选择，其使用脑信号（最有可能是 EEG）来控制，而不需要运动。

BCI 是在人脑和计算机之间建立直接连接的系统[48]，从而提供了一个额外的交流或通信通道。对于因肌肉营养不良、ALS 或脑干卒中引起的严重瘫痪的人来说，这样的 BCI 构成了与环境交流的一种可能方式[5, 21, 34]。BCI 也可用于高位脊髓损伤（spinal cord injury，SCI）患者来控制神经假肢，例如，通过使用功能性电刺激来恢复抓取功能[28]。

有各种类型的 BCI，既有基于诱发电位（如 P300[10]）、皮层慢电位[4]、稳态诱发电位[15, 29]等诱发活动（evoked activities）的 BCI，又有基于事件相关（去）同步[38]等诱导活动（induced activities）导致振荡成分变化的 BCI。除了基于脑电的 BCI 外，还有基于代谢测量的 BCI，其中实际相关的是基于近红外光谱的 BCI（如文献[8]）。

本章的目的是介绍一种新型的 BCI，即 hBCI。hBCI 是由一系列系统组合而成的，这些系统协同工作，共同提供人脑和计算机（机器）之间的通信通路。为了被毫无疑问地接受为 BCI，混合系统必须至少含有一个满足基本 BCI 准则/标准的组件：①它必须提供有意志的控制（volitional control）；②它必须依靠大脑信号；③它必须提供反馈；④它必须在线工作[42]。

这意味着，如果用户希望将可用的输入类型扩展到辅助技术系统，那么 BCI 应该是可用的，但是用户也可以选择完全不使用 BCI。在这里，重要的是 BCI 本身正在运行，这意味着在线 EEG 分析一直在进行。hBCI 可能一方面决定哪个输入通道提供最可靠的信号，并在输入通道之间进行切换，以提高信息传输速率、可用性或其他方面，另一方面融合各种输入通道。

关于 hBCI 的概念，最近的论文中已经展示了 BCI 的子类型及其功能。以下各节阐述 hBCI 发展的不同阶段，从专门或特定的 hBCI 到更一般的 hBCI。18.2 节为基于两种不同 EEG BCI 的 hBCI。18.3 节为基于 EEG BCI 和非 EEG BCI 的 hBCI。18.4 节为基于 EEG BCI 和另一种生物信号的 hBCI。18.5 节为基于 EEG BCI 和 EEG 监测的 hBCI。18.6 节为基于 EEG BCI 和其他信号的 hBCI。18.7 节为展望：基于 EEG BCI、EEG 监测以及其他生物信号的 hBCI。

18.2　基于两种不同 EEG BCI 的 hBCI

18.2.1　基于 ERD 和诱发电位的 BCI

一些 hBCI 把一个 BCI 与另一个 BCI 结合起来，这种 hBCI 被称为"纯"混合 BCI。例如，几个研究团队已经开发出 P300 与其他测量结合的混合 BCI。Panicker 等[37]介绍了一种 P300 BCI，其中某些显示器振荡以引发稳态视觉诱发电位。如果系统没有检测到稳态视觉诱发电位活动，那么它假定用户没有注意到 BCI，因而不产生输出。因此，稳态视觉诱发电位活动充当一个被动的"大脑开关"。如果将 BCI 的定义扩展为包含被动 BCI，那么这个系统只是一个混合 BCI[35, 50]，本章中不讨论术语问题。

Panicker 等把 P300 BCI 与稳态视觉诱发电位系统结合起来，而 Li 等[23]把 P300 BCI 和基于运动想象的 BCI 结合起来。这种方法在整体目标上也有所不同，即在两个维度上移动光标，而不是直接拼写。要垂直移动光标，受试者集中注意力于一个特定的目标框；不同的闪烁框包含"向上""向下"或"停止"的词。由此产生的 P300 可以逐步移动光标，受试者可以通过想象左手或右手运动来控制水平位置。

Jin 等[20]把 P300 BCI 与一种基于运动视觉诱发电位（motion visual evoked potentials，mVEP）的新型 BCI 结合起来[16, 18, 25]。这项研究比较了三种情况：一种是刺激闪现的 P300 的情况（就像传统的 BCI）；一种是刺激移动的 mVEP 情况（如新型 mVEP BCI）；一种是刺激移动并闪烁的混合情况。与其他两种情况相比，这种新型的混合情况在准确率和信息传输速率上都有显著的提高，而且不会让受试者感到疲劳或不堪重负。作者指出，对刺激和任务参数的进一步操作可以产生进一步的改进效果。

Su 等[47]将 P300 和运动想象活动结合起来，使用混合 BCI 在虚拟环境中进行导航。他们执行了一个顺序方案，其中左右手的运动想象控制左右移动，而 P300 活动以离散的方式控制虚拟对象。作者指出，用户使用混合方式的表现良好，与单独使用每种方法相比没有性能差异。

另一项研究工作结合了稳态视觉诱发电位和 ERD 活动。Allison 等[1]表明受试者可以在同一个试次中同时产生 SSVEP 和 ERD 活动，Brunner 等[6]用相同的数据探索了改进的信号处理方法。例如，这些研究优化了 SSVEP 特征提取，并评估了 ERD 活动对 SSVEP 活动的影响（反之亦然）。这些出版物为第一个结合 ERD 和 SSVEP 活动的在线 BCI 奠定了基础[7]。受试者可以使用 ERD 和 SSVEP 特征控制光标做一维移动，这可以提供额外的信息来提高分类效果。虽然这些作者没有发现在混合情况下性能有显著的提高，但是在后续的研究中表明，与简单的分类器相比，更先进或更高级的分类器确实可以改善混合条件下的性能。这种方法后来被应用于二维 BCI 中，其中，垂直运动由运动想象来控制，水平运动由 SSVEP 来控制[2]。这些研究还采用问卷调查来评估主观因素，发现混合 BCI 基本不会使受试者感到更困难或更厌烦。

18.2.2　基于运动想象和 SSVEP 相结合的 BCI 控制 2 自由度人工上肢

将 SSVEP 和 ERS 测量结合在不同类型的 BCI 系统中，允许这些 BCI 能够独立地同时运行。该组合系统建立在以往对脊髓损伤患者手的恢复和肘部控制的研究基础上：在文献[40]中，脊髓损伤患者通过想象足部运动，在不同抓握阶段之间进行顺序切换，以恢复侧向抓握；在文献[27]、[36]中，健康受试者使用 SSVEP 分别控制假肢和矫形器。基于这些结果，接下来的逻辑步骤是将运动想象 BCI 与 SSVEP-BCI 结合起来，实现对抓握和肘关节功能的独立控制。为此，研究者提出了一种控制方法，其中运动想象 BCI 控制抓握功能，SSVEP-BCI 控制 2 自由度（degrees-of-freedom，DoF）人工上肢的肘关节功能。由于 SSVEP-BCI 只需要很少的训练或不需要训练，因此需要相似的运动想象模式，以便实现快速且实用的设置。这种在没有任何受试者训练情况下强大而稳定的模式，就是运动后 β 反弹[31, 41]。

运动想象 BCI 和 SSVEP-BCI 混合系统如图 18.1 所示。通过想象轻快的足部运动，可以在打开和关闭状态之间切换抓握功能。采用两类 SSVEP 分别对肘关节进行屈曲或伸展，可使肘关节从完全伸展逐渐过渡到完全屈曲。这种混合设计允许两个 BCI 独立运行，具有两个目的，共同实现控制二自由度假臂（artificial arm）的目标。

混合 BCI 控制如图 18.2 所示，其中受试者完成预定义的动作序列。大多数运动想象 BCI 命令发生在实验者指示后的前 10s（图 18.2（b）），其中夹持器活动的直方图近似于衰减指数。在线 SSVEP-BCI 控制如图 18.2（a）所示，显示了一个受试者在单个轮次实验中肘关节的运动轨迹和相应的控制任务。通常，受试者能够将肘部移动到预期的位置，但是由于错误激活，难以维持所到达的位置，这一点也被主观测量所证实，通过问卷评估，也显示出对 SSVEP 控制（肘部）的轻微偏好。

因此，未来的工作将集中于改善系统在非控制期间的性能，并开发一个完全自定节奏的 BCI 系统，最终目标是控制手和肘关节神经假体。

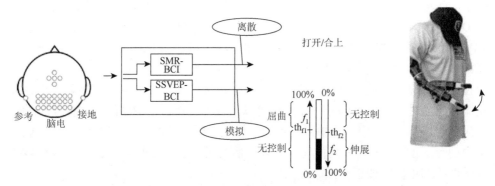

图 18.1　运动想象 BCI 和 SSVEP-BCI 相结合的 BCI 系统用于 2 自由度人工上肢的控制。快步（brisk feet）脚运动想象后的 β 反弹用于控制抓握功能，SSVEP-BCI 用来控制肘关节功能（图中 th_{f1} 表示 f_1 的阈值，超过该阈值则屈曲，th_{f2} 表示 f_2 的阈值，超过该阈值则伸展）

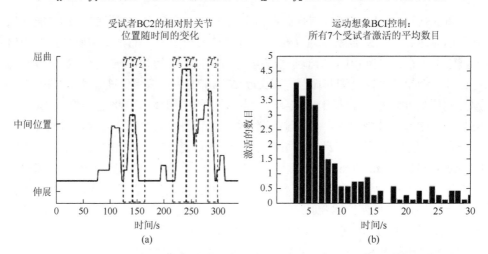

图 18.2　（a）为其中一名受试者在单个轮次实验中肘关节运动轨迹及对应的控制任务。SSVEP 的任务是将肘关节从伸展位置移动到中间位置（T_1）；将肘关节从中间移动到伸展位置（T_2）；将肘关节从伸展位置移动到屈曲位置（T_3）；将肘关节从伸展位置移动到中间位置（T_4）；（b）显示的是所有七名受试者在执行运动想象任务时，不同时间内夹持器激活的平均次数

18.3　基于 EEG BCI 和非 EEG BCI 的 hBCI

各种各样的脑信号（电信号、磁信号、代谢信号）具有不同的信号特征，因此具有不同的功能。本节给出了一个由近红外光谱（NIRS）和基于 EEG 的 SSVEP-BCI 组成的 hBCI 实例。

　　自激活（self-activation）是使 BCI 系统成为更加实用和用户友好的设备[46]的一个重要因素。这意味着，为了在日常使用中获得更高的独立性，用户应该能够自主地打开或关闭 BCI 系统。

　　在文献[42]的初步研究中，通过将 NIRS 与 SSVEP 相结合，我们研究了异步混合 BCI 的实现。因此，我们使用了一个由我们团队开发的单通道 NIRS 系统[3]来打开和关闭一个四步电动手矫形器[24]。NIRS 是一种功能性脑成像方法，类似于功能性磁共振成像，它可以研究皮层激活过程中的血流动力学变化。NIRS 已被用来测量认知、视觉运动（visuomotor）和运动任务中的血流动力学反应（氧合血红蛋白与脱氧血红蛋白（oxy-Hb, deoxy-Hb）的变化）[17, 43, 49]。一个熟悉 NIRS 记录但没有 SSVEP 使用经验的健康受试者，使用混合系统进行了 4 轮实验。在每轮实验中，受试者必须打开和关闭（一个激活组块包含位置 0-1-2-3-2-1-0）矫形器 3 次（图 18.3（d）），每次有自定节奏的间隔，每组之间休息 60s（休息期）。要打开矫形器，受试者需要注视一个 8Hz 闪烁的 LED。要关闭矫形器，受试者必须聚焦于一个 13Hz 闪烁的 LED（图 18.3（c））。只有当整个开启/关闭序列完成后才能休息。

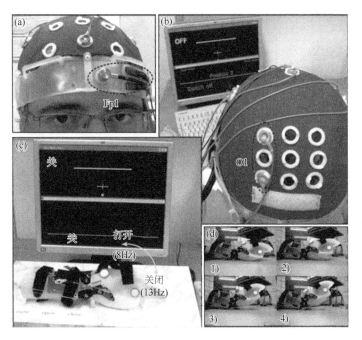

图 18.3　（a）在 Fp1 放置一个 NIRS 通道；（b）EEG 记录来测量 SSVEP（电极位置 O1）；（c）混合 BCI 系统：矫形器在显示屏前。要打开矫形器，必须把注意力集中在 8Hz 的 LED 上，若要关闭它，就要把注意力集中在 13Hz 的 LED 上。显示屏幕的上半部分显示随球变化的浓度变化。加粗水平线表示开/关切换开关的阈值。下半部分显示了 SSVEP 矫形器控制的当前状态（开/关）和检测到的命令；（d）逐步 SSVEP 矫形器控制，修改自文献[42]

　　为了测量 SSVEP，通过放置在枕部皮层（电极位置为 O1，电极间距为 2.5cm，Fz 接地，图 18.3（b））上的双极导联来记录 EEG。在第一组实验之前，受试者必须使用近红外系统（脑开关）来自行启动 SSVEP 矫形控制。为此，将近红外光谱测量分成 8s 的时间段。在第 18s 开始第一段之前包含一个预先等待期。在这段时期内，相对氧合血红蛋白浓度的变化（在位置 Fp1 上测量）用于视觉反馈（绿球）。测得的浓度变化，其以 4s 的基线间隔（指的是这段时期前最后 4s 的浓度）参照，代表屏幕上球的位置。如果变化超过了受试者特定的阈值（以屏幕上的黄色条表示，见图 18.3（c）），则会触发矫形器控制的（开/关）状态开关。第一轮实验的阈值是从受试者之前的 NIRS 测量中选择的，并在第一轮后进行调整，以最小化误报（false positive，FP）。每次开关后，8s 内不接受其他开关命令（不应期、黑屏）。在休息期和最后一组激活后，要求受试者再次使用脑开关关闭 SSVEP 矫形器控制系统，以避免误报 SSVEP 激活。

　　在前两轮实验中，我们在激活期和休息期（NIRS 和 SSVEP，图 18.4）都检

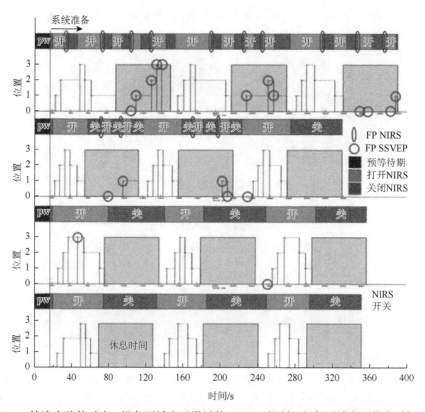

图 18.4　4 轮次实验的时序，绿色区域表示激活的 SSVEP 控制，灰色区域表示休息时间，红色圆圈表示 SSVEP 控制中的假阳性，黑色椭圆表示 NIRS。在每轮实验开始之前的黑色区域表示预等待期，修改自文献[42]（见彩图）

测出了假阳性。在第三轮实验中，受试者用 NIRS 开关展现出了完美的性能，在
SSVEP 矫形控制过程中只出现了两次假阳性检测。在最后一轮实验中，受试者展
现了 100%正确率的完美表现，这意味着在 NIRS 和 SSVEP 控制中都没有假阳性。
表 18.1 总结了这些结果。

表 18.1　在自定节奏的矫形器和 NIRS 控制中的 TP 和 FP 检测，给出了激活期和休息期的参数

轮次	激活期				休息期			时间		
	NIRS		SSVEP		NIRS		SSVEP	激活期/s	休息期/s	总时间/s
	TPa	FPa	TPa/min^{-1}	FPa/min^{-1}	TPr	FPr	FPa/min^{-1}			
1	7	4	5.4	0.0	9	6	4.0	201.6	180.0	381.6
2	3	0	7.7	0.4	7	4	1.3	140.6	180.0	320.6
3	3	0	6.4	0.7	3	0	0.0	167.8	180.0	347.8
4	3	0	6.6	0.0	3	0	0.0	162.6	180.0	342.6
平均	4.0	1.00	6.5	0.3	5.5	2.5	1.3	168.1	180.0	348.1
标准偏差	2.0	2.00	1.0	0.4	3.0	3.0	1.9	25.2	0.0	25.2

这些初步结果提供的证据表明在 hBCI 系统中 NIRS 和 SSVEP 的组合或许是
一种可行的控制接口。然而，使用 NIRS 作为"大脑开关"只是 hBCI 的一种可
能的方法。最近，Fazli 等[13]研究了 NIRS 是否也可用于增强基于感觉运动节律的
BCI 性能。他们发现，在多模态设置中，同时使用 NIRS 和 EEG 特征可以显著改
善分类正确率。

18.4　基于 EEG BCI 和其他生物信号的 hBCI

在引言给出的定义中，hBCI 必须包含脑信号，但也可以包含脑信号以外的其
他信号。人体产生一系列可由用户进行控制的其他生物信号，一个例子是最近由
Zander 等所展示的[51]，使用眼动追踪装置来控制光标，而使用基于 EEG 的 BCI
来选择目标。

在本节中，两项研究使用心率变化或肌电模式作为 hBCI 的额外输入源。

18.4.1　心率变化用于 SSVEP-BCI 的电源开/关

心脏有一个周期大约为 1s 的恒定的内在节律，这是由呼吸、血压波和"中央
指令"调节的。这意味着如运动准备、心理模拟、刺激预期和转化等中枢过程，

可以产生 HR 反应。如果在持续不断的 ECG 信号中可以检测到这种中枢诱导的 HR 反应，那么 HR 可以用来编码信息，从而作为额外的通信通道。

在最初探索这一前景的可行性研究中，我们用轻快的吸气来调制 HR[46]。HR 触发开关可以使 SSVEP 操作的假肢手接通和关断。我们记录了心电图并且计算了 HR。计算逐拍间隔（beat-to-beat intervals，RRI）中测量的 HR 变化，并将其用于启动 SSVEP-BCI 控制。每次由轻快的吸气引发的相对变化（dRRI）超过受试者特定阈值时，就会产生开/关事件。通过受试者操作分析，选择了在线索引导下吸气时具有最高真实阳性率、在剩余任务中具有最低假阳性率的 dRRI，并将其作为在线实验的依据。在假肢手上安装了四个发光二极管，每个发光二极管以 6.3～17.3Hz 的不同频率（刺激频率）闪烁。将 EEG 电极置于 O2 电极位置前后 2.5cm 处来双极记录 EEG。采用谐波和决策算法[30]进行 SSVEP 分类。在给定的时间段内，具有最高谐波总和的闪烁光源触发了假肢手的运动。根据经验估计，每个受试者的典型选择时间约为1.5s。用于评估 HR 开关性能的在线实验持续了约30min。口头指示受试者打开 SSVEP-BCI，用假肢手执行预定义的动作序列，然后关闭 BCI，需要执行的动作顺序如下：

O：打开手。

L：手向左旋转 90°。

R：手向右旋转 90°。

C：关闭手。

R：手向右旋转 90°。

O：打开手。

C：关闭手。

L：手向左旋转 90°，回到原来的位置。

整个序列必须在 30min 内执行四次。每个序列的起始时间是由实验者随机选择的，实验者在运动序列之间与受试者交谈，受试者通过轻快的吸气成功开启和关闭 BCI 并操作由 SSVEP 驱动的假肢。在四个运动试次中，需要 8 个真阳性 HR 开关来打开和关闭 BCI。假阳性 RRI 检出平均数目为 2.9。错误（真阴性）RRI 检测的平均数目为4.9。对于四个 SSVEP 类中的一个，平均选择速度约为 9.5s（每分钟 6.3 个命令）。平均来说，每分钟一次 SSVEP 检测是错误的。这些是基于十个健全受试者的结果，表明通过轻快吸气诱导的短暂 HR 变化是混合 BCI 中可行的信号。

18.4.2　大脑活动与肌肉活动的融合

为残疾人提供的实用BCI应该允许他们利用其所有剩余的功能作为控制的可

能性，以便他们可以随时使用当前可用的最佳功能。有时，这些人的肌肉会有残留活动，最有可能是在早上不疲劳的时候。因此，在我们的混合 BCI 框架中，可以结合脑电和肌电活动，从而将两个通道融合以产生更稳健的控制信号（图 18.5（a））。事实上，受试者能够在不受肌肉疲劳程度影响的情况下，很好地控制他们的混合 BCI，并且与单一模式[22]相比，融合状态产生了更稳定的性能。

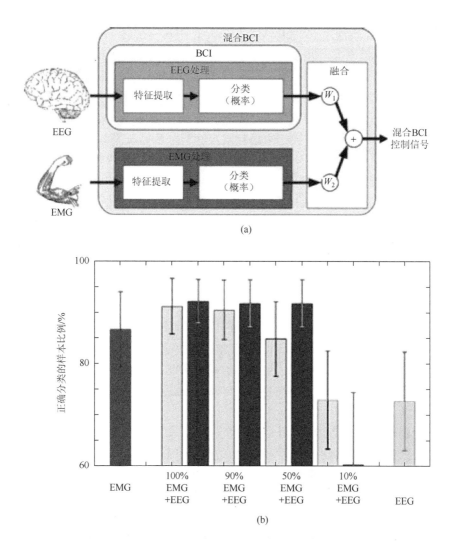

图 18.5 （a）肌肉活动和大脑活动的融合原理；（b）在六种条件下的性能结果（任务期间正确分类样本的平均值±标准差）。外侧柱形图代表单一模式。中间的柱形图对应具有不同水平的剩余肌电振幅（10%～100%）的融合模式。对于每种条件，我们根据融合方式提供了两种性能：简单融合（左/浅灰色）和贝叶斯融合（右/深灰色）模式下的性能

十二名健康受试者参加了同步 BCI 记录，（取决于视觉提示）在 5s 内重复执行左右手运动（结果每类有 60 个试次）。对所记录的大脑和肌肉活动分别进行处理和分类。

（1）记录在左前臂和右前臂的屈肌和伸肌上的四个肌电通道。对该抓握 EMG 活动进行矫正并平均（0.3s），以获得包络。对得到的特征进行受试者特定的阈值化、归一化并基于最大距离分类。

（2）通过运动皮层上 16 通道 EEG 获得大脑活动。根据拉普拉斯滤波后的 EEG，可以计算出功率谱密度，并使用高斯分类器对所选特征进行分类[14, 26]。假设置信度值高于拒绝阈值，则已执行任务的证据在时间上进行累积（指数平滑）。

（3）将两个分类器概率融合在一起，以产生一个控制信号。在这项工作中，我们探索了两种分类器融合技术。在第一种方法中，两个分类器之间的融合权重均等，而在第二种方法中，我们采用朴素贝叶斯融合方法[44]。

根据任务期间（提示后 0～5s）正确分类的样本，比较单一模式（EEG 或 EMG）或两种模式融合的性能。此外，为了模拟筋疲力尽的肌肉疲劳，EMG 通道的幅度随着运行时间而衰减（从 100%衰减至 10%）[9]，从而使 EEG 活动在融合中越来越重要。然而，重要的是，在所有的条件下，都应保持 EEG 和 EMG 相同的分类权重与相同的融合规则。这模拟了患者在一天中变得越来越疲惫的真实情况。

图 18.5（b）显示，无论肌肉疲劳程度如何，受试者均能较好地控制其混合 BCI。此外，尽管单独使用 EMG 可以产生良好的性能，但是 EEG 和 EMG 的融合表现出了更好的性能。值得注意的是，由于融合，增加肌肉疲劳导致了 BCI 性能的适度降低。即使受试者在一天中变得越来越精疲力竭或疲劳，这种系统也可以提供非常可靠的控制和平稳的切换。更详细地说，贝叶斯融合优于简单融合，但衰减为 90%时除外[22]。其原因是，在建立贝叶斯混淆矩阵时，违反了稳定输入模式的假设，降低了性能。

总而言之，该实验表明了混合 BCI 的优点：①多模态融合技术允许将大脑控制信号与其他残余运动控制信号相结合，从而获得更好和更可靠的性能；②与无疲劳的情况相比，肌肉疲劳的加剧只产生了 BCI 性能的适度和缓慢下降；③与简单融合的情况下性能持续下降相比，贝叶斯融合方法在广泛的肌肉疲劳中具有非常稳定的性能（另请参见文献[22]）。

在未来的工作中，我们将动态调整加权单一模式贡献的方式。这些权重反映了通道的可靠性，或者系统对其输出的置信度/确定性。通常，这些权重可以根据认知心理状态（如疲劳和错误电位）和生理参数（如肌肉疲劳）之类的监督信号估计。获得权重的另一个来源是分析各个通道在完成任务中的性能（如随时间的稳定性以及噪声的影响等）。

最后，肌肉活动进行性丧失的患者（如肌营养不良症、肌萎缩侧索硬化症和脊髓性肌萎缩症）可受益于这种动态融合的混合 BCI。例如，在早期混合 BCI 训练期间，用户仍然可以利用其残余的运动功能，同时随着长期使用辅助产品的增加，混合辅助设备和纯 BCI 之间的过渡（当肌肉活动太弱而无法操作时）会很顺利。

18.5　基于 EEG BCI 和 EEG 监测的 hBCI

如许多其他基于生理信号的交互方式一样，不幸的是，基于运动想象的 BCI 在识别受试者意图时容易出错。与其他交互方式相比，"脑通道"的独特之处在于它传递两种信息，从中我们可以得到进行操作的心理控制指令，以及关于认知信号的信息，如对错误反应的意识[45]。因此，一种提高 BCI 正确率的精妙方法是直接基于发生错误后立刻出现在 EEG 记录中的 ErrP 而进行的验证程序[11]。

文献[12]介绍了在实时 BCI 系统中，在单个试次水平上，可以同时检测接口错误响应和进行运动想象分类[12]。在文献[12]中，两名受试者的任务是将方形光标移动到三步外的目标位置。光标的左右移动是通过运动想象实现的，并在最后一秒进行了分析。在 BCI 响应之后（即移动光标接近或远离目标的步骤），使用 400ms 的窗口来检测 ErrP 的存在。如果检测到 ErrP，则取消最后一个错误步骤。图 18.6 显示了两种 BCI 所使用的特征，如果是运动想象 BCI，则是频率和通道的判别能力；如果是 ErrP-BCI，则是时间历程和地形平均。分析结果表明，两个受试者在没有集成 ErrP 检测的情况下 BCI 错误率约为 32%。但是，当集成 ErrP 检测时，平均在线错误率下降到 7%，这将使比特率提高到 200% 以上。有关更多详情，请参见文献[12]。

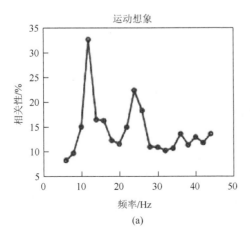

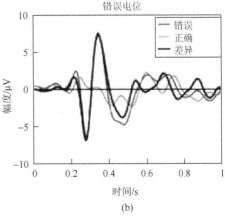

(a)　　　　　　　　　　　　　　　　　　(b)

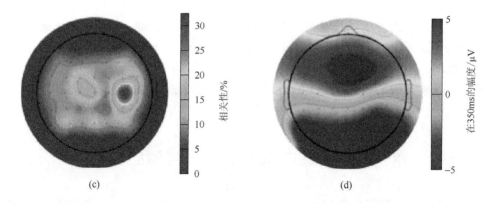

图 18.6　　（a）和（c）运动想象分类的相关特征（一个受试者）：（a）频率和（c）电极的判别能力；（b）和（d）错误电位的检测（一个受试者）：（b）错误试次的总平均、正确试次的总平均以及二者之间的差异（通道 Cz）；（d）在反馈呈现后 350ms 出现峰值时的头皮电位地形图（见彩图）

这些结果证实，有可能同时控制脑控装置（通过运动想象），以及提取这种交互的错误相关电位，并将两者的结果结合起来。尽管这两个输入通道都不是完美的，但是合并后的（混合）BCI 方法可以提高脑机交互的质量。

18.6　基于 EEG BCI 和其他信号的 hBCI

具有残留或剩余肌肉功能的人可以直接使用这些肌肉来控制辅助设备。产生的控制信号并不取决于像 EMG 这种必须转换成控制命令的生物信号，而是取决于肌肉本身的功能。这种功能可能会受到震颤、痉挛和疲劳的影响，尤其是长时间使用时。为了弥补这些问题，BCI 作为一种不依赖肌肉活动的替代方法，可以在功能减弱的情况下接管控制权。肌肉疲劳的发生可能比使用 EMG 时更快，这是因为肌肉必须收缩到足够强才能引起运动，而 EMG 信号即使在较弱的激活状态下也能被检测到。然而，使用剩余的肌肉功能的益处是具有更自然的感觉，并可以提供即时的反馈。

一种可能的方案是通过操纵杆（JS）的手动控制与 BCI 相结合。这样，一旦 JS 由于肌肉疲劳不再工作，可以通过切换到 BCI 来恢复对辅助系统的控制。为了研究这种组合，要求十名健康受试者用操纵杆和 BCI 来控制汽车游戏。在游戏中，目标是收集硬币和避障。监测两个输入信号，如果信号不好，融合系统就会在它们之间切换。

在 C3、Cz 和 C4 上用 6 个电极记录 BCI 模式的 EEG。数据采样率为 512Hz，并在 0.5Hz 和 30Hz 之间进行滤波。JS 是手动控制的，但会受到随机发生的痉挛和震颤的影响，并且随着时间的推移，会逐渐恶化，越来越虚弱无力，从而导致运动范围缩小。用于 BCI 的任务是基于运动想象[33]，训练分类器[39]来区分两个类别：右手运动想象和双脚运动想象。

在线时，两种信号分别采用四个质量指标进行监测。这些指标对当前处于活动状态的控制模式进行加权，并相应地调整了特定的质量等级。如果其他信号的质量在 50% 以上，则质量等级低于 20% 的信号会导致切换到其他模式。一个指标在活跃时会降低质量，但在其他情况下可能会恢复。BCI 指标监测了噪声、分类器的不稳定性和不变性以及偏差。JS 指标监测了抖动、低振幅、不变性以及偏差。噪声和抖动对质量影响最大，每秒钟速度降低 10%，所有指标见表 18.2。

表 18.2　BCI 和 JS 两种控制模式的质量指标。这些指标在当前检测时降低了质量（第 2 列和第 5 列中数字为 100%），但在其他情况下会随着时间恢复（第 3 列和第 6 列）。表中上、下箭头分别表示指标值上升和下降

	BCI			JS		
指标	QL↑↓/(%/s)		指标	QL↑↓/(%/s)	
	↓	↑		↓	↑
EMG 噪声	10	−3	抖动	10	−2
不稳定性	5	−1	低幅度	2	−4
不变性	1	−4	不变性	1	−4
偏差	∝ 偏差	∝ 偏差	偏差	∝ 偏差	∝ 偏差

建立 BCI 分类器之后，受试者在赛车游戏中首先仅用 JS 进行了两轮实验，然后用 JS + BCI 进行了六轮实验。一轮由 40 个试次组成，在这期间，6 枚硬币出现在街道一侧，并在另一侧有六个障碍物。要求受试者收集硬币，同时避开障碍物。收集一枚硬币分数加 1，而碰到障碍物分数减 1。当只使用 JS 时，在 30 个试次之后，衰减达到最大值（不再有得到硬币的可能性）。在 JS + BCI 模式下，经过 10 个试次之后，已经达到该值。在 JS + BCI 模式中，每轮运行以 JS 模式启动。然而，由于 JS 信号恶化，在前 10 个试次之后即将转换为 BCI。在这之后，受试者可以保持在 BCI 模式下，或者如果 BCI 质量不佳，则可以再次返回 JS 模式。如表 18.2 所示，因为指标可单独恢复，所以有可能切换回控制模式，如果其他控制模式当前处于活动状态，则指标通常以 1%/s 的速度恢复。

影响质量的指标称为长期质量指标，此外还采用了短期质量指标。这些指标仅用于提供有关严重损害（如严重的噪声或抖动）的即时反馈。在这些影响的情况下，控制被完全抑制了，受试者不能再移动汽车，它被固定在街道中间。

　　融合的作用在于，低质量的信号很快被丢弃，取而代之的是另一个信号。当 JS 信号微弱到无法接触到任何硬币时，受试者仍然能够收集硬币。图 18.7 显示了所有 10 个受试者的分数，每轮最高得分是 240 分。还有一种趋势表明，良好的 BCI 执行者倾向于在 BCI 模式下停留更长时间，$r = 0.6$（$p = 0.09$），这是在剔除了一个有较大分类器偏差的异常值后的结果。

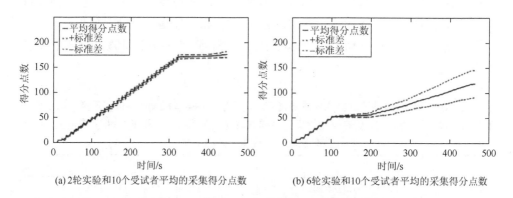

(a) 2轮实验和10个受试者平均的采集得分点数　　(b) 6轮实验和10个受试者平均的采集得分点数

图 18.7　（a）显示了 10 名受试者在"仅 JS"模式期间 2 轮实验的平均得分，经过 30 个试次后，一旦达到最大弱点，只有在强制突破的情况下才有可能收集硬币。（b）显示了 6 轮所有 40 个试次平均的得分点集。最前面的点总是采用 JS 收集的，在前 10 个试次中被削弱了，直到不能再收集为止。在这种停滞之后，融合方法开始了向 BCI 的首次切换，并会继续监测两种输入的质量，决定当前哪种控制方法是最佳的。（a）仅采用 JS；（b）JS + BCI

　　对于患者而言，可以预料到疲劳和其他因素的问题会影响辅助设备的功能。因此，在不久的将来，引入两种信号的融合并根据当前的质量在它们之间进行切换可能是非常有用的。然而，一个主要缺点是需要对这些指标进行非常具体的调整，需要仔细调整这些指标，以提供对监测信号有意义的质量预测。例如，其中一名受试者曾在 BCI 模式下的分类器输出有严重偏差，导致 BCI 性能表现较差。然而，如果度量偏差的指标设置不够高，则不足以降低 BCI 的质量指标。尽管如此，如果仔细调整这些指标，那么这种融合将提供强大的功能增强，并且可以扩展为处理两个以上的信号，或者允许更复杂的融合规则，例如，输入组合[22]，具体取决于所涉及的各个信号的质量。

18.7　展望：基于 EEG BCI、EEG 监测和其他生物信号的 hBCI

　　拥有混合解决方案的想法并不是全新的，在本章和 Pfurtscheller 等最近的一项工作[42]中，给出了现有混合 BCI 的概述。然而，它们都将 BCI 与另一种 BCI

相结合，或 BCI 与另一种生物信号相结合，又或 BCI 与另一种信号相结合。

由 BCI 组成的辅助技术系统必须能在一天的大部分时间中可靠地工作。因此，还必须在这种 hBCI 系统中引入监测（见 18.5.1 节）和自适应分类器。在图 18.8 中示出了这样的系统，除了基于 EEG 的 BCI，还显示了其他输入和控制信号。这些信号包括其他生物信号以及来自手动控制的信号，如来自辅助设备的信号（例如，嘴巴鼠标、按钮等）。此外，心理监测还可以提供关于患者疲劳程度等方面的信息。"融合"会从所有输入中产生新的控制信号。除了质量检查（如伪迹检测）之外，这些信号将被加权并融合到控制信号中，或者选择最可靠的信号。在所谓的"共享控制"中，还将包括来自应用（神经假肢、软件、辅助机器人）的传感器信号，并将其用于生成准确的最终控制信号（参见第 6 章和第 9 章）。

所有这些部分已经在数项研究中得到了证明（其中许多已经在本章中展示），但是在不久的将来，必须创建一个完整的系统（更多详细信息，请参见文献[32]）。

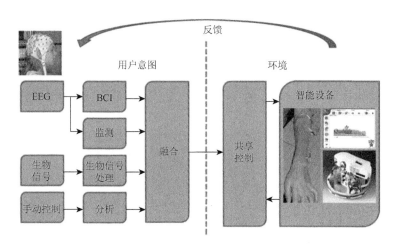

图 18.8　hBCI 的一般原理

18.8　结论与未来工作

尽管混合 BCI 是一项相当新的研究工作，但是已经相继推出和验证了许多不同类型的混合 BCI。混合 BCI 可以使用各种输入信号，这些信号来自不同的来源，以不同的方式进行测量，并且可以组合这些信号来实现各种目标。将 BCI 与警觉的或错误的生理测量相结合，可以产生更多用户友好的界面，可根据用户的状态进行调整。

混合 BCI 可以从三个方面使用户受益。第一，混合 BCI 可以通过"挑战极限"来扩展当前 BCI 的能力，如允许用户控制多维度的移动或发送其他不可用的命令组合。第二，混合 BCI 可以使人机交互更加直观和自适应。BCI 可以为疲倦或刚刚出错的用户提供新的选项，或者如果用户不感兴趣，则可自行关闭。第三，混合 BCI 有助于使现代 BCI 和 AD 适用于更广泛的用户。例如，混合 BCI 可以减少错误，可能足以使以前的低效用户实现控制，或者在由于疲劳或其他原因无法使用其他通道时提供通信选项。这些都是显著的优势，我们认为混合 BCI 研究仍将是一个有前景的研究方向。最终，现实世界中的大多数 BCI 将是混合 BCI。

　　致谢　这项工作部分由欧洲信息通信技术计划项目 TOBI：脑-机交互工具（FP7-224631）和 fBNCI：脑/神经计算机交互未来的发展方向（FP7-248320）支持。此外，部分由 Land Steiermark（项目 A3-22.N-13/2009-8）和 NeuroCenterStyria 支持。本章只反映作者的观点，资助机构不对本章所含信息的任何使用情况负责任。

参 考 文 献

[1] Allison，B.Z.，Brunner，C.，Kaiser，V.，Müller-Putz，G.R.，Neuper，C.，Pfurtscheller，G.：Toward a hybrid brain-computer interface based on imagined movement and visual attention. J Neural Eng. 7，026，007（2010）. DOI 10.1088/1741-2560/7/2/026007.

[2] Allison，B.Z.，Brunner，C.，Altstatter，C.，Wagner，I.，Grissmann，S.，Neuper，C.：A hybrid ERD/SSVEP BCI for continuous simultaneous two dimensional cursor control. J. Neurosci. Methods，in press. DOI 10.1016/j.jneumeth.2012.06.022.

[3] Bauernfeind，G.，Leeb，R.，Wriessnegger，S.，Pfurtscheller，G.：Development，set-up and first results of a one-channel near-infrared spectroscopy system. Biomed. Tech. （Berl.）53，36-43（2008）. DOI 10.1515/BMT.2008.005.

[4] Birbaumer，N.：Operant control of slow cortical potentials：a tool in the investigation of the potentials' meaning and its relation to attentional dysfunction. In：Elbert，T.，Rockstroh，B.，Lutzenberger，W.，Birbaumer，N.（eds.）Self-regulation of the brain and behaviour，pp. 227-239. Springer，New York（1984）.

[5] Birbaumer，N.，Ghanayim，N.，Hinterberger，T.，Iversen，I.，Kotchoubey，B.，Kübler，A.，Perelmouter，J.，Taub，E.，Flor，H.：A spelling device for the paralysed. Nature 398，297-298（1999）. DOI 10.1038/18581.

[6] Brunner，C.，Allison，B.Z.，Krusienski，D.J.，Kaiser，V.，Müller-Putz，G.R.，Pfurtscheller，G.，Neuper，C.：Improved signal processing approaches in an offline simulation of a hybrid brain-computer interface. J. Neurosci. Methods 188，165-173（2010）. DOI 10.1016/j.jneumeth.2010. 02.002.

[7] Brunner，C.，Allison，B.Z.，Altstätter，C.，Neuper，C.：A comparison of three brain-computer interfaces based on event-related desynchronization，steady state visual evoked potentials，or a hybrid approach using both signals. J. Neural Eng. 8，025，010（2011）. DOI 10.1088/1741-2560/8/2/025010.

[8] Coyle，S.，Ward，T.，Markham，C.，McDarby，G.：On the suitability of near-infrared（NIR）systems for next-generation brain-computer interfaces. Physiol. Meas. 25，815-822（2004）.

[9] Dimitrova，N.A.，Dimitrov，G.V.：Interpretation of EMG changes with fatigue：facts，pitfalls，and fallacies. J. Electromyogr. Kinesiol. 13（1），13-36（2003）. DOI 10.1016/S1050-6411（02）00083-4，http://www.sciencedirect. com/science/article/B6T89-47DPS3S-1/2/b0fc595d474b4418ed7ded7fa4ecc746.

[10] Donchin, E., Spencer, K.M., Wijesinghe, R.: The mental prosthesis: assessing the speed of a P300-based brain-computer interface. IEEE Trans. Neural Syst. Rehabil. Eng. 8, 174-179 (2000). DOI 10.1109/86.847808.

[11] Ferrez, P.W., Millán, J.: Error-related EEG potentials generated during simulated brain-computer interaction. IEEE Trans. Biomed. Eng. 55, 923-929 (2008a). DOI 10.1109/TBME.2007.908083.

[12] Ferrez, P.W., Millán, J.: Simultaneous real-time detection of motor imagery and error-related potentials for improved BCI accuracy. In: Proceedings of 4th International Brain-Computer Interface Workshop and Training Course, Graz, Austria (2008b).

[13] Fazli, S., Mehnert, J., Steinbrink, J., Curio, G., Villringer, A., Müller, K.R., Blankertz, B.: Enhanced performance by a Hybrid NIRS-EEG Brain Computer Interface. Neuroimage 59 (1), 519-529 (2011).

[14] Galán, F., Nuttin, M., Lew, E., Ferrez, P.W., Vanacker, G., Philips, J., Millán, J.D.R.: A brain-actuated wheelchair: Asynchronous and non-invasive brain-computer interfaces for continuous control of robots. Clin. Neurophysiol. 119 (9), 2159-2169 (2008). http://dx.doi.org/10.1016/jclinph.2008.06.001.

[15] Gao, X., Xu, D., Cheng, M., Gao, S.: A BCI-based environmental controller for the motion-disabled. IEEE Trans. Neural Syst. Rehabil. Eng.11, 137-140 (2003). DOI 10.1109/TNSRE. 2003.814449.

[16] Guo, F., Hong, B., Gao, X., Gao, S.: A brain-computer interface using motion-onset visual evoked potential. J. Neural Eng. 5, 477-485 (2008). DOI 10.1088/1741-2560/5/4/011.

[17] Herrmann, M.J., Ehlis, A.C., Wagener, A., Jacob, C.P., Fallgatter, A.J.: Near-infrared optical topography to assess activation of the parietal cortex during a visuo-spatial task. Neuropschologia 43, 1713-1720 (2005).

[18] Hong, B., Guo, F., Liu, T., Gao, X., Gao, S.: N200-speller using motion-onset visual response. Clin. Neurophysiol. 120, 1658-1666 (2009). DOI 10.1016/j.clinph.2009.06.026.

[19] Horki, P., Solis-Escalante, T., Neuper, C., Müller-Putz, G.: Combined motor imagery and SSVEP based BCI control of a 2 DoF artificial upper limb. Med. Biol. Eng. Comput. Vol.49 (5), 567-577 (2011). DOI 10.1007/s11517-011-0750-2.

[20] Jin, J., Allison, B.Z., Wang, X., Neuper, C.: A combined brain-computer interface based on P300 potentials and motion-onset visual evoked potentials. J. Neurosci. Methods 205 (2), 265-276 (2012).

[21] Kübler, A., Furdea, A., Halder, S., Hammer, E.M., Nijboer, F., Kotchoubey, B.: A brain-computer interface controlled auditory event-related potential (P300) spelling system for locked-in patients. Ann. N Y Acad. Sci. 1157, 90-100 (2009). DOI 10.1111/j.1749-6632.2008. 04122.x.

[22] Leeb, R., Sagha, H., Chavarriaga, R., Millán, J.: A hybrid brain-computer interface based on the fusion of electroencephalographic and electromyographic activities. J. Neural Eng. 8 (2), 025, 011 (2011).

[23] Li, Y., Long, J., Yu, T., Yu, Z., Wang, C., Zhang, H., Guan, C.: An EEG-based BCI system for 2-D cursor control by combining mu/beta rhythm and P300 potential. IEEE Trans. Biomed. Eng. 57, 2495-2505(2010). DOI 10.1109/TBME.2010.2055564.

[24] Linortner, P., Ortner, R., Müller-Putz, G.R., Neuper, C., Pfurtscheller, G.: Self-paced control of a hand orthosis using SSVEP-based BCI. In: Proceedings of the13th International Conference on Human-Computer Interaction (2009).

[25] Liu, T., Goldberg, L., Gao, S., Hong, B.: An online brain-computer interface using non-flashing visual evoked potentials. J. Neural Eng. 7, 036, 003 (2010). DOI 10.1088/1741-2560/7/3/036003.

[26] Millán, J., Ferrez, P.W., Galán, F., Lew, E., Chavarriaga, R.: Non-invasive brain-machine interaction. Intern. J. Pattern Recognit. Artif. Intell. 22 (5), 959-972 (2008).

[27] Müller-Putz, G.R., Pfurtscheller, G.: Control of an electrical prosthesis with an SSVEP-based BCI. IEEE Trans.

Biomed. Eng. 55，361-364（2008）. DOI 10.1109/TBME.2007.897815.

[28] Müller-Putz，G.R.，Scherer，R.，Pfurtscheller，G.，Rupp，R.: EEG-based neuroprosthesis control: a step towards clinical practice. Neurosci. Lett. 382，169-174（2005）.

[29] Müller-Putz，G.R.，Scherer，R.，Neuper，C.，Pfurtscheller，G.: Steady-state somatosensory evoked potentials: suitable brain signals for brain-computer interfaces? IEEE Trans. Neural Syst. Rehabil. Eng. 14，30-37（2006）. DOI 10.1109/TNSRE.2005.863842.

[30] Müller-Putz，G.R.，Eder，E.，Wriessnegger，S.C.，Pfurtscheller，G.: Comparison of DFT and lock-in amplifier features and search for optimal electrode positions in SSVEP-based BCI. J. Neurosci. Meth. 168，174-181（2008）. DOI 10.1016/j.jneumeth.2007.09.024.

[31] Müller-Putz，G.R.，Kaiser，V.，Solis-Escalante，T.，Pfurtscheller，G.: Fast set-up asynchronous brain-switch based on detection of foot motor imagery in 1-channel EEG. Med. Biol. Eng. Comput. 48，229-233（2010）. DOI 10.1007/s11517-009n-0572-7.

[32] Müller-Putz，G.R.，Breitwieser，C.，Cincotti，F.，Leeb，R.，Schreuder，M.，Leotta，F.，Tavella，M.，Bianchi，L.，Kreilinger，A.，Ramsay，A.，Rohm，M.，Sagebaum，M.，Tonin，L.，Neuper，C.，del R Millán，J.: Tools for brain-computer interaction: a general concept for a hybrid BCI（hBCI）. Frontiers in Neuroinformatics 5，30（2011，in revision）.

[33] Neuper，C.，Wörtz，M.，Pfurtscheller，G.: ERD/ERS patterns reflecting sensorimotor activation and deactivation. In: Neuper，C.，Klimesch，W.（eds.）Event-Related Dynamics of Brain Oscillations，Progress in Brain Research，vol. 159，chap. 14，pp. 211-222. Elsevier，Netherlands（2006）. DOI 10.1016/S0079-6123（06）59014-4.

[34] Nijboer，F.，Furdea，A.，Gunst，I.，Mellinger，J.，McFarland，D.J.，Birbaumer，N.，Kübler，A.: An auditory brain-computer interface（BCI）. Neurosci. Lett. 167，43-50（2008）.

[35] Nijholt，A.: BCI for games: a "state of the art" survey. In: Stevens，S.，Saldamarco，S.（eds.）Entertainment Computing-ICEC 2008，pp. 225-228. Springer，Berlin/Heidelberg（2009）. DOI 10.1007/978-3-540-89222-9 29.

[36] Ortner，R.，Allison，B.，Korisek，G.，Gaggl，G.，Pfurtscheller，G.: An SSVEP BCI to control a hand orthosis for persons with tetraplegia. IEEE. Trans. Neural Syst. Rehabil. Eng. 19（1），1-5（2011）.

[37] Panicker，R.C.，Puthusserypady，S.，Sun，Y.: An asynchronous P300 BCI with SSVEP-based control state detection. IEEE Trans. Biomed. Eng. 58，1781-1788（2011）. DOI 10.1109/TBME. 2011.2116018.

[38] Pfurtscheller，G.，Lopes da Silva F.H.: Event-related desynchronization（ERD）and event-related synchronization（ERS）. In: Electroencephalography: basic principles，clinical applications and related fields. Williams & Wilkins，Philadelphia（2005）.

[39] Pfurtscheller，G.，Neuper，C.: Motor imagery and direct brain-computer communication. Proc. IEEE 89，1123-1134（2001）. DOI 10.1109/5.939829.

[40] Pfurtscheller，G.，Wörtz，M.，Supp，G.，da Silva，F.H.L.: Early onset of post-movement beta electroencephalogram synchronization in the supplementary motor area during self-paced finger movement in man. Neurosci. Lett. 339，111-114（2003）.

[41] Pfurtscheller，G.，Leeb，R.，Friedman，D.，Slater，M.: Centrally controlled heart rate changes during mental practice in immersive virtual environment: a case study with a tetraplegic. Int. J. Psychophysiol. 68，1-5（2008）. DOI 10.1016/j.ijpsycho.2007.11.003.

[42] Pfurtscheller，G.，Allison，B.Z.，Brunner，C.，Bauernfeind，G.，Solis-Escalante，T.，Scherer，R.，Zander，T.O.，Muller-Putz，G.，Neuper，C.，Birbaumer，N.: The hybrid BCI. Front. Neurosci. 4，30（2010a）. DOI 10.3389/fnpro.2010.00003.

[43]　Pfurtscheller，G.，Bauernfeind，G.，Wriessnegger，S.C.，Neuper，C.：Focal frontal（de）oxyhemoglobin responses during simple arithmetic. Int. J. Psychophysiol. 76，186-192（2010b）. DOI 10.1016/j.ijpsycho.2010.03.013.

[44]　Rogova，G.L.，Nimier，V.：Reliability in information fusion：literature survey. In：Proc. of. the 7th Intl. Conference on Informatin Fusion，Stockholm. pp. 1158-1165（2004）.

[45]　Schalk，G.，Wolpaw，J.R.，McFarland，D.J.，Pfurtscheller，G.：EEG-based communication：Presence of an error potential. Clin. Neurophysiol. 111（12），2138-2144（2000）.

[46]　Scherer，R.，Müller-Putz，G.R.，Pfurtscheller，G.：Self-initiation of EEG-based brain-computer communication using the heart rate response. J. Neural Eng. 4，L23-L29（2007）. DOI 10.1088/1741-2560/4/4/L01.

[47]　Su，Y.，Qi，Y.，Luo，J.X.，Wu，B.，Yang，F.，Li，Y.，Zhuang，Y.T.，Zheng，X.X.，Chen，W.D.：A hybrid brain-computer interface control strategy in a virtual environment. J. Zhejiang Univ.Sci. C. 12，351-361（2011）. DOI 10.1631/jzus.C1000208.

[48]　Wolpaw，J.R.，Birbaumer，N.，McFarland，D.J.，Pfurtscheller，G.，Vaughan，T.M.：Brain-computer interfaces for communication and control. Clin. Neurophysiol. 113，767-791（2002）. DOI 10.1016/S1388-2457n（02）00057-3.

[49]　Wriessnegger，S.C.，Kurzmann，J.，Neuper，C.：Spatio-temporal differences in brain oxygenation between movement execution and imagery：a multichannel near-infrared spectroscopy study. Int. J. Psychophysiol. 67，54-63（2008）. DOI 10.1016/j.ijpsycho.2007.10.004.

[50]　Zander，T.O.，Kothe，C.：Towards passive brain-computer interfaces：applying brain-computer interface technology to human-machine systems in general. J. Neural Eng. 8，025，005（2011）. DOI 10.1088/1741-2560/8/2/025005.

[51]　Zander，T.O.，Gaertner，M.，Kothe，C.，Vilimek，R.：Combining eye gaze input with a brain-computer interface for touchless human-computer interaction. Int. J. Hum. Comput. Interaction 27，38-51（2011）.

第 19 章　非视觉和多感觉 BCI 系统：现状和未来

19.1　引　　言

在过去十年中，BCI 无论在其应用方面还是技术本身都得到了迅速发展。然而，大多数这些接口依赖于视觉模态来为用户提供控制和反馈信号。只有少数几个研究组主要基于听觉信号而鲜有基于体感信号来研究非视觉 BCI（non-visual BCI）的。

对于视力不佳的严重残疾人，非视觉 BCI 方法可能是唯一的选择。例如，Jacobs 及其同事[31]指出，视力恶化是 ALS 后期不可避免的问题，ALS 是 BCI 的常见目标用户群[39, 62, 71]。逐渐下降甚至完全丧失眼动控制能力，导致用户无法使用依赖于可视化显示和空间视觉的常见 BCI 技术[46]。同样，许多潜在的 BCI 用户可能有皮质或皮质下病变，这可能会导致神经心理疾病，如偏侧空间忽略症或失认症，从而使人们很难甚至无法将注意力集中在视觉刺激上。对于视力未受到损伤的 BCI 用户，有充足的神经生理理由来使用多感觉 BCI（multisensory BCI）。在过去的二十年中，多感觉研究已经清楚地表明，人的感知和认知很大程度上是多感觉的[19]，这可能对未来 BCI 系统的发展具有重要意义。

对大脑感觉加工的看法从传统的单一感觉向多感觉的转变可能会对许多应用产生重大影响。这些益处可能从联合处理不同的多感觉和单一感觉模式的大脑信号，扩展到非模态的、面向多感觉的信息和通信技术（ICT）应用设计。在这种设计中，当在多感觉显示中给予提示时，我们感知的特定模态属性可以定义每个感觉模态的必要属性[73]。例如，听觉系统允许在视野之外呈现全向声音提示。因此，在设计多感觉显示时，空间、时间、单个事件或所需的情感反应的类别可以作为主要的非模态参数。这样的多感觉设计可以为 BCI 显示的感觉优化提供新的机会，同时降低用户的感觉负荷。

本章将回顾迄今为止已报道的非视觉和多模态 BCI 系统；我们将集中于基于 EEG 的 BCI 系统，在必要时提及其他基于 fMRI、NIRS 或 ECoG 的脑成像研究。本章回顾了四类非侵入式 BCI 范式（BCI paradigm）[77]：①P300 诱发电位；②稳态诱发电位；③慢皮层电位；④感觉运动节律和其他与心理任务有关的大脑活动。本章的第一部分根据这个分类回顾了非视觉 BCI。其次，我们概述了未来研究的可能方向和未来多感觉 BCI 可以利用的有前景的感觉组合。需要强调的是，对混合 BCI 的关注日益增加（见第 18 章的研究），不应该低估多感觉混合 BCI 的重要性，在这种情况下，不同的感觉模式可以联合起来，从而提供不同的控制和反馈范式。

19.2　基于 P300 的 BCI 系统

19.2.1　P300 矩阵拼写器

Farwell 和 Donchin[16]是最早把事件相关电位纳入 BCI 设计中的人员，他们设计了一个包含字母的字符矩阵，并且以随机的方式增加"行"和"列"的相对亮度。受试者的任务是关注一个特定的字符，在一系列频繁的刺激呈现中构建一个罕见的事件——这个概念被称为新奇（Oddball）范式[54]。通过这种方法，有可能诱发 P300 反应[70]：在刺激开始之后大约 300ms 出现电位正向偏移，提供了区分目标和非目标的识别信息，因此可以用来确定 BCI 拼写设备操作期间用户的意图。

基于上述第一种 P300 检测方法，进一步的研究试图通过增加使用的感觉方式数量（主要是通过基于声音的提示）来提高拼写者的成功率。Furdea 等将数字分配给矩阵的不同行和列，并通过声音按顺序说出来[18]。尽管当利用听觉模式来刺激时的正确率较低，但 Kübler 等[39]随后证明这种范式也适合家庭用户环境中的应用。四名患有 ALS 的残疾受试者执行了与文献[18]相同的视觉或听觉拼写任务。对于使用听觉拼写的通信，性能表现相对较低，为 25%～58.3%，而视觉拼写的正确率超过 70%。

在另一项研究中，Klobassa 等[36]用环境声音增强了视觉 P300 拼写矩阵。在他们的应用中，6 种声音（如铃声或和弦）依次与 6 列中的一列和随后的 6 行中的一行相关联，从而将字符选择过程分成两个连续的步骤。每个受试者参加了 11 次实验，接收听觉提示或听觉和视觉提示的组合。当听觉和视觉模式相结合时，个体受试者的平均正确率高达 95%，而当仅以听觉方式呈现刺激时，受试者表现的正确率为 77%。这一发现突出了模态组合的优势，从而改善了个体的表现。近日，Höhne 等[29]扩展了拼写矩阵，将不同音高（高/中/低）和方向（左/中/右）的声音归为一个 3×3 的字符矩阵，并结合了先前研究中有用的听觉声音呈现[18, 23, 36, 59]。平均来说，十名受试者能够以 78%的正确率选择正确的刺激。

Belitski 及其同事已经测试了一种在矩阵内使用视觉和听觉刺激的系统[3]。同样，数字被大声说出来，并且从受试者头部前方的不同空间位置上呈现出来。在第一次选择包含特定目标的行之后，矩阵被翻转了 90°，而不是为行和列分配特定的声音提示。结果表明，多模态视听刺激呈现与矩阵旋转结合，与单独的视觉呈现（约 77%，无论带或者不带矩阵旋转）或单独听觉呈现（约 65%，包括矩阵旋转）相比，可以获得显著更好的性能（80%以上）。不同模式的组合导致了更强的 P300 振幅，增大了目标和非目标之间的区别。这些发现和文献[60]中呈现的多感觉研究结果一致，与单模式条件相比，视-听刺激导致了行为表现和神经生理活动的增强。

19.2.2　超越"矩阵"布局范式：其他 Oddball 范式

使用排列成矩阵的字符集作为设计依赖于听觉刺激的 BCI 的起点未必是理想的；行和列的选择需要两个步骤，因此选择字符所需的时间和复杂性都增加了。几个小组研究了用于呈现听觉控制命令的不同方法，回顾这些研究标志着向改进听觉 BCI 迈出的重要一步，表明通过"超越矩阵"可以获得可行的结果。

在一项研究中，使用了简化的四选择"是/否/通过/结束"范式[61]。虽然这种范式继续使用视觉呈现，但是语音随机发出了各种选择。当 ALS 患者测试这种设计时，Sellers 和 Donchin 证明用户通过专注于特定的视觉或听觉提示，也可以同时关注两种刺激组合，从而成功地表达他们的选择，健康受试者和 ALS 患者在正确率方面没有实质性的差异。这清楚地表明了听觉 BCI 对 ALS 患者以及其他视力受损患者群体的优势。

在 Guo 和其同事的另一组研究中，Oddball 范式通过八个语音数字来呈现[21, 22, 30]。要求受试者把注意力放在一个所需的数字上，这个数字要么双侧呈现（即两只耳朵同时听到了同样的声音），要么单侧呈现[21]，或者通过男性或女性的声音来发声[22]。为了定量区分目标和非目标，使用了 N200 和晚期正的复合成分（late positive complex，LPC）等 ERP，这表明不仅 P300 响应可以提供有关定向听觉注意的有用信息，这些 ERP 成分也可以提供。

所描述的许多研究使用了听觉刺激呈现的其他方面，这些方面取决于不同听觉流的呈现，或者取决于空间上排列的刺激材料，又或者取决于根据刺激强度（根据其音量或音调调制）而变化的听觉提示。根据 Bregman 的观点，受试者应该能够根据听觉流分离的原理，有意识地区分同时呈现的听觉流，这些听觉流在某些特征（如频率）上有所不同，并且可以关注其中的任何一个[5]。

Hill 等利用了这种听觉流的方法，受试者听到了同时呈现在左右耳的两种哔声序列[24]。通过注意其中一个流的目标哔声，他们能够做二元决策。尽管分类率在用户之间存在很大的差异，但结果是非常好的，取得了高达 97%的离线正确率。Kanoh 等在后来的一项研究中使用了这种方法[32]，他们使用了只有两个电极位置的极简设置，并获得了相同的结果。

最近，Schreuder 等[59]在一个 Oddball 任务中使用了空间提示。首先，使用环绕听者头部的 8 个扬声器来进行神经电生理实验，任务是注意一个特定的目标声音的位置。在之后的 BCI 实验中，只使用了五个前置扬声器，从而降低了任务的难度。结果显示，P300 和 N100 以及 N200 等 ERP 成分清晰可见，在额叶和颞叶脑区上最强。实验研究了不同刺激间隔（inter-stimulus interval，ISI）大小对 BCI 性能的影响，比较了二分类结果，获得了超过 90% 的正确率，当应用 175ms 的 ISI 时，一个受试者甚至达到了 100% 的分类正确率。这些令人印象深刻的结果鼓励将来在听觉 BCI 范式中纳入空间提示。

对于基于 P300 的 BCI，虽然目前尚不清楚其最佳的听觉参数是什么，但最近 Wagner 的工作[75]采用了一个四选择的 Oddball 范式，这个范式有两个可能的目标用于诱发 ERP。刺激材料以双耳同听和双耳分听的方式呈现，主要目的是通过在响应分类中加入偏侧化信息来增强 ERP 的二分类。离线分析显示平均成绩约为 81.8%，两名受试者甚至达到了 100% 的分类正确率。

最后，Halder 等[23]直接比较了音调、音量和空间位置（二分任务）范式。在比较三种情况时，使用了包含两个可能目标的三种刺激 Oddball 范式。每个任务产生的分类和通信传输速率可以切实支持现实世界的通信应用。为每个用户选择最适合的任务，可以使平均正确率达到 78.5%，而音调任务在所有受试者中都得到了最好的结果。

19.2.3 基于触觉 P300 的 BCI

与视觉和听觉系统相比，触觉 BCI 仍然相对少见。最近，Brouwer 和 van Erp[6]提出了一种 BCI 系统，该系统依赖于 P300 响应，该响应源于对触觉刺激不同部位的注意，由放置在腰部周围的触觉器产生，测试了不同数量的刺激（2 个、4 个和 6 个触觉器）和不同刺激时间对分类正确率的影响。在使用六种触觉器时，在线分类正确率大于机会水平（即 16.67%），获得 58% 的分类正确率，而仅包括两种触觉器的分类正确率为 73%（机会水平等于 50%）。此外，最佳 SOA 值与视觉 P300 BCI 类似。后续研究直接比较了触觉范式与视觉范式和视觉-触觉刺激范式[7]。令人鼓舞的是，双模式刺激产生了更强的 EEG 响应振幅，证明了包括触觉刺激在内的多感觉 BCI 的潜力。

19.3 基于稳态诱发响应的 BCI

19.3.1 听觉稳态响应

除了诱发瞬态响应（如 ERP）外，另一种 BCI 控制是由稳态诱发电位（steady-state

evoked potentials，SSEP）提供的，该电位由重复的外部刺激诱发，并且可以由用户的注意力调节。与听觉刺激相关的 SSEP 被称为听觉稳态响应（auditory steady-state responses，ASSR），可以通过点击序列、短音突发和振幅或方波调制的正弦音调或噪声来诱发[66]。对于幅度调制频率在 10～100Hz 范围的情况，已显示约 40Hz 的频率在调制频率及其谐波处提供最大频带功率[57]。

虽然 SSEP 常用于视觉 BCI[1, 34, 76]，但直到最近才作为听觉 BCI 的潜在控制范式受到关注。Lopez 等[40]使用了同时向双耳呈现的两个调幅（amplitude modulated，AM）音调，刺激由 1kHz 和 2.5kHz 载波组成，调制频率为 38Hz（左耳）和 42Hz（右耳）。结果表明，注意力对载波音调的调幅频率处的频谱密度有调制作用。Kim 等[35]跟进了该初步研究，测试了第一个基于听觉 ASSR 的 BCI，任务指导语和刺激材料与文献[40]类似。受试者达到的最高正确率为 80%～92%，显著高于无偏二元分类的机会水平 50%。

Desain 和其同事探索了另一种调制稳态信号的技术，该技术利用更广泛的频谱进行标记，称为噪声或频率标记[14, 15]。在文献[15]中，对目标声音加水印标记的调制包络由伪随机噪声序列组成，这些伪随机噪声序列允许随后对被注意的刺激进行解码。评估了两个任务：①串行选择性注意任务；②并行选择性注意任务。在任务①中，音调以 Oddball 序列的形式呈现，受试者对目标刺激进行计数，而在任务②期间，同时呈现刺激，从而探究了选择性注意现象。对于噪声标记，分类正确率高达 89%，证明了这一概念在将来基于 ASSR 的 BCI 系统中作为一种扩展分类数量的方法的可行性。

然而，在另一项研究中，Hill 等[25]尝试在双耳分听任务中检测注意力的转移。在这个非常简单的任务中，用户能够通过集中他们的注意力做出可靠的二元选择，从而调节由快速、规则的听觉刺激引起的 ERP。除了 ERP 外，刺激同时在两个接近 40Hz 的频率处诱发强烈的 ASSR。离线分析表明，虽然 ERP 的 N200 成分（在某种程度上也包括 P300）被用户的注意力成功地调制，但这种控制对 ASSR 而言就不太明显了。这些结果支持这两种特征在新型听觉 BCI 进一步发展中的可行性比较。

综上所述，ASSR 无疑对将来听觉 BCI 的设计很有用，尽管它们的可行性和神经生理学方面尚未得到充分探讨，需要进一步阐明。

19.3.2　触觉稳态响应

当目前严重瘫痪受试者使用视觉模态通信系统遇到一些困难时，基于听觉和触觉的 BCI 可以规避这些困难。非瞬间呈现给受试者的触觉刺激产生稳态体感电位（steady-state somatosensory potentials，SSSEP）。Müller-Putz 和其同事[48]的一项初步研究探讨了 SSSEP 信号的性质，测试 17～31Hz 的各种刺激频率。10 名受试者接受了左、右手食指的机械刺激，并在对侧电极 C3 和 C4 处计算了从 16～18Hz 直到 30～32Hz 的 8 个 2Hz 带宽的频段功率。发现了最大频带功率在 27Hz 处，这表示以后基于 SSSEP 的 BCI 实验的可行刺激频率。

在后来的一项研究中，通过传感器将受试者特定频率（subject-specific frequencies）的刺激模式应用于两个食指[49]。要求受试者将注意力集中在他们的一个食指上（由视觉提示指示），并计算所需食指上触觉刺激的变化。4 名受试者的在线正确率为 70%～80%（离线正确率为 84%～88%）。这项工作表明实现基于 SSSEP 的 BCI 是可能的，SSSEP 的振幅是稳定且恒定的，并且受试者确实可以在单个试次的基础上调节活动从而产生稳健的变化。

19.4　用皮层慢电位控制 BCI

用于控制 BCI 系统的另一种可能是 SCP 的自我调节。这种方法需要通过反馈和正向强化来支持训练。Birbaumer 团队已经在积极研究基于 SCP 的 BCI 系统，有时将其称为思想翻译设备（thought translation device，TTD）[4]。

在文献[27]、[28]中的三次训练期间，已将 SCP 的可听化效率与视觉反馈和视听反馈进行了比较。负偏移的 SCP 被映射为向上的光标移动（或更高的音调），而正向偏移（positive shift）将光标向下移动（导致更低的音调）。在第三个实验期间，结果显示，与听觉（59%）或视听联合条件（57%）相比，视觉呈现和反馈导致更高的平均正确率（67%）。另一项关于 SCP 控制的研究采用了类似的方法，对三组受试者进行了视觉、听觉或视听反馈[53]。结果表明，大多数接收到视觉提示的受试者（11/19 的受试者）至少达到了 60%的正确率，而在听觉刺激和反馈或视听联合呈现的情况下，较小比例的受试者（分别为 8/20 和 5/20 的受试者）达到了相同的正确率。正如作者所言，甚至更少的人能达到 70%的分类正确率，这是对自由拼写至关重要的基准（benchmark）。

总之，这组研究表明，多模式反馈（multimodal feedback）对 SCP 的自我调节并没有益处，并且受试者的表现与仅视觉刺激条件相当。一些方法上的问题，如用于音调变化的 16Hz 反馈刷新率缓慢或仅进行过三次训练都可能会影响这些结果。因此，需要更多的精细研究，以验证这些发现是否特定于 SCP 的自我调节或针对特定类型的多感觉反馈。

19.5　感觉运动节律和不同的心理任务

BCI 控制的几种策略涉及不同类型的心理活动——运动的动觉或视觉想象

（kinaesthetic or visual imagination of movement）、音乐和言语的听觉想象（auditory imagination of music）。这些任务中有些是非视觉的，有些是与非视觉反馈结合使用的。

19.5.1　运动想象的可听化

许多 BCI 系统基于在受试者进行想象运动时监测运动皮层区域的 μ 和 β 节律活动。例如，左手的运动想象导致对侧电极位置发生事件相关去同步[51]。文献[27]报道了一项响应 μ 节律活动的听觉实时反馈实验，在实验中，利用相应的左侧或右侧扬声器对想象的左手或右手运动以及相应的 μ 节律动力学进行发音（即可听化）。经过约 200 个试次的相对较短的训练期后，分类正确率在 60% 及以上。

Nijboer 等[52]开展实验，对基于运动想象的 BCI 中视觉和听觉反馈的成功率进行了比较。在视觉条件下，通过运动想象控制屏幕上光标的垂直移动，并通过目标闪烁给出反馈。在声音条件下，信号的振幅由环境声音化（可听化），环境声音的音量根据感觉运动节律（去）同步的程度而变化。与运动想象相关的负向偏移或去同步化是通过手鼓音来表达的，而同步化则是通过竖琴音来表达的。关于成功或失败的指示和反馈均是通过语音传达的。在视觉试验中，受试者的平均正确率（74%）高于听觉条件下的正确率（56%）。然而，在第三次训练之后，视觉和听觉条件下的表现没有显著差异，这表明当以听觉的方式呈现刺激和反馈时，可能需要更多的训练。

19.5.2　运动想象的体感反馈

在 Chatterjee 等[10]进行的一项运动想象研究中，受试者接受了视觉和触觉的联合刺激。反馈包括水平杆相对于两个水平位置的视觉信息，以及通过放置在受试者手臂上的触觉器施加的不同强度的振动刺激。当同时使用视觉和振动触觉反馈进行训练时，在线测试期间仅使用振动触觉反馈。此外，他们研究了叠合的振动触觉刺激的影响。触觉器被放在相对于想象的左手或右手运动的同侧或对侧。受试者平均正确率达到 56%，反馈最高正确率为 72%。重要的是，性能受触觉器位置的影响：如果将触觉器放在运动想象的同侧，受试者将会更成功。这种偏向于偏侧化的想象和振动触觉反馈之间的一致性，为进一步研究包括 BCI 控制中的触觉信息提供了宝贵的知识。

Cincotti 等[11]完成了几项研究，以调查在 BCI 中振动触觉反馈的可行性。将触觉器放置在颈部或肩部位置，初步研究表明，用户能够根据触觉刺激的位置和强度对其进行分类。在随后的 BCI 实验中，受试者的正确率为 56%～80%，这与训练阶段仅使用视觉或振动触觉反馈获得的正确率并没有差异，这表明这些反馈模式具有可比性。在虚拟现实导航中，使用这种视觉/触觉 BCI 系统的另外两个实验也获得了相似的分类结果。研究结果还表明了在执行复杂的视觉任务时振动触觉反馈的优势。

动力外骨骼在基于运动想象的 BCI 系统中提供了另一种类型的体感反馈（somatosensory feedback），通常其是在康复环境中。在 Gomez-Rodriguez 等的一项研究中[20]，健康受试者想象他们的右前臂伸展和屈曲，他们的手臂连接到可以根据 BCI 命令移动的机器人手臂上，在训练和测试阶段，比较了接收和不接收这种附加躯体感觉反馈的条件。结果表明，附加的反馈有助于提高解码运动想象的成功率。

19.5.3　基于音乐和节奏想象的 BCI

自 20 世纪 70 年代初以来，媒体艺术家广泛地探索了将神经和外周生理活动声音化（可听化）的想法[56]。最近推出的脑-机音乐接口（brain-computer musical interfaces，BCMI）允许受试者通过调节大脑信号、或通过评估持续的脑电活动[43]、或者通过诱发 SSVEP 响应实现基于光标的选择[44]，来调节或创作音乐。然而，大多数此类系统主要将大脑活动转化为音乐，并且几乎无意识地控制其输出。文献[37]中提出了一种基于音乐想象（也称为听觉）的 BCI 系统，在初步实验中，受试者想象内心的音调，并找到了一些证据，可能区分想象的材料。在文献[9]、[12]、[17]中，比较了包括音乐想象在内的不同心理任务，以测试这种方法在未来 BCI 系统中的可行性。特别是，文献[17]指导受试者除了执行其他心理任务（例如，心算减法、单词联想、运动想象、心理旋转和导航）之外，还要想象一个熟悉的曲调，并专注于旋律而不是口头言语。虽然其他心理任务获得了最好的分类表现，但音乐想象也可用于区分与不同心理策略相关的大脑活动。

虽然基于音乐想象的非侵入式 BCI 范式仍处于早期阶段，但是由 Vlek 及其同事进行的节奏感知（rhythm perception）研究进一步支持了基于听觉想象的BCI。文献[38]、[74]中的研究依靠主观节奏的认知机制（也称为时钟错觉）。在这种范式中，同等速率的相同听觉脉冲被感知为具有不同的音乐重音节拍模式（例如，进行曲：一、二；华尔兹：一、二、三；或常见的四拍节奏：一、二、三、四[74]）。受试者可以以稳定的节拍器模式自由选择不同的节奏，可以解码这种活动并将其用于 BCI 控制。研究结果表明，从单次试验基础上获得的重音节拍和非重音节拍可以被依次区分。一项离线研究[74]表明，从单次试验 EEG 中解码主观的重音节拍是可能的。

19.5.4　基于语音的 BCI

改善 BCI 操作的直观性（intuitiveness of BCI operation）的想法是将控制建立在言语或语音想象的基础上。在这种范式中，用户只需想象说出控制命令就可以执行控制。例如，要操作轮椅向左移动，他们可能会想象说"左"这个词。更有趣的是，这种范式理论上可以用来制作高度直观且快速的 BCI 拼写器。

已证明利用 fMRI 对想象的语音进行分类是可能的。例如，在文献[42]中，fMRI 用于分类五名受试者想象的（不发声说话，covertly spoken）三个音节中的哪一个，其正确率为 63%～78%，其具体目的是开发基于语音想象的 BCI。还可能通过植入皮层的电极对语音进行分类，文献[8]中报道了正在进行的工作，通过植入式电极阵列记录，对闭锁综合征患者无声产生的音素进行分类。然而，对于大多数用户而言，BCI 通常需要比 fMRI 更便宜的神经成像技术，这对于受试者的日常使用更为实用，并且不承担与长期植入相关的风险。BCI 最常用的神经影像技术是 EEG。到目前为止，试图从脑电中识别想象语音取得的结果并不理想。

文献[67]～[69]中声称能够以高达 97%的正确率从 EEG 中准确识别出想象语音。然而，如文献[13]和[55]中所示，这些高正确率可能是方法上的错误和人为因素造成的。因此，从 EEG 中识别想象语音仍然是一个有待证实的想法。

19.5.5　概念性 BCI

可以采用的另一种方法是将 BCI 的控制建立在识别与特定概念有关的认知过程的基础上。例如，可以通过思考电视的概念来实现 BCI 用户对电视的控制，或者可以通过思考护理者的概念来呼叫护理者。

例如，在文献[45]中，对与名词含义相关的 fMRI 血氧水平依赖信号进行分类。有趣的是，在文献[63]中，记录了 EEG，而与不同语义类别"动物"和"工具"相关的概念通过不同的方式呈现，概念是通过它们的口语名称、视觉表现形式和书面名称来呈现的，二元分类正确率高达 89%，文献[50]也使用 EEG 显示了类似的结果：不同的概念以一系列名词的形式呈现给受试者，这些名词描述了与该概念有关的对象。例如，为了表示"工具"的概念，可以向用户呈现词语"锤子"或"锯"。通过应用数据挖掘技术，可以识别特征，允许在正确的语义类别中对 EEG 进行分类，正确率为 98%。

这表明可以从 EEG 识别语义类别，并且基于这些语义类别的 BCI 是可行的。这样的系统有助于提高 BCI 设计的直观性。这带来了一个限制，即每个唯一的控制命令必须与不同的语义类别相关。因此，两个命令可以是"手"（类别为"身体部位"）来移动机械手，以及"电视"（类别为"家中的物体"）来打开电视。但是，用于移动机械手或机械脚的命令"手"和"脚"是很难区分的。

19.6　多感觉 BCI 研究的新方向

在本节中，我们试图总结与多感觉 BCI 发展相关的当前成果。我们遵循了与19.1 节类似的分类方案：①P300 诱发电位；②稳态诱发电位；③慢皮层电位；④感觉运动节律和其他与心理任务相关的大脑活动。为了讨论多感觉的组合，我们用对应于该分类的网格创建了图 19.1，其中包含了视觉（行）和听觉（列）维度。

19.6.1 节～19.6.4 节描述了图 19.1 中网格的行，并讨论了多感觉 BCI 系统潜在有趣的进一步方向。

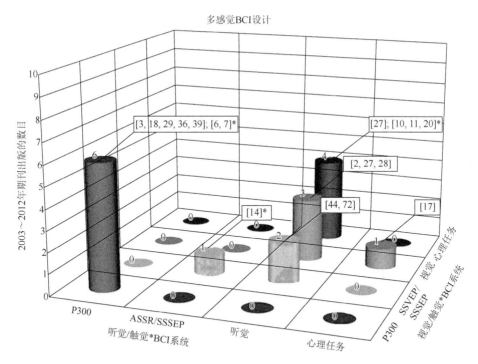

图 19.1　网格的单元格包含了涵盖这些特定多感觉组合研究工作的参考文献

ASSR：听觉稳态响应；SSSEP：感觉稳态诱发电位；SSVEP：稳态视觉诱发电位

在图 19.1 中，由于体感的发展相当稀少，因此我们将这种模态同时添加到网格的视觉和听觉部分，并用星号"*"表示采用听觉-触觉或视觉-触觉 BCI 系统的文献。以下各节将讨论所有单元格，无论其中是否包含某些工作，或者当前最先进研究为空白。空白单元格可视为多感觉 BCI 研究的潜在方向，并在本节和讨论部分中进行描述。

19.6.1　视觉 P300 BCI 与其他模态相结合

基于视觉诱发 P300 的范式目前代表了最成熟的 BCI 应用，其中字符矩阵用于拼写或其他控制机制，例如，家庭操作。因此，把这些工作很好地融合起来是很自然的事情[18, 36, 39]。其中一些研究（例如，文献[39]）还使用了视觉信息来帮助用户在纯听觉接口的训练阶段去学习非视觉接口。应该指出的是，这些最初的尝试利用了听觉空间提示，并且文献[59]开发的听觉 BCI 框架可能会极大地提高这种未来视听拼写器的速度，如文献[3]、[29]中的研究所示。除了这种多感觉 BCI 系统的行为优势之外，还可以增强 EEG 的特征集，从而创建更好的 BCI 系统性能。这已经在文献[7]中基于视觉触觉 P300 的 BCI 系统和视听系统[3]中得到证实。对这些 BCI 应用的进一步研究可促进感觉替代领域的工作，特别是在基于听觉的视觉替代系统中[72]。

基于 ERP 的 BCI 在很大程度上依赖于 P300，而其他瞬态视觉诱发电位（transient visual evoked potential，t-VEP）成分（如 N100 和 N200）的贡献往往被忽视，如文献[2]。最近的工作提出了一种新的范式，其中刺激移动而不是闪烁[30]，会引发 mVEP[64]。这种新的基于 mVEP 的 BCI 范式也可以从多感觉设计中受益，因为许多研究表明，运动处理在很大程度上是多感觉的[65]。

19.6.2　视觉 SSVEP-BCI 与其他模态相结合

基于 SSVEP 信号的 BCI 研究正在迅速发展。然而，几乎没有研究尝试将这些控制信号与听觉或触觉刺激相结合用于控制或反馈。据作者所知，只有一项研究描述了两种 EEG 信号声化模式用于 SSVEP 反馈质量[58]。不幸的是，对于这种反馈是否改善了 BCI 系统的性能，没有提供任何实验证据。文献[44]中报道了另一项研究，对 ALS 患者使用 SSVEP 信号的音乐反馈，并且这可能被证明是完善这种混合多感觉 BCI 系统的可行工具。

与基于 P300 的多感觉系统类似，可以预期新兴系统将结合不同模态诱发的 SSEP 信号。文献[14]中的初步研究提到了听觉和触觉频率标记刺激的可能组合，但是，没有给出结果或进行后续研究。不同感觉提示的组合可以直接或间接地增强这种系统中的 SSEP 幅度。例如，情绪唤醒已被证明可以用来调节 SSVEP 的振幅[33]，声音可以作为人工视觉或触觉刺激的一种简单的情绪助推器。

19.6.3　视觉反馈与其他模态相结合

一些研究为基于 SCP 的 BCI 系统提供了视听反馈,但与单纯的视觉训练相比,效果并没有提升[27, 28]。进一步的研究可能有助于解释这种多感觉反馈效率低下的原因。此外，可以在执行听觉想象任务时提供视觉反馈，正如最近在文献[17]中所做的那样。同样，未来使用多感觉反馈的此类系统的研究可能会证明比单一感觉反馈更有效。如文献[26]中所述，大脑活动的非特异性可视化（non-specific visualisation）和声音化技术（sonification techniques）可以为 BCI 控制带来新的范式。

19.6.4　心理任务和多感觉反馈

已有许多运动想象研究利用多感觉反馈来提高 BCI 系统的性能。在文献[27]中，空间声音被用于标记左手或右手想象。一些研究使用触觉、视觉或动觉（使用机械臂进行的被动手部运动）反馈来增强基于 ERD 的 BCI 系统[10, 11, 20]。这些初始系统的较好结果将推动该领域多感觉 BCI 的扩展和完善。

19.7　总　　结

多感觉 BCI 系统正在兴起，与纯粹基于视觉的系统相比，第一批原型已经显示出在用户和系统级别上性能的增强。在这些研究中，研究人员主要探索了基于 P300 的拼写系统和基于运动想象的系统，其中非视觉信息的利用依然很少。不幸的是，与多感觉 BCI 的潜在益处相比，其研究进展非常缓慢。在听觉和多感觉显示、感觉替代和通感（连觉）研究等其他领域的工作基础上，这些初始系统肯定可以在不久的将来得到改善。其他新兴的研究主题是听觉想象和节奏想象以及非视觉 SSEP。基于不同感觉模式的控制和反馈系统的组合可能导致许多新的混合 BCI 出现，如图 19.1 中的空单元所突出显示的。另一个重要的主题是使用具有情感特征的生态刺激。最近的研究表明，情绪加工可以增强 BCI 控制信号和用户的动机（参见最近的综述[47]）。

在多感觉 BCI 开发中，不使用视觉线索或提示进行 BCI 控制和反馈的系统特别重要。这些听觉、触觉和听觉-触觉系统对于那些因进行性疾病而导致视觉系统恶化的用户（如 ALS 患者或视力障碍用户）而言是必不可少的。值得注意的是，对患者进行更多的多感觉研究应该揭示非视觉刺激对 BCI 系统的潜在作用。例如，最近的研究表明了 ALS 患者的次级/高级感觉加工脑区存在功能缺陷[41]。然而，非视觉 BCI 也可能对"情境障碍"（situational disability）患者有用，因为"情境障碍"妨碍他们安全或有效地使用视觉 BCI。重要的是，这种非视觉开发工作为未来的多感觉 BCI 系统提供了重要的技术经验。

事实上，本章回顾的结果表明，在控制或反馈信号的设计中，不同的感觉模式可以相互补充。例如，文献[59]中基于全向空间音频的 BCI 或文献[74]中基于心理节奏的系统的开发，探索了超过我们视觉能力的听觉系统的特征。因此，我们可以设想开发新的混合 BCI 系统，在这种系统中，当在多感觉显示中提供提示时，多感觉设计将定义每个感觉模态的必要质量[73]。神经工效学（neuroergonomic）研究必须指导 BCI 显示的这种感知优化的研究。适当的多感觉设计（例如，一致/恰当的感觉组合）应该减轻 BCI 用户的感觉负荷，这对患者群体尤为重要。

致谢　这项工作受到"未来 BNCI"项目的支持，项目编号为 ICT-2010-248320。

<h1 style="text-align:center">参 考 文 献</h1>

[1] Allison, B., McFarland, D., Schalk, G., Zheng, S., Jackson, M., Wolpaw, J.: Towards an independent brain-computer interface using steady state visual evoked potentials. Clin. Neurophysiol. 119（2），399-408（2008）.

[2] Allison, B.Z., Pineda, J.A.: ERPs evoked by different matrix sizes: implications for a brain computer interface（BCI）system. IEEE Trans. Neural Syst. Rehabil. Eng. 11, 110-113（2003）. DOI 10.1109/TNSRE.2003.814448.

[3] Belitski, A., Farquhar, J., Desain, P.: P300 audio-visual speller. J. Neural Eng. 8（2），025，022（2011）. DOI 10.1088/1741-2560/8/2/025022, http://dx.doi.org/10.1088/1741-2560/8/2/025022.

[4] Birbaumer, N., Hinterberger, T., Kübler, A., Neumann, N.: The thought-translation device（TTD）: neurobehavioral mechanisms and clinical outcome. IEEE Trans. Neural Syst. Rehabil. Eng. 11（2），120-123（2003）. DOI 10.1109/TNSRE.2003.814439, http://dx.doi.org/10.1109/TNSRE.2003.814439.

[5] Bregman, A.: Auditory scene analysis: Hearing in complex environments. In: McAdams, S., Bigand, E.（eds.）Thinking in sound: the cognitive psychology of human audition, pp. 10-36. Oxford University Press, Oxford（1993）.

[6] Brouwer, A.M., van Erp, J.B.: A tactile P300 brain-computer interface. Front. Neurosci. 4, 19（2010）. DOI 10.3389/fnins.2010.00019.

[7] Brouwer, A.M., van Erp, J.B.F., Aloise, F., Cincotti, F.: Tactile, visual and bimodal P300s: Could bimodal P300s boost BCI performance? SRX Neuroscience, Article ID: 967027.

[8] Brumberg, J.S., Wright, E.J., Andreasen, D.S., Guenther, F.H., Kennedy, P.R.: Classification of intended phoneme production from chronic intracortical microelectrode recordings in speechmotor cortex. Front. Neurosci. 5, 65（2011）. DOI 10.3389/fnins.2011.00065, http://dx.doi.org/10.3389/fnins.2011.00065.

[9] Cabrera, A., Dremstrup, K.: Auditory and spatial navigation imagery in brain-computer interface using optimized wavelets. J. Neurosci. Methods 174（1），135-146（2008）.

[10] Chatterjee, A., Aggarwal, V., Ramos, A., Acharya, S., Thakor, N.: A brain-computer interface with vibrotactile biofeedback for haptic information. J. Neuroeng. Rehabil. 4（1），40（2007）.

[11] Cincotti, F., Kauhanen, L., Aloise, F., Palomäki, T., Caporusso, N., Jylänki, P., Mattia, D., Babiloni, F., Vanacker, G., Nuttin, M., et al.: Vibrotactile feedback for brain-computer interface operation. Comput. Intell.

Neurosci. 2007：48937（2007）.

[12]　Curran，E.，Sykacek，P.，Stokes，M.，Roberts，S.，Penny，W.，Johnsrude，I.，Owen，A.：Cognitive tasks for driving a brain-computer interfacing system：a pilot study. IEEE Trans. Neural Syst. Rehabil. Eng. 12（1），48-54（2004）.

[13]　Daly，I.，Nasuto，S.，Warwick，K.：Towards natural human computer interaction in BCI. In：AISB 2008 Convention Communication，Interaction and Social Intelligence，vol 1，p. 26（2008）.

[14]　Desain，P.，Hupse，A.，Kallenberg，M.，de Kruif，B.，Schaefer，R.：Brain-computer interfacing using selective attention and frequency-tagged stimuli. In：Proceedings of the 3rd International Brain-Computer Interface Workshop & Training Course，Graz，Austria，pp. 98-99（2006）.

[15]　Farquhar，J.，Blankespoor，J.，Vlek，R.，Desain，P.：Towards a noise-tagging auditory BCI-paradigm. In：Proceedings of the 4th International BCI Workshop and Training Course，Graz，Austria，pp. 50-55（2008）.

[16]　Farwell，L.A.，Donchin，E.：Talking off the top of your head：toward a mental prosthesis utilizing event-related brain potentials. Electroencephalogr. Clin. Neurophysiol. 70（6），510-523（1988）.

[17]　Friedrich，E.，Scherer，R.，Neuper，C.：The effect of distinct mental strategies on classification performance for brain-computer interfaces. International J. Psychophysiol.（2012）.

[18]　Furdea，A.，Halder，S.，Krusienski，D.，Bross，D.，Nijboer，F.，Birbaumer，N.，Kübler，A.：An auditory oddball（P300）spelling system for brain-computer interfaces. Psychophysiology，46（3），617-625（2009）. DOI 10.1111/j.1469-8986.2008.00783.x.

[19]　Ghazanfar，A.，Schroeder，C.：Is neocortex essentially multisensory？ Trends in Cognitive Sciences 10（6），278-285（2006）.

[20]　Gomez-Rodriguez，M.，Peters，J.，Hill，J.，Schölkopf，B.，Gharabaghi，A.，Grosse-Wentrup，M.：Closing the sensorimotor loop：Haptic feedback facilitates decoding of arm movement imagery. In：Systems Man and Cybernetics（SMC），2010 IEEE International Conference on IEEE，pp. 121-126（2010）.

[21]　Guo，J.，Hong，B.，Guo，F.，Gao，X.，Gao，S.：An auditory BCI using voluntary mental response. In：Neural Engineering，2009. NER'09. 4th International IEEE/EMBS Conference on IEEE，pp. 455-458（2009）.

[22]　Guo，J.，Gao，S.，Hong，B.：An auditory brain-computer interface using active mental response. IEEE Trans. Neural Syst. Rehabil. Eng. 18（3），230-235（2010）.

[23]　Halder，S.，Rea，M.，Andreoni，R.，Nijboer，F.，Hammer，E.M.，Kleih，S.C.，Birbaumer，N.，Kübler，A.：An auditory oddball brain-computer interface for binary choices. Clin. Neurophysiol. 121（4），516-523（2010）. DOI 10.1016/j.clinph.2009.11.087，http://dx.doi.org/10.1016/j.clinph.2009.11.087.

[24]　Hill，N.，Lal，T.，Bierig，K.，Birbaumer，N.，Schölkopf，B.：An auditory paradigm for brain-computer interfaces. Adv. Neural Inf. Process. Syst. 17，569-76（2005）.

[25]　Hill，N.J.，Schölkopf，B.：An online brain-computer interface based on shifting attention to concurrent streams of auditory stimuli. J Neural Eng. 9（2）：026011（2012）.

[26]　Hinterberger，T.：The sensorium：a multimodal neurofeedback environment. Adv. Hum. Comput. Interact. 2011，3（2011）.

[27]　Hinterberger，T.，Hill，J.，Birbaumer，N.：An auditory brain-computer communication device. In：Biomedical Circuits and Systems，2004 IEEE International Workshop on IEEE，pp. S3-6（2004a）.

[28]　Hinterberger，T.，Neumann，N.，Pham，M.，Kübler，A.，Grether，A.，Hofmayer，N.，Wilhelm，B.，Flor，H.，Birbaumer，N.：A multimodal brain-based feedback and communication system. Exp. Brain Res. 154，521-526（2004b）. DOI 10.1007/s00221-003-1690-3.

[29] Höhne, J., Schreuder, M., Blankertz, B., Tangermann, M.: Frontiers: A novel 9-class auditory ERP paradigm driving a predictive text entry system. Front. Neuroprosthetics 5: 99（2011）.

[30] Hong, B., Lou, B., Guo, J., Gao, S.: Adaptive active auditory brain computer interface. In: Engineering in Medicine and Biology Society, 2009. EMBC 2009. Annual International Conference of the IEEE, IEEE, pp. 4531-4534（2009）.

[31] Jacobs, L., Bozian, D., Heffner, R., Barron, S.: An eye movement disorder in amyotrophic lateral sclerosis. Neurology 31（10）, 1282-1287（1981）.

[32] Kanoh, S., Miyamoto, K., Yoshinobu, T.: A brain-computer interface（BCI）system based on auditory stream segregation. Conf Proc IEEE Eng Med Biol Soc., 2008: 642-645（2008）.

[33] Keil, A., Gruber, T., Müller, M., Moratti, S., Stolarova, M., Bradley, M., Lang, P.: Early modulation of visual perception by emotional arousal: evidence from steady-state visual evoked brain potentials. Cogn. Affect. Behav. Neurosci. 3（3）, 195-206（2003）.

[34] Kelly, S., Lalor, E., Finucane, C., McDarby, G., Reilly, R.: Visual spatial attention control in an independent brain-computer interface. IEEE Trans. Biomed. Eng. 52（9）, 1588-1596（2005）.

[35] Kim, D.W., Hwang, H.J., Lim, J.H., Lee, Y.H., Jung, K.Y., Im, C.H.: Classification of selective attention to auditory stimuli: toward vision-free brain-computer interfacing. J. Neurosci. Methods 197（1）, 180-185（2011）. DOI 10.1016/j.jneumeth.2011.02.007, http://dx.doi.org/10.1016/j.jneumeth.2011.02.007.

[36] Klobassa, D.S., Vaughan, T.M., Brunner, P., Schwartz, N.E., Wolpaw, J.R., Neuper, C., Sellers, E.W.: Toward a high-throughput auditory P300-based brain-computer interface. Clin. Neurophysiol.120（7）, 1252-1261（2009）. DOI 10.1016/j.clinph.2009.04.019, http://dx.doi. org/10.1016/j.clinph.2009.04.019.

[37] Klonowski, W., Duch, W., Perovic, A., Jovanovic, A.: Some computational aspects of the brain computer interfaces based on inner music. Comput. Intell. Neurosci. 2009: 950403（2009）.

[38] de Kruif, B., Schaefer, R., Desain, P.: Classification of imagined beats for use in a brain computer interface. Conf Proc IEEE Eng Med Biol Soc., 2007: 678-681（2007）.

[39] Kübler, A., Furdea, A., Halder, S., Hammer, E., Nijboer, F., Kotchoubey, B.: A brain-computer interface controlled auditory event-related potential（P300）spelling system for locked-in patients. Ann. N. Y. Acad. Sci. 1157, 90-100（2009）. DOI 10.1111/j.1749-6632.2008.04122.x.

[40] Lopez, M., Pomares, H., Pelayo, F., Urquiza, J., Perez, J.: Evidences of cognitive effects over auditory steady-state responses by means of artificial neural networks and its use in brain-computer interfaces. Neurocomputing 72（16-18）, 3617-3623（2009）.

[41] Lulé D., Diekmann, V., Müller, H., Kassubek, J., Ludolph, A., Birbaumer, N.: Neuroimaging of multimodal sensory stimulation in amyotrophic lateral sclerosis. J. Neurol. Neurosurg. Psychiatry 81（8）, 899（2010）.

[42] McCorry, D.: Using statistical classification algorithms to decode covert speech states with functional magnetic resonance imaging. PhD thesis, George Mason University（2010）.

[43] Miranda, E.: Brain-computer music interface for composition and performance. Int. J. Disabil. Hum. Dev. 5（2）, 119（2006）.

[44] Miranda, E., Magee, W., Wilson, J., Eaton, J., Palaniappan, R.: Brain-computer music interfacing（BCMI）: From basic research to the real world of special needs. Music Med. 3: 134-140（2011）.

[45] Mitchell, T., Shinkareva, S., Carlson, A., Chang, K.M., Malave, V., Mason, R., Just, M.: Predicting human brain activity associated with the meanings of nouns. Science 320（5880）, 1191-1195（2008）. DOI 10.1126/science.1152876, http://dx.doi.org/10.1126/science.1152876.

[46] Mitsumoto, H., Przedborski, S., Gordon, P. (eds.): Amyotrophic Lateral Sclerosis. Taylor & Francis Group: New York, NY (2006).

[47] Molina, G., Tsoneva, T., Nijholt, A.: Emotional brain-computer interfaces. In: Affective Computing and Intelligent Interaction and Workshops, 2009. ACII 2009. 3rd International Conference on IEEE, pp. 1-9 (2009).

[48] Müller-Putz, G., Neuper, C., Pfurtscheller, G.: Resonance-like frequencies of sensorimotor areas evoked by repetitive tactile stimulation. Biomed. Tech. (Berl.) 46, 186-190 (2001).

[49] Müller-Putz, G., Scherer, R., Neuper, C., Pfurtscheller, G.: Steady-state somatosensory evoked potentials: suitable brain signals for brain-computer interfaces? IEEE Trans. Neural Syst. Rehabil. Eng. 14 (1), 30-37 (2006).

[50] Murphy, B., Poesio, M., Bovolo, F., Bruzzone, L., Dalponte, M., Lakany, H.: EEG decoding of semantic category reveals distributed representations for single concepts. Brain Lang. 117 (1), 12-22 (2011). DOI 10.1016/j.bandl.2010.09.013, http://dx.doi.org/10.1016/j.bandl.2010.09.013.

[51] Neuper, C., Pfurtscheller, G.: Event-related dynamics of cortical rhythms: frequency-specific features and functional correlates. Int. J. Psychophysiol. 43 (1), 41-58 (2001).

[52] Nijboer, F., Furdea, A., Gunst, I., Mellinger, J., McFarland, D., Birbaumer, N., Kübler, A.: An auditory brain-computer interface (BCI). J. Neurosci. methods 167 (1), 43-50 (2008).

[53] Pham, M., Hinterberger, T., Neumann, N., Kübler, A., Hofmayer, N., Grether, A., Wilhelm, B., Vatine, J., Birbaumer, N.: An auditory brain-computer interface based on the self-regulation of slow cortical potentials. Neurorehabil. Neural Repair 19 (3), 206 (2005).

[54] Polich, J.: Updating P300: an integrative theory of P3a and P3b. Clin. Neurophysiol. 118(10), 2128-2148(2007). DOI 10.1016/j.clinph.2007.04.019, http://dx.doi.org/10.1016/j.clinph.2007.04.019.

[55] Porbadnigk, A., Wester, M., Calliess, J.P., Schultz, T.: EEG-based speech recognition-impact of temporal effects. In: Proceedings of the International Conference on Bio-inspired Systems and Signal Processing (2009).

[56] Rosenboom, D.: Extended musical interface with the human nervous system. Leonardo Monograph Series International Society for the Arts, Sciences and Technology (ISAST) 1 (1997).

[57] Roß B., Borgmann, C., Draganova, R., Roberts, L., Pantev, C.: A high-precision magnetoencephalographic study of human auditory steady-state responses to amplitude-modulated tones. J. Acoust. Soc. Am. 108, 679 (2000).

[58] Rutkowski, T., Vialatte, F., Cichocki, A., Mandic, D., Barros, A.: Auditory feedback for brain computer interface management-an EEG data sonification approach. In: Knowledge-Based Intelligent Information and Engineering Systems, pp. 1232-1239. Springer-Verlag: Berlin Heidelberg (2006).

[59] Schreuder, M., Blankertz, B., Tangermann, M.: A new auditory multi-class brain-computer interface paradigm: spatial hearing as an informative cue. PLoS One 5, e9813 (2010). DOI 10.1371/journal.pone.0009813.

[60] Schröger, E., Widmann, A.: Speeded responses to audiovisual signal changes result from bimodal integration. Psychophysiology 35 (6), 755-759 (1998). DOI 10.1111/1469-9986.3560755, http://dx.doi.org/10.1111/1469-8986.3560755.

[61] Sellers, E., Donchin, E.: A P300-based brain-computer interface: initial tests by ALS patients. Clin. Neurophysiol. 117 (3), 538-548 (2006). DOI 10.1016/j.clinph.2005.06.027, http://dx.doi.org/10.1016/j.clinph.2005.06.027.

[62] Sellers, E., Kübler, A., Donchin, E.: Brain-computer interface research at the University of South Florida Cognitive Psychophysiology Laboratory: the P300 speller. IEEE Trans. Neural Syst. Rehabil. Eng. 14, 221-224 (2006). DOI 10.1109/TNSRE.2006.875580.

[63] Simanova, I., van Gerven, M., Oostenveld, R., Hagoort, P.: Identifying object categories from event-related

EEG: toward decoding of conceptual representations. PLoS One 5 (12), e14465 (2010). DOI 10.1371/journal. pone.0014465, http://dx.doi.org/10.1371/journal.pone.0014465.

[64] Skrandies, W., Jedynak, A., Kleiser, R.: Scalp distribution components of brain activity evoked by visual motion stimuli. Exp. Brain Res. 122 (1), 62-70 (1998).

[65] Soto-Faraco, S., Väljam äe, A.: Multisensory interactions during motion perception: From basic principles to media applications. Taylor & Francis Group: New York, NY (2011).

[66] Stapells, D., Herdman, A., Small, S., Dimitrijevic, A., Hatton, J.: Current status of the auditory steady-state responses for estimating an infant's audiogram. A sound foundation through early amplification, pp. 43-59 (2004).

[67] Suppes, P., Han, B., Lu, Z.L.: Brain wave recognition of words. Proc. Natl. Acad. Sci. USA 94 (26), 14, 965-14, 969 (1997).

[68] Suppes, P., Han, B., Lu, Z.L.: Brain-wave recognition of sentences. Proc. Natl. Acad. Sci. USA 95 (26), 15, 861-15, 866 (1998).

[69] Suppes, P., Han, B., Epelboim, J., Lu, Z.: Invariance between subjects of brain wave representations of language. Proc. Natl. Acad. Sci. 96 (22), 12, 953 (1999).

[70] Sutton, S., Braren, M., Zubin, J., John, E.: Evoked-potential correlates of stimulus uncertainty. Science 150 (700), 1187-1188 (1965).

[71] Townsend, G., LaPallo, B., Boulay, C., Krusienski, D., Frye, G., Hauser, C., Schwartz, N., Vaughan, T., Wolpaw, J., Sellers, E.: A novel P300-based brain-computer interface stimulus presentation paradigm: moving beyond rows and columns. Clin. Neurophysiol. 121, 1109-1120 (2010). DOI 10.1016/j.clinph.2010.01.030.

[72] Väljamäe, A., Kleiner, M.: Spatial sound in auditory vision substitution systems. In: Audio Engineering Society Convention, pp. 120 (2006). http://www.aes.org/e-lib/browse.cfm? elib = 13599.

[73] Väljamäe, A., Tajadura-Jimenez, A., Larsson, P., Västfjäll, D., Kleiner, M.: Handheld experiences: Using audio to enhance the illusion of self-motion. IEEE MultiMedia, pp. 68-75 (2008).

[74] Vlek, R., Schaefer, R., Gielen, C., Farquhar, J., Desain, P.: Sequenced subjective accents for brain-computer interfaces. J. Neural Eng. 8 (3), 036, 002 (2011). DOI 10.1088/1741-2560/8/3/036002, http://dx.doi.org/10.1088/ 1741-2560/8/3/036002.

[75] Wagner, I.: An auditory brain-computer interface for binary choices using event-related potentials and lateralized hemispheric brain activity: Tests with healthy controls. Master Thesis, University of Graz, Graz, Austria (2011).

[76] Wang, Y., Gao, X., Hong, B., Jia, C., Gao, S.: Brain-computer interfaces based on visual evoked potentials. IEEE Eng. Med. Biol. Mag. 27 (5), 64-71 (2008).

[77] Wolpaw, J., Birbaumer, N., McFarland, D., Pfurtscheller, G., Vaughan, T.: Brain-computer interfaces for communication and control. Clin. Neurophysiol. 113, 767-791 (2002). DOI 10.1016/S1388-2457 (02) 00057-3.

第 20 章　用 BioGauges 工具集表征 BCI 的控制

20.1　引　　言

一篇评论文章[30]写道："BCI 的核心原则是能够区分不同的大脑活动模式，每种模式都与特定的意图或心理任务相关。"因此，任何 BCI 设计的先验决定之一是用户可以使用哪些心理活动（以及相应的大脑活动模式）。这个问题一直是 BCI 研究中的一个挑战，许多文章也讨论了如何将适当的 BCI 与适当的用户相匹配[1, 16, 31, 34, 46]。

BCI 研究界最近对 BCI 低效者（BCI illiteracy）的研究说明为每个用户确定合适的 BCI 时必须考虑的额外信息。这意味着一些用户不能使用 BCI，这一点早就有文献[6, 19, 32, 49]记录，但直到最近才进行了参数化研究[9, 41, 46]。此外，新的研究结果表明，不能使用一种类型 BCI（如基于运动想象的 BCI）的人可以使用另一种 BCI（如基于视觉注意的 BCI）[9, 46]。

然而，诸如此类的研究工作有三个主要缺点：第一，它们通常只比较几种不同类型的 BCI（通常是两种）；第二，它们很少评估其他新颖的辅助技术，如基于眼睛跟踪或皮肤电活动（electrodermal activity，EDA）（又名皮肤电反应）的装置，一些用户可能想考虑将其作为 BCI 的替代方案，或与 BCI 组合成为一个混合系统[9, 22, 37]；第三，它们往往只探讨一个因素，如信息吞吐量，而许多其他因素也可能影响有关使用哪种 BCI 或其他辅助技术的决定[31]。

本章的主要目标是回顾为每个用户选择正确的 BCI 或其他新颖的辅助技术所面临的一些挑战和问题，并讨论一些解决方案。我们重点关注已经发展了多年的生物测量仪（BioGauges）方法。我们的结论是 BioGauges 系统可以为不同接口系统的对比提供一个坚实的框架，并提出一些其他的未来发展方向。

20.2　BCI 使用的关键因素

有文章[2]总结了可能影响采用 BCI 和相关技术的许多因素，如图 20.1 所示。理想情况下，应向潜在的 BCI 用户提供尽可能多的关于每个 BCI（或其他系统）的信息，以满足其需求。因为这是一个遥远的目标，所以重要的是确定当前最关心的是哪些因素，并且专注于这些因素。一些研究工作[14, 51]通过询问严重残疾人社区的实际或潜在终端用户其认为什么最重要，评估了其中一些因素。关键因素包括带宽、可靠性、美观性以及支持性的不同方面——患者强烈倾向于不过分依赖他人帮助的系统，这些帮助包括佩戴记录脑信号的电极帽，为每个用户定制BCI，或者清洗使用过电极凝胶的头发。

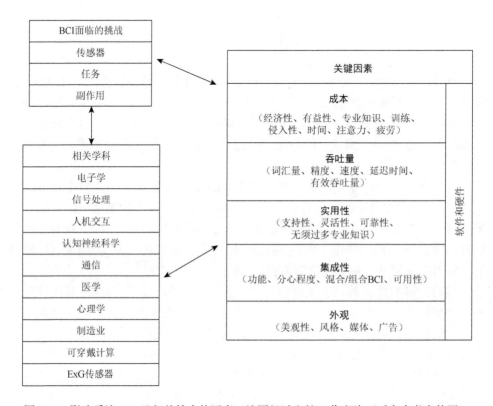

图 20.1　影响采纳 BCI 及相关技术的因素（该图经过文献[2]作者许可后在本书中使用）

　　与 BCI 系统匹配的决策因缺乏专业知识而变得复杂——用户可能会选择一个看似运行良好的系统，结果却发现它并不适合他们。有很多原因可以解释为什么某些类型的心理活动是不可行的，列举如下。

　　（1）不同活动可能会产生更好的正确率、更快的通信速率或更多的选择[1, 5, 49]。

　　（2）在正确率低的最极端示例中，只有极少数健康受试者在执行 BCI 中使用的一些心理任务时不能产生可辨别（具有可分性）的脑电模式[4, 6, 9, 20]。这种现象在一些患者群体中由于各种原因而加剧，如不同脑区受损、失明或其他视觉困难、注意力障碍、无法控制地运动或难以进行目标导向活动[18, 19, 35]。

　　（3）用户可能会发现一些任务更有趣，使其更少分心或更容易学习、执行、更改、多任务运行或容易维持。某些类型的视觉刺激可能会让一些用户感到厌烦或疲劳，如闪烁的盒子或 LED[3, 9]。

（4）有些活动可能对某些目标更适合。例如，P300 BCI 通常倾向于在任务中直接选择多个目标之一，而没有任何中间反馈[12, 15, 26, 31]；而事件相关去同步的 BCI 往往用来控制光标在一维或多维中移动[8, 29, 39, 47]。

（5）一些脑电信号在不良的照明、背景噪声或干扰等恶劣的环境条件中可能具有更好的稳健性或鲁棒性[3, 31, 47]。

（6）因为不同心理活动在不同的区域产生信号的强度不同，某些类型的头戴式装置可能与一些 BCI 不兼容。发式贝雷帽或玩家头戴式耳机在中央部位有电极而在枕骨位置没有电极，而束发带可能位于相反的部位[2, 23, 24]。

（7）一些心理任务可能与用户希望同时执行的其他任务不兼容，例如，看电影、玩游戏、与朋友聊天、执行其他动作或使用其他 BCI。鉴于近期人们对使用 BCI 玩游戏的热情，探索将 BCI 所需的任何视觉刺激无缝集成到游戏环境中的方法尤为重要[2, 21, 25, 36]。

（8）一些通信系统可能特别容易出现 midasTouch 问题[32]，即用户会发送意外的或非预期的指令。理想情况下，BCI 应该支持待机模式下的异步操作，并且仅在用户需要时运行。

有趣的是，现代的 BCI 往往依赖于头顶和头的后部——中央区顶叶、枕叶位置的电极。额叶和颞叶的活动往往使用得较少，不是因为这些脑区已被忽略，而是由于大多数的 BCI 研究通常显示它们很少提供或没有提供用于控制目的的有用信息[17, 38, 40]。未来的研究工作可能会确定用于 BCI 控制的新任务，这些任务会产生具有不同头皮分布的活动。

一旦初步选定了适合的 BCI 类型，设计人员就必须考虑许多其他因素，包括：

（1）相关脑电活动的性质和头皮分布存在许多差异，因此最优滤波和信号处理的许多方面都存在差异，需要多方考虑。

（2）软件和硬件。

（3）不同任务映射到不同目标的方式。

（4）确保能有效地支持基础设施，以便当用户需要时可以得到帮助。

（5）用户和系统之间交互的时序和性质，例如，同步与异步操作。

这些因素在很大程度上也与新型辅助技术的选择相关。然后，这一决定仅从用户的角度来看会影响很多方面。

（1）引发相关大脑活动所需刺激的不同特征。

（2）电极的位置和数量。

（3）错误的性质和程度。

（4）在不同环境、使用时段、心理状态和并发任务中可能发生的性能波动。

（5）训练的许多方面。

总之，为特定用户（particular user）寻找适合的 BCI 或新型的辅助技术是非常复杂的。许多因素可能会影响该决定，并且可能需要反复试验，一些尝试和错误可能是必要的。例如，BioGauges 之类的软件工具可以大大减少这个决策的时间、成本和主观性。接下来我们将回顾我们在 BioGauges 项目中的工作。

20.3　表征 BCI 系统的特征

新型辅助技术系统遵循与 BCI 中使用的类似的架构，这里将其纳入 BCI 系统组件的定义中，并理解为其输入来自于受大脑过程影响的一些外周生理信号，而不是直接来自于大脑。每个 BCI 或新型辅助技术系统的核心是转换器。类似于转换器的一般定义："接收一种能量形式的信号并将其转换为另一种能量形式的信号的装置"[48]，我们将 BCI 转换器定义为把电生理或代谢信号（如人类的大脑信号）转换为控制信号的装置或系统。控制信号是多种因素综合作用的结果，这些因素包括信号检测技术、用户个人的能力和状态以及影响用户的环境。与基于直接肢体运动的传统设备相比，记录电生理和代谢信号的 BCI 转换器通常有较高的错误率和较低的信息传输速率或带宽[32]。因此，尤其是对于残疾人而言，确定哪种 BCI 转换器将为特定个体提供最佳结果是一个困难的过程。

使该过程进一步复杂化的是，为控制目的而研究的大量 BCI 技术。各种方法的输出和性能以许多不同的方式来报道，这些方式很难进行客观的比较。通常，结果通过特定控制任务的比特率、错误率或性能来给出[31]。控制接口的参数和设计会使结果的显著性和意义产生巨大的差异。例如，基于光标的简单二元选择任务的性能受许多变量的影响，如选择空间是否有界、两个选项是否总是可用的，从而允许一个人产生假阳性（当意图为"否"时，他/她可能指示"是"）以及菲茨定律（Fitts' law）因素[10, 13]（如可选择图标的大小和移动距离）。因此，评估 BCI 转换器对于特定个体能力的适宜性或客观比较多个 BCI 转换器的潜力是非常具有挑战性的。

20.3.1　BioGauges 与可控性

BioGauges 项目的目标是提供一种方法，通过将控制任务降低到最简单或最基本的原子级水平，来客观地比较 BCI 转换器的输出。它代表了从目前的试错测试（trial-and-error testing）中走出的第一步，用于将个人与 BCI 进行匹配并可能有助于为将来离线进行的测定奠定基础。BioGauges 是非常简单的控制接口，可以直接测量和记录用户的电生理与代谢输出，作为交互的基本组成部分。BioGauges

可用于确定特定用户和特定转换器配置的范围、空间精度、时间精度和控制的粒度（granularity of control）；这就构成了一个人控制特定转换器的能力或其可控性（controllability）。然后，这样的可控性信息可用于帮助用户选择可获得其最佳表现的设备，为用户更好地配置 BCI 系统，或更客观地评估 BCI 技术用于控制。

20.3.2　转换器分类

设计合适的 BioGauges 来测量 BCI 转换器的性能，这样的设计主要取决于转换器输出信号的类别和用户控制的预期状态。总体来说，转换器主要分为三种：离散型转换器、连续型转换器以及空间参考转换器[27, 28]。用户的控制状态可以分为无控制和有意控制。下面将更详细地描述这些类别。

离散型转换器输出一系列离散状态，就像开关一样。可能存在任意数量的状态，但通常离散型转换器产生两个状态（如扳动电灯开关），或瞬时接通状态（如按下按钮）。用于离散型转换器的 BioGauges 包括针对可预测事件（如每 2s 按下按钮）的时间精度测量、对不可预测事件（如当随机定时的刺激出现时按下按钮）的响应率、重复率（即转换器可重新激活的最快速率是多少，如在校准鼠标双击时）以及保持和释放（用于支持持续激活的转换器）的能力。离散型 BCI 转换器的一个例子是 Neil Squire 协会的低频异步信号检测器（low-frequency asynchronous signal detector，LF-ASD）[7]，它是一个单试次的开关，用于检测大脑中自愿性运动相关电位的激活与空闲状态之间的差异。

连续型转换器输出源源不断的值，这些值的幅度可能在指定的范围内变化，如在计算机屏幕上移动鼠标。用于连续型转换器的 BioGauges 包括可达到的输出范围的测量值（最高和最低值）、获得特定值或值域的能力（控制的空间粒度），以及获得并保持一个值或值域的能力。连续型 BioGauges 还包括时间测量，如获得特定值或值域的时间，以及获得值的重复率。连续型 BCI 转换器的两个例子是沃兹沃思基于 μ 节律的转换器[50]和佐治亚州立大学/佐治亚理工学院（GSU/GT）大脑实验室（BrainLab）基于 EDA 的转换器[33, 42]。沃兹沃思基于 μ 节律的转换器直接输入在用户头皮记录的 8～12Hz μ 节律波动，该信号来自负责实际运动和运动想象的脑区。GSU/GT 大脑实验室基于 EDA 的转换器将放置于手指上的传感器上获得的皮肤导电率变化值作为输入，并作为大脑活动的间接度量。

空间参考转换器输出 2D 或 3D 空间中的特定位置，如触摸屏。用于空间参考转换器的 BioGauges 包括选择粒度（位置之间可能存在的最小差异）、选择精度和重复率的测量。Donchin 的 P300 矩阵是基于 EEG 的空间参考转换器的一个例子[11]，为用户提供一个由字符或图标组成的网格，用户可以通过注意所需的项目来做出选择，从而在大脑中生成称为 P300 的可检测响应；结果等同于用户指向所需的目标项。

　　所有 BCI 转换器的一个重要测量值是在用户有意控制和无控制状态期间转换器输出之间的差异。在无控制状态下，用户不尝试操作 BCI 设备。用户可能正在执行另一个称为主动无控制的任务（例如阅读网站页面），或者根本不执行任何任务（如注视一幅不变的图像），称为被动无控制。在有意控制状态下，用户试图操作 BCI 转换器。在有意控制和无控制状态下的用户输出之间的差异会显著地影响 BCI 转换器在现实世界应用（如通信）中的可用性。

20.3.3　BioGauges 实验系统

　　如图 20.2 所示，BioGauges 工具集采用可配置架构实现，该架构包含一个实验控制引擎、一组 BioGauges 以及一个 BCI 转换器。在过去五年中，该工具集经过反复开发和测试，有 50 多个用户，从身体健全到完全闭锁。以下是这套工具组件的更详细描述。

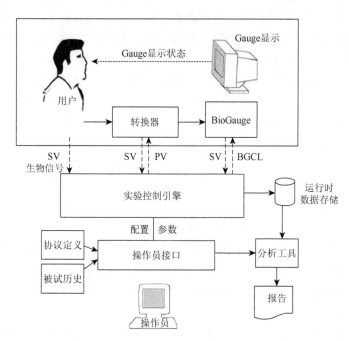

图 20.2　BioGauges 系统架构以状态向量（state vectors，SV）、参数向量（parameter vectors，PV）和 BioGauges 控制语言（BioGauges control language，BGCL）的形式说明系统的组件连接性和传输率

　　实验控制引擎接收来自操作员接口的配置参数，然后，它以 BGCL 的形式向当前用于测试的 BioGauges 发送指令。BGCL 表示需要在 BioGauges 中设置以影响特定行为或实验设计的参数。BGCL 作为 BioGauges 在初始化时解析的分隔字符流输入。BGCL 规范由不区分大小写的关键字属性和字符串值组成。

　　表 20.1 提供了 BGCL 中使用的关键字属性及其定义，说明了每个 BioGauges 的功能。

表 20.1　BioGauges 控制语言的属性

关键词	定义
GaugeID	正运行的 BioGauges 类型代码
DesiredGMode	指示 Gauge 可能运行的五种模式之一：①中断；②Ping 测试；③数据测试；④操作；⑤回放
TID	转换器的识别码，所用转换器名称的代码
TrialENDMessage	一轮实验结束时显示给操作员的消息
ReportRate	状态向量报告速率
ITIDistribution	试次之间的间隔（ITI）分布。允许试次之间的时间间隔随机化
RateDistribution	指示器出现并到达 Gauge 随机选择的目标线所花的时间分布
PreTAW	指示器击中目标的目标捕获前窗口（PreTAW）。这给出了目标进入前检测到指示器激活的秒数
PostTAW	指示器击中目标的目标捕获后窗口（PostTAW）。这给出了目标退出后检测到指示器激活的时间
FeedbackOn	无论有没有激活，均允许受试者接收反馈
TotalNumTrials	协议中自动重复试次的数量
FeedbackDuration	在激活后生成屏幕上反馈的时间
TrialStartMessage	在一轮实验开始前显示给操作员的消息
ImageIndex	为无控制 BioGauges 显示图像的索引号
RSDuration	响应刺激持续时间。在屏幕上显示离散 BioGauges 反应刺激的时间
TimeOutPeriod	以下允许的最长时间：①离散 BioGauges 超时前可能激活的；②连续 BioGauges 达到目标的；③无控制 BioGauges 时图像显示时间的
HoldTime	将指示器保持在目标窗口内的目标时间
IndicatorStartPoint	指示器起点在控制空间中的百分比偏移量
WSDuration	提醒刺激持续时间。在受试者屏幕上显示提示刺激以准备开始一轮实验的时间
PWPDistribution	提醒后时间分布。用于随机选择提醒刺激和下一事件之间的时间段
TargetGenMap	定义目标生成参数的结构
DisplayOrientation	指示器运动方向显示
Task	操作员识别 BGCL 文件的协议名称

　　在 BioGauges 处理来自 BCI 转换器（通过 TCP/IP 连接监听该转换器）的输入后，它将其状态作为状态向量向实验控制引擎报告，该状态向量根据指定的实验方案或参数向量的参数来记录系统状态。有一些代理任务充当系统组件之间的转换器，以确保兼容性。系统组件的分离提供了灵活性，因为转换器和 BioGauges 不需要大量的编程就可以很容易地重新配置或替换。

　　当第一次启动 BioGauges 工具集时，它会验证是否可以看到所有的系统组件，是否正在从转换器接收数值，如图 20.3 所示。然后，人工操作员必须手动校准系统。一分钟之内，操作员观察分配给转换器输出的数值，同时要求受试者按照筛选过程中的要求产生与运动和放松相关的心理想象。操作员在操作员界面内记录转换器产生的最高值和最低值，从这些值中，BioGauges 工具集计算出在实验任务中使用的中间值（中值）。这个值在实验期间不变化，因为系统不会进行动态自我校准。在任何时刻，如果 BioGauges 工具集组件停止发送值，或者如果它不再从转换器接收值，那么它会记录错误并停止。

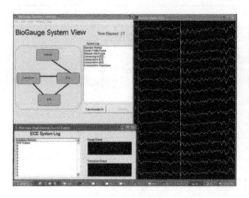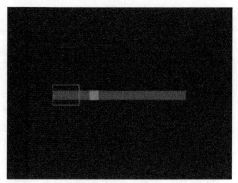

图 20.3　BioGauges 系统展示，显示了操作者视角下的操作界面和记录的脑电信号

20.3.4　分析方法

　　BioGauges 工具集包含一个分析组件，旨在以图形和数字的形式表示 BCI 转换器的特征。除了显示和处理来自实验环节的原始数据之外，分析工具包还为研究人员提供了在称为 Mason-Moore 图（M-M 图）的图表中可视化转换器器输出趋势的能力。例如，图 20.4 中含有一个 M-M 图，其数据是 Relative-Attain BioGauge（起点位于路径条和两个潜在目标的中心）的实验产生的数据。三维 M-M 图显示在 x 轴上的起点位置，在 y 轴上的目标位置，在 z 轴上移动指示器的时间。路径栏分为三个区域，其中区域 2 是出发点，位于路径栏中心的起点，区域 1 和 3 是路径栏远端的区域。通过对图 20.4 中 M-M 图的目视检查，研究者可以快速看到，

对于该转换器-用户组合，从区域 2 中的起始位置，到达第一区域的目标需要少量时间，并且当受试者试图到达第三个区域的目标时，系统通常会超时。

BioGauges 工具集目前为离散型和连续型转换器实现了多种 M-M 图。离散型转换器的映射图示例包括假阳性间隔时间、时间精度的分布、重复精度等。连续型转换器的图包括达到目标的时间，如图 20.4 所示，在一段时间间隔中以屏幕尺寸的百分比表示行进距离，以及保持时间稳定性映射。此外，BioGauges 工具包会评估完成规定任务的成功百分比。

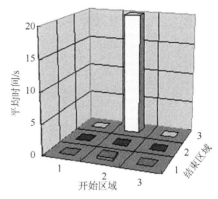

图 20.4　BioGauges 时域性能评估的样本 M-M 图

20.3.5　验证

BioGauges 工具集及方法已经用离散型和各种连续型转换器进行了验证，包括采用基于 μ 节律、功能近红外和 EDA（眼动跟踪或皮肤电活动）的转换器。在某些情况下，BioGauges 显示了个体如何通过采用某种 BCI 转换器获得比其他转换器具有更好的读写能力[45, 46]。此外，BioGauges 已经由身体健全的参与者和因肌萎缩侧索硬化症（ALS）而处于不同瘫痪阶段的参与者进行了测试。

一种离散的、基于 EEG 的转换器由 5 名身体健全的参与者进行了测试[43, 44]。采用 LF-ASD，受试者的反应时间准确率超过了 73%，时间准确率达到 96%，重复准确率达到 82%，已经采用连续型转换器进行了更广泛的测试。

在一项采用基于 EDA 的连续型转换器对 6 名身体健全的参与者进行的研究中[43]，BioGauges 显示，参与者很难将 EDA 信号长时间保持在任意高的水平或保持兴奋的平稳状态。在完成需要更高兴奋水平的任务后，参与者报告精神疲惫，并有一名参与者抱怨在测试期间感到头疼。这项研究表明，未经训练的参与者，在使用 EDA 时，有可能在 87% 以上的精度下表现出稳定性和控制能力，但也存在一些挑战。在另一项比较 μ 控制与 EDA 控制的研究中[45]，10 名身体健全的参与者证实，由于没有使用自适应算法，他们对两种转换器的控制几乎没有变化，此外，由于原始 μ 值的强度低，所有参与者都能够在一个方向上到达目标，而在另一个方向上却不能。

最后，在一项有 33 名身体健全的参与者和 5 名患有 ALS 的参与者的研究中，比较了 fNIR 控制和 EDA 控制[46]，人们能够对 fNIR 和 EDA 技术表现出一定的控制水平。74% 的参与者和 60% 的 ALS 参与者利用 fNIR 能够获得高于机会水平的结果。对于 EDA，60% 的参与者和 40% 的 ALS 参与者能够获得高于机会水平的结果。有人在校准过程中根本无法使用 EDA 设备来产生响应，因为他们自我报告不能"劳累"过多。

20.4　结论与展望

在本章我们介绍了一种方法和工具包来表征或刻画 BCI 转换器的输出，希望通过介绍 BioGauges 的思想，为研究界关于 BCI 及其在不同个体中的使用开展持续对话奠定基础。我们希望这样的对话将改进各研究团体之间的沟通水平，开发出能更准确和更客观地衡量 BCI 性能的方法，并更好地促进研究结果的发布和对比。此外，有大量机会来研究理解具有特定转换器的 BCI 读写能力对控制接口设计的深刻影响。我们的目标是最终能够系统地将个人与适当的和最佳的 BCI 匹配，以满足他/她的需求。欢迎有兴趣在其工作中应用 BioGauges 方法和工具包的研究人员与第一作者联系。

致谢　我们要感谢 Brendan Allison 博士在刻画 BCI 的控制时给我们分享的专业知识，以及他在本章给予我们的鼓励。我们还要感谢研究的赞助商、美国国家科学基金会、CISE/IIS 对这一项目的支持。最后，我们要感谢 GSU/GT BrainLab 的成员，感谢他们在实现 BioGauges 工具包方面提供的专业知识。

参 考 文 献

[1]　Allison，B.Z.（ed.）：The I of BCIs：Next generation interfaces for brain-computer interface systems that adapt to individual users. Human-Computer Interaction：Novel Interaction Methods and Techniques. Springer，Berlin，Heidelberg（2009）.

[2]　Allison，B.Z.：Toward ubiquitous BCIs. In：Graimann，B.，Allison，B.Z.，and Pfurtscheller，G.（eds.）Brain-computer interfaces：Revolutionizing Human-Computer Interaction，pp. 357-387. Springer，Berlin，Heidelberg（2010）.

[3]　Allison，B.Z.，Lüth. T.，et al.：BCI demographics：How many（and what kinds of）people can use an SSVEP BCI？IEEE Trans. Neural. Syst. Rehabil. Eng. 18（2），107-116（2010）.

[4]　Allison，B.Z.，Neuper，C.：Could anyone use a BCI？in Brain-Computer Interfaces：Applying Our Minds to Human-Computer Interaction，Human-Computer Interaction Series In：Tan，D.S.，Nijholt，A.（eds.）pp. 35-54，Springer Verlag，London（2010）.

[5]　Bin，G，Gao，X.，et al.：An online multi-channel SSVEP-based brain-computer interface using a canonical correlation analysis method. J. Neural Eng. 6（4）（2009）.

[6]　Birbaumer，N.，Cohen，L.：Brain-computer interfaces：communication and restoration of movement in paralysis. J. Physiol. 579，621-636（2007）.

[7]　Birch，G.E.，Mason，S.G.：Brain-computer interface research at the Neil Squire Foundation. IEEE Trans. Rehab. Eng. 8（2），193-195（2000）.

[8]　Blankertz，B.，Sannelli. C.，et al.：Neurophysiological predictor of SMR-based BCI performance. NeuroImage 51（4），1303-1309（2010）.

[9]　Brunner, C., Allison, B.Z., et al.: A comparison of three brain-computer interfaces based on event-related desynchronization, steady state visual evoked potentials, or a hybrid approach using both signals. J. Neural Eng. 8 (2), 025010 (2011).

[10]　Card, S.K., English. W.K., et al.: Evaluation of mouse, rate-controlled isometric joystick, step keys and text keys for text selection on a CRT. Ergonomics 21 (8), 601-613 (1978).

[11]　Donchin, E., Spencer, K.M., et al.: The mental prosthesis: Assessing the speed of a P300-based brain-computer interface. IEEE Trans. Neural Syst. Rehabil. Eng. 8 (2), 174-179 (2000).

[12]　Farwell, L.A., Donchin, E.: Talking off the top of your head: Toward a mental prothesis utilizing event-related brain potentials. Electroencephalogr. Clin. Neurophysiol. 70 (6), 510-523 (1988).

[13]　Fitts, P.M.: The information capacity of the human motor system in controlling the amplitude of movement. J. Exp. Psychol. 47, 381-391 (1954).

[14]　Huggins, J.E., Wren, P.A., et al.: What would brain-computer interface users want? Opinions and priorities of potential users with amyotrophic lateral sclerosis. Amyotroph. Lateral Scler. 12 (5), 1-8 (2011).

[15]　Jin, J., Allison, B.Z., et al.: An adaptive P300 based control system. J. Neural Eng. 8 (3), 036006 (2011)

[16]　Kennedy, P.R., Adams, K.D.: A decision tree for brain-computer interface devices. IEEE Trans. Neural Syst. Rehabil. Eng. 11 (2), 148-150 (2003).

[17]　Krusienski, D., Sellers, E., et al.: Toward enhanced P300 speller performance. J. Neurosci. Methods 167 (1), 15-21 (2008).

[18]　Kübler, A., Birbaumer, N.: Brain-computer interfaces and communication in paralysis: Extinction of goal directed thinking in completely paralysed patients? Clin. Neurophysiol. 119 (11), 2658-2666 (2008).

[19]　Kübler, A., Kotchoubey, B., et al.: Brain-computer communication: unlocking the locked-in. Psychol. Bull. 127, 358-375 (2001).

[20]　Kübler, A., Müller, K.R.: An Introduction to Brain Computer Interfacing. in Toward Brain-Computer Interfacing, Neural Information Processing Series, G. Dornhege, Millán, J.d.R., Hinterberger, T., McFarland, D.J., Muller, K.R., (eds.), MA: MIT Press, Cambridge, pp. 1-25 (2007).

[21]　Lalor, E., Kelly, S.P., et al.: Brain-computer interface based on the steady-state VEP for immersive gaming control. 2nd International Brain-Computer Interface Workshop Training Course, Graz, vol. 49, pp. 63-64 (2004).

[22]　Li, Y., Long, J., et al.: An EEG-based BCI system for 2-D cursor control by combining Mu/Beta rhythm and P300 potential. IEEE Trans. Biomed. Eng. 57 (10), 2495-2505 (2010).

[23]　Lin, Y.-P., Wang, C.-H., et al.: EEG-based emotion recognition in music listening. IEEE Trans. Biomed. Eng. 57 (7), 1798-1806 (2010).

[24]　Luo, A., Sullivan, T.J.: A user-friendly SSVEP-based brain-computer interface using a time-domain classifier. J. Neural Eng. 7 (2), 026010 (2010).

[25]　Martinez, P., Bakardjian, H., Cichocki, A.: Fully online multicommand brain-computer interface with visual neurofeedback using SSVEP paradigm. Computational Intelligence and Neuroscience 9 (2007). DOI 10.1155/2007/94561.

[26]　Mason, S.G, Bashashati, A., et al.: A comprehensive survey of brain interface technology designs. Ann. Biomed. Eng. 35 (2), 137-169 (2007).

[27]　Mason, S.G., Moore Jackson, M.M., et al.: A general framework for characterizing studies of brain interface technology. Ann. Biomed. Eng. 33 (11), 1653-1670 (2005).

[28]　Mason, S.G, Moore, M.M., et al.: Designing pointing devices using brain-computer interface technology. First

International IEEE EMBS Conference on Neural Engineering, Capri Island, Italy（2003）.

[29] McFarland, D.J., Sarnacki, W.A., et al.: Electroencephalographic（EEG）control of three-dimensional movement. J. Neural Eng. 7（3）, 036007（2010）.

[30] Millán, E.Z., Furlong, T.M., et al.: Accumbens shell-hypothalamus interactions mediate extinction of alcohol seeking. J. Neurosci. 30, 4626-4635（2010）.

[31] Moore Jackson, M.M., Mason, S.M., et al.: Analyzing trends in brain interface technology: A method to compare studies. Ann. Biomed. Eng. 34（5）, 859-877（2006）.

[32] Moore, M.M.: Real-world applications for brain-computer interface technology. IEEE Trans. Neural Syst. Rehabil. Eng. 11（2）, 162-165（2003）.

[33] Moore, M.M., Dua, U.: A galvanic skin response interface for people with severe motor disabilities. 6th International ACM SIGACCESS Conference on Computers and Accessibility（ASSETS）, Atlanta, GA（2004）.

[34] Neumann, N., Kübler, A.: Training locked-in patients: a challenge for the use of brain-computer interfaces. IEEE Trans. Neural Syst. Rehabil. Eng. 11, 169-172（2003）.

[35] Nijboer, F., Broermann, U.: Brain-computer interfaces for communication and control in locked-in patients. In: Graimann, B., Pfurtscheller, G., Allison, B.Z.（eds.）Brain-Computer Interfaces-revolutionizing Human-Computer Interaction, pp. 185-201. Springer, Berlin（2010）.

[36] Nijholt, A., Tan, D.S., et al.: Brain-computer interfacing for intelligent systems. IEEE Intell. Syst. 23（3）, 72-79（2008）.

[37] Pfurtscheller, G., Allison, B.Z., et al.: The hybrid BCI. Front. Neurosci. 4（42）（2010）.

[38] Pfurtscheller, G., Flotzinger, D., et al.: EEG-based brain computer interface（BCI）. Search for optimal electrode positions and frequency components. Med. Prog. Technol. 21（3）, 111-121（1995-1996）.

[39] Pfurtscheller, G., Neuper, C.: Dynamics of sensorimotor oscillations in a motor task. Brain-Computer Interfaces: In: Graimann, B., Pfurtscheller, G., Allison, B.Z.（eds.）Revolutionizing Human-Computer Interaction, pp. 47-64. Springer, Berlin Heidelberg（2010）.

[40] Pregenzer, M., Pfurtscheller, G., et al.: Selection of electrode positions for an EEG-based Brain Computer Interface. Biomed. Tech.（Berl.）39（10）, 264-269（1994）.

[41] Randolph, A.B., Jackson, M.M., et al.: Individual characteristics and their effect on predicting Mu rhythm modulation. Int. J. Hum. Comput. Interact. 27（1）, 1-14（2011）.

[42] Randolph, A.B., McCampbell, L.A., et al.: Methodology for characterizing biometric interface systems. Neuroscience 2005: The 35th Annual Meeting of the Society for Neuroscience, Washington, DC（2005a）.

[43] Randolph, A.B., McCampbell, L.A., et al.: Controllability of galvanic skin response. 11th International Conference on Human-Computer Interaction（HCII）, Las Vegas, NV（2005b）.

[44] Randolph, A.B., Moore Jackson, M.M., et al.: BioGauges for characterizing biometric interface systems. 3rd International Meeting of Brain-Computer Interface Technology, Rensselaerville, NY（2005）.

[45] Randolph, A.B., Moore Jackson, M.M., et al.: BioGauges: Toward more objective evaluation of biometrically-based interfaces. 6th Annual Workshop on HCI Research in MIS, Montreal, Canada, Association for Information Systems（AIS）（2007）.

[46] Randolph, A.B., Moore Jackson, M.M.: Assessing fit of nontraditional assistive technologies. ACM Trans. Access. Comput. 2（4）, 1-31（2010）.

[47] Scherer, R., Lee, F., et al.: Towards self-paced brain-computer communication: Navigation through virtual worlds. IEEE Trans. Biomed. Eng. 55（2）, 675-682（2008）.

[48]　Transducer. Random House Webster's Unabridged Dictionary，Random House Reference：2256（2005）．

[49]　Wolpaw，J.R.，Birbaumer，N.，et al.：Brain-computer interfaces for communication and control. Clin. Neurophysiol. 113（6），767-791（2002）．

[50]　Wolpaw，J.R.，McFarland，D.J.，et al.：An EEG-based brain-computer interface for cursor control. Electroencephalogr. Clin. Neurophysiol. 78（3），252-259（1991）．

[51]　Zickler，C.，Di Donna，V.，et al.：BCI applications for people with disabilities：Defining user needs and user requirements. In：Emiliani，P.L.，Burzagli，L.，Como，A.，Gabbanini F.，Salimen，A.-L.（eds.）Assistive Technology from Adapted Equipment to Inclusive Environments，pp. 185-189. IOS Press，Amsterdam（2009）．

后　记

脑-机接口（BCI）是一项变革性的人机交互技术。相比于全面系统、深入详细的译著《脑-机接口原理与实践》（国防工业出版社，2017）和深入浅出、简洁明了的译著《脑-机接口——革命性的人机交互》（国防工业出版社，2020），本书重点针对实用化 BCI 的相关问题和技术，旨在缩小 BCI 研究与实际应用之间的差距，推动 BCI 走出实验室，走向实际应用。这三部译著各有所长，互为补充，相得益彰。

至此，我们翻译了国际上著名的脑-机接口经典著作 *Brain-Computer Interfaces*：*Principles and Practice*（Jonathan R. Wolpaw，Elizabeth Winter Wolpaw（eds.），Oxford University Press）、*Brain-Computer Interfaces*：*Revolutionizing Human-Computer Interaction*（Bernhard Graimann，Brendan Allison，Gert Pfurtscheller（eds.），Springer-Verlag）、*Towards Practical Brain-Computer Interfaces*：*Bridging the Gap from Research to Real-World Applications*（Brendan Z. Allison，Stephen Dunne，Robert Leeb，José Del R. Millán，Anton Nijholt（eds.），Springer-Verlag），构成了三部脑-机接口经典译著，期望这三部经典译著推动中国脑-机接口的教学、研发和应用，也希望能够起到一定程度的科普作用。

译　者
2020 年 2 月

彩　　图

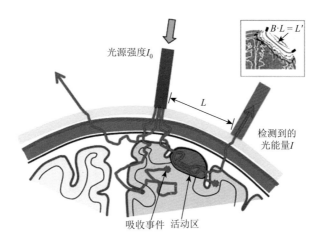

图 2.5　从佩戴在头皮上的光源和探测器非侵入性测量的头部中光子相互作用

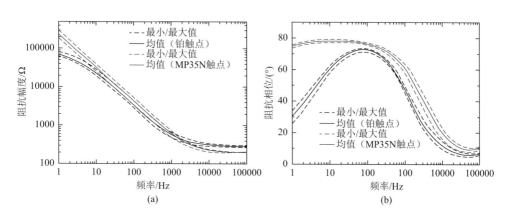

图 5.8　具有大尺寸和小尺寸电极位点激光加工的电极（IMTEK-BMT）
的阻抗幅值和相移

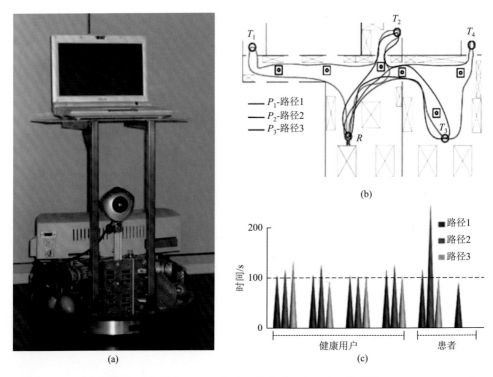

图6.2 （a）临场感遥操作机器人；（b）实验环境布局：有4个目标位置（T_1、T_2、T_3、T_4）、起始位置（R）。路线（P_1、P_2、P_3）表示可能的路径；（c）对于每个受试者（4名健康用户和2名患者）和3条路径中的每条路径，完成任务所需的时间

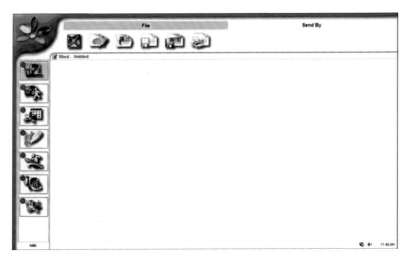

图8.2 叠加P300刺激的Qualilife应用（红点在可选项目附近闪烁[57]）

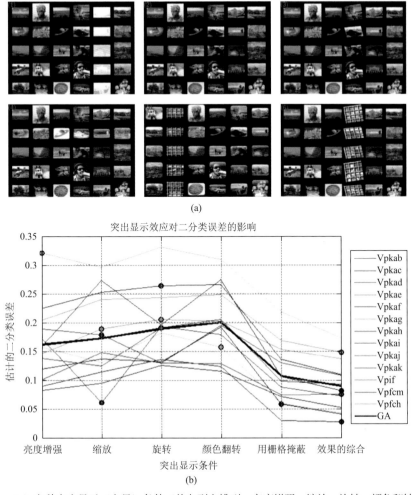

(a)

突出显示效应对二分类误差的影响

估计的二分类误差

突出显示条件

亮度增强　缩放　旋转　颜色翻转　用栅格掩蔽　效果的综合

- Vpkab
- Vpkac
- Vpkad
- Vpkae
- Vpkaf
- Vpkag
- Vpkah
- Vpkai
- Vpkaj
- Vpkak
- Vpif
- Vpfcm
- Vpfch
- GA

(b)

图9.1　（a）六种突出显示（突显）条件（从左到右排列：亮度增强、缩放、旋转、颜色翻转、用栅格掩蔽和效果的综合）的可视化；（b）六种条件下13个用户执行视觉 ERP 范式时估计的二分类误差

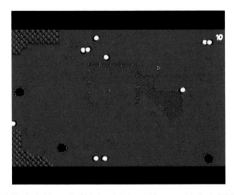

图11.2　意识控制羊游戏的一个截图，用十只羊、三只狗和围栏来描绘游戏世界

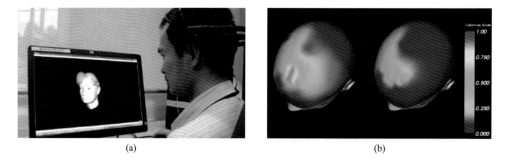

（a） （b）

图 13.1　可视化分析（a）三维 Blobby 函数；（b）颜色映射

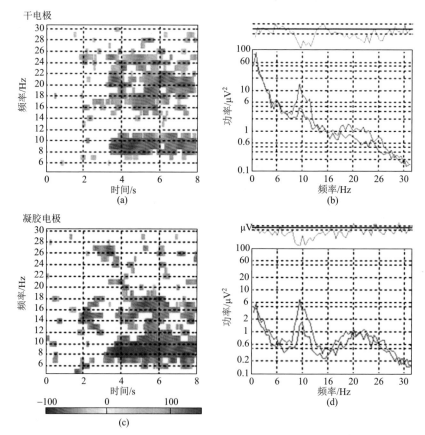

图 15.6　采用（a）干电极和（c）凝胶电极时右手运动想象期间 C3 电极位置的 ERD 图。两种记录方式都在电极 C3 上 3.5～8s α 频带范围内显示有强的事件相关去同步现象。干电极下显示有更宽频带的 β 频带 ERD 现象。只显示具有显著 ERD/ERS 值的像素（自举检验（bootstrap），$p<0.05$）；采用（b）干电极和（d）凝胶电极时在电极 C3 上参考期间（0～2s，蓝色）和活动期间（6～8s，绿色）有反应性的频率成分（reactive frequency components）。如果每个功率谱上方的图中的线条穿越虚线，则表明存在显著性的变化（符号检验，$p<0.05$）

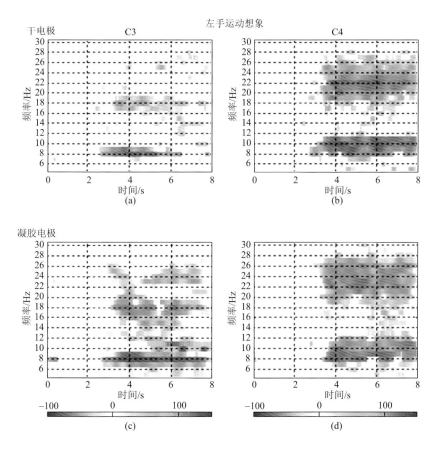

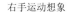

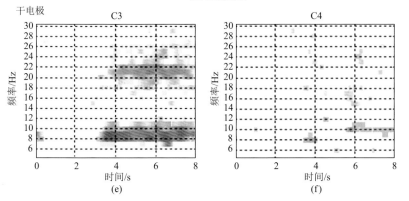

凝胶电极

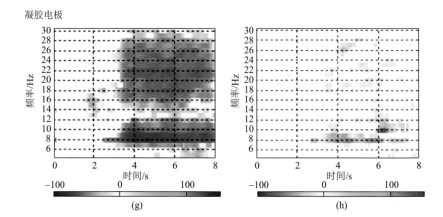

(g)

(h)

图 15.7　（a）～（d）为在电极位置 C3 和 C4 上计算的左手运动想象的 ERD 图；（e）～（h）
为在电极位置 C3 和 C4 上计算的右手运动想象的 ERD 图

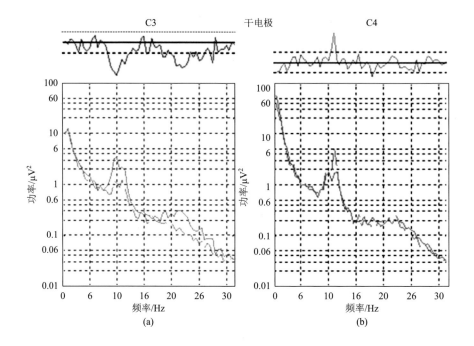

(a)

(b)

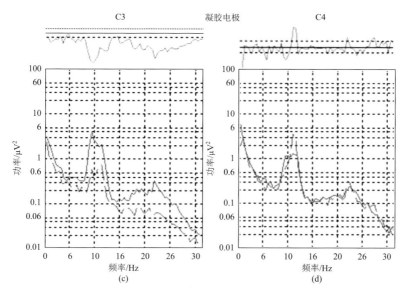

图 15.8　右手动作想象。（a）和（b）采用干电极时和（c）和（d）采用凝胶电极时在电极 C3/C4 上，参考期间（0～2s，蓝色）和活动期间（6～8s，绿色，虚线）有反应性的频率成分。如果每个功率谱上方的图中的线条穿越虚线，则表明存在显著性的变化（符号检验，$p<0.05$）

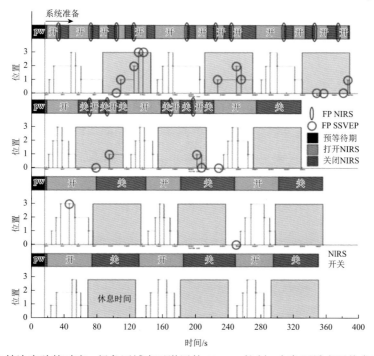

图 18.4　4 轮次实验的时序，绿色区域表示激活的 SSVEP 控制，灰色区域表示休息时间，红色圆圈表示 SSVEP 控制中的假阳性，黑色椭圆表示 NIRS。在每轮实验开始之前的黑色区域表示预等待期，修改自文献[42]

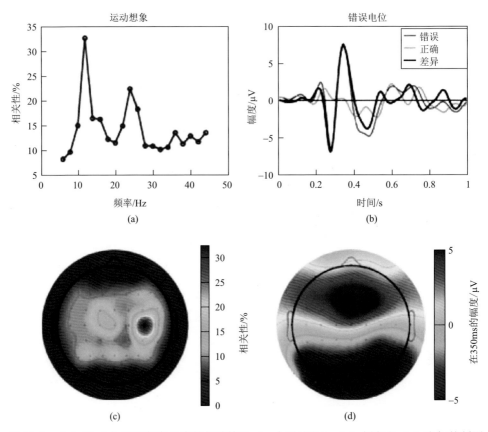

图 18.6 （a）和（c）运动想象分类的相关特征（一个受试者）：（a）频率和（c）电极的判别能力；（b）和（d）错误电位的检测（一个受试者）：（b）错误试次的总平均、正确试次的总平均以及二者之间的差异（通道 Cz）；（d）在反馈呈现后 350ms 出现峰值时的头皮电位地形图